ÉLÉMENTS D'OBSTÉTRIQUE

ÉLÉMENTS D'OBSTÉTRIQUE

PAR

Le Dr V. WALLICH

PROFESSEUR AGRÉGÉ A LA FACULTÉ DE MÉDECINE DE PARIS
MEMBRE DE L'ACADÉMIE DE MÉDECINE

CINQUIÈME ÉDITION REFONDUE

Avec figures dans le texte

MASSON ET Cie, EDITEURS
LIBRAIRES DE L'ACADÉMIE DE MÉDECINE
120, BOULEVARD SAINT-GERMAIN, PARIS (VIe)
1926

AVERTISSEMENT DE LA CINQUIÈME ÉDITION

Pour ne pas manquer à la mission d'enseignement qu'il s'est donné depuis 1907, ce livre conservera son petit volume, en remplaçant ce qui a vieilli par ce qui a pu être renouvelé dans ces dernières années.

Ces quelques remaniements porteront principalement sur les questions suivantes : éclampsie, vomissements gravidiques, infection puerpérale, hémorragies, transfusion sanguine, anesthésie obstétricale et radio-diagnostic. Au point de vue opératoire, l'étude des césariennes sera remise à jour, ainsi que celle des pubiotomies. Pour la première fois, dans un livre français paraîtra la reproduction d'une coupe, montrant sur le cadavre, la disposition vraie des jumeaux, dans la grossesse gémellaire.

Il est bien difficile de mettre au point et à leur juste place, dans le mouvement scientifique d'une époque, les découvertes récentes, avant qu'elles aient subi l'épreuve décisive du temps. C'est pour cela que nous avons entrepris d'imposer aux choses nouvelles une sorte de stage d'essai, en les mettant à part dans une « note complémentaire », imprimée en caractères italiques, et placée à la suite du chapitre, dans lequel elles seront appelées à prendre place le jour où elles seront définitivement adoptées.

Ainsi comprises, ces modifications permettront à ce livre de s'être tenu au courant, sans perdre de vue les directives très spéciales et très particulières à l'enseignement écrit.

Novembre 1925. V. WALLICH

A PROPOS DE LA QUATRIÈME ÉDITION

Ce livre a tenu, en changeant d'éditeur (1), à conserver sa physionomie et son petit volume. En même temps que la quantité des matières qu'il contient augmentait, le nombre des pages diminuait. Ce résultat a pu être obtenu en élaguant du texte tout ce qui a pu se démoder et vieillir.

Certains chapitres ont dû, pour suivre les progrès accomplis, être complètement remaniés, surtout en ce qui concerne les réactions humorales provoquées par la grossesse normale ou pathologique, les nouveaux traitements de la syphilis au cours de la puerpéralité, la chirurgie obstétricale, l'allaitement artificiel.

Un certain nombre de figures, toujours d'après nature, ont été ajoutées et le cinéma des exercices opératoires inauguré par nous à la Faculté de Médecine en 1916, permet de définir et de fixer par l'image les principaux gestes de l'opérateur.

Cette quatrième édition ainsi modifiée ne vise pas à satisfaire celui qui veut tout savoir dans les choses de l'obstétrique, elle se contente de répondre au besoin de celui qui veut apprendre en comprenant.

**

L'enseignement de l'obstétrique doit à de certains moments s'élever au-dessus de l'étude analytique des différentes questions, et embrasser dans une vue synthétique l'évolution accomplie. On peut ainsi, en jetant un regard en arrière, observer la marche du progrès, en dégager les causes, et considérer de haut et de loin la route à suivre, pour continuer la marche en avant.

Le bouleversement mondial que vient de traverser notre génération paraît constituer l'occasion propice à un temps d'arrêt pour se livrer à un examen du passé et du présent, afin d'en dégager les promesses de l'avenir.

**

Le passé ne présente à l'heure actuelle d'intérêt que dans ces

---

(1) La maison G. STEINHEIL s'est fondue dans la maison MASSON ET Cⁱᵉ.

quarante ou cinquante dernières années, et l'on peut dire que toute l'évolution progressive de l'obstétrique dans cette période est fonction des découvertes pastoriennes. Grâce à elles, la fièvre puerpérale disparait et la stérilisation du lait va dominer toute l'hygiène de la première enfance.

L'activité des obstétriciens s'emploie alors à perfectionner les connaissances anatomiques, un peu délaissées jusque-là dans la période puerpérale. Une nouvelle obstétrique peut ainsi prendre naissance, fondée sur l'anatomie vraie du bassin. Le mécanisme de l'accouchement, de même que le manuel opératoire des interventions, sont étudiés expérimentalement par un anatomiste L.-H. FARABEUF, et un accoucheur HENRI VARNIER. Les étapes de l'accouchement sont poursuivies sur le cadavre au moyen des coupes congelées par WALDEYER, BRAUN, BARBOUR, PINARD et VARNIER.

Le palper obstétrical, sous l'impulsion de PINARD, vient éclairer l'examen de l'utérus, et le diagnostic de son contenu, au cours de la grossesse, du travail et de la délivrance. Dans ce même temps, la thérapeutique obstétricale côtoie les découvertes médicales dans tous leurs progrès, et elle ose, parallèlement aux progrès de la chirurgie abdominale, — soit aller atteindre le fœtus et l'extraire par la section césarienne, à la suite de PORRO, SÆNGER et de P. BAR, — soit, avec MORISANI, PINARD, FARABEUF et VARNIER agrandir le bassin par symphysétomie.

Le bilan de ce passé, à la veille de la guerre, pouvait se résumer dans la réalisation d'une obstétrique scientifique, qui avait mis à profit, pour son compte, tout ce qui pouvait être utilisé des domaines médical et chirurgical.

Le présent, c'est la période cataclysmique dans laquelle le monde entier vient d'être soulevé. Ce bouleversement devait fatalement s'accompagner d'un ralentissement dans l'étude aussi bien que dans la pratique de l'obstétrique. Un courant de dépopulation a ravagé le monde.

Mais dans ce temps d'arrêt forcé de l'évolution obstétricale, il est intéressant de noter que la chirurgie de guerre a adopté à son tour des notions jusque-là courantes seulement en obstétrique. C'est ainsi que l'étude attentive de la flore des plaies a conduit à l'opinion que l'infection chirurgicale était, comme l'infection puerpérale, surtout streptococcique, ainsi que cela avait été découvert, il y a 40 ans, par PASTEUR, et établi ensuite par F. WIDAL. La pratique chirurgicale des dernières années de la guerre s'est concentrée dans l'exérèse, précocement exécutée, de toutes les parties mortifiées ou infectées des tissus. Quelle est la différence entre cette pratique et le curettage de l'utérus infecté prôné depuis quelque trente ans en obstétrique ?

.·.

L'avenir exige la mise à niveau de l'obstétrique avec les conquêtes médicales récentes : la médecine humorale, née da l'anaphylaxie de CHARLES RICHET, — l'étude des chocs, entreprise par F. WIDAL et ses élèves, — et tout le monde naissant des découvertes réalisées en chimie biologique. L'enfant doit bénéficier aussi de toutes ces nouvelles recherches. La question tout entière de l'allaitement est à reprendre à la lumière des faits nouveaux, enregistrés à propos des réactions de l'organisme vis-à-vis des albumines étrangères. La nature intime du lait n'est pas encore connue, ainsi que ce qui constitue sa vitalité. Le chapitre des vitamines vient à peine d'être ébauché.

Il convient enfin, à côté de l'allaitement maternel, qui toujours gardera la première place, que l'allaitement mixte et même artificiel soit étudié et organisé sur une base scientifique. On pourra, de la sorte, sauver une très importante catégorie d'enfants, qui jusqu'ici sont morts en beaucoup trop grand nombre pour avoir été séparés de leur mère.

Dans cet avenir plein de promesses, il deviendra nécessaire de ne pas se laisser griser par les progrès et les triomphes chirurgicaux ; ce qui pourrait conduire à trop d'interventions hors des voies naturelles, que, dans une saine pratique, on ne devra jamais abandonner qu'à titre absolument exceptionnel.

.·.

Il est à souhaiter que l'obstétrique reste jalousemennt cantonnée sur son terrain propre, assez étendu pour occuper, en matière d'enseignement et de pratique, toute l'activité et la carrière d'un spécialiste. La science obstétricale, les femmes et les enfants gagneront, malgré les exemples venus des pays étrangers, à ce qu'on ne voit pas disparaître la spécialité obstétricale, qui, plus que jamais, mérite de se continuer tout entière, sans chercher à se transformer ou à se fondre dans la médecine ou même dans la chirurgie.

V. WALLICH.

PLAN

LIVRE PREMIER

OBSTÉTRIQUE NORMALE

Première partie : Grossesse normale.
Deuxième partie : Accouchement normal.
Troisième partie : Post Partum normal.

LIVRE DEUXIÈME

PATHOLOGIE OBSTÉTRICALE

Première partie : Grossesse Pathologique.
Deuxième partie : Accouchement pathologique ou Dystocie.
Troisième partie : Post Partum pathologique.

LIVRE TROISIÈME

OPÉRATIONS

Première partie : Opérations d'extraction.
(Forceps, version, extraction du siège).

Deuxième partie : Embryotomies.
(Embryotomie céphalique par basiotripsie et embryotomie rachidienne à la ficelle et aux ciseaux).

Troisième partie : Accouchement chirurgical.
(Accouchement et avortement provoqués, césariennes et hystérectomies, symphyséotomie et pubiotomie).

LIVRE PREMIER

OBSTÉTRIQUE NORMALE

PREMIÈRE PARTIE

GROSSESSE NORMALE

CHAPITRE PREMIER

LA FEMME ENCEINTE A TERME

Sommaire. — 1º **Aspect extérieur** : Examen général, examen de l'abdomen. — 2º **Situation des organes** : Ouverture de l'abdomen, coupe longitudinale, coupe transversale. — 3º **Le contenu de l'utérus** : L'œuf, l'ovoïde fœtal. — 4º **Le bassin** : Le détroit supérieur, l'excavation, le détroit inférieur, les muscles. — 5º **Présentations et positions** : La tête du fœtus, présentations, positions, variétés de positions.

1º ASPECT EXTÉRIEUR

Examen général. — Lorsqu'on regarde une femme enceinte, près du terme de sa grossesse, alors que tout est normal, une chose frappe d'abord : *le volume du ventre*, qui a pour conséquence une démarche lourde et pénible. Le visage présente souvent, par places, une coloration plus foncée, une pigmentation, c'est *le masque de la grossesse.*

Si l'on fait déshabiller cette femme, on peut constater au niveau des *seins*, que l'aréole est plus foncée et parsemée de petites saillies qui sont les tubercules de Montgomery.

La peau des seins et du ventre, ainsi que celle des cuisses, présente des éraillures plus ou moins prononcées, ce sont *les vergetures*. Ces vergetures ont une signification : les femmes qui ont beaucoup de vergetures ont de mauvais tissus. Chez elles il sera plus difficile d'éviter une déchirure du périnée au moment de l'accouchement.

En faisant coucher la femme et en examinant ses organes génitaux, on trouve *la vulve violacée.*

Wallich. — 5º édit.   1

Examen de l'abdomen. — Le ventre peut être soulevé par trois saillies différentes constituées par l'utérus, la vessie, l'intestin.

L'utérus forme une masse volumineuse, mesurant chez la femme à terme, 0m,32 à 0m,34 au-dessus du pubis, — généralement portée à droite, — et présentant une consistance élastique qui fait place, par moments, à une grande dureté, lorsqu'il se produi. ce qu'on a appelé les « contractions indolores » de la grossesse.

La vessie se trouve en bas et à gauche, quand l'utérus est à droite, on peut voir et sentir sa masse liquide sans qu'elle contienne beaucoup d'urine.

L'intestin entoure l'utérus et la vessie ; il est facilement reconnaissable, à la percussion, par sa sonorité.

Si l'on fait lever la femme, on constate que l'aspect du ventre change, il paraît augmenté de volume. Il fait plus ou moins saillie en avant. Si la paroi abdominale manque de résistance, l'utérus penche de plus en plus en avant et produit ce qu'on appelle le « ventre pendulum », ou « en besace ».

Dans ces conditions, la femme aura de grandes difficultés pour faire des efforts, au moment de l'accouchement; d'autre part, le fœtus mal soutenu, mal maintenu, pourra prendre de mauvaises attitudes ; enfin, après l'accouchement, le ventre présentera du relâchement des muscles droits, de « l'éventration ».

Il faut, en prévision de ces inconvénients, faire porter une ceinture abdominale, non pas seulement chez les grandes multipares, mais aussi chez la primipare, dès que l'utérus, vers le cinquième mois de la grossesse, commence à peser sur la paroi abdominale.

2⁰ SITUATION DES ORGANES

Ouverture de la paroi abdominale. — Chez une femme enceinte à terme on trouve :

L'utérus presque au milieu du ventre, incliné à droite, tordu sur lui-même de droite à gauche, de sorte qu'on voit en avant un ligament large avec un ovaire très superficiel, et l'on com-

OUVERTURE DE L'ABDOMEN

FEMME ENCEINTE A TERME

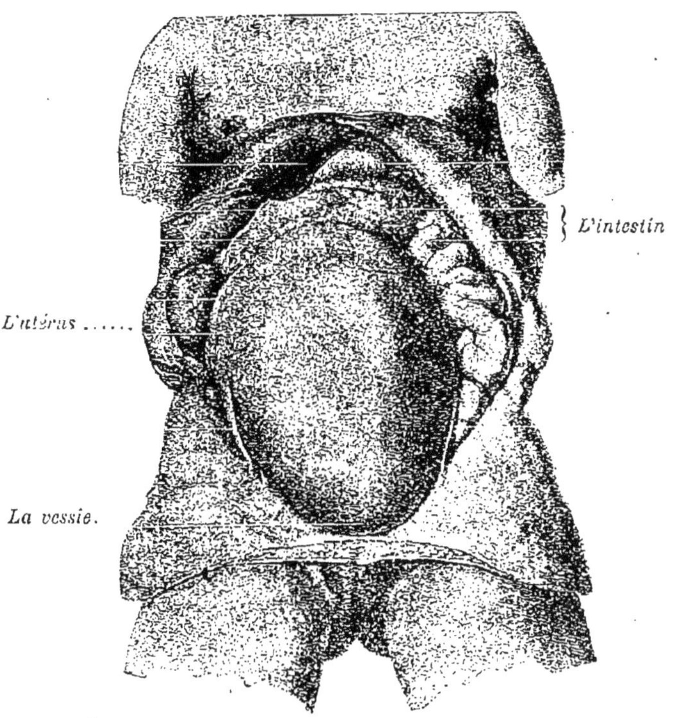

Fig. 1. — Moreau et Jacquemier.

prend que l'on puisse, en comprimant cet organe pendant l'examen, provoquer parfois de la douleur.

L'utérus peut être mobilisé latéralement, puis en avant, mais pas en arrière, arrêté qu'il est par la colonne vertébrale.

L'intestin encadre l'utérus. Quant à la vessie, vide elle se cache derrière le pubis.

Coupe longitudinale. — Pour étudier l'emplacement respectif des différents organes et leurs rapports, on a pratiqué des

FEMME ENCEINTE A TERME

COUPE LONGITUDINALE

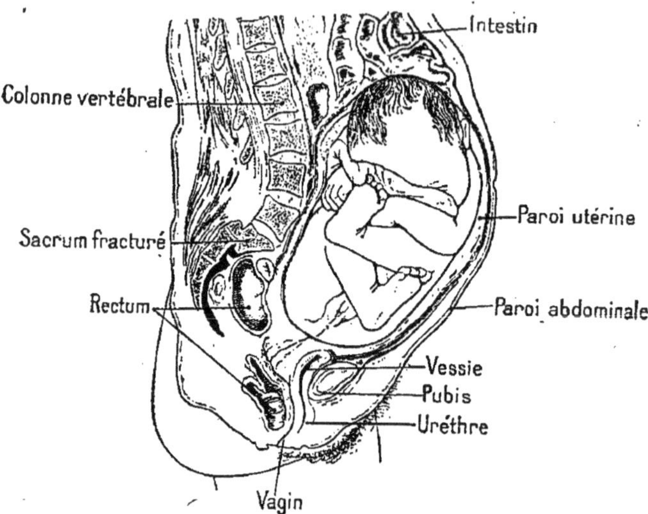

Fig. 2. — Waldoyer.

*Femme tuée dans un accident de chemin de fer, mise à congeler et
sciée verticalement sur la ligne médiane dans toute sa hauteur.*

---

coupes verticales ou horizontales sur des cadavres durcis par
la congélation. Ces coupes ont permis d'établir sur des bases
sérieuses l'anatomie et la physiologie de la femme enceinte.

Sur une coupe fendant verticalement, comme d'un coup de
hache, le corps en deux parties symétriques, on peut noter les
détails suivants chez une femme enceinte près du terme.

L'utérus est appliqué contre la colonne vertébrale, son fond
remonte jusqu'à la deuxième vertèbre lombaire, mais n'atteint
pas le rein, il ne peut donc pas comprimer directement cet
organe, ainsi qu'on l'a cru longtemps. Mais, en revanche, il
peut comprimer :

Les gros vaisseaux situés en arrière de lui, d'où les œdèmes des membres inférieurs ;

La vessie, ce qui explique les envies fréquentes d'uriner ;

Le rectum, d'où la constipation mécanique observée si souvent pendant la grossesse.

La paroi utérine se présente sur cette coupe longitudinale sous des aspects différents. Elle est plus épaisse dans les **2/3** supérieurs de l'organe que dans le tiers inférieur.

Ce tiers inférieur plus mince, moins contractile, s'étend jusqu'à environ 10 centimètres de l'orifice du col, il a reçu le nom de *segment inférieur de l'utérus,* c'est la région de prédilection des ruptures de cet organe.

La cavité utérine mesure environ 0ᵐ,25 de hauteur.

Le col de l'utérus mesure sur les coupes de femme enceinte, même près du terme, environ **4** centimètres de hauteur, de l'orifice externe à l'orifice interne, et forme ainsi un canal, rempli par un bouchon muqueux qui obture sa cavité jusqu'au moment du travail.

Le canal formé par le col de l'utérus subit, au moment du travail, un aplatissement qui le transforme en anneau, on dit alors que *le col est effacé.*

On a beaucoup discuté sur la question de savoir si le col peut s'effacer pendant la grossesse, ou bien s'il ne peut s'effacer que pendant le travail. En réalité, la discussion n'a porté que sur des cas exceptionnels et difficiles à interpréter, dans lesquels le col très ramolli peut être déclaré effacé, parce que le doigt qui explore l'écrase contre la partie fœtale.

En somme, tout le monde est d'accord pour dire qu'il faut que *le col soit effacé pour déclarer la femme en travail.*

Le col peut se dilater pendant la grossesse, être largement *ouvert.* Mais dans ces cas, il conserve toute sa hauteur. Cela s'observe chez les grandes multipares, ou dans les cas de distension utérine ; alors le col bâille, il devient, suivant l'expression consacrée, *déhiscent.*

La dilatation et l'effacement sont des phénomènes très distincts, qui ne doivent pas être confondus l'un avec l'autre.

L'estomac et l'intestin se trouvent comprimés par la masse utérine qui remplit le ventre, il s'ensuit que la femme digère plus difficilement, et supporte mal les repas copieux.

Coupe transversale. — Sur une coupe transversale du corps, chez la femme enceinte à terme, coupe passant horizon-

FEMME ENCEINTE A TERME

COUPE TRANSVERSALE

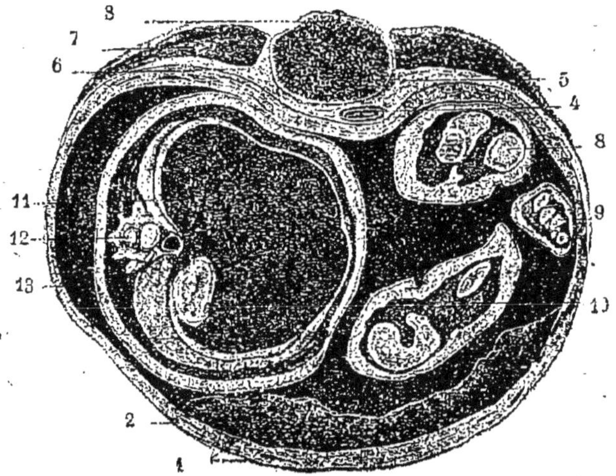

Fig. 3. — Barbour.

L'utérus en se moulant sur la colonne vertébrale se déprime
en arrière sur la ligne médiane.

1, sinus utérins. — 2, placenta. — 3, 4e lombaire — 4, aorte. — 5, 6, uretères. — 7, m. tractor spinæ. — 8, 9, 10, membres pelviens du fœtus. —
11, coupe de l'abdomen du fœtus, foie. — 12, colonne vertébrale du fœtus. —
13, liquide amniotique.

---

talement au niveau de l'ombilic, on voit sur la surface de la
tranche, que : *l'utérus* ne se présente pas avec une forme circulaire, mais que son contour rappelle la forme d'un « *hari-
cot* ». Il y a une dépression de la paroi postérieure, imprimée
par la colonne vertébrale, sur laquelle l'utérus vient s'appuyer
et se mouler. La conséquence de cette disposition, c'est que le
dos du fœtus logera naturellement sa convexité dans la partie
droite ou dans la partie gauche de la cavité utérine.

3° LE CONTENU DE L'UTÉRUS

L'utérus contient un œuf comprenant les membranes, le liquide et le fœtus.

L'œuf. — Les membranes de l'œuf sont, en allant du dehors en dedans :

La caduque ou muqueuse utérine épaissie, et modifiée ;

Le chorion, dont une partie épaissie constitue, en s'entremêlant avec la caduque, le placenta ;

L'amnios, membrane la plus interne de l'œuf, contenant le liquide amniotique. Ce liquide opalescent, et non pas citrin comme on l'a dit à tort, contient en suspension une matière blanchâtre, sébacée, le « vernix caseosa ». La quantité de liquide est d'environ un demi-litre.

Le fœtus est relié par une tige vasculaire, longue d'environ 50 centimètres, c'est *le cordon ombilical*, qui s'étend de l'ombilic au placenta, masse charnue, de forme discoïde, pesant 500 grammes environ.

L'étude anatomique du placenta et des membranes, qui constituent dans leur ensemble ce qu'on a appelé les *annexes du fœtus*, sera faite au chapitre de la délivrance.

Le fœtus à terme. — Chez le fœtus à terme, examiné étendu, la partie la plus volumineuse est la tête. Il pèse 3.250 grammes en moyenne et mesure environ 0m,50 de long.

Or la cavité utérine a environ 0m.25 de hauteur. Comment le fœtus, qui mesure 0m,50, peut-il s'y loger ?

Il y arrive en se blottissant, en se ramassant sur lui-même, en se pliant, en se fléchissant, en accommodant ses formes et ses dimensions à celle de la cavité utérine. C'est ce qu'on a appelé *l'accommodation*, dont Pajot a formulé la loi.

« Quand un corps solide est contenu dans un autre, si le contenant est le siège d'alternatives de mouvements et de repos, si les surfaces sont glissantes et peu anguleuses, le contenu tendra sans cesse à accommoder sa forme et ses dimensions aux formes et à la capacité du contenant.

A cette explication classique de l'accommodation, on peut ajouter que la tête du fœtus, partie la plus résistante, partie irréductible de l'ovoïde fœtal, se place plus volontiers dans le segment inférieur de l'utérus plus souple et moins contractile.

Le fœtus ainsi tassé, accommodé, a l'aspect d'une masse ayant la forme oblongue d'un œuf avec une grosse et une petite extrémité, c'est l'*ovoïde fœtal.*

Dans l'ovoïde fœtal, ce n'est plus la tête du fœtus qui est la partie volumineuse, mais c'est la partie inférieure du corps : le siège avec les membres inférieurs pelotonnés. La petite extrémité de l'ovoïde fœtal est constituée par la tête.

La cavité utérine ayant une forme ovoïde à petite extrémité inférieure et à grosse extrémité supérieure, l'ovoïde fœtal a une tendance naturelle à loger sa petite extrémité, la tête, dans la partie inférieure de l'utérus.

4º LE BASSIN

Le bassin constitue une ceinture osseuse comprenant :

1º Une partie supérieure évasée, ou « grand bassin », peu importante au point de vue obstétrical ;

2º Une partie inférieure, « petit bassin », canal osseux avec lequel l'utérus est en rapport, et que le fœtus doit traverser au moment de l'accouchement.

Le petit bassin est seul intéressant pour l'accoucheur ; il forme un canal osseux, ayant un orifice supérieur et un orifice inférieur.

L'orifice supérieur c'est « le détroit supérieur ». L'orifice inférieur est appelé « détroit inférieur » ; entre les deux, le canal osseux prend le nom d' « excavation ».

Le détroit supérieur a une forme irrégulière mais symétrique, et rappelle dans son contour la forme d'un cœur de carte à jouer. Il présente en arrière une saillie osseuse, formée par l'angle sacro-vertébral, à l'union de la colonne lombaire avec la première vertèbre sacrée, c'est le *promontoire.* Sur les parties latérales, en partant du promontoire, et en allant d'arrière en avant, on rencontre successivement :

LE CANAL PELVIEN

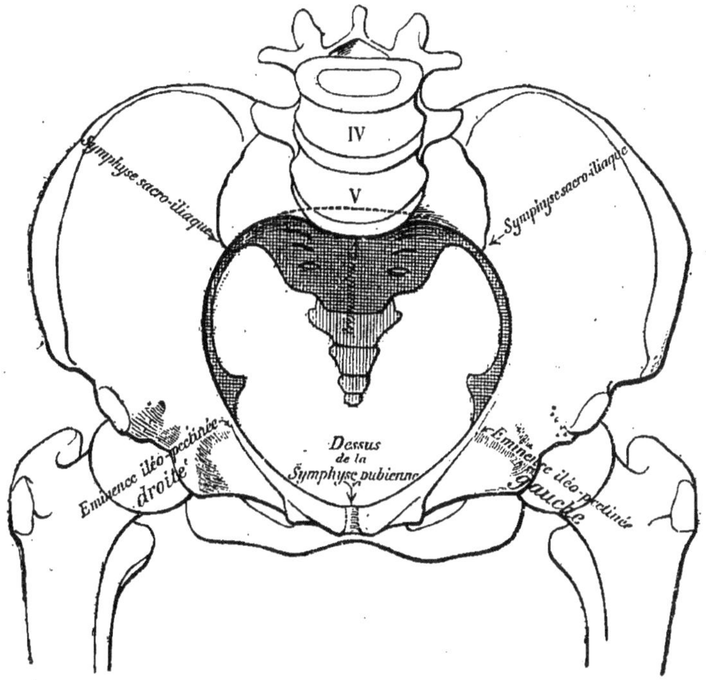

Fig. 4. — Farabœuf et Varnier.

Bassin de femme debout vu d'avant et d'en haut.

— Une surface plane, *aileron du sacrum* ;

— Une fissure, constituée par *l'articulation sacro-iliaque;*

— Une courbe osseuse entre le grand et le petit bassin, *ligne innominée;*

— Une partie légèrement saillante : *éminence iléo-pectinée.*

— A cette dernière fait suite le *pubis*, qui se réunit en avant à celui du côté opposé pour former la *symphyse pubienne*.

Diamètres. — On désigne sous le nom de « diamètres » des

LE DÉTROIT SUPÉRIEUR

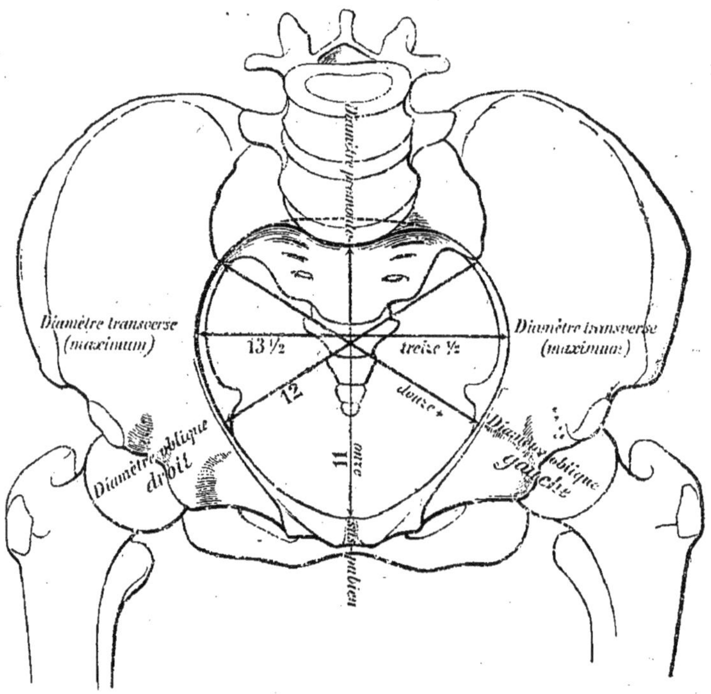

Fig. 5. — Farabeuf et Varnier.

Les diamètres : « 11, 12, 13 1/2 ».

Le diamètre transverse est trop rapproché du promontoire pour pouvoir être
praticable.

---

lignes fictives réunissant deux points du contour du bassin.
Pour le détroit supérieur on distingue trois diamètres :

Le plus petit diamètre est *le diamètre antéro-postérieur*, ou
« promonto-pubien », il s'étend du promontoire à la partie
supérieure et postérieure de la symphyse pubienne.

Le plus grand diamètre est *le diamètre transverse*, il s'étend
entre les parties les plus excavées des lignes innominées.

Le diamètre moyen est *le diamètre oblique*, étendu de l'éminence iléo-pectinée d'un côté à l'articulation sacro-iliaque d'un autre côté.

Leurs dimensions les plus fréquentes à l'état normal sont :

Diamètre antéro-postérieur . . .	11
Diamètre oblique	12
Diamètre transverse	13,5

Pajot, pour faire retenir ces dimensions, prononçait d'une voix solennelle en entrant dans le grand amphithéâtre de la Faculté : « 11, 12, 13 1/2 ». Il répétait ces chiffres plusieurs fois, puis disait à son auditoire frappé et intrigué : « 11, 12, 13 1/2, ce sont les dimensions du détroit supérieur ».

L'excavation. — Elle fait suite au détroit supérieur, elle est constituée en arrière par le sacrum, en avant et sur les parties latérales par les os iliaques. Il est bon de remarquer que la partie antérieure de l'excavation, formée par le pubis, est beaucoup moins haute que la partie postérieure formée par le sacrum. *Les diamètres* de l'excavation sont à peu près égaux et mesurent 0m,12 ; « 12 partout », disait Pajot.

Le détroit inférieur. — Il se trouve constitué en arrière par *la pointe du sacrum* et *le coccyx*, sur les parties latérales par *les ischions*, et en avant par *l'angle du pubis*.

Diamètres. — Deux diamètres sont intéressants à retenir : le diamètre *antéro-postérieur*, allant de la pointe du coccyx au bord inférieur du pubis ou diamètre « coccy pubien »; et le diamètre *transverse* ou « biischiatique » entre les deux ischions.

De ces deux diamètres, le diamètre antéro-postérieur, coccy-pubien, est *le plus petit*.

Au cours de l'accouchement, lorsque la partie fœtale a repoussé le coccyx mobile, ce diamètre antéro-postérieur aboutit non plus à la pointe du coccyx, mais à la base du coccyx articulée avec la pointe du sacrum. Ce nouveau diamètre antéro-postérieur, non plus coccy pubien, mais sacro-pubien est *égal* au diamètre transverse.

L'EXCAVATION

VUE DE PROFIL

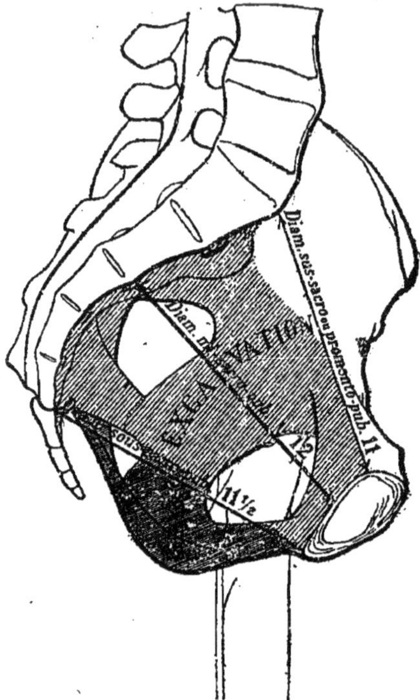

Fig. 6. — Farabeuf et Varnier.

Donc *après la rétropulsion* du coccyx le diamètre antéro-postérieur et le diamètre transverse sont égaux (1).

(1) Quand on interroge aux examens sur les diamètres du détroit inférieur, le candidat ne manque jamais de répondre ce que l'on a enseigné pendant long-temps, le diamètre antéro-postérieur est le plus grand. C'est l'écho de l'enseignement de Pajot, qui disait : « Au détroit inférieur 0^m,11 partout et 0^m,13 d'avant en arrière après la rétropulsion du coccyx. » Varnier, avec son maître Farabeuf, nous a appris dans sa thèse en 1888, qu'un bassin ainsi fait n'existe pas. Le bassin sec qui mesure au détroit inférieur 0^m,11 partout, est le bassin qui a perdu son coccyx dans un musée. Lorsque le bassin est muni de coccyx comme chez la femme vivante, le diamètre antéro-postérieur du détroit inférieur est *égal ou inférieur* au diamètre transverse. Ces considérations sont très importantes à retenir pour comprendre le mécanisme de l'accouchement.

LE DÉTROIT INFÉRIEUR

COCCYX EN PLACE

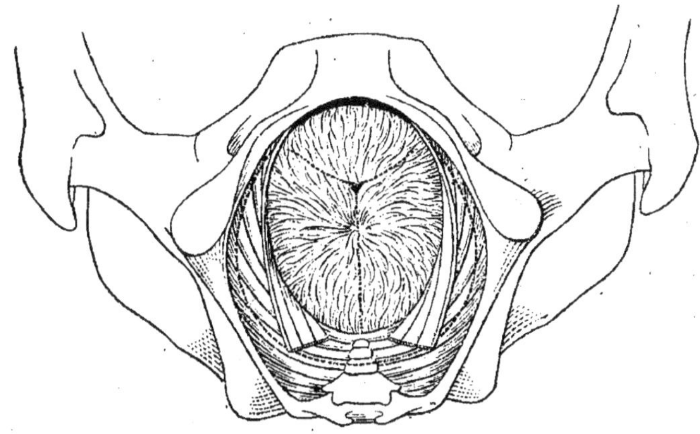

Fig. 7. — Farabeuf et Varnier.

Diamètre coccy-pubien . . .	*7 à 9 c.*
Diamètre bi-ischiatique. . .	*11 c.*

Les dimensions *vraies* du détroit inférieur sont :

Diamètre antéro-postérieur (avant la rétropulsion du coccyx).	7 à 9 c.
Diamètre antéro-postérieur (après la rétropulsion du coccyx).	11 c.
Diamètre transverse.	11 c.

Les muscles. — Le bassin est en rapport avec des muscles, qui modifient peu la forme du détroit supérieur.

Le détroit inférieur est obturé par *un plancher musculaire* perforé par un orifice que traversent : l'urètre, le vagin et le rectum, c'est le muscle releveur de l'anus, augmenté du muscle ischio coccygien, constituant un ensemble appelé par Farabeuf, le « releveur coccy-périnéal ».

LE DÉTROIT INFÉRIEUR

COCCYX RÉTROPULSÉ

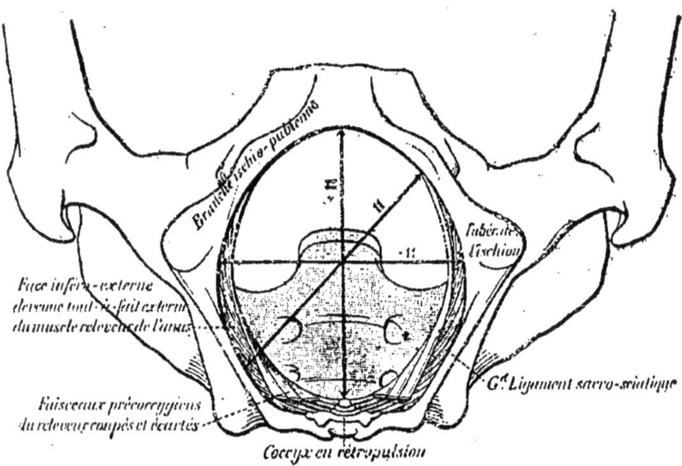

Fig. 8. — Farabeuf et Varnier.

« *11 c. partout* ».

Ce muscle subit au cours de l'accouchement, au moment du
passage du fœtus, une distension considérable, et il devient un
véritable canal musculaire : « le détroit inférieur musculaire »
de Varnier, « le bassin mou » de Pinard. Ce détroit inférieur
musculaire se trouve, en somme, constitué par toutes les fibres
musculaires, qui partent du pourtour du détroit inférieur
osseux pour venir se réunir sur la partie médiane, autour de
l'orifice, laissant passer urètre, vagin et rectum. Il y a donc, à
travers le muscle, une « boutonnière » à grand diamètre
antéro-postérieur, une fente étendue du pubis au coccyx, *fente
pubo-coccygienne*, qui impose au fœtus, une orientation déterminée lorsqu'il la traverse.

5° TÊTE FŒTALE, PRÉSENTATION ET POSITION

C'est la tête fœtale, qui, par le fait de l'accommodation naturelle, doit se trouver à la fin de la grossesse en rapport avec le bassin. Au cours de l'accouchement, c'est la tête du fœtus qui passera le plus difficilement à travers le bassin, parce qu'elle est la partie la plus volumineuse et la moins réductible. Il est donc nécessaire de connaître la forme et les dimensions de cette tête.

Tête du fœtus. — Elle est formée par la réunion des pièces osseuses, prenant part à la constitution de la voûte du crâne, et qui sont, d'avant en arrière : 2 frontaux, 2 pariétaux, 2 temporaux, et l'occipital.

On appelle *sutures* les interstices compris entre ces pièces osseuses, et *fontanelles* les espaces membraneux qu'on rencontre sur le trajet des sutures.

Une seule suture est importante à retenir, c'est la plus longue de toutes, *la suture sagittale* qui sépare les deux pariétaux.

Cette suture sagittale s'étend entre deux espaces membraneux ou fontanelles, — l'un antérieur, situé à l'intersection des frontaux et des pariétaux, le plus grand, de forme losangique, *fontanelle antérieure* ou *bregma*, — l'autre postérieur, siégeant à la réunion des pariétaux et de l'occipital, tout petit, perceptible surtout par la réunion de 3 sutures (la suture sagittale et les 2 sutures de l'occipital), c'est la *fontanelle postérieure*.

Diamètres. — La tête du fœtus est une masse irrégulière, mais de forme oblongue, elliptique, présentant de grandes dimensions antéro-postérieures et de petites dimensions transversales.

La tête du fœtus prend part au tassement général que subit celui-ci pour s'accommoder et se loger dans la cavité utérine, elle vient appuyer fortement sur le sternum, comme lorsqu'on baisse la tête au maximum, *elle se fléchit*. Elle forme ainsi une masse absolument associée au cou. Cette masse mérite d'être connue dans les dimensions qu'elle présente aux orifices du bassin.

La tête fléchie possède des dimensions maxima au niveau d'une circonférence qui passerait : en arrière, dans la région située au-dessous de l'occiput, « le sous-occiput », — sur les côtés, sur la partie la plus saillante des bosses pariétales, — en avant sur la partie la plus saillante du front. C'est la *circonférence sous-occipito-frontale*, la seule qui mérite d'être retenue dans le mécanisme de l'accouchement normal ; elle a une forme elliptique oblongue avec un grand diamètre antéro-postérieur, et un petit diamètre transverse.

Les diamètres de la circonférence sous-occipito-frontale sont au nombre de deux :

1° Le diamètre sous-occipito-frontal, 11 c. à 11 c. 5 ;

2° Le diamètre bi-pariétal, 9 c.

Il est nécessaire de connaître ces dimensions de la tête fœtale, puisque ce sont celles qui auront à compter avec les dimensions du bassin, au cours de l'accouchement.

D'autres circonférences peuvent être étudiées sur la tête fœtale, plus grandes ou plus petites que la sous-occipito-frontale. Leur nombre pourrait, du reste, être multiplié à l'infini. On en décrit trois principales :

La circonférence sous-occipito-bregmatique passant sur le sous-occiput, la saillie des bosses pariétales et le bregma, elle est ronde, elle mesure 0ᵐ,09 dans toutes ses dimensions, elle est *plus petite* que la sous-occipito-frontale.

Les deux autres circonférences sont plus grandes que la sous-occipito-frontale.

La circonférence occipito-frontale, qu'il ne faut pas confondre avec la sous-occipito-frontale, et la *circonférence occipito-mentonnière*. Ces circonférences ont toutes une forme oblongue à grand diamètre antéro-postérieur et à petit diamètre transverse. Le diamètre transverse est le même pour toutes, c'est le diamètre bipariétal (9 centim.), le diamètre antéro-postérieur seul varie. Les diamètres antéro-postérieurs sont faciles à retenir :

Sous-occipito-frontal	11 (à 11,5)
Occipito-frontal.	12
Occipito-mentonnière (ou diamètre maximum)	13 1/2

C'est donc encore 11, 12, 13 1/2.

Les deux dernières circonférences ne se mettent en rapport avec le bassin que dans des conditions anormales, alors que la tête n'est pas dans son attitude naturelle, et qu'elle n'est pas suffisamment fléchie.

Lorsque la tête fœtale vient se mettre en rapport avec le bassin, elle s'en coiffe comme d'un chapeau, et, pour qu'elle puisse y pénétrer, il faut qu'elle s'oriente de façon à placer son grand diamètre sous-occipito-frontal (11 centimètres) dans le grand diamètre transverse (13,5) du bassin. Mais ainsi orientée, elle vient buter par une de ses bosses pariétales sur le promontoire, parce que le grand diamètre transverse du bassin se trouve beaucoup plus rapproché du promontoire que du pubis. La tête resterait ainsi arrêtée si elle ne trouvait praticable le diamètre oblique du bassin (12 centimètres) où elle peut facilement placer son grand diamètre (SOF = 11 ou 11,5) (1).

On peut donc concevoir la tête du fœtus *en rapport* avec le bassin. C'est ce qu'on appelle la présentation de l'extrémité céphalique.

La présentation normale. — A un point de vue général la présentation peut être définie ainsi : c'est la région fœtale en rapport avec le détroit supérieur, qui s'y engage ou tend à s'y engager (Pinard, Farabeuf et Varnier).

La forme naturelle de la cavité utérine ressemblant à celle d'une poire, commande à l'ovoïde fœtal de s'y placer de façon que la tête, petite extrémité de l'ovoïde, soit en bas, en rapport avec le bassin, c'est la présentation normale.

Si le fœtus est bien tassé, bien accommodé, bien fléchi, la tête met en rapport avec le bassin la région formée par la partie postérieure des pariétaux et l'occipital, bref le sommet de la tête, et l'on dit qu'il y a *présentation du sommet*.

Mais il faut pour cela que la tête soit bien fléchie ; si elle n'est pas bien fléchie et ne met pas son sommet en rapport avec le détroit supérieur, on dit qu'il y a, non pas présentation du sommet, mais *présentation de l'extrémité céphalique*.

Les présentations anormales. — Ce sont les présentations de la face, du front, du siège, de l'épaule, elles se produisent dans des circonstances qui s'écartent de la normale.

1. *La présentation de la face*, ou de l'extrémité céphalique défléchie, peut être la conséquence de la conformation allongée de la tête, ou de son développement plus considérable. Dans cette présentation la tête peut être complètement déflé-

(1) SOF, abréviation de sous-occipito-frontal.

TÊTE FLÉCHIE, PRÉSENTATION DU SOMMET

LE DIAMÈTRE SOUS-OCCIPITO-FRONTAL

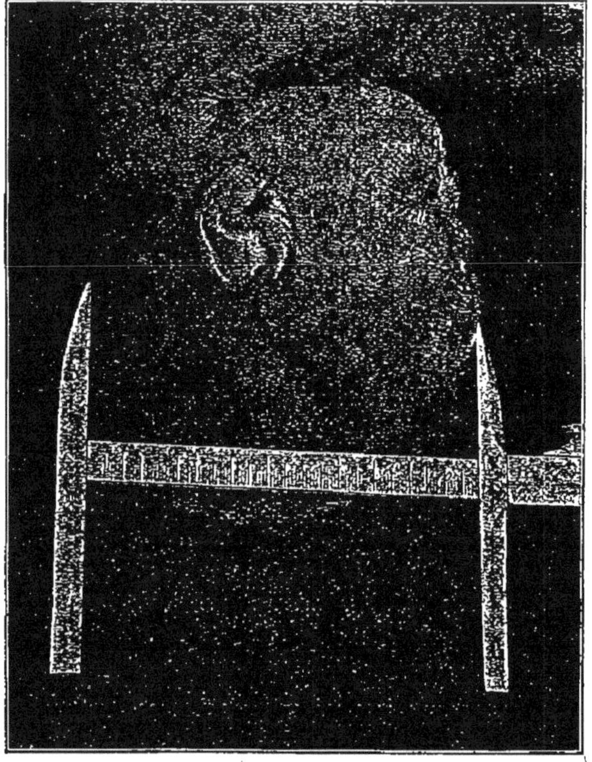

Fig. 9.

C'est le plus grand diamètre antéro-postérieur, que la tête présente au bassin, quand elle est fléchie.

TÊTE FLÉCHIE, PRÉSENTATION DU SOMMET

LE DIAMÈTRE BIPARIÉTAL

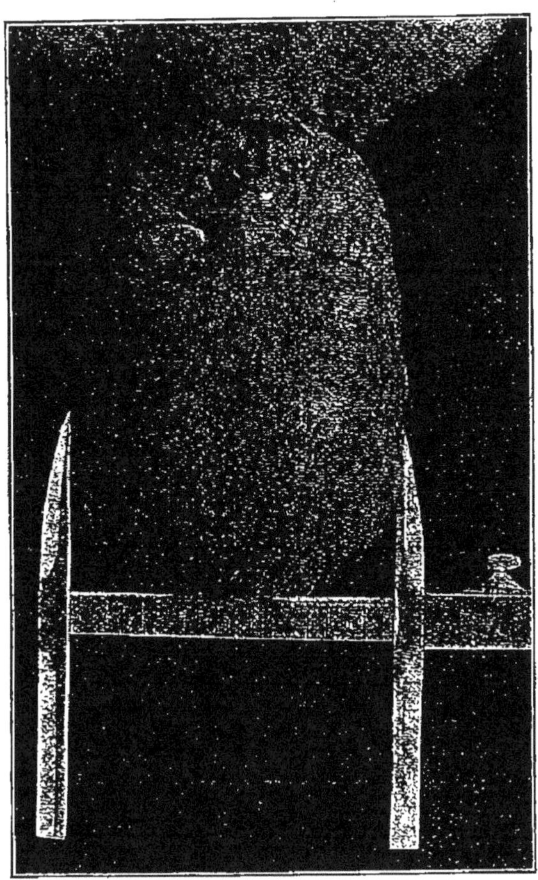

Fig. 10.

C'est le plus grand diamètre transversal de la tête (1).

(1) Ces deux diamètres bipariétal et sous-occipito-frontal sont les seuls inté-ressants à retenir dans le mécanisme de l'accouchement; la tête étant fléchie en sommet, c'est-à-dire, en présentation normale.

LE SOMMET DU CRANE FOETAL

LA CIRCONFÉRENCE SOUS-OCCIPITO-FRONTALE

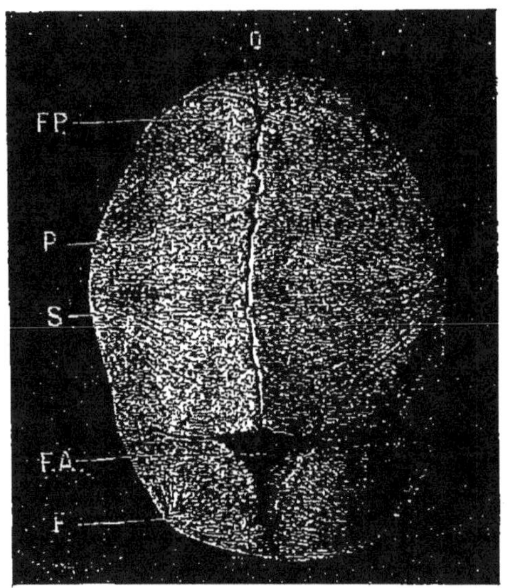

Fig. 11.

O, occipital. — FP, fontanelle postérieure. — P, pariétal. — S, suture
sagittale. — FA, fontanelle antérieure. — F, frontal.

---

chie, c'est la présentation de la face proprement dite ; ou bien
la déflexion n'est pas complète, et il s'agit d'une *présentation
du front.*

2. *La présentation du siège* est constituée lorsque sous l'influence de modifications de forme, soit de l'ovoïde fœtal, soit
de la cavité utérine qui le contient, c'est le siège du fœtus qui
vient se mettre en rapport avec le détroit supérieur. Cette présentation s'observe surtout lorsque le placenta s'insère anormalement sur le segment inférieur de l'utérus.

LES PRÉSENTATIONS

SOMMET

FACE

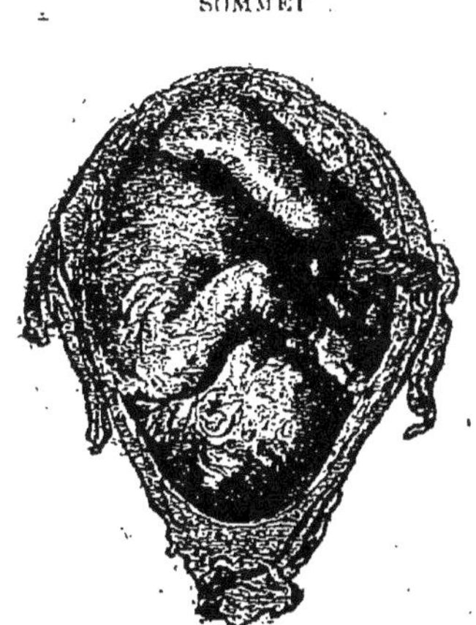

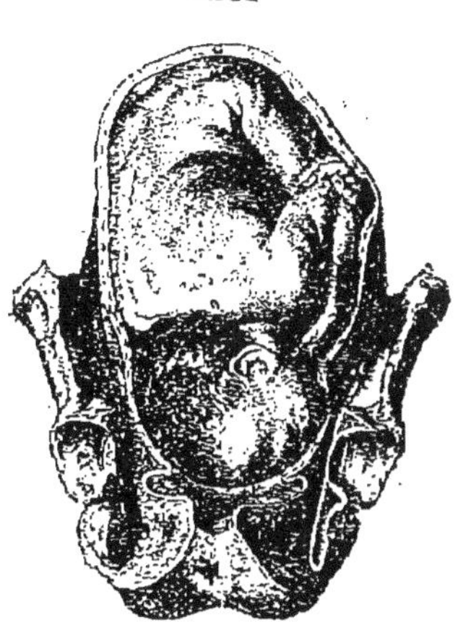

Fig. 12. — Hunter.   *Fig.* 13. — Smellie.

3. *La présentation de l'épaule* se produit lorsque l'utérus présente une cavité déformée, à grand développement transversal ; on la rencontre surtout quand l'utérus est mou, relâché, et la paroi abdominale sans résistance, chez les femmes qui ont eu beaucoup d'enfants. La présentation de l'épaule s'observe aussi chez les primipares qui ont une malformation utérine. Dans ces circonstances, la tête est dans une des fosses iliaques, le siège dans un hypocondre et l'épaule correspond au détroit supérieur.

Ces présentations sont *anormales*, elles se constituent dans des conditions anormales ; l'accouchement se produit par un *mécanisme spécial* dans les présentations de la face, du front, du siège, ou bien il est *impossible* sans intervention, comme dans la présentation de l'épaule. Ces raisons sont suffisantes pour qu'on puisse classer dans la pathologie obstétricale toutes les présentations autres que la présentation de l'extrémité céphalique fléchie (voir *Dystocie d'origine fœtale*).

LES PRÉSENTATIONS

SIÈGE   ÉPAULE

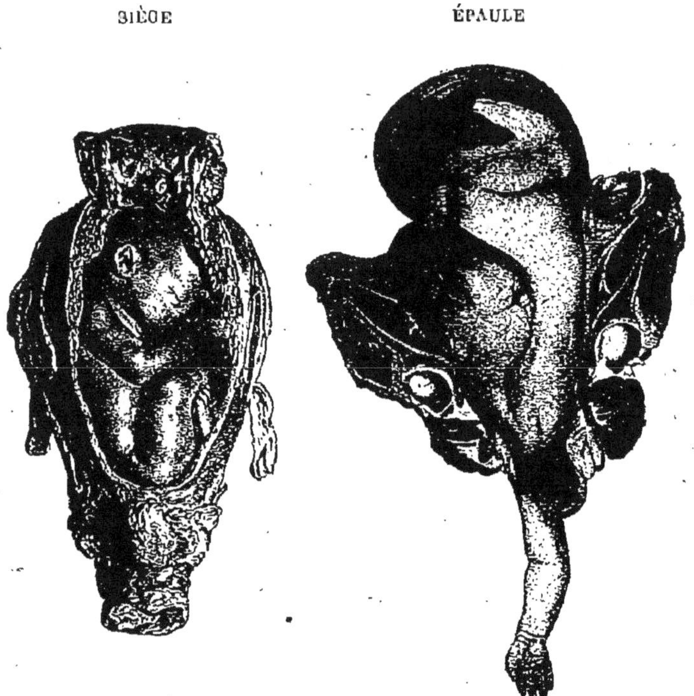

Fig. 14. — Hunter.   Fig. 15. — Zangemeister.

Sur la pièce de la figure 15, l'utérus est rupturé au-dessus de la tête du fœtus

La position. — On désigne sous ce nom le rapport qui existe
entre un point de repère pris sur la présentation du fœtus et
un point de repère pris sur le bassin de la mère. Il y a deux
positions : *la position droite* et *la position gauche*. Le point
du fœtus déterminé par convention varie suivant les présentations. Pour la présentation de l'extrémité céphalique fléchie ou
du sommet, ce point est *l'occiput*. Si, par exemple, l'occiput

est dans la moitié droite du bassin, on dit qu'il y a position droite. On a ainsi déterminé l'attitude du fœtus avec plus de précision.

Si l'on veut déterminer cette attitude avec plus de précision encore, il faudra indiquer, outre la présentation et la position, la variété de position.

La variété de position exprimera avec quel point du bassin l'occiput sera en rapport dans la présentation du sommet.

Les points de repère adoptés se trouvent à l'extrémité des principaux diamètres du bassin ; on les distingue en :

Antérieur. — A l'extrémité antérieure du diamètre oblique, au niveau de l'éminence iléo-pectinée.

Postérieur. — A l'extrémité postérieure du diamètre oblique, au niveau de l'articulation sacro-iliaque.

Transverse. — Aux extrémités du diamètre transverse du bassin.

Les termes usités pour définir l'attitude du fœtus sont les suivants :
Présentation : du sommet.
Position : gauche ou droite.
Variété de position : antérieure, postérieure ou transversale.
On dit, par exemple :
, Présentation du sommet, position gauche, variété antérieure ou bien — occipito-iliaque gauche antérieure, ou en abrégé OIGA.

Les variétés de position se distinguent en variétés obliques et en variétés transversales.

Variétés obliques. — Dans les présentations du sommet ce sont, par ordre de fréquence après l'OIGA, de beaucoup la plus fréquente :

Occipito-iliaque droite postérieure, ou OIDP ;

Occipito-iliaque gauche postérieure, ou OIGP ;

Occipito-iliaque droite antérieure, ou OIDA.

Cette dernière variété (OIDA) est tellement exceptionnelle au cours de la grossesse, qu'il est presque imprudent de la diagnostiquer dans un examen.

Variétés transversales. — Elles s'observent au détroit supérieur et dans l'excavation.

La tête arrêtée *au détroit supérieur* est, ainsi que Pinard l'a démontré, toujours en variété transversale, et cela aussi bien pendant la grossesse qu'au cours du travail.

Cette attitude est commandée, non pas par le bassin, puisqu'il ne peut agir sur la tête trop élevée, mais par l'utérus, qui loge le dos du fœtus à droite ou à gauche, et c'est celui-ci qui entraîne l'occiput à droite ou à gauche. Il ne faut pas oublier que le diagnostic de variété oblique (antérieure ou postérieure), *pendant la grossesse*, équivaut à dire que la tête a pénétré dans le bassin.

Dans l'excavation, on peut observer des variétés transversales, mais cela se produit au cours du travail, pendant que la tête accomplit son mouvement de rotation.

Remarques. — La tête dans l'excavation est en variété antérieure ou en variété postérieure, c'est-à-dire telle qu'elle y a pénétré, suivant un des diamètres obliques. Toutefois, d'après Pinard, la tête pénétrerait transversalement dans l'excavation dans deux circonstances exceptionnelles : d'une part, en cas d'utérus en antéversion, en besace, ventre pendulum, — d'autre part dans les bassins aplatis d'avant en arrière.

Il n'a pas été question jusqu'ici de ce que l'on appelle les *positions directes*, dans lesquelles l'occiput est placé directement en avant, en *occipito-pubienne*, ou directement en arrière en *occipito sacrée*. Ces positions directes ne s'observent pas pendant la grossesse, ni au détroit supérieur, ni dans l'excavation. On ne les rencontre qu'au cours du travail, lorsque la tête tourne pour venir mettre son ovale en rapport avec celui de la boutonnière musculaire coccy-pubienne du releveur de l'anus, et la fente vulvaire.

CHAPITRE II

LES PROCÉDÉS D'EXPLORATION

Sommaire. — 1° **Le palper** : Technique générale, palper dans la présentation du sommet, le palper mensurateur. — 2° **L'auscultation** : Technique, les foyers d'auscultation dans les variétés du sommet, autres bruits fœtaux (souffles cardiaques et funiculaires, chocs), bruits maternels (pulsations, souffles, bruits intestinaux). — 3° **Le toucher** : Technique, résultats de l'exploration (vagin, col, segment inférieur, bassin).

Ces procédés sont : le palper, l'auscultation. le toucher. Le fait de noter l'aspect, la forme et les dimensions de l'utérus, ce qu'on a appelé « l'inspection », ne mérite pas le nom de procédé d'exploration.

Ces procédés d'exploration vont être décrits chez *la femme enceinte à terme.*

1° PALPER

Le palper est le plus important des procédés d'exploration. Il faut, autant que possible, ne demander au toucher et à l'auscultation que la confirmation des renseignements fournis par le palper.

C'est un procédé plus jeune que les autres, puisqu'il a fait son entrée dans la pratique il y a un peu plus de 10 ans, à la publication du *Traité du palper abdominal* de A. Pinard, en 1878.

Jusque-là, malgré les tentatives de Wigand, puis plus tard de

Matteï, personne n'utilisait d'une façon méthodique le palper en obstétrique.

Technique du palper. — Il est très important, pour pratiquer le palper, de disposer convenablement la femme.

Elle doit être couchée sur le dos, bien à plat, *sans oreiller*, les membres inférieurs étendus et légèrement écartés. C'est la meilleure attitude pour obtenir le relâchement des muscles abdominaux.

Si l'on faisait fléchir les membres inférieurs, les muscles abdominaux seraient, il est vrai, plus relâchés. Mais dans ces conditions il serait plus difficile d'explorer les parties inférieures de l'abdomen très saillant.

Dans le palper, on se propose de percevoir le contenu utérin du bout des doigts, à travers une double paroi musculaire : la paroi abdominale et la paroi utérine. Les précautions précédentes ont pour résultat le relâchement de la paroi abdominale. Mais on ne peut rien contre le durcissement de l'utérus quand il se contracte, ainsi que cela se produit fréquemment pendant la grossesse. Si ces contractions indolores gênent l'examen, on n'a qu'à attendre qu'elles soient passées. Elles sont généralement fugaces, bien que, parfois, il soit difficile de palper une femme qui a déjà été palpée longuement. Il vaut mieux, dans ces circonstances, remettre l'exploration à un autre moment, quand l'utérus sera moins excitable.

Il faut alors palper avec la plus grande douceur, de *l'extrémité*, de la pulpe des doigts, partie la plus sensible, et cela, avec le moins de force possible.

Il est nécessaire de ne pas oublier la règle générale suivante :

Lorsque les doigts dépriment, il ne faut pas, pour explorer différents points, les faire glisser sur les parties latérales, on doit déplacer les doigts et les appliquer sur chaque point à explorer.

On peut arriver à palper très profondément en déprimant du bout des doigts, jusqu'à ce qu'on sente un peu de résistance, c'est la paroi abdominale qui se contracte. — Il faut s'arrêter, ne pas entrer en lutte avec la contraction musculaire, mais ne pas retirer les doigts, on les laisse au point déprimé en conservant la dépression obtenue. La résistance cède bientôt, alors on pénètre plus avant, jusqu'à ce qu'on sente une nouvelle résistance, à ce moment nouvel arrêt, nouvelle attente jusqu'au relâchement, et ainsi de suite.

Palper dans la présentation du sommet. — On se place sur un des côtés du lit à la hauteur de l'abdomen. On commence par se renseigner sur l'épaisseur de la peau, en la pinçant délicatement en un pli qui se montrera plus ou moins épais. Puis après avoir délimité le contour de l'utérus, il faut, avec les deux mains, aller à la recherche du bord supérieur du pubis, qui, même chez les femmes les plus grasses, se sent d'une façon suffisante. Il faut toujours le déterminer, c'est un point de repère très utile.

On suit ce bord, et on porte les doigts en arrière de lui. Alors de deux choses l'une : ou les doigts vont être arrêtés, ou bien ils vont pouvoir pénétrer plus profondément.

Tête descendue. — Si les doigts sont arrêtés, c'est par une surface lisse, dure, résistante, arrondie, qu'on explore en déplaçant les doigts de place en place, sans les faire glisser. C'est *la tête*.

On porte ensuite les mains au fond de l'utérus et on y perçoit une partie fœtale volumineuse, arrondie, mais non dure, c'est *le siège*. Près de celui-ci, on rencontre de petites saillies que, parfois, l'on peut même voir soulever la paroi, ce sont les membres inférieurs et *les pieds* du fœtus.

Il s'agit de déterminer maintenant la place du dos. On sait qu'il ne peut être qu'à droite ou à gauche, à cause de la forme de l'utérus, moulé sur la colonne vertébrale de la mère.

Lorsque par exemple, dans le cas le plus fréquent, le dos est à gauche, si on palpe le côté droit de l'utérus, on ne sent à ce niveau aucune résistance, les doigts dépriment facilement. Si ensuite on palpe le côté gauche de l'utérus, on sent une résistance, une surface lisse, continue, « un plan résistant », qui réunit le pôle fœtal supérieur au pôle fœtal inférieur, c'est *le dos*. Il arrive que le placenta siégeant du même côté que le dos, on n'éprouve pas avec la même netteté la sensation du plan résistant.

On a ainsi fait le diagnostic de la *présentation* par le palper. On a aussi fait le diagnostic de la *position*, puisque le palper

LE PALPER ABDOMINAL

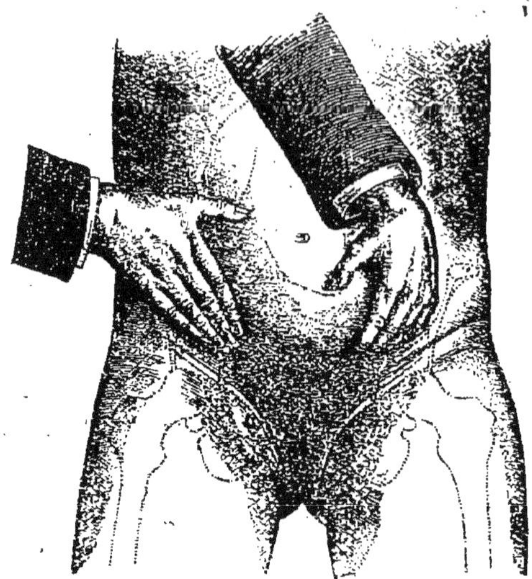

Fig. 16. — A. Pinard.

La main droite est arrêtée par le front. La tête est dans
l'excavation en OIGA.

---

nous a appris que le dos était à gauche, dans l'exemple choisi.

Il reste à établir *la variété de position.*

Pour cela, étant donné que c'est l'occiput qui est le point de repère convenu, il faut aller chercher l'occiput. Mais *lorsque la tête est fléchie, l'occiput ne forme aucune saillie*, il est en continuité avec le cou et avec le dos, il est donc impossible de le percevoir.

On tourne la difficulté en cherchant le front. *Le front est saillant lorsque la tête est fléchie*, et il arrête très facilement les doigts.

L'occiput sera à l'extrémité opposée du diamètre où l'on trouve le front.

Dans OIGA, on trouve le front en arrière et à droite.
Dans OIDP, le front est en avant et à gauche.
Dans OIGP, le front est en avant et à droite.
Dans OIDA, le front est en arrière et à gauche.

LE PALPER MENSURATEUR

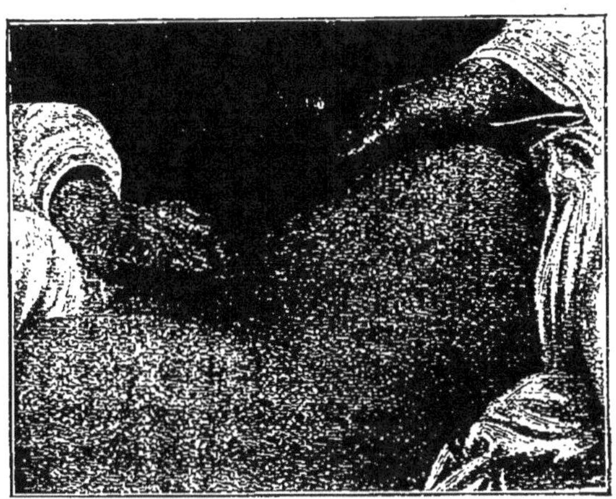

Fig. 17.

*Entre les deux mains, on voit la tête faire saillie,
surplomber le pubis.*

La femme a été photographiée quelques minutes avant de subir pour la
seconde fois une opération césarienne pour rétrécissement pelvien.

Si le front est en avant, l'occiput est en arrière et on a
affaire à une *variété postérieure*.

Si le front est en arrière, l'occiput est en avant et l'on a
affaire à une *variété antérieure*.

Tête élevée. — Si les doigts ne sont pas arrêtés derrière le
bord supérieur du pubis, on palpe au-dessus de ce bord. On
peut rencontrer alors dans cette région *la tête élevée*, au niveau
ou au-dessus du détroit supérieur. Cela s'observe fréquemment
chez les multipares, même au terme de la grossesse.

Cette tête élevée peut être mobile et mal fléchie La mobilité
peut faire qu'elle glisse dans une fosse iliaque, il se produit
alors une *présentation de l'épaule*. Le défaut de flexion de la

tête peut, au moment du travail, se changer *en déflexion*, il y a alors *présentation de la face*.

Chaque fois que l'on constate une tête élevée, il faut l'explorer au point de vue de son volume, et de ses proportions par rapport au bassin ; c'est, suivant la dénomination de Pinard, « le palper mensurateur ».

Le palper mensurateur. — Pour le mettre en œuvre, on appuie sur la tête fœtale d'une main, de façon à l'appliquer sur la colonne vertébrale de la mère en arrière, et sur le détroit supérieur en bas. Pendant ce temps, de la main restée libre, on explore au-dessus du pubis pour se rendre compte *si la tête déborde* d'une façon notable au-dessus du bord supérieur du pubis.

Le diagnostic, établi par ce moyen, ne peut pas être rigoureusement exact. Parfois, en effet, malgré que la tête déborde, on voit l'accouchement se faire spontanément. D'autres fois, il arrive que la tête, bien que débordant très peu, ne peut pas passer. Ces réserves étant faites, on peut dire que, lorsque la tête ne déborde pas, elle peut généralement passer.

2o AUSCULTATION

L'auscultation des bruits du cœur du fœtus doit renseigner sur l'état de santé, et sur la vie du fœtus, ainsi que sur son attitude.

L'auscultation obstétricale a été découverte avant l'auscultation médicale, à la fois à Paris par un praticien, Lejumeau de Kergaradec, et à Genève, par Mayor, la même année, en 1818. Laennec ne découvrait l'auscultation médicale que l'année suivante, en 1819.

C'est en cherchant à entendre clapoter le liquide amniotique que Lejumeau de Kergaradec, ayant appliqué son oreille sur le ventre d'une femme enceinte, entendit les bruits du cœur du fœtus.

L'auscultation est dite « immédiate », si on applique directement l'oreille sur l'abdomen. Cette façon de procéder est incommode, et l'on ne doit y avoir recours que si l'on n'a pas ce qu'il faut pour pratiquer l'auscultation « médiate », c'est-à-dire l'auscultation avec un stéthoscope.

Le stéthoscope. — Cet instrument doit être pourvu d'un orifice assez large, il doit avoir une certaine hauteur, pour ne pas obliger à des attitudes gênantes pendant des recherches quelquefois prolongées. Le stéthoscope de Pinard répond à ces différentes indications.

Technique de l'auscultation. — Le stéthoscope sera appliqué sur l'abdomen de la femme dans la région du cœur du fœtus, celle-ci ayant été, au préalable, déterminée par le palper. Autrefois, avant l'emploi du palper, on cherchait au hasard le cœur du fœtus, en parcourant avec le stéthoscope la paroi abdominale.

L'observateur doit se mettre dans une situation non gênée, afin de ne pas comprimer au niveau de son cou ses artères carotides, dont il entendrait les battements. Pour cela on doit se placer à gauche pour ausculter à gauche, à droite pour ausculter à droite. Il faut avec le stéthoscope appuyer sur la paroi abdominale, mais il ne faut pourtant pas le faire d'une façon excessive ; il y a, comme disait Pajot, une sorte de mise au point. Il faut appuyer perpendiculairement à la paroi abdominale et maintenir le stéthoscope au point choisi. On doit s'arrêter s'il survient une contraction utérine.

On entend un bruit tout à fait comparable au tic-tac d'une montre, c'est le cœur du fœtus.

Le nombre des pulsations est de 120 ou 140 à la minute ; il se trouve influencé par différentes circonstances. L'état de souffrance du fœtus, particulièrement au cours du travail, est marqué par une accélération suivie de ralentissement jusqu'à moins de 100 pulsations. Ce ralentissement indique un état grave du fœtus. Toutefois il faut ne pas oublier qu'une simple contraction de l'utérus peut modifier le rythme des bruits du cœur. Il faut donc s'abstenir d'ausculter pendant une contraction, ou immédiatement après une contraction.

Le sexe du fœtus n'a aucune influence sur le nombre des pulsations, contrairement à ce qu'on avait cru pouvoir démontrer autrefois.

On désigne sous le nom de *foyer d'auscultation* la région où l'on entend les bruits du cœur du fœtus avec le plus d'intensité, c'est naturellement la région la plus voisine du cœur.

PRÉSENTATION DU SOMMET

POSITION DROITE (VARIÉTÉ POSTÉRIEURE)

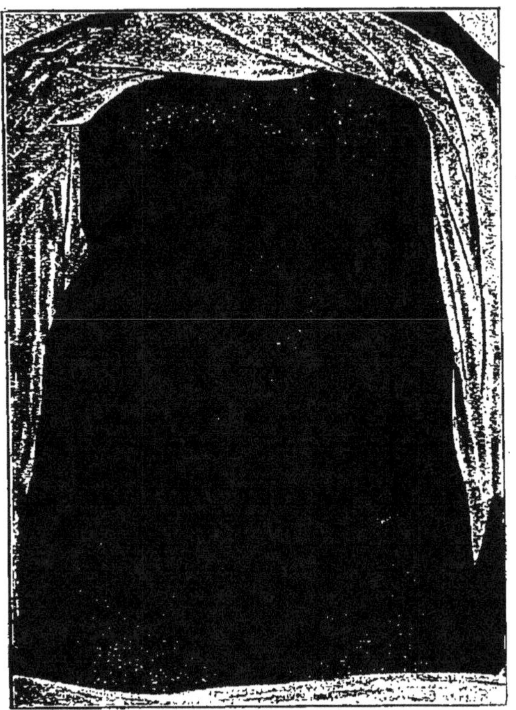

Fig. 18.

Foyer bas ; les bruits se propagent de bas en haut.

Dans la variété droite antérieure le foyer passe à gauche de la ligne médiane.

On peut entendre les bruits du cœur en dehors du foyer d'auscultation, mais avec moins d'intensité qu'au foyer même ; ce sont les bruits du cœur transmis, propagés le long du dos du fœtus, c'est ce qu'on appelle : les *bruits de propagation.*

PRÉSENTATION DU SOMMET

POSITION GAUCHE (VARIÉTÉ ANTÉRIEURE)

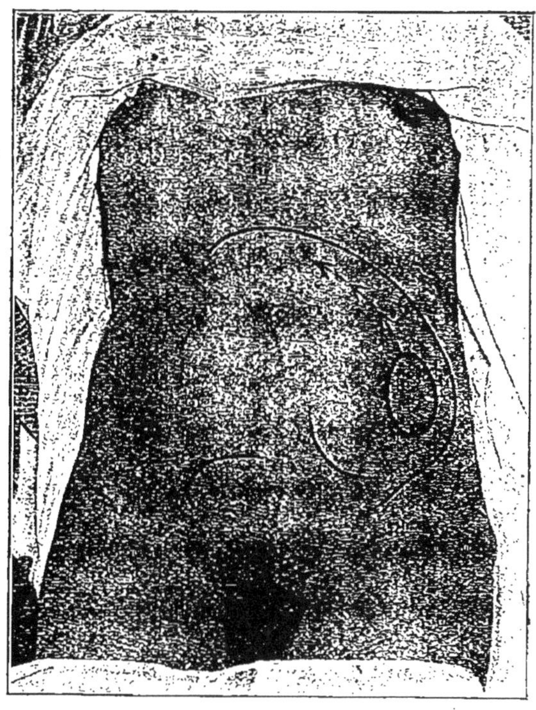

Fig. 19.

Foyer bas ; les bruits se propagent de bas en haut.

Dans la variété gauche postérieure, le foyer est reporté en arrière ; il peut être accessible en deux endroits, à gauche et à droite.

Le diagnostic différentiel doit être fait entre les bruits du cœur du fœtus, les pulsations maternelles, le pouls de l'observateur, qui peuvent être accélérés, au moment où l'auscultation est pratiquée. Rien n'est plus simple, on tient pendant qu'on ausculte, d'une main le pouls de la femme, et de l'autre sa propre radiale.

Le siège du foyer d'auscultation était, avant la pratique du palper, le meilleur signe pour déterminer la présentation et la position. Il fallait explorer du stéthoscope tous les points de l'abdomen, avant de pouvoir déterminer le siège du foyer d'auscultation. Cette façon de procéder était longue et moins sûre que la méthode actuelle. Voici en quoi elle consiste :

Après avoir pratiqué le palper et déterminé l'attitude du fœtus, on place le stéthoscope le plus près possible de la région précordiale du fœtus et c'est là qu'on entend le maximum des bruits du cœur.

Les foyers d'auscultation dans la présentation du sommet. — L'enfant se présentant par le sommet, le fœtus est en position gauche ou droite. Représentons-nous le fœtus dans chacune de ces positions et dans ses variétés afin de savoir où est son cœur, c'est-à dire le foyer d'auscultation.

Si le fœtus est en gauche antérieure ou transversale, le foyer est à gauche et un peu en arrière.

Si le fœtus est en droite postérieure ou transversale, le foyer est à droite et en avant, très superficiel. Jusqu'ici le foyer est à gauche dans les positions gauches, à droite, dans les positions droites. Il n'en est plus de même pour la gauche postérieure et la droite antérieure :

Dans OIGP, il y a deux foyers d'auscultation, parce que le cœur situé en arrière est accessible à droite et à gauche.

Dans OIDA le *foyer est à gauche,* parce que le cœur se trouve en avant, mais à gauche de la ligne médiane.

En résumé :

Foyers à gauche	Foyers à droite
OIGA.	OIDT.
OIGT.	OIDP.
OIGP (2 foyers).	OIGP.
OIDA.	

La hauteur du foyer d'auscultation, situé plus ou moins haut au-dessus du pubis, apprend que la tête fœtale est plus ou moins descendue dans le bassin. Pendant longtemps on a pris soin de déterminer si le foyer se trouvait au-dessus, au niveau, ou en dessous de la ligne étendue de l'ombilic à l'épine iliaque antérieure ou supérieure. Il est beaucoup plus important de déterminer dans quelle direction les bruits se propagent en dehors du foyer d'auscultation.

Les bruits de propagation s'entendant le long du dos, ils ne peuvent être entendus dans la présentation de l'extrémité céphalique qu'au-dessus du foyer d'auscultation, et suivis dans cette direction jusqu'au siège, vers le fond de l'utérus, *les bruits se propagent de bas en haut*. — Si l'on ausculte au-dessous du foyer d'auscultation, on ausculte la tête, c'est-à-dire qu'on n'entend absolument rien.

Lorsqu'il y a *présentation du siège*, c'est le contraire qui se produit. En effet, on ausculte sur la tête, quand on ausculte au-dessus du foyer d'auscultation, et l'on n'entend rien. On perçoit très bien les bruits de propagation si l'on ausculte au-dessous du foyer d'auscultation. Les bruits se *propagent de haut en bas*.

Dans *la présentation de l'épaule*, on verra que le fœtus étant transversalement placé, son cœur, et par suite le foyer d'auscultation, se trouve à peu près situé sur la ligne médiane, près du pubis quand l'épaule gauche se présente, près de l'ombilic quand c'est l'épaule droite. Les bruits *se propagent transversalement*.

C'est un bon moyen de diagnostic, et très peu usité à tort, entre les différentes présentations dans les cas où le palper est difficile.

Autres bruits fœtaux. — On peut entendre à l'auscultation des bruits provenant du fœtus : les soufflés cardiaques ou funiculaires ; les chocs et mouvements du fœtus.

Les souffles cardiaques sont extrêmement rares, ils indiquent une malformation du cœur, on les entend au foyer d'auscultation.

Les souffles funiculaires se produisent sur un point quelconque du cordon, soit lorsque celui-ci subit une compression accidentelle, soit lorsqu'il existe des rétrécissements valvulaires dans les artères ; ils s'entendent en différents points de l'œuf.

Les chocs et *mouvements du fœtus* donnent à l'oreille une sensation qu'on a justement comparée à celle qu'on éprouve, en se donnant une chiquenaude sur la main appliquée à plat sur une oreille.

GROSSESSE NORMALE

PRÉSENTATION DU SIÈGE

POSITION DROITE

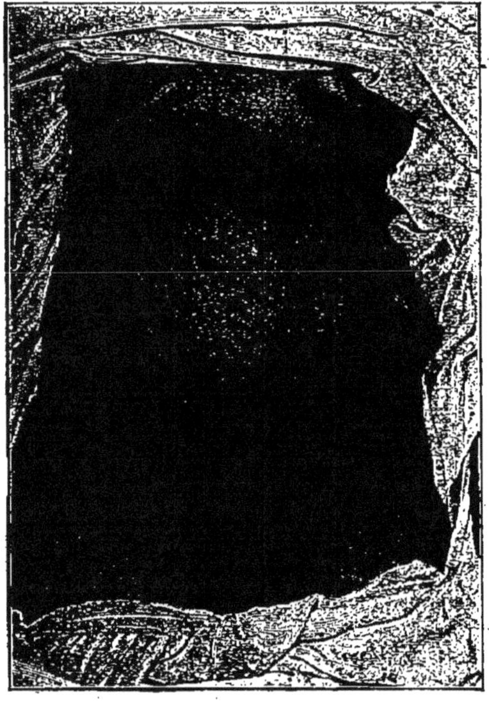

Fig. 20.

Le foyer est haut ; les bruits se propagent de **haut en bas.**

PRÉSENTATION DU SIÈGE

POSITION GAUCHE

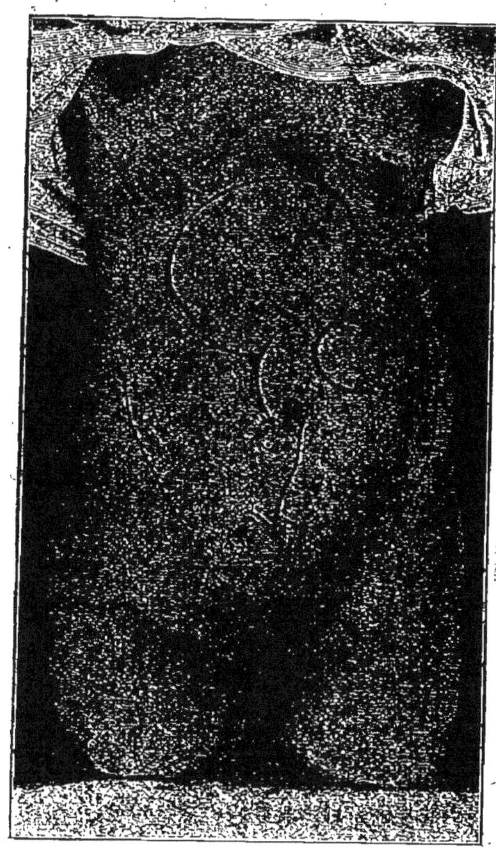

Fig. 21.

Le foyer est haut ; les bruits se propagent de haut en bas.

PRÉSENTATION DE L'ÉPAULE

TÊTE DANS LA FOSSE ILIAQUE GAUCHE

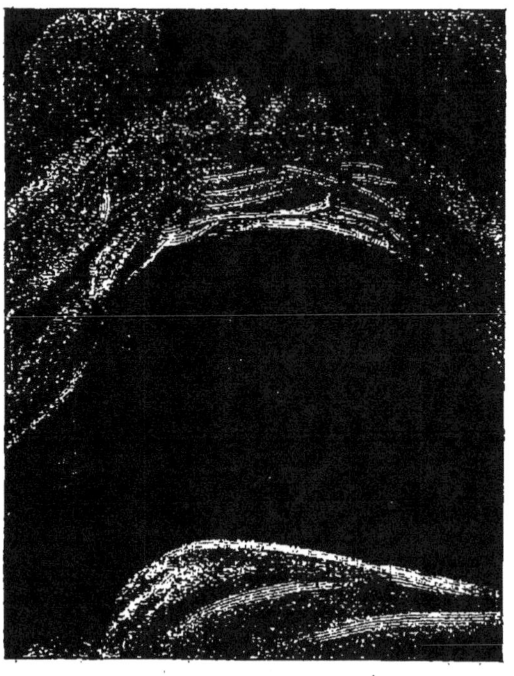

Fig. 22.

Le foyer est sur la ligne médiane ; les bruits se propagent
transversalement.

Bruits maternels. — Des bruits maternels peuvent être perçus à l'auscultation : des bruits intestinaux, des pulsations et des souffles, dits souffles maternels.

Les bruits intestinaux s'entendent en dehors de la zone utérine, ce sont des borborygmes, des gargouillements caractéristiques.

Les pulsations coïncident avec le pouls radial de la mère.

Les souffles maternels s'entendent au niveau de l'utérus et coïncident aussi avec les pulsations maternelles, ils se constatent très fréquemment d'une façon intermittente ou permanente. Ce sont des bruits très intenses, qui ressemblent, suivant la comparaison classique, à celui qu'on produit en prononçant le mot « vous », à voix basse.

Ces souffles se déplacent, on peut les entendre un jour sur un point, le lendemain sur un autre point. Ils n'indiquent pas la présence du placenta dans la région où on les entend.

Comme mécanisme de leur production, on a invoqué des compressions vasculaires, ou le passage du sang à travers des vaisseaux de calibres différents. On a créé ainsi différentes théories, dites iliaque, utérine, épigastrique, du nom des vaisseaux dans lesquels on a voulu placer, sans la démontrer, l'origine de ces bruits de souffle.

3º TOUCHER

C'est le procédé d'exploration le plus ancien. On peut le pratiquer avec un ou deux doigts : *toucher digital*, — ou avec toute la main : *toucher manuel*, pratiqué dans des circonstances spéciales (voir *Pathologie*).

Technique du toucher digital. — Le toucher sera pratiqué avec un ou deux doigts, suivant les circonstances. Le toucher bi-digital permet une exploration plus profonde.

Après lavage des mains, on introduit dans le vagin le ou les doigts enduits de vaseline. Pour pénétrer sans hésitation dans l'orifice vulvaire, il est classique de faire en sorte que le doigt qui touche suive la marge de l'anus, d'arrière en avant, en appuyant légèrement de son bord radial, pour arriver dans la dépression vulvaire. Cette façon de procéder permet de ne pas découvrir la femme.

Mais, pendant le travail, il est nécessaire que le doigt n'entre pas en contact avec l'anus. On doit alors toucher à découvert et introduire le doigt directement dans l'orifice vulvaire.

Remarque — Avant de pratiquer le toucher, il est bon

d'explorer les aines de la femme, et si l'on trouve des indurations ganglionnaires, il faut soigneusement recouvrir de collodion les écorchures qu'on se découvre sur les mains. En effet les ulcérations syphilitiques de la vulve ou du vagin s'accompagnent généralement d'adénite de la région de l'aine.

Renseignements fournis par le toucher. — Pendant la grossesse, le toucher renseigne sur l'état du vagin, du col, du segment inférieur, et du bassin.

Dans le vagin, on peut constater des granulations de vaginite granuleuse, des brides cicatricielles, des malformations, etc.

Le col de l'utérus se trouve à gauche de la femme généralement (le corps de l'utérus basculant le plus souvent à droite) et en arrière. On peut apprécier la physionomie de ce col qui est *très ramolli,* mais il conserve toute sa longueur jusqu'au moment du travail.

Chez la multipare le col porte une cicatrice latérale, il est plus mou, plus perméable. Mais il ne faut jamais pénétrer dans cet orifice, ce qui aurait pour conséquence d'exciter l'utérus à se contracter. — Chez la primipare le col a mieux conservé sa forme et fait saillie dans le vagin.

En explorant les parties latérales du col, on peut sentir à travers *le segment inférieur* la partie fœtale, qui se présente, avec plus ou moins de netteté, suivant qu'elle est plus ou moins descendue dans l'excavation. Mais par le toucher seul, en dehors du travail, il est difficile de distinguer au détroit supérieur une tête d'un siège.

Le diagnostic des positions et variétés de position par le toucher est très difficile au cours de la grossesse, même à travers un segment inférieur de l'utérus aminci. Ce n'est qu'au cours du travail, après dilatation de l'orifice, que l'on peut, soit directement, soit à travers les membranes, repérer à l'aide du doigt la situation de la fontanelle postérieure dans la présentation du sommet (V. page 21).

L'examen du *bassin* est du ressort de la pathologie. A l'état normal on ne doit pas atteindre le sacrum ni le promontoire.

Le radio-diagnostic. — Après de longs tâtonnements, l'examen obstétrical par les rayons X a subi de nombreux perfectionnements, et mérite qu'on lui fasse aujourd'hui une place à côté des autres procédés d'exploration.

Avec une installation suffisante, permettant de courtes poses et l'emploi de rayons pénétrants, il est possible d'obtenir chez la femme enceinte des clichés montrant la présence du fœtus, dès que son squelette est formé, son accommodation dans l'utérus, le mécanisme de sa sortie lors de l'accouchement.

Telles sont les possibilités du radio-diagnostic démontrées au cours de ces dernières années, en particulier par les recherches de Warnekros, en Allemagne, de Portes et de A. Blanche, en France.

Les renseignements fournis par ces sortes d'examen peuvent se résumer à l'heure actuelle, dans les constatations suivantes :

Le fœtus, dans l'utérus de la femme vivante, ne subit pas les tassements et les flexions exagérés, constatés dans les coupes, sous l'effet de la congélation sur le cadavre. Par l'orientation très apparente du massif osseux facial, on peut suivre les mouvements d'asynclitisme et de pénétration de la tête dans le bassin.

On peut constater les grossesses multiples et l'attitude des fœtus.

On peut reconnaître souvent la présence de tumeurs utérines ou juxta-utérines, et arriver même à saisir dans leur succession les phénomènes de la délivrance.

Pour l'heure, ces procédés ne sont pas à mettre en parallèle avec les vieux procédés cliniques, mais l'emploi des rayons peut rendre des services, là où l'emploi des procédés cliniques est rendu difficile par l'épaisseur des tissus interposés entre les mains exploratrices et le fœtus.

A propos des bassins viciés, il sera indiqué quelles sont les

*ressources fournies par le radio-diagnostic dans l'examen
précis du bassin osseux et des rapports affectés entre la tête
fœtale et ce bassin.*

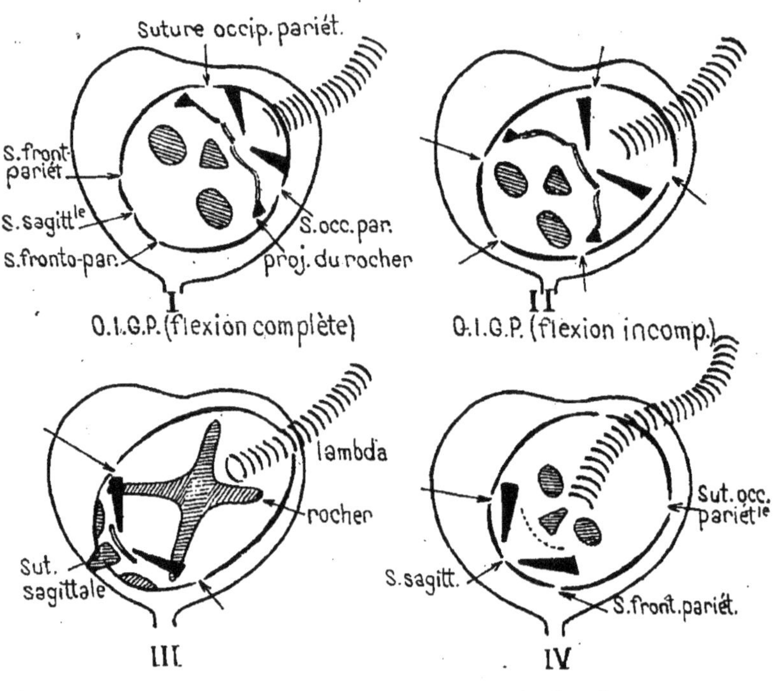

Position indifférente entre
flexion et diflexion.

(D'après Portes et Blander).

CHAPITRE III

SIGNES ET DIAGNOSTIC
DE LA GROSSESSE

SOMMAIRE. — **1° Signes d'origine maternelle** : Suppression des règles, tumeur utérine, modifications extra-génitales, sensations de mouvements dans l'œuf. — **2° Signes d'origine fœtale** : A la vue (soulèvements), au palper (choc, ballottement abdominal, au toucher (ballottement vaginal), auscultation (cœur et choc fœtal). — **Diagnostic de la grossesse** : Diagnostic proprement dit, diagnostic différentiel, diagnostic de l'âge de la grossesse.

Suivant la définition de Pinard, « la grossesse est l'état fonctionnel particulier dans lequel se trouve la femme pendant toute la durée du développement de l'œuf humain ».

Le premier des signes de grossesse est la suppression des règles, accompagnée ou non de malaises et de nausées. Plus tard le ventre grossit, par suite du développement de l'œuf dans l'utérus. Puis vient le moment où les mouvements du fœtus, d'abord sentis par la mère, peuvent être perçus à l'extérieur. Enfin les bruits du cœur du fœtus peuvent être entendus.

Les signes sont donc *d'origine maternelle* ou *d'origine fœtale* (1).

(1) Il est classique de diviser les signes de grossesses en signes de probabilité et signes de certitude, les signes de certitude correspondant seulement aux manifestations du fœtus perçues par le médecin.

1° SIGNES D'ORIGINE MATERNELLE

Ce sont les premiers à paraître. Il faut, en effet, que le fœtus ait acquis un certain volume, pour manifester sa présence.

Les signes d'origine maternelle sont : la *suppression des règles*, — l'augmentation de volume de l'utérus, ou *tumeur utérine*, des *modifications* extra-génitales, — la *sensation* des mouvements dans l'œuf.

La suppression des règles. — C'est un signe capital de la grossesse et il ne manque jamais. Pajot a formulé, à ce sujet, l'aphorisme suivant :

Toute femme, qui a périodiquement des règles égales en quantité et en qualité à ses règles normales, n'est pas enceinte.

Dans la pratique pourtant il peut arriver qu'on rencontre une femme enceinte de huit mois, par exemple, prétendant avoir eu ses règles chaque mois. Il faut, dans ces circonstances, l'interroger avec le plus grand soin, lui demander la date de ses dernières règles, établir le nombre de jours qu'elles ont duré, se renseigner sur leur abondance, leur coloration. Puis, cela fait, il convient de rétablir ce qui s'est passé, lors de la période précédente, et ainsi de suite, en remontant jusqu'au début présumé de la grossesse.

Une observation semblable n'a jamais été publiée, et ne se trouve ni dans les auteurs anciens, ni dans les auteurs modernes.

Les femmes enceintes n'ont jamais de règles. Si l'on a prétendu le contraire, c'est par suite d'observations superficielles et incomplètes.

Les règles physiologiques présentent certains caractères généraux qui permettent de les différencier d'un écoulement sanguin pathologique. Ces caractères ne se trouvent pas dans l'examen physique, chimique ou histologique du sang, mais dans la physionomie des phénomènes individuels de la menstruation.

La périodicité est le principal de ces caractères généraux. Cette périodicité s'établit d'une façon variable, toutes les trois ou quatre semaines, suivant les sujets, mais avec une périodicité identique chez le même sujet.

La quantité et la quqlité de l'hémorragie sont ordinairement les mêmes chez la même femme. La perte est plus ou moins grande, le sang est plus ou moins rouge ou rosé, mais toujours avec le même aspect, tous les mois.

L'*aménorrhée*, ou suppression des règles, peut se produire en dehors de toute grossesse, dans les infections générales graves, dans les cachexies, la chloro-anémie, ou au cours d'affections utérines ou péri-utérines, mais il s'agit, dans ces cas, de femmes malades, et le plus souvent l'aménorrhée a été précédée, chez elles, de *dysménorrhée*, c'est-à-dire de menstruations difficiles et irrégulières.

Chez la femme bien portante, la suppression des règles doit d'abord être considérée comme un symptôme de grossesse. La suppression des règles persiste même dans les cas où le fœtus meurt dans l'utérus, et reste retenu dans la cavité utérine.

Remarque. — Une seule exception est à noter, c'est dans la *grossesse extra-utérine.* On peut voir, dans ces circonstances, les règles réapparaître deux mois environ après la mort du fœtus.

La tumeur utérine. — L'œuf se développant dans l'utérus entraîne une augmentation de volume de cet organe.

L'*utérus non gravide* est un organe musculaire en forme de poire qui mesure 6 à 7 centimètres de haut, 3 à 4 centimètres de large, et présente une capacité de 2 à 3 centimètres cubes.

L'utérus gravide à terme forme une énorme masse, il pèse avec l'œuf de 6 à 7 kilogrammes, au lieu de 40 à 70 grammes en dehors de la grossesse.

Cette augmentation de volume se fait d'une façon progressive.

Les dimensions de la cavité utérine, du col au fond de cette cavité, étudiées sur la table d'autopsie, ont pu être évaluées à 13 centimètres au 3e mois, 20 au 5e, 25 à terme.

Palper de la tumeur utérine. — L'utérus à trois mois de grossesse forme déjà une tumeur d'un volume appréciable, et ne doit pas échapper à l'examen. Suivant Pinard, on peut le trouver à cette époque, à mi-chemin entre l'ombilic et le bord supérieur du pubis, — à cinq mois, il est toujours à l'ombilic ou au-dessus.

Toutefois, il ne faut pas oublier que l'utérus, dans les premiers mois de la grossesse, peut remonter plus ou moins haut, suivant l'état de plénitude ou de vacuité du rectum et de la vessie.

On pensait autrefois qu'au début de la grossesse l'utérus s'abaissait pour disparaître dans l'excavation et l'on disait : « en ventre plat, enfant il y a ». En réalité, l'utérus peut se montrer plus ou moins accessible, mais l'abaissement n'existe pas, et on ne le constate sur aucune pièce anatomique.

L'utérus est le plus souvent *dévié* du côté droit, ou situé sur la ligne médiane.

Vers le 3e mois l'utérus s'arrondit, mais il présente toujours une prédominance des diamètres verticaux. Il fournit à la main qui le palpe une sensation spéciale de *résistance molle*, suivant l'expression de Pinard. Cette consistance est moindre que celle d'un fibrome, mais plus prononcée que celle d'un kyste. Cette tumeur se contracte. Cela caractérise l'utérus : ni la vessie, ni aucune tumeur abdominale ne fournit cette sensation de contraction manifeste.

Toucher de la tumeur utérine. — Le toucher permet d'apprécier les caractères du col et du segment inférieur de l'utérus.

Le *col* est déplacé en sens inverse du fond de l'utérus. On le trouvera, par conséquent, souvent à gauche et en arrière. Mais ainsi que Varnier le faisait remarquer dans ses cours, *il n'est pas abaissé*. Sur toutes les pièces anatomiques connues, on voit le col de l'utérus au même niveau, c'est-à-dire sur un plan étendu du sous pubis à la pointe du sacrum.

Le col présente, à des degrés variables, un *ramollissement*, notablement plus accentué chez les multipares. On a comparé la sensation perçue en l'explorant à celle qu'éprouve le doigt en touchant un tapis de drap sur une table. Ce ramollissement augmente dans les derniers temps de la grossesse. Toutefois, cet état de mollesse du col ne doit pas être considéré comme un signe caractéristique, et il faut bien savoir qu'on peut le constater en dehors de la grossesse, en particulier chez les femmes atteintes de métrite chronique. Il est capital, afin de ne pas exciter l'utérus, de ne jamais pénétrer dans l'orifice du col d'une femme enceinte, sauf dans les cas où cela ne peut être évité, quand le col est largement dilaté, *déhiscent*.

Le segment inférieur de l'utérus se montre au toucher à des degrés variables d'ampliation. Cette constatation est au moins aussi importante que ce qu'on a appelé « le signe de Hegar ». Voici en quoi il consiste : si l'on pince le segment inférieur de l'utérus gravide entre les doigts qui touchent et la main qui palpe extérieurement, les deux mains arrivent à sentir leur contact, parce que l'utérus gravide est aminci et assoupli dans son segment inférieur.

A côté de ces différents signes maternels, il en est d'autres que Dubois et Pajot avaient appelés : « modifications dans les appareils étrangers à la reproduction ». Ces modifications peuvent être appelées, d'une façon plus brève, « extra-génitales ».

Les modifications extra-génitales. — Ces modifications peuvent être locales ou générales.

Modifications locales. — Ce sont des compressions : sur *la vessie*, se traduisant par des besoins fréquents d'uriner ; — sur *le rectum*, donnant lieu à la constipation si fréquente au cours de la grossesse ; — sur *l'estomac*, sur *les vaisseaux et les nerfs*. Toutes ces compressions expliquent certains malaises au cours de la digestion, les œdèmes, les varices, les douleurs névralgiques.

Comme modification locale, on peut encore noter la distension des tissus, entraînant la production d'éraillures de la peau, *les vergetures,* et l'écartement des muscles droits de l'abdomen constituant *l'éventration.*

Modifications générales. — Elles portent principalement sur l'appareil digestif, sur la circulation, sur le système nerveux. Ces modifications sont très variables. Elles sont très marquées chez certaines femmes, tandis qu'il en est d'autres chez lesquelles l'économie semble ne pas s'apercevoir de la grossesse.

Pour ce qui concerne *le tube digestif*, on peut noter une augmentation ou une diminution de l'appétit, des dégoûts, des nausées. Toutefois d'après les recherches de Gerst le vomissement, même à un degré léger, doit être considéré comme phénomène pathologique d'auto-intoxication. On sait qu'il se montre le plus souvent le matin, au réveil. La femme peut éprouver des aigreurs, du pyrosis, des bizarreries du goût ; elle a de la constipation le plus souvent, exceptionnellement de la diarrhée.

Du côté du *système circulatoire*, on peut noter de l'œdème se montrant principalement le soir aux membres inférieurs. Le *système nerveux* semble plus irritable, et il est fréquent de constater des changements d'humeur, une plus grande sensibilité morale.

On observe souvent sur *la peau* des pigmentations qui, au niveau de l'abdomen sur la ligne médiane, constituent « la ligne brune », et sur le visage forment « le masque » de grossesse.

Sensations de mouvements dans l'œuf. — Ces mouvements, bien que produits par le fœtus, peuvent être considérés comme des signes maternels tant qu'ils ne peuvent être connus que de la mère, et qu'on ne réussit pas à les percevoir par le palper. La femme éprouve d'abord une sensation interne de chatouillement, des petits chocs au niveau de la paroi abdominale. Ces chocs sont produits par des mouvements d'ensemble ou par des mouvements partiels de fœtus, tels que le redressement de la tête ou le déplacement d'un membre.

Ces mouvements peuvent être provoqués par des chocs extérieurs.

Ils sont généralement signalés par la femme vers *4 mois 1/2 de grossesse*. On croit qu'ils sont d'autant mieux perçus que le choc donné par le fœtus est frappé en avant, au niveau de la paroi abdominale antérieure, laquelle est plus sensible que les parties avoisinant l'utérus sur les côtés ou en arrière. On a cru voir dans ce fait une explication à l'intermittence et à l'irrégularité avec laquelle ces mouvements sont ressentis.

2º SIGNES D'ORIGINE FŒTALE

Dans les deux premiers mois de la grossesse, le contenu de l'utérus est trop peu consistant pour pouvoir être senti à travers la paroi utérine, soit au palper, soit au toucher.

Ce n'est qu'entre 3 et 4 mois de grossesse que le fœtus commence à être perceptible à l'examen. Il est mobile dans le liquide amniotique, formant une petite masse qui peut se déplacer spontanément, ou être déplacée artificiellement.

A la vue, on ne peut percevoir de *soulèvements* de la paroi abdominale que dans les derniers mois de la grossesse. Toutefois il ne faut pas oublier que, chez les femmes maigres, les mouvements intestinaux donnent parfois à l'œil l'illusion de mouvements fœtaux.

C'est surtout par le palper, le toucher et l'auscultation que l'on constatera les signes d'origine fœtale.

Palper. — On peut sentir, soit des mouvements propres du fœtus ou « mouvements actifs », soit des mouvements communiqués ou « mouvements passifs ».

Les mouvements actifs se manifestent par des chocs ou de légers soulèvements, perçus par la main de l'observateur, ils ne se perçoivent que dans la deuxième moitié de la grossesse.

Les mouvements passifs sont des mouvements provoqués par la main exploratrice, exerçant une pression ou un léger choc sur l'œuf. On désigne sous le nom de *ballottement* une sensation tout à fait spéciale, qu'on a justement comparée au choc ressenti par le doigt qui repousse un morceau de glace, nageant dans un verre d'eau. Il y a deux sensations : l'une fournie par le contact de la partie fœtale sur laquelle on exerce une pression, puis un nouveau choc, « choc de retour », comme disait Pajot, produit par la partie fœtale repoussée, quand elle revient à sa place primitive. Le ballottement est un signe précoce, il peut être perçu entre 3 et 4 mois, époque à laquelle le fœtus nage dans une grande quantité de liquide amniotique (il y a en effet à cette époque, proportions à peu près égales entre le volume du fœtus et celui du liquide amniotique : tandis que, à la fin de la grossesse, le volume du fœtus est environ six fois plus considérable). A mesure que la grossesse avance, le ballottement est de moins en moins facile à provoquer. Le siège de prédilection de ce ballottement se trouve au niveau de la région péri-ombilicale. C'est là qu'il convient de le chercher. C'est le *ballottement abdominal*.

Le ballottement, au point de vue du diagnostic de grossesse, est un signe très important. Aucune tumeur, en effet, ne donne cette sensation de corps solide nageant dans le liquide, sauf la pierre dans la vessie.

Toucher. — Au toucher, on peut entre 3 et 4 mois de grossesse, en donnant du bout du doigt de petites secousses, obtenir une sensation très nette de *ballottement vaginal.*

En faisant cette exploration, il ne faut pas prendre pour le choc fœtal les battements de l'artère utérine, que l'on sent dans les culs-de-sac latéraux du vagin. La présence très exceptionnelle d'une pierre dans la vessie pourrait seule donner lieu à une confusion.

Auscultation. — Les bruits du cœur du fœtus constituent un signe caractéristique de grossesse. Lorsqu'on commence à entendre leur tic tac, *vers 4 mois 1/2 à 5 mois*, rarement plus tôt, ils sont assez faibles ; ils paraissent et disparaissent suivant que le fœtus, très mobile, s'éloigne ou se rapproche de la paroi abdominale antérieure.

Il faut se garder d'affirmer ou de nier la vie du fœtus, quand l'on n'entend pas les bruits du cœur du fœtus, quelle que soit l'époque de la grossesse.

Si les bruits du cœur sont difficiles à trouver au début de la période où il est impossible de les entendre, on a parfois la chance d'entendre le *choc fœtal*, que l'on peut percevoir d'une façon très précoce. Ce bruit, produit par un mouvement ou un déplacement du fœtus, est tout à fait comparable, comme on le sait, à celui produit par une légère chiquenaude sur la main appliquée à plat sur l'oreille.

3º DIAGNOSTIC DE LA GROSSESSE

Diagnostic proprement dit. — Il ne s'agira ici que du diagnostic de la *grossesse normale*.

D'après la division classique des signes de grossesse en signes de présomption, de probabilité, de certitude, il semblait qu'on ne pût affirmer l'existence de la grossesse, avant que l'on eût constaté les bruits du cœur du fœtus.

Cette qualification des signes de la grossesse, transmise de traités en traités d'accouchements, peut ne pas être prise au pied de la lettre. Les signes de la grossesse peuvent, en effet, par leur groupement, constituer un ensemble qui ne se trouve que pendant la grossesse, — et l'on constate ainsi des signes certains, même avant que l'on ait perçu les bruits du cœur du fœtus, lesquels donnent évidemment la certitude absolue.

Il est donc possible, avant d'entendre les bruits du cœur du fœtus, d'affirmer le diagnostic de grossesse, si les règles sont supprimées, — si l'utérus est augmenté de volume et se contracte, — s'il y a du ballottement.

Les difficultés ne se montrent, au point de vue du diagnostic, que si certains de ces signes manquent, ou bien sont défigurés. Mais il s'agit alors de *grossesse anormale*, comme, par exemple, chez une femme qui a des pertes de sang pouvant donner l'illusion de règles, ou en cas de tumeur de l'abdomen, etc.

Au point de vue du diagnostic de grossesse, deux sortes d'erreurs peuvent être commises :

On peut affirmer une grossesse qui n'existe pas, ou bien on peut nier une grossesse qui existe. Ces erreurs pourront être évitées en ce qui concerne la *grossesse normale* si l'on s'impose de :

1º Ne jamais se hâter d'*affirmer* l'existence d'une grossesse sans s'être assuré tout au moins de l'augmentation de volume de l'utérus et de la suppression des règles ;

2º Ne jamais se hâter de *nier* l'existence d'une grossesse chez une femme jusque-là bien portante et régulièrement réglée, qui, en pleine période génitale, présente une suppression de règles et une augmentation de volume de l'utérus.

Les remarques qui précèdent portent sur le diagnostic de la grossesse dans sa première moitié. Le diagnostic ne souffre plus de difficultés lorsqu'on peut *constater* les mouvements actifs du fœtus et percevoir les bruits de son cœur.

On a tenté dans ces dernières années de réaliser le sérodiagnostic de la grossesse sous forme de deux réactions : « réaction de Fieux » et « réaction d'Abderhalden ».

Réaction de Fieux. — Fieux a proposé, en 1910, de démontrer la présence dans le sang de la femme enceinte d'un « anticorps » développé sous l'influence de l'antigène placentaire. Cet anticorps se révélerait suivant la méthode bien connue de Bordet-Gengou, par la déviation du complément.

C'est, en somme, la réaction utilisée par Wassermann, dans laquelle Fieux remplace l'antigène syphilitique par un fragment de placenta.

Ses observations, portant sur environ une centaine de cas, donnent une réaction positive au cours des 3 ou 4 premiers mois de la grossesse, dans la très grande majorité des cas, mais non d'une façon constante. D'autre part, la réaction positive a été aussi obtenue, exceptionnellement il est vrai, en dehors de la grossesse.

La réaction aurait été nettement négative dans quelques cas d'œuf mort et retenu dans la cavité utérine.

Réaction d'Abderhalden. — La réaction signalée par Abderhalden (de Halle) en 1912 est basée sur la formation aussi dans le sang de la femme enceinte d'un ferment de défense, d'un anticorps destiné à détruire les albumines d'origine fœtale.

La réaction s'obtient au moyen d'une technique assez délicate pour rester actuellement encore une méthode de laboratoire. « Elle consiste, ainsi que l'a résumé G. Ecalle, à faire agir du sérum de femme enceinte sur du placenta, le tout étant placé dans un dialyseur que l'on porte 18 ou 19 heures dans une étuve à 37°. Si le sérum provient d'une femme enceinte, le dialysat donne en présence de la ninhydrine (hydrate de tricéto-hydrindène) une réaction violette caractéristique ».

La réaction pourrait, mais d'une façon encore moins pratique, s'obtenir non plus par *dyalise*, mais au moyen du polarimètre, ou *méthode optique*.

De nombreuses recherches ont été faites déjà sur ce sujet à l'étranger ; en France, la question a été étudiée par Daunay et Ecalle, élèves de Bar. Il semble résulter des travaux actuels que la réaction est toujours positive en cas de grossesse. Mais elle est quelquefois positive en dehors de la grossesse ; on l'a signalée aussi comme positive en présence d'autres *organes* que le placenta. Malgré tout, la réaction semble déjà pouvoir être utilisée, au moins au point de vue négatif pour éliminer le diagnostic de grossesse.

En somme, la question très intéressante reste encore à l'étude. Il s'agira de préciser la valeur de ces réactions surtout dans les grossesses jeunes à diagnostic difficile, et d'établir les réactions observées suivant que l'œuf est vivant ou mort, en état de rétention.

Diagnostic différentiel. — Il n'est à faire que pour *la grossesse anormale* et *compliquée*. Il mérite alors d'être étudié à propos de chaque anomalie, de chaque complication (v. *Pathologie de la grossesse*).

Il est pourtant nécessaire de parler ici du diagnostic différentiel avec ce que l'on a appelé : *grossesse nerveuse*. C'est un état de grossesse qui n'existe que dans l'imagination de la femme.

Chez les femmes très désireuses d'avoir un enfant, « affolées de maternité », suivant l'expression de Pajot, le ventre grossit, la femme sent remuer, il y a des nausées, des malaises, des dégoûts. Les femmes indiquent, dans ces circonstances, tout l'ensemble des signes de la grossesse, parfois même la suppression des règles. Ces grossesses nerveuses ne doivent pas résister à un examen positif, car il manque toujours un signe essentiel : l'augmentation de volume de l'utérus.

Diagnostic de l'âge de la grossesse. — Ce diagnostic ne peut jamais être précisé, il n'est possible de le faire qu'*approximativement.*

La date du **début** de la grossesse reste toujours inconnue, parce que la fécondation peut se faire à un moment plus ou moins éloigné du coït fécondant, variant de plusieurs heures à plusieurs jours.

Toutefois, la fécondation ayant lieu le plus souvent dans la période qui suit les règles, on compte le temps écoulé depuis *la fin* des dernières règles. Mais il faut ne jamais oublier que la grossesse a pu commencer (bien que cela soit exceptionnel) au milieu de l'espace intermenstruel, ou immédiatement avant les règles supprimées. Il en résulte que *l'on peut se tromper d'un mois* dans l'évaluation de l'âge de la grossesse.

En pratique, il faut se souvenir que la grossesse dure en moyenne de 270 à 280 jours après la fin des règles, mais que ces chiffres peuvent être dépassés, ou non atteints. La loi française reconnaît 300 jours à la durée d'une grossesse, comme terme maximum après le décès du père.

Il est d'usage d'ajouter 10 jours à la date de la fin des dernières règles et de compter 3 mois en arrière pour établir le terme *probable* de la grossesse.

Les dimensions de l'utérus peuvent fournir des indications, si elles concordent avec les dimensions moyennes de cet organe aux différents âges de la grossesse. On sait que le fond de l'utérus est :

A 3 mois, à mi-distance entre le pubis et l'ombilic.
A 4 mois, au voisinage de l'ombilic.
A 5 mois, au-dessus de l'ombilic.
A terme, à 32 ou 34 centimètres au-dessus du pubis.

Il est impossible de dire, d'une façon précise, si *le terme de la grossesse* est atteint, même en examinant après la naissance l'état physique de l'enfant, son volume, son aspect extérieur. Il faut pourtant reconnaître que les enfants nés prématurément présentent des caractères particuliers, qui seront étudiés plus loin (v. *accouchement prématuré*).

Il n'y a, en résumé, aucun moyen de connaître ou de déterminer l'*âge exact* de la grossesse. Il faut l'établir *approximativement* en tenant compte de la date des dernières règles et de la hauteur utérine. La date d'apparition des mouvements actifs se place, il est vrai, au milieu de la grossesse, mais avec de telles variations, qu'on ne peut accorder beaucoup de valeur à ce signe.

CHAPITRE IV

HYGIÈNE. PUÉRICULTURE

Sommair&. — 1° **Prescriptions hygiéniques** : Soins locaux (corset, ceinture, injections) soins généraux (tube digestif, fonctions rénales, système circulatoire, système nerveux, système cutané). — 2° **Puériculture avant la naissance** : Puériculture avant la conception, puériculture intra-utérine. — 3° **Préparatifs de l'accouchement** : Installation, ustensiles, médicaments.

1° PRESCRIPTIONS HYGIÉNIQUES

La grossesse la plus normale impose à l'organisme une incontestable *suractivité* ; d'autre part la simple augmentation du volume de l'utérus entraîne certaines conséquences matérielles, telles que les *compressions* exercées sur les organes voisins. On comprend donc que la femme enceinte mérite des soins spéciaux, ayant en vue, soit son « état local », soit son « état général ».

Soins locaux. — Il faut que la tumeur utérine ne soit pas comprimée, et comprime le moins possible les organes qui l'entourent. On arrive à ce résultat, au moyen de corsets appropriés et de ceintures abdominales. A cette question de soins locaux pendant la grossesse peut se rattacher l'hygiène des organes génitaux externes.

Le Corset. — Pendant la grossesse, le corset ne doit pas comprimer. Dans ce but, il est nécessaire qu'il soit construit d'une façon spéciale, avec lacets et élastiques, permettant de l'élargir au degré voulu pour que la femme se sente à son aise. Il est bon de ne pas le supprimer, car il supporte tout le poids des jupes au niveau des hanches.

La ceinture de grossesse. — C'est un appareil très-utile qui doit être recommandé à toutes les femmes enceintes. Vers le milieu de la grossesse, lorsque l'utérus atteint ou dépasse l'ombilic, il est bon d'aider la paroi abdominale antérieure dans son rôle de soutien, pendant la marche et la station verticale.

La ceinture sera en tissu élastique, mais rendue résistante par des baleines verticales, afin qu'elle puisse sans se plisser accompagner la rotondité du ventre. Sa hauteur doit être suffisante pour que le bord supérieur arrive au niveau de l'ombilic. La fermeture se fait généralement en arrière par des courroies élastiques, au moyen desquelles la femme se serre au degré voulu pour se sentir soutenue. Deux fentes latérales, fermées par des lacets, permettent à la ceinture de prendre la forme exacte de l'abdomen. La ceinture sera maintenue en place par des jarretelles latérales se fixant aux bas, et non par des sous-cuisses, qui occasionnent de la gêne, et sont souvent malpropres.
Cette disposition permet de supprimer les jarretières, qui ont le gros inconvénient de comprimer les vaisseaux du membre inférieur.

Le port de la ceinture doit être prescrit, non seulement pour soulager la femme, et pour favoriser la bonne accommodation du fœtus, mais aussi pour *prévenir l'éventration*, il faut la faire porter lorsque l'utérus atteint l'ombilic, et cela *dès la première grossesse*.

Les injections vaginales. — Sauf indications spéciales, en cas de vaginite, les injections vaginales sont sans utilité pendant la grossesse. Leur emploi inconsidéré ne peut qu'irriter inutilement le vagin. Les toilettes extérieures et les bains généraux sont suffisants pour maintenir la propreté locale.

Soins généraux. — Ils ont pour but la surveillance de toutes les grandes fonctions de l'économie.

Tube digestif. — Les nausées et vomissements, quelle que soit leur origine réflexe ou toxique, peuvent être considérés comme phénomènes pathologiques, puisqu'ils manquent, d'après Gerst, environ dans 57 pour 100 des cas. L'état nauséeux cesse souvent en prenant un peu de nourriture.

Ces troubles digestifs du début de la grossesse disparaissent ou diminuent très souvent sous l'influence d'un régime mieux dirigé (voir les intoxications gravidiques), et sous la simple influence du séjour au grand air, ils s'atténuent généralement à mesure que la grossesse avance. On les voit souvent cesser lorsque l'utérus, en se développant, est devenu franchement organe abdominal.

A la fin de la grossesse, par suite du développement de l'utérus, l'estomac trouve moins de place dans la cavité abdominale. Les digestions deviennent, à partir de ce moment, plus difficiles, surtout après les repas copieux. Il faudra, en pareil cas, conseiller des repas plus fréquents et plus légers.

La régularité des selles mérite d'être très soigneusement surveillée, et celles-ci doivent être quotidiennes pendant toute la durée de la grossesse. *La constipation* d'origine mécanique, provenant de la compression rectale par l'utérus gravide, s'observe d'une façon très fréquente ; elle doit être combattue par des *lavements tièdes* (administrés sous faible pression, le bock placé à 30 centimètres de hauteur) ou par des *suppositoires* glycérinés, ou même au moyen de *laxatifs*. Le cascara à la dose de 0,25 ou 0,50 centigrammes peut être prescrit, même trois fois par semaine, et pendant longtemps sans inconvénients.

Au point de vue de *l'alimentation* chez la femme enceinte, on peut, dans une certaine mesure, ne pas contrarier ses goûts parfois bizarres et ses caprices d'appétits; mais il est bon de savoir aussi que ces désirs peuvent sans inconvénients ne pas être satisfaits, sans qu'il en résulte l'apparition chez le fœtus de prétendues *envies*, qui ne sont que des « nævi » ou tumeurs vasculaires.

Afin de ne pas imposer trop de besogne au foie et aux reins, on pourra recommander de ne pas manger trop de viande et il sera toujours bon de faire entrer le lait, les laitages, les fruits et les légumes pour une large part dans l'alimentation.

Fonctions rénales. — Il faut, en prévision des accidents graves d'auto-intoxication, analyser les urines régulièrement, au moins une fois par mois, chez toutes les femmes enceintes. On doit faire la recherche de l'albumine et du sucre, tout en sachant que des *traces indosables* d'albumine, ou de sucre à la dose de *4 à 5 grammes* par litre peuvent se rencontrer très fréquemment, sans conséquences importantes.

Système circulatoire. — On a abandonné la croyance que la grossesse, phénomène physiologique, entraîne l'hypertrophie et le surmenage du cœur. Les seuls troubles du système circulatoire observés au cours de la grossesse normale, sont des *œdèmes*, et des varices siégeant aux membres inférieurs, résultant des compressions exercées sur les vaisseaux abdominaux par l'utérus gravide. La tension sanguine mesurée au sphygmomanomètre Pachon varie entre 12, 13 et 14 centimètres pour la pression maxima avec 6 à 7 centimètres de moins pour la minima.

Les œdèmes sont notablement atténués par le repos et parfois par le régime déchloruré. Quant aux varices, il est bon de prévenir leur accroissement et d'atténuer la gêne qu'elles occasionnent, en faisant porter des bas élastiques très hauts, remontant jusqu'à la région de la cuisse.

Système nerveux. — La femme enceinte peut se montrer, au point de vue moral, un peu plus susceptible et irritable. Elle peut aussi, consécutivement aux compressions exercées par l'utérus sur les branches nerveuses, éprouver des douleurs névralgiques sur la paroi abdominale, dans le bassin, ou au niveau des membres inférieurs. Il y a peu de chose à faire contre ces malaises, en dehors du repos et de l'administration de quelques calmants.

Système cutané. — Dans l'intérêt du bon fonctionnement de la peau, il faut prescrire l'usage régulier *des bains*, pendant toute la durée de la grossesse, même pendant les premiers mois, époque à laquelle ils sont redoutés du public, par suite de préjugés anciens. Ils ne sauraient être remplacés par *le tub* ou *la douche*, dont l'action est toute différente. Le bain a une action sur l'épiderme et sur les glandes de la peau, le tub ou la douche ont surtout une action sur le système nerveux et sur la circulation. La femme, habituée au tub ou à la douche même froide, peut les continuer sans inconvénient, au cours d'une grossesse, mais sans se dispenser de prendre des bains.

Ces bains devront être pris deux ou trois fois par semaine, à 35 degrés centigrades, et durer suivant la façon dont ils sont supportés, généralement de 5 à 10 minutes, ou moins longtemps s'ils occasionnent quelque fatigue.

Les bains de mer ne sauraient être défendus à condition qu'ils ne soient pris que par une mer calme, afin d'éviter le choc des vagues. On devra en outre, recommander de ne pas se fatiguer en nageant.

2º PUÉRICULTURE

Ce chapitre prend maintenant une place normale dans les traités d'accouchement.

Le mot « puériculture », employé, en 1864, par un médecin de Paris, A. Caron, pour exprimer « la science d'élever les enfants », n'a été vulgarisé que depuis une communication de A. Pinard à l'Académie de Médecine, en 1895. Celui-ci a renouvelé récemment la définition de la façon suivante :

« La puériculture est la science qui a pour but la recherche des connaissances relatives à la reproduction, à la conservation et à l'amélioration de l'espèce humaine. »

La puériculture, ainsi comprise, est, en quelque sorte, *la médecine de l'espèce*, elle s'occupe de l'enfant à partir d'une époque antérieure à sa procréation.

On doit distinguer :

1º La puériculture *avant la conception,* — 2º la puériculture *intra-utérine,* — 3º la puériculture *après la naissance.*

Il ne sera question pour le moment que de la puériculture avant la conception et de la puériculture intra-utérine.

Puériculture avant la conception. — Les parents doivent choisir le moment de la fécondation et éviter de féconder dans un moment de malaise, même passager. D'après cet enseignement, les hérédités fâcheuses sont la conséquence de fécondations produites dans une heure de déchéance passagère ou durable d'un ou des deux parents, comme, par exemple, un accès d'alcoolisme ou une crise d'arthritisme (migraine, goutte), une syphilis récente ou insuffisamment traitée, etc..

Puériculture intra-utérine. — Elle doit avoir pour but de favoriser la complète évolution de la grossesse jusqu'à son terme naturel. Pinard et ses élèves, Bachimont père et fils, ont démontré *l'influence du repos* sur la durée de la grossesse et le poids des enfants ; on a pu même observer, à ce double point de vue, des différences entre les femmes travaillant assises ou travaillant debout.

Ces deux sortes de puériculture : puériculture intra-utérine et puériculture avant la conception ont été réunies récemment sous les noms d'*eugénie* (Walton), d'*eugennétique* (Pinard) des mots grecs ευ, bien, γεννάω, j'engendre.

Le repos est donc nécessaire à la femme enceinte. La fatigue entraîne vraisemblablement des distensions plus marquées du segment inférieur (On a remarqué une plus longue durée de la grossesse chez les femmes à bassins viciés, chez lesquelles la tête, retenue élevée, appuie peu sur le segment inférieur de l'utérus).

S'il est important d'éviter à la femme enceinte la fatigue des travaux pénibles, il est bon aussi de l'avertir des inconvénients que peuvent présenter *les chocs* agissant directement ou indirectement sur l'utérus.

Les secousses et les cahots d'une voiture mal suspendue, sur une mauvaise route, doivent être évités. Il est difficile de ne pas montrer une certaine indulgence en ce qui concerne les voyages qui peuvent être effectués dans de bonnes conditions, soit en voiture, en automobile, ou en chemin de fer. Mais on doit toujours, en pareil cas, prêcher la modération et ne pas dissimuler quelques réserves.

Les rapports sexuels peuvent agir comme un traumatisme direct sur l'utérus ; en outre, ils s'accompagnent souvent de congestions utérines favorisant, d'une façon fréquente, l'interruption de la grossesse, aussi bien dans les premiers mois que dans les derniers. Pinard, dans son enseignement de tous les jours, appelait l'attention sur le nombre d'avortements ou de naissances prématurées, coïncidant avec des rapports sexuels récents.

3º PRÉPARATIFS DE L'ACCOUCHEMENT

Il faut donner des indications sur l'installation à conseiller, les ustensiles à préparer, les médicaments qu'on doit se procurer.

Installation. — Il n'est pas besoin d'un local spécial pour l'accouchement, toutefois la chambre de l'accouchée sera claire et aérée, puisque la femme doit y faire un séjour plus ou moins long. On verra plus loin qu'il est tout à fait inutile, au nom de l'antisepsie, de faire enlever meubles, rideaux ou tapis.

Ustensiles. — Il faut, pour protéger le matelas, garnir le lit de *toiles cirées* ; à défaut de celles-ci, on pourra les remplacer par plusieurs plans de papier. On fera disposer, au moment voulu, une première toile cirée sur le matelas, et on la recouvrira d'un drap ; on place par-dessus une nouvelle toile cirée et un nouveau drap. On peut ainsi se passer de lit spécial pour l'accouchement. Celui-ci terminé, on n'a qu'à retirer le premier drap et la première toile cirée pour trouver au-dessous un lit propre sans aucune souillure.

Il est utile d'avoir *deux bassins*, — l'un en faïence pour les selles, — l'autre pour les injections, en métal émaillé. *Le bock* à injection aura une contenance de deux litres, il est préférable de l'avoir aussi en métal émaillé.

Il convient de se munir de *deux canules* en verre (elles supportent l'ébullition) avec l'extrémité percée de trous nombreux, en arrosoir, et d'*un tuyau de caoutchouc* pour relier la canule au bock.

On doit avoir aussi à sa disposition des *récipients* pour faire bouillir de l'eau et recueillir l'eau bouillie. Il faudra, au moment de l'accouchement, faire préparer environ dix litres *d'eau bouillie froide* et dix litres *d'eau bouillie chaude.*

Médicaments. — Il faut se munir à l'avance d'ouate hydrophile, de sublimé, de vaseline, de gaze stérilisée et de différentes substances.

L'ouate hydrophile devra être *stérilisée*, elle servira pour les toilettes et les pansements vulvaires. Il sera bon de l'avoir découpée en carrés.

Le sublimé peut être prescrit sous forme de paquets, dits « de l'Académie », c'est-à-dire composés selon la formule suivante :

Sublimé	0 gr. 25
Acide tartrique	1 gr
Carmin d'indigo à 5 pour 100 . . .	1 goutte.

Un de ces paquets dans un litre d'eau bouillie forme la solution antiseptique usitée pour faire l'antisepsie du *vagin*, mais il est dangereux de l'employer à cette dose dans l'injection *intra-utérine*. Tarnier lui-même, qui l'avait conseillée, avait fini par l'abandonner.

Cette solution à 1/5000 est un peu faible pour la stérilisation des mains.

Dans· la pratique on a le tort, la plupart du temps, de ne pas mesurer la quantité d'eau dans laquelle on met à dissoudre le sublimé en poudre. On ignore ainsi le titre de la solution dont on se sert. Souvent aussi on prépare la solution au moment de s'en servir, et on commet la faute de l'utiliser alors que la solution du sublimé dans l'eau n'est pas encore achevée.

Pour éviter ces inconvénients, il suffit de préparer à l'avance 4 ou 5 litres de solutions à 1/1000, qui seront employées, pures pour les mains, et étendues de trois parties d'eau bouillie pour les injections vaginales.

On peut aussi se servir du sublimé, sous forme de liqueur de Van Swieten, pure pour les mains, au 1/4 pour le vagin, — ou de bi-iodure de mercure à 1/2000 et à 1/4000, qui présente une puissance antiseptique équivalente.

Vaseline. — Cette substance est utile pour pratiquer le toucher et l'on s'en sert pour la première toilette de l'enfant. La vaseline pour toucher doit être stérilisée, et conservée dans des tubes d'étain, comme les couleurs à l'huile, elle n'est exprimée qu'au moment de s'en servir. Il faut rejeter l'emploi de la vaseline qui séjourne dans des pots, exposée à la poussière. Il vaut mieux se passer de vaseline que de se servir d'une substance douteuse.

Gaze stérilisée. — La gaze stérilisée sera utilisée dans le cas où l'on aurait à bourrer le vagin, pour comprimer des surfaces saignantes. Elle servira aussi pour les lavages des yeux de l'enfant, préférée à l'ouate, qui peut abandonner des filaments irritants dans les cils à la surface de l'œil.

Substances diverses. — Il est prudent d'avoir à sa disposition, si on ne peut en cas de besoin se les procurer d'urgence, certaines substances telles que du *chloroforme*, de l'*éther*, de l'*ergotine* et des ampoules de *sérum salé* avec le dispositif nécessaire pour pratiquer une injection, une ou deux paires de gants de caoutchouc, si possible stérilisés (1).

____
(1) Sinon on les fera bouillir au moment de s'en servir.

L'ACCOUCHEMENT NORMAL

DESCRIPTION CLINIQUE

Sommaire : 1° **La douleur** : Première série de douleurs, deuxième série de douleurs, troisième série de douleurs. — 2° **Périodes du travail** : Période d'effacement, période de dilatation, période d'expulsion.

Le symptôme dominant du travail est la douleur se produisant au moment de la contraction utérine. La « contraction utérine douloureuse » a pour effet de pousser, comme un coin, la partie inférieure de l'œuf et le fœtus sur l'orifice de la matrice. Sous l'influence de cette pression, le col « s'efface » puis « se dilate ». Quand la dilatation est complète, « l'expulsion » du fœtus se produit à travers l'orifice du col, la fente musculaire du périnée et l'orifice vulvaire.

Il y a donc lieu d'étudier, au point de vue clinique, d'une part « la douleur », d'autre part, ses effets : effacement, dilatation du col, expulsion du fœtus, qu'on décrit sous le nom de « période d'effacement », « période de dilatation », « période d'expulsion ».

1° LA DOULEUR

Premières douleurs. — La femme qui entre en travail se sent un peu plus lourde, mal à l'aise, elle éprouve quelques douleurs vagues dans les reins ou la partie inférieure du ventre. Malgré ces malaises, elle continue à s'occuper et à parler aux personnes qui l'entourent, mais de temps en temps elle s'arrête ou s'interrompt, en se soutenant ou s'appuyant.

Ce sont les premières douleurs, qu'on a appelées « mouches » par analogie avec la sensation que donneraient des piqûres de mouches.

Ces douleurs deviennent de plus en plus fortes et fréquentes, mais ne s'accompagnent le plus souvent, ni de gémissements, ni de cris.

Elles sont plus ou moins espacées, mais laissent dans leur intervalle la femme bien disposée.

Deuxième série de douleurs. — Elles arrivent à être presque continues avec exacerbations, elles provoquent des gémissements, puis s'accompagnent de cris. A mesure que les douleurs augmentent de nombre et de fréquence, la femme s'agite, et n'a plus envie de se mouvoir, elle reste sur son lit à gémir et à se plaindre d'une façon presque constante. Ces phénomènes durent jusqu'au moment où les membranes de l'œuf se rompent. Dès lors, les douleurs vont changer de caractère.

Troisième série de douleurs. — A chaque douleur la femme fait des *efforts*, « elle pousse » comme pour aller à la selle. Ces efforts lui procurent un certain soulagement. La douleur finie, la parturiente exténuée, mais calme, s'assoupit jusqu'à la douleur suivante. Quand la douleur revient, elle fait une nouvelle poussée et de nouveaux efforts ; à ce moment la bouche se ferme, l'expiration s'arrête, tout cri est par conséquent impossible. Tout à coup, la femme s'interrompt de pousser au milieu d'une douleur pour jeter un cri long et violent, elle éprouve la sensation d'un grand déchirement, et le fœtus traverse la vulve.

En résumé, on peut distinguer très nettement trois catégories de douleurs au cours du travail :

Premières douleurs, légères, intermittentes, pendant lesquelles la femme va, vient, cause, ne s'interrompt que pendant la douleur.

Deuxièmes douleurs, violentes, presque continues. La femme s'agite, souffre, crie, geint sans repos.

Troisièmes douleurs, plus supportables, s'accompagnant d'efforts, de poussées sans cris, puis la douleur finie, la femme ne souffrant pas se repose.

Aux premières douleurs correspond l'*effacement du col*.

Aux deuxièmes douleurs correspond la *dilatation du col*.

Aux troisièmes douleurs correspond l'*expulsion du fœtus*.

2º PÉRIODES DU TRAVAIL

Les périodes du travail sont des divisions artificielles, mais très utiles pour indiquer la marche du travail de l'accouchement. On divise le travail en « période d'effacement », « période de dilatation », « période d'expulsion ».

Période d'effacement. — L'effacement du col est la transformation du col de l'utérus, par laquelle le canal cervical diminue de hauteur, subit un aplatissement, un amincissement tels que l'orifice interne et l'orifice externe arrivent à se confondre. Le col n'est plus alors un canal, mais un orifice. Quand le col est complètement aplati, aminci, on sent, au toucher, une surface mince séparant le doigt de la partie fœtale, et un orifice à bords parfois tendus et comme tranchants, pendant la contraction. On dit alors que le col est *complètement effacé*. On peut, par cette constatation, avoir la certitude que la femme est en travail.

Avant d'arriver à l'effacement complet, le col diminue progressivement de hauteur, on trouve alors non pas l'effacement complet, mais un léger degré d'effacement, on dit alors que le col est *en voie d'effacement*.

Tant que l'effacement n'est pas complet, on ne peut pas avoir la certitude que la femme est définitivement en travail, les douleurs peuvent s'arrêter, et l'accouchement se produire 8 jours, 15 jours, un mois plus tard. Quand le col paraît en voie d'effacement, le travail peut continuer, mais il peut aussi s'arrêter.

La formule à retenir est simple : il ne faut affirmer le travail que si le col est effacé.

On a enseigné pendant longtemps que le col pouvait s'effacer pendant la grossesse, avant tout début de travail. Or, au *point de vue anatomique*, toutes les pièces montrent le col avec toute sa hauteur pendant la grossesse, et au *point de vue clinique*, on peut citer la pratique de Pinard et de ses élèves, déjà vieille de trente ans, dans laquelle il n'est pas une seule observation de col effacé pendant la grossesse.

Il est nécessaire de préciser les signes de l'effacement.

Diagnostic de l'effacement du col. — Ce diagnostic peut présenter quelques difficultés. En effet si le col est très ramolli, l'orifice béant, déhiscent, comme cela se rencontre, à la fin de la grossesse, chez les femmes ayant eu beaucoup d'enfants, le doigt qui touche peut, dans ces conditions, aplatir, écraser sur la partie fœtale le col ramolli, ce qui donne l'apparence de l'effacement. L'erreur est encore plus facile si le doigt explore l'orifice largement ouvert, et en écrase les bords.

Il faut, pour apprécier l'effacement, que le doigt explore légèrement *sans appuyer*, et cherche, *en se retirant*, à faire étaler, *développer*, sous sa pression, la lèvre du col ramolli.

Si le col est effacé, le doigt ne sentira en se retirant, que le bord mince de l'orifice, — s'il n'est pas effacé, le col se développera et le doigt parcourra les 4 centimètres de hauteur, compris entre l'orifice interne et l'orifice externe. Cette exploration ne peut être faite, il ne faut pas l'oublier, que si le col est largement béant ; car, dans tout examen, il faut s'imposer *de ne jamais pénétrer dans le col*, dans la crainte de provoquer prématurément le travail.

Les modifications qui se produisent, au niveau du col, dans la période d'effacement, entraînent généralement l'expulsion du mucus qui oblitère le col pendant la grossesse. Ce mucus est le plus souvent mêlé à un peu de sang, et constitue ce qu'on a appelé les *glaires sanguinolentes*.

La marche de la période d'effacement est régulièrement progressive, les douleurs vont en s'accentuant et en se rapprochant, et l'on passe peu à peu à la période de dilatation.

En résumé, la période d'effacement est caractérisée par :
Des *douleurs* intermittentes, supportables, quoique interrompant la femme dans ses occupations,
Des *glaires sanguinolentes*,
L'effacement progressif du col.

Durée. — La durée de cette période est très variable, beaucoup plus longue chez les primipares que chez les multipares.

Période de dilatation. — Au cours du travail, le col effacé se dilate, afin de s'ouvrir largement devant le fœtus. Lorsque *la dilatation est complète*, les bords de l'orifice ont disparu et ont été rejetés le plus loin possible contre les parois de l'excavation. Le col n'arrive à ce degré de dilatation, qu'à la suite d'une déchirure latérale du col, dont on trouve la cicatrice chez toutes les multipares. Et de fait, au moment où la dilatation se complète, on constate chez les primipares, plus rarement chez les multipares, quelques taches de sang à la vulve, comme conséquence de cette déchirure du col.

Avant de devenir complète la dilatation a passé par différents degrés, le col a été *en voie de dilatation*.

On dit que la dilatation est d'abord « lenticulaire », puis comme une pièce, « de 50 centimes », de « 1 franc », de « 2 francs », de « 5 francs », comme « la paume de la main », et enfin « complète ».

La dilatation n'est un signe de travail que si elle est associée à l'effacement. On peut trouver de la *dilatation du col pendant la grossesse*, en dehors de tout travail, mais dans ces cas, le col a toute sa longueur, il n'est pas effacé. Au cours de la grossesse, le col peut être largement ouvert, surtout chez les grandes multipares, dont l'œuf est volumineux. Il faut alors se garder de poser le diagnostic de travail sur la simple constatation de la dilatation du col. On doit vérifier par le toucher si ce col, en apparence effacé, ne se développe pas sous le doigt qui se retire. Si le col n'est pas effacé, la femme n'est pas en travail.

Le diagnostic de la dilatation et du degré de la dilatation n'offre pas de difficultés ; il faut savoir chercher l'orifice et ne pas prendre pour la partie fœtale ou les membranes, un col et un segment inférieur très aminci.

En résumé, on note dans la période de dilatation :
Des douleurs presque *continues*, très violentes, provoquant *des cris* et mettant la femme dans un état de très grande agitation, même dans l'intervalle des contractions,
Une petite perte de sang, au moment de la dilatation complète chez la primipare, causée par la déchirure du col,
La dilatation progressive de l'orifice du col.

Durée. — Il est à remarquer que la femme met plus de temps pour arriver à la dilatation comme une pièce de 5 francs, que pour passer de la dilatation de 5 francs à la dilatation complète.

Lorsque la dilatation est complète, il s'échappe du liquide

UTÉRUS GRAVIDE

PENDANT LA GROSSESSE

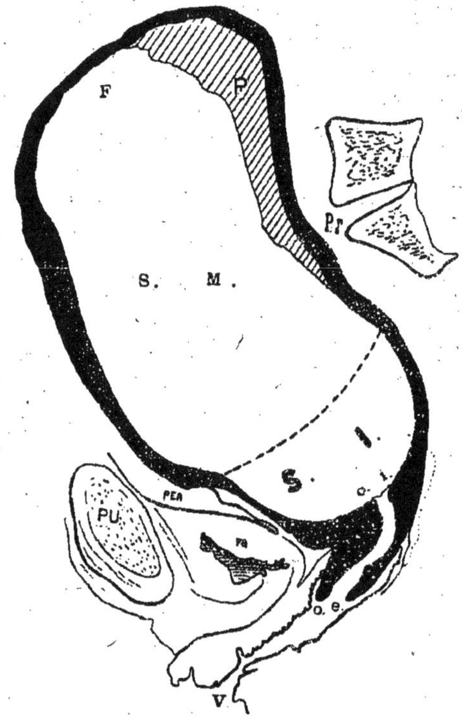

Fig. 23. — Schéma par Varnier, d'après Bayer.

Le col a toute sa longueur.

Coupe médiane verticale et antéro-postérieure. Le segment inférieur SI est plus mince que le segment moyen SM et que le fond F Le col a toute sa longueur entre l'orifice interne oi et l'orifice externe oe. — P, placenta. — Pr, promontoire. — V, vagin. — ve, vessie. — PER, péritoine. — PU, pubis.

UTÉRUS GRAVIDE

PENDANT LE TRAVAIL

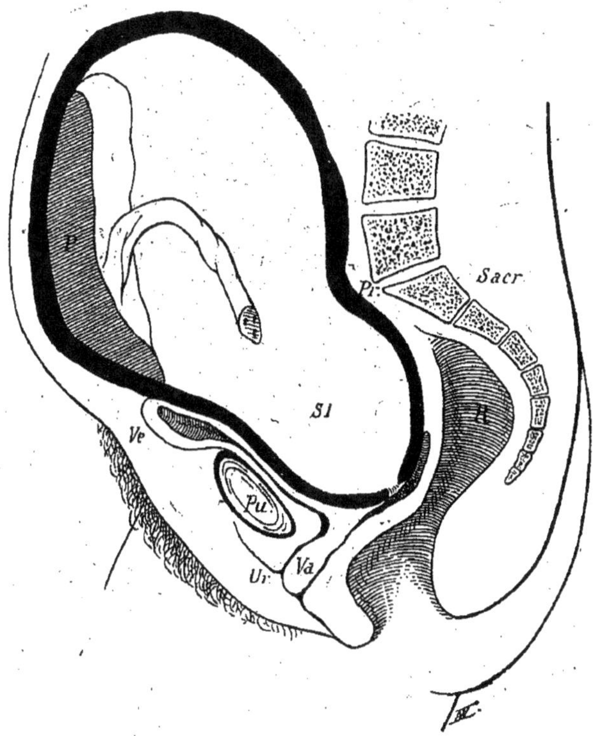

Fig. 24. — D'après Saxinger.

Le col est effacé (Même légende que pour la figure 23).

UTÉRUS GRAVIDE

PENDANT LE TRAVAIL

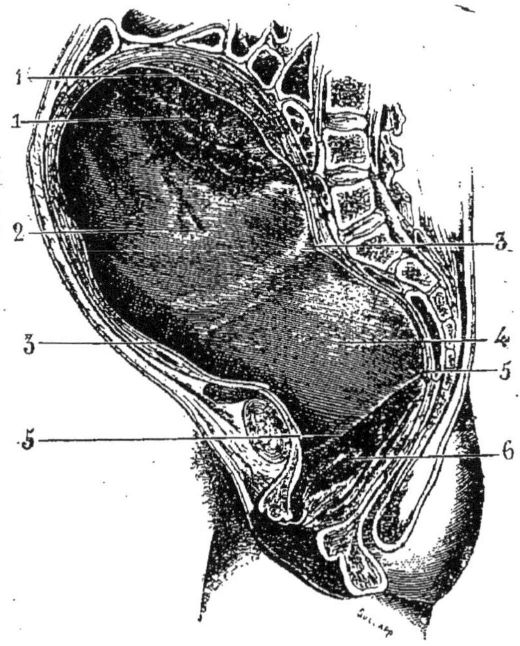

Fig. 25. — Braune.

La dilatation du col est complète.

1, placenta. — 2, orifice tubaire. — 3, anneau de contraction de Bandl. — 4, segment inférieur de l'utérus. — 5, orifice externe du col complètement dilaté. — 6, vagin.

amniotique au moment de la *rupture des membranes*, et aussitôt la période d'expulsion commence.

Période d'expulsion. — Quand le col de l'utérus est complètement dilaté, les membranes, au niveau du pôle inférieur de l'œuf, n'étant plus soutenues, se rompent, l'œuf se trouve ainsi largement ouvert ; le fœtus va alors être expulsé à la fois de l'œuf et de l'utérus.

L'utérus, en se contractant, a agi seul, jusqu'ici, pour faire la dilatation du col. Celle-ci obtenue, le fœtus doit être chassé hors de l'utérus, dans le vagin, à travers la vulve, en distendant les parties molles du périnée. A l'action de la contraction utérine involontaire va s'ajouter maintenant celle de la contraction volontaire des muscles abdominaux. A chaque douleur, d'instinct, par un acte réflexe, la femme pousse comme pour aller à la selle et contracte pour cela ses muscles abdominaux. Mais les muscles de l'abdomen sont des muscles volontaires et la femme peut modérer ou activer leur action. De là les expressions employées en clinique : la femme « pousse bien », ou la femme « pousse mal ».

Il est bon de se souvenir que dans la physiologie de l'effort, l'occlusion de la glotte est nécessaire. *La femme ne crie pas, si elle pousse* et si elle crie, elle ne peut pas pousser.

La poussée se produit au moment de la contraction utérine et procure à la femme un véritable *soulagement*. La poussée finie, elle éprouve un certain calme, et exténuée, se repose. Il y a un ensemble très caractéristique de la période d'expulsion, contrastant avec l'agitation de la période de dilatation, alors que les douleurs sont presque continues et beaucoup plus aiguës.

Il est utile de bien connaître ces signes extérieurs pour arriver à pratiquer le toucher le moins souvent possible.

Le cri, lui-même, peut renseigner une oreille habituée sur la période du travail : — léger gémissement dans la période d'effacement, il devient plainte, cri, accès de désespoir, dans la période de dilatation, — il manque, remplacé par la poussée, dans la période d'expulsion.

Après un nombre plus ou moins considérable de contractions et d'efforts, on pourra constater, au moment de la douleur et

de la poussée, que la partie comprise entre la fourchette et
l'anus se développe, devient plus saillante, on dit alors que *le
périnée bombe*. A ce moment aussi, la vulve s'entr'ouvre et
l'on peut voir apparaître, dans sa béance, les cheveux du fœtus.
La douleur finie, tout s'efface : saillie du périnée, écartement
des lèvres, et la tête disparaît dans la profondeur. Les mêmes
phénomènes se répètent aux contractions suivantes, mais en
s'accentuant. Le périnée bombe de plus en plus, l'orifice vulvaire s'ouvre davantage. La douleur finie, tout se remet en
place. En somme, la tête du fœtus paraît et disparaît comme en
un jeu de cache-cache.

Brusquement, au moment d'une douleur ou d'une poussée, la tête ne rentre plus. Elle n'est pourtant pas dehors. Elle
est contenue dans le périnée. Il lui reste l'orifice vulvaire à
traverser.

A ce moment le périnée est largement distendu, aminci,
ainsi que l'orifice vulvaire.

A chaque contraction on voit apparaître dans l'orifice
vulvaire une plus grande partie de la tête, puis elle le traverse toute entière, *l'occiput sous le pubis*, la face vers le plan
du lit.

On verra bientôt la tête tourner sur le côté, pendant qu'on
voit apparaître *une épaule sous le pubis*, puis l'autre à la fourchette, enfin le fœtus tout entier est expulsé.

Durée. — La période d'expulsion, commencée à la dilatation
complète, présente de grandes variations dans sa durée. Elle
peut être d'une demi-heure à deux heures chez les primipares,
tandis que chez la multipare il est fréquent qu'elle soit extrêmement rapide, et que l'expulsion du fœtus suive immédiatement la dilatation complète.

CHAPITRE II

ÉTUDE PHYSIOLOGIQUE

Sommaire. — 1° **Phénomènes maternels** : Contraction utérine, effets de la contraction utérine, contraction des muscles abdominaux. — 2° **Phénomènes ovulaires** : La poche des eaux, la rupture des membranes. — 3° **Phénomènes fœtaux** : Temps de l'accouchement, phénomènes plastiques.

Au point de vue de la physiologie du travail, on peut distinguer des phénomènes « maternels », « ovulaires », et « fœtaux » (1).

1° PHÉNOMÈNES MATERNELS

Ce sont des phénomènes actifs : « la contraction utérine » et « la contraction des muscles abdominaux ».

La contraction utérine. — Elle a pour caractère essentiel d'être *douloureuse*, c'est ce qui la distingue de la contraction indolore de la grossesse. La contraction précède la douleur et dure plus longtemps qu'elle.

Les contractions utérines ont encore pour caractère d'être *involontaires* et *intermittentes*.

(1) Cette division est au moins aussi naturelle que la division usitée en phénomènes physiologiques et en phénomènes mécaniques. Varnier dans son *Obstétrique journalière*, a proposé de distinguer des phénomènes actifs et des phénomènes passifs. On verra que les phénomènes actifs sont en somme les phénomènes maternels, et que les phénomènes passifs sont ceux qui se produisent sur l'œuf et sur le fœtus.

Il y a généralement un rapport entre l'intensité de la douleur et la force de la contraction. Pourtant il est des femmes chez lesquelles la contraction est très peu douloureuse, quoique suffisamment agissante.

La contraction dure 30, 60, et même 100 secondes, et revient à des intervalles de plus en plus rapprochés, à mesure que le travail fait des progrès.

Au début, les contractions utérines peuvent être très espacées et ne se produire que toutes les demi-heures, puis elles se montrent tous les quarts d'heure, toutes les dix minutes, toutes les cinq minutes, et enfin il n'y a pour ainsi dire plus d'arrêt.

La force de la contraction utérine a pu être mesurée, soit en cherchant la force nécessaire pour amener une rupture des membranes, soit en plaçant dans l'utérus des appareils spéciaux pour mesurer la pression exercée par cet organe. On n'est arrivé par ces différents moyens à aucun renseignement précis, puisque l'évaluation varie de 10 à 20 et 80 kilos. Il ne faut retenir que la force considérable avec laquelle l'utérus peut comprimer le fœtus ou la main de l'opérateur, quand elle se trouve dans la cavité utérine.

On ignore *les causes* naturelles de la contraction utérine. Aucune des hypothèses émises pour expliquer la fin de la grossesse et la mise en marche du travail n'est démontrée.

On connaît un certain nombre de moyens pour exciter la contraction utérine.

Excitants mécaniques. — Ce sont les corps étrangers, introduits dans l'utérus. On verra plus loin l'action par excitation des sondes ou des ballons, placés dans la cavité utérine.

Excitants thermiques. — Les injections vaginales d'eau chaude portée à 48° centigrades, ont une action excitatrice incontestable. Mais Pinard a démontré que cette action excitatrice ne se manifestait que sur l'utérus *en travail*. Il a pu par ce moyen accélérer un travail commencé, mais il n'a jamais pu provoquer des contractions utérines chez une femme enceinte.

Excitants électriques. — Ils ont une action peu déterminée, et sont peu usités dans la pratique.

Excitants médicamenteux. — Ils comprennent les substances qui, introduites dans l'organisme, peuvent avoir une action sur les fibres musculaires lisses de l'utérus.

Parmi ces substances, il en est une qu'il est préférable de ne jamais employer, c'est *l'ergot de seigle*, qui a été pendant longtemps d'un usage courant en obstétrique. L'ergot a l'inconvénient de faire contracter l'utérus d'une façon tétanique, permanente, ce qui a eu pour conséquence de très nombreuses ruptures utérines. Si bien qu'on en était venu au précepte de ne l'employer que pour lutter contre les hémorragies survenant *après l'évacuation complète de l'utérus.*

Le sulfate de quinine, au cours du travail, aurait la faculté d'accélérer les contractions, mais il n'a aucune action provocatrice du travail chez la femme enceinte. Oui a démontré que les femmes enceintes ayant de l'impaludisme peuvent supporter, *sans entrer en travail,* les doses de quinine nécessitées par leur état maladif.

L'extrait hypophysaire, préparé sous des noms divers d'hypophysine, pituitrine, glanduitrine, etc., avec le lobe postérieur de la glande pituitaire, a été recommandé en Allemagne par Hofbauer en 1911, à la dose de 10 à 20 centigrammes d'extrait glandulaire comme excitant de la contraction utérine. Ces doses pourraient être répétées au besoin une heure ou plusieurs heures, après la première injection, jusqu'à la dose de 1 gramme ou de 1 gramme et demi de substance.

L'extrait hypophysaire agirait moins pour provoquer le travail que pour parfaire la dilatation et hâter l'expulsion. Bar en a recommandé l'emploi, qui serait pourtant à éviter dans les cas où l'on peut craindre une rupture utérine, et aussi chez les cardiaques et les rénales.

Effets de la contraction utérine. — Ainsi que l'a démontré Varnier, par la photographie, l'utérus, malgré les apparences, n'éprouve *pas de redressement* pendant la contraction, *il durcit* seulement. Cette contraction a pour effet la compression de l'œuf : compression exercée à la fois sur le fœtus et sur le liquide amniotique.

La compression sur le fœtus a pour résultat de le tasser, de le fléchir, *de l'amoindrir.* Cette pression peut même aller jusqu'à lui imprimer des attitudes vicieuses, ou très exceptionnellement des fractures dites intra-utérines, quand le liquide amniotique trop peu abondant ne le protège pas suffisamment.

La compression sur le liquide a pour effet de faire refluer ce liquide dans la partie la moins résistante, dans le segment inférieur de l'utérus qui s'amincit sous la pression et sur le col qui tend à s'effacer et à s'ouvrir.

L'effacement et *la dilatation* du col se produisent sous l'influence mécanique de la pression exercée par le pôle inférieur de l'œuf, poussé par la contraction utérine.

Il est facile de donner la *démonstration clinique* de ce fait.

Chez une femme, dont le bassin est rétréci, par suite de la disproportion entre la tête fœtale et le bassin, cette tête reste retenue au détroit supérieur. Le pôle inférieur de l'œuf, sous l'influence des contractions, est seul à appuyer sur le segment inférieur de l'utérus et le col, pour les amincir et les dilater. Mais si l'œuf se rompt accidentellement, alors que la tête est retenue par le bassin, rien ne vient appuyer sur les parties inférieures et *la dilatation du col ne se fait pas.* Elle ne se fera que si on la produit artificiellement avec la main, avec un ballon, ou avec la tête du fœtus saisie avec le forceps. ce qui n'est pas une pratique recommandable

Ce fait, d'observation fréquente en clinique, suffit à détruire la théorie qui attribue la dilatation du col à des fibres musculaires en arceaux, lesquelles, en se contractant, attireraient excentriquement en dehors les bords de l'orifice du col.

La dilatation est donc passive, elle résulte de l'action d'un dilatateur, pôle inférieur de l'œuf ou fœtus, poussé par la contraction utérine.

La contraction des muscles abdominaux. — La contraction des muscles de l'abdomen est volontaire, mais elle est aussi instinctive, et véritablement d'ordre réflexe, quand une partie fœtale pèse sur le périnée. La volonté n'intervient que pour augmenter ou diminuer l'effort. La poussée ne trouve à utiliser toute son action que lorsque *la dilatation est complète et les membranes rompues.*

Avant la dilatation complète, elle est inutile, et ne peut que pousser l'utérus avec son contenu contre la paroi osseuse du bassin. Cet effort intempestif et sans but peut être dangereux, responsable même de certaines ruptures utérines, de plus il épuise la femme sans bénéfice.

Les contractions abdominales doivent être dirigées : il faut apprendre à la femme comment elle doit faire l'effort, en fermant la bouche, sans qu'elle puisse laisser sortir le moindre son. Il faut lui indiquer quand son effort est bien ou mal conduit, lui apprendre à le prolonger, l'avertir quand elle doit le cesser.

2° PHÉNOMÈNES OVULAIRES

Au cours du travail, les contractions utérines ont pour effet d'exercer une pression sur le liquide amniotique. Le liquide étant incompressible, il s'ensuit un déplacement de ce liquide vers la partie la moins résistante de l'utérus, c'est-à-dire vers le segment inférieur et l'orifice du col. La contraction finie, le déplacement de liquide cesse pour se reproduire à la contraction suivante. Ce déplacement du liquide contribue à former une hernie de l'œuf dans l'orifice utérin, c'est ce qu'on appelle « la poche des eaux ». Celle-ci devient saillante au moment de chaque contraction.

La poche des eaux. — Elle est constituée par deux des membranes de l'œuf : le chorion et l'amnios. Au niveau de l'orifice du col, il ne peut y avoir de caduque, puisque cette membrane maternelle, qui n'est autre chose que la muqueuse utérine, s'arrête sur les bords de l'orifice dilaté.

Le liquide amniotique peut affluer dans cette poche, en plus ou moins grande abondance, suivant qu'il peut circuler plus ou moins facilement autour du fœtus, car les parois de l'œuf peuvent être pincées entre le bassin et la tête du fœtus. On distingue diverses variétés cliniques de poches, dites « plates », « moyennes », « volumineuses », suivant leurs dimensions.

La poche des eaux constitue un dilatateur parfait, qui s'insinue et se moule sur les parties à dilater.

Rupture des membranes. — Cette rupture s'effectue normalement d'une façon spontanée, quand la dilatation est complète. La rupture alors est faite au moment de choix, elle est dite *tempestive*, par opposition aux ruptures dites *intempestives*.

La rupture intempestive est dite *tardive*, si la rupture se fait longtemps après la dilatation complète ; *précoce*, si la rupture se produit avant la dilatation complète (mais au cours du travail), *prématurée* quand la rupture a lieu avant tout début de travail.

La *rupture spontanée* des membranes se produit généralement au point le plus déclive de l'œuf, et donne lieu à un léger écoulement de liquide. Quand on recueille ce liquide on peut voir qu'il n'est pas jaune citrin comme on le répète à tort, mais *opalescent*, tenant en suspension des débris blanchâtres de *matière sébacée*.

L'écoulement du liquide peut être presque nul quand il s'agit de poches plates; d'autres fois il est très abondant, formant un véritable flot, qui peut entraîner un membre du fœtus ou le cordon.

Rupture prématurée ou précoce. — Si les membranes se rompent d'une façon prématurée ou précoce, l'effacement et la dilatation du col sont produits, non plus par la poche des eaux, mais par la partie fœtale. Celle-ci, même si elle est constituée par la tête du fœtus, forme un dilatateur moins parfait, transmettant irrégulièrement la pression reçue.

Il s'ensuit des dilatations stationnaires, s'accompagnant d'infiltrations séreuses ou sanguines du col de l'utérus qui aboutissent souvent non pas à une dilatation, mais à une déchirure du col.

Il semble que le col et le segment inférieur, pour s'assouplir et se dilater, ont besoin d'un dilatateur élastique, comme l'est la poche des eaux. Celle-ci, en effet, se gonfle à chaque contraction utérine, pour se dégonfler ensuite. Dans les cas où la poche d'eau se trouve surdistendue par un liquide abondant, et ne subit pas ces alternatives de gonflement et de dégonflement, la dilatation est lente à s'accomplir.

Il se produit dans l'œuf une *tension permanente* qui persiste dans l'intervalle des contractions, et la dilatation ne fait aucun progrès; si, dans ce cas exceptionnel, on *rompt artificiellement* les membranes, la dilatation s'accomplit aussitôt (1).

En dehors de ces cas de tension permanente de l'œuf, il faut conserver précieusement la poche des eaux jusqu'à la dilatation complète. Mais il est bon de ne pas la conserver quand celle-ci est obtenue.

Ruptures tardives. — Après la dilatation complète, si les membranes ne sont pas rompues, le fœtus ne peut pas sortir de l'œuf, et de ce fait le travail est prolongé inutilement. D'autre part, la pression, exercée par le fœtus sur les membranes résistantes, peut entraîner *le décollement du placenta,*

---

(1) Le ballon Champetier de Ribes (voir OPÉRATIONS), constitue une véritable poche d'eau artificielle : quand on le gonfle *complètement*, il représente une poche d'eau à tension permanente et reste sans action, le travail demeure stationnaire — quand, au contraire, on le gonfle *incomplètement*, il agit comme une poche d'eau normale se gonflant et se dégonflant à chaque contraction de l'utérus, il dilate alors le col d'une façon régulière.

qui a pour conséquence des hémorragies. Ce décollement est rare, parce que ce sont plutôt les membranes qui se décollent de plus en plus haut, *se dissocient*, étant moins adhérentes entre elles, que ne l'est le placenta à l'utérus. L'amnios résistant le plus, le fœtus l'entraîne avec lui à la vulve, il naît « coiffé », circonstance qu'un préjugé a fait pendant longtemps regarder comme un heureux présage pour l'enfant.

En réalité *la dissociation des membranes* a pour résultat qu'elles seront moins résistantes au cours de la délivrance et qu'elles seront plus exposées à se déchirer et à être retenues dans la cavité utérine.

3⁰ PHÉNOMÈNES FŒTAUX

Les phénomènes fœtaux (1), au cours du travail, comprennent l'étude du trajet suivi par le fœtus, et les modifications qu'il peut subir dans son passage à travers les voies génitales. Ces phénomènes se décrivent sous les noms classiques de « temps de l'accouchement », et de « phénomènes plastiques ».

Ces phénomènes ne peuvent s'accomplir que dans des conditions déterminées d'amoindrissement, de tassement des parties fœtales, réalisées par la flexion, ou exceptionnellement, par la déflexion.

1⁰ Temps de l'accouchement. — Les temps de l'accouchement désignent les étapes suivies par le fœtus au cours de l'accouchement, — ils sont donc à distinguer très nettement des « périodes du travail », avec lesquelles on les confond à tort si souvent.

Ces temps de l'accouchement constituent des divisions artificielles, et, par cela même, ils sont susceptibles de nombreuses variations, suivant les auteurs.

---

(1) Ces phénomènes ont aussi été appelés phénomènes mécaniques, et on les décrit souvent sous le titre de « mécanisme de l'accouchement ».

LA TÊTE AU DÉTROIT SUPÉRIEUR

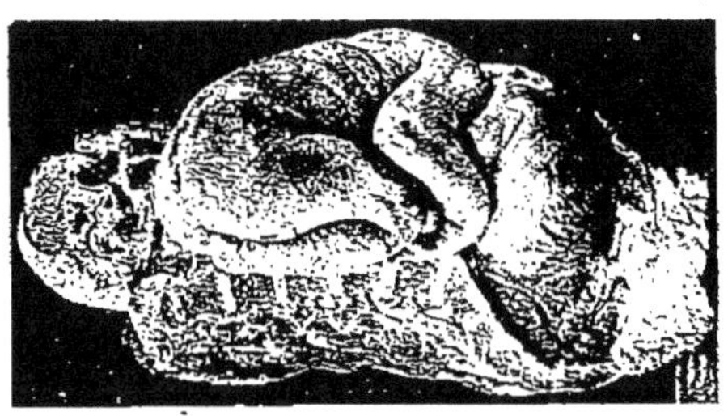

Fig. 26. — Varnier.

La tête est inclinée sur le pariétal postérieur.

La division en 6 temps est depuis longtemps la plus usitée
en France ; elle comprend, pour la présentation du sommet :

1° Flexion de la tête.	4° Dégagement.
2° Descente.	5° Rotation externe.
3° Rotation interne.	6° Expulsion du tronc.

1° La *flexion de la tête* a pour objet d'amoindrir ses dimensions, en
    lui faisant présenter au bassin une circonférence SOF, la plus
    petite qu'elle puisse présenter.
2° La *descente de la tête* s'accomplit en suivant un des diamètres
    obliques du bassin (mesurant 12 cent.) le diamètre transverse,
    plus grand, n'étant pas praticable, parce qu'il est trop rap-
    proché du promontoire.
3° La *rotation interne* a pour résultat d'amener l'occiput sous le
    pubis.
4° Le *dégagement* se produit à travers le périnée et la vulve.
5° La *rotation externe* de la tête est la conséquence de la rotation
    interne des épaules, quand pour sortir, elles se placent, l'une
    sous le pubis, l'autre au niveau du sacrum.
6° L'*expulsion du tronc* se comprend d'elle-même.

Farabeuf et Varnier ont proposé une modification intéressante, ne portant que sur les trois derniers temps de la classi-
fication précédente ; suivant eux, les temps de l'accouchement

s'exécutant pour chaque partie du fœtus, il devient inutile de parler des épaules et du tronc à propos de la tête, et il est préférable de préciser comment s'accomplit le 4ᵉ temps, c'est-à-dire *le dégagement*.

Le dégagement, pour Farabeuf et Varnier, se fait en deux étapes très faciles à distinguer chez la primipare : la *traversée du bassin mou* ou orifice coccy-pubien (formant un 4ᵉ temps), et la *traversée de la vulve* (formant un 5ᵉ temps). Ils suppriment le 6ᵉ temps : l'expulsion du tronc.

En réalité on peut réduire le trajet de la tête à trois mouvements importants :

1º Elle pénètre dans le bassin. C'est *l'engagement* ;
2º Elle tourne pour venir placer ses grands diamètres dans le sens antéro-postérieur de la fente coccy-pubienne, c'est *la rotation* ;
3º Elle traverse les parties molles, périnée et vulve, c'est *le dégagement*.

1º *L'engagement*. — Il a été défini d'une façon précise par Farabeuf ; c'est la situation de la tête dans le bassin, lorsque les bosses pariétales ont franchi le détroit supérieur.

On ne peut donc pas dire qu'une tête est plus ou moins engagée ; elle est ou elle n'est pas engagée.

Le mécanisme de l'engagement, ainsi qu'il a été indiqué au point de vue anatomique et physiologique par Farabeuf, puis au point de vue clinique par Pinard et Varnier, s'accomplit par la pénétration successive dans le bassin des bosses pariétales. La bosse pariétale postérieure pénètre la première, vient s'appliquer contre le sacrum et comble la concavité sacrée, faisant ainsi de la place et permettant à la bosse pariétale antérieure de descendre derrière le pubis.

Ainsi que l'avait bien vu et figuré Smellie, accoucheur anglais du xviiiᵉ siècle, la tête retenue au détroit supérieur avant son engagement, se trouve toujours, en variété transversale, inclinée sur son pariétal postérieur, la suture sagittale rapprochée du pubis (1). Cette disposition a été signalée depuis par Farabeuf, Pinard et Varnier dans toutes les pièces anatomiques, et se constate très facilement

____

(1) Suivant une expression consacrée on désigne sous le nom de *synclitisme*, la situation d'aplomb, non inclinée de la tête au détroit supérieur, on désigne sous le nom d'*asynclitisme*, son inclinaison en avant ou en arrière.

LE DIAGNOSTIC DE L'ENGAGEMENT

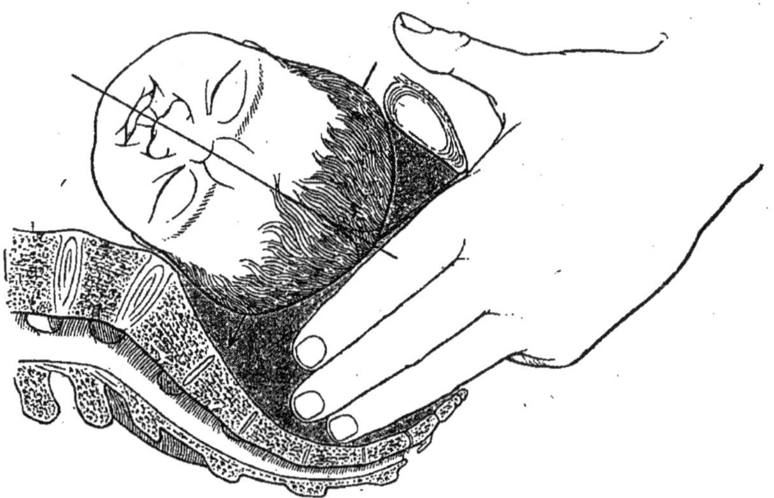

Fig. 27. — L.-H. Farabeuf.

La tête n'est pas engagée.

au point de vue clinique. Il suffit de noter par le toucher la situation de la suture sagittale. Celle-ci, primitivement rapprochée du pubis, quand la tête est au détroit supérieur, s'en éloigne, à mesure que la tête descend et se loge dans la concavité sacrée.

La tête, suivant l'expression de Farabeuf, accomplit pour pénétrer dans le bassin un mouvement en « battant de cloche ».

Cet engagement de la tête s'accomplit dans le diamètre oblique du bassin, seul praticable aux dimensions antéro-postérieures de la tête fléchie.

Le diagnostic de l'engagement est difficile à préciser, on

LE DIAGNOSTIC DE L'ENGAGEMENT

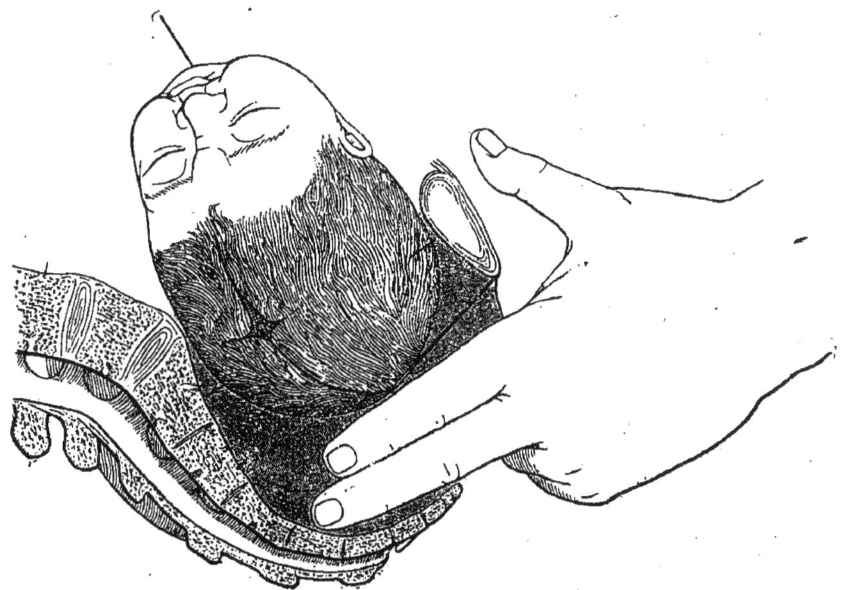

Fig. 28. — L.-H. Farabeuf.

La tête est engagée.

---

peut facilement croire à l'engagement accompli, alors que la tête n'est pas engagée, le mieux est de recourir au procédé indiqué par Farabeuf :

Quand on peut placer trois doigts de champ entre la tête et le *plan osseux coccy-sacré*, la tête n'est pas engagée.
Il faut prendre garde de bien mettre les doigts en contact avec le plan osseux, résistant, et non avec l'orifice vulvaire.

Sous l'influence de la tonicité de l'utérus, et des muscles abdominaux, la tête pénètre dans le bassin chez *la primipare*, vers sept mois et demi ou huit mois de grossesse, tandis que cet engagement ne s'effectue le plus souvent, chez *la multipare,* qu'au moment du travail.

La conclusion de ce fait est que, lorsque la tête reste non engagée chez une primipare, huit mois après la cessation des règles, il faut rechercher quelle est la cause qui empêche cette pénétration : attitude ou volume du fœtus, placenta bas, tumeur pelvienne, rétrécissement du bassin, etc.

Mais l'engagement doit alors être recherché, d'une façon précise, suivant le procédé de Farabeuf. En procédant ainsi, Lacasse et moi, nous avons pu constater que l'engagement s'effectuait plus tardivement qu'on ne croit au cours de la grossesse.

2º *La rotation*. — La tête est engagée, ayant l'occiput au niveau de l'extrémité antérieure ou postérieure d'un des diamètres obliques Il lui reste à venir se mettre en rapport avec la sortie du bassin. Elle y parvient par un mouvement de « rotation » combiné à un mouvement de « descente ».

La *descente* s'accomplit, comme l'engagement, soit au cours de la grossesse, soit au cours du travail. Elle comporte des degrés, elle est plus ou moins accentuée, à l'inverse de l'engagement, qui est ou n'est pas effectué. Il est nécessaire de bien distinguer la descente de l'engagement (qui en marque le point de départ), et de la rotation (à laquelle elle doit aboutir).

Arrivée au fond de l'excavation la tête accomplit un mouvement de rotation qui porte l'occiput sous le pubis, en occipito-pubienne (OP, en abrégé). Exceptionnellement, à peine 2 fois sur 100, le mouvement de rotation peut se faire en arrière, en occipito-sacrée (OS, en abrégé).

On a cru pendant longtemps que c'était la conformation du détroit inférieur osseux qui exigeait ce mouvement de rotation.

C'était une erreur.

Farabeuf et Varnier ont démontré que le détroit inférieur osseux présentait des dimensions égales dans tous ses diamètres (11 centimètres partout), au moment du passage de la tête, qui rétropulse le coccyx. Ils ont démontré aussi qu'avant ce passage le diamètre antéro-postérieur, allant du coccyx au pubis, était plus petit (7 à 9 centimètres), que le diamètre transverse (11 centimètres).

Le détroit inférieur osseux peut donc être traversé par une

tête transversalement placée, et n'appelle en aucune façon la rotation qui ramène l'occiput sous le pubis.

C'est le détroit inférieur musculaire, percé d'une boutonnière, d'une fente coccy-pubienne à grand diamètre antéro-postérieur, qui exige cette rotation, la tête ne peut passer à travers cette fente que l'occiput en avant ou en arrière (voir figures 7 et 8).

Cette explication de la rotation, fournie par Varnier dans sa thèse en 1888, a détruit toutes les autres théories proposées pour expliquer la rotation de la tête, et permet de comprendre ce qui avait paru incompréhensible dans l'expérience suivante de Paul Dubois :
Chez une femme morte en accouchant, on ouvrit le ventre et l'utérus, et, en poussant directement le fœtus par en haut, on le fit sortir par les voies génitales.
La tête exécuta son mouvement de rotation. On recommença l'expérience, elle réussit encore. Mais quand on voulut la refaire une troisième fois, elle ne réussit point. La tête ne tourna pas.
La rotation ne se reproduisit de nouveau que quand on répéta l'expérience avec un fœtus plus volumineux.
Que s'était-il passé ? Dans les deux premières expériences, la fente musculaire s'était dilatée, élargie, et n'exigeait plus la rotation dans un troisième passage. Mais cette rotation devenait à nouveau nécessaire pour le passage d'une tête plus volumineuse.

La rotation peut dans certains cas être rendue difficile par le défaut de flexion de la tête, lequel se trouverait surtout réalisé, alors que la tête présente de faibles dimensions antéro-postérieures. Lorsque, au contraire, la diamètre antéro-postérieur de la tête, l'occipito-mentonnier est long, atteint ou dépasse 13 cm. 5 ou 14 centimètres, la tête se fléchit au maximum, et alors elle tourne et descend avec facilité.

3º *Le dégagement.* — C'est la traversée des parties molles. Farabeuf et Varnier ont démontré que cette traversée se faisait en deux étapes, très distinctes chez la primipare : traversée de la fente coccy-pubienne, et traversée de la vulve.

La *traversée de la fente coccy-pubienne* s'accomplit parfois péniblement, c'est alors que la tête paraît et disparaît comme en un jeu de cache-cache, jusqu'à ce que le coccyx rétropulsé bute contre la base du nez du fœtus. La tête à partir de ce moment ne rentre plus, mais elle n'est pas dehors ; contenue dans le périnée, elle a encore l'orifice vulvaire à traverser.

La *traversée de l'orifice vulvaire* s'accomplit progressivement. On voit cet orifice se dilater, et on sent du doigt une

TEMPS DE L'ACCOUCHEMENT

1º ENGAGEMENT (PREMIER TEMPS)

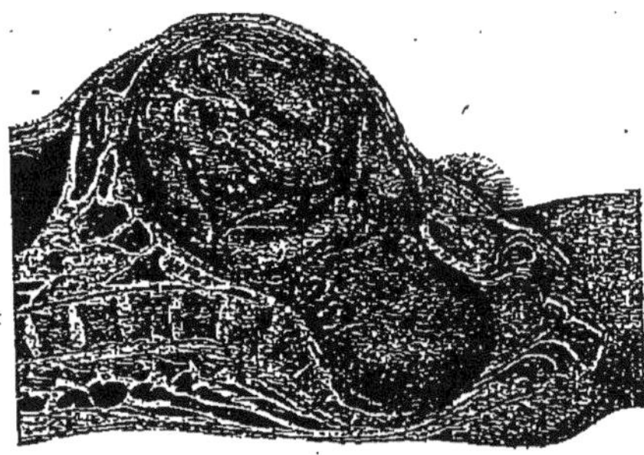

Fig. 29. — Braune.

2º ROTATION (DEUXIÈME TEMPS)

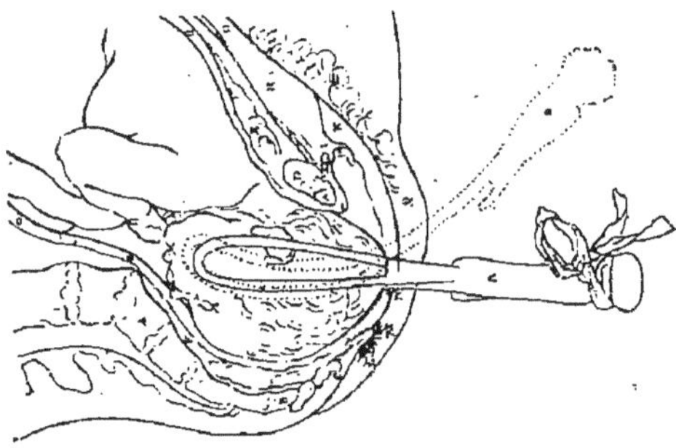

Fig. 30. — Smellie.

3o DÉGAGEMENT (TROISIÈME TEMPS)

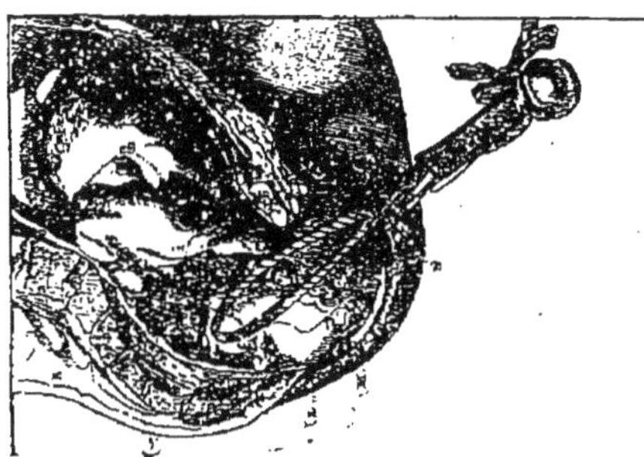

Fig. 31. — Smellie.

La traversée de l'orifice coccy-pubien.

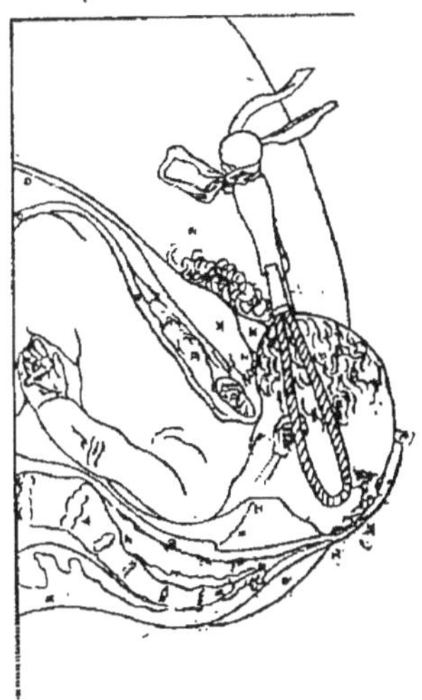

Fig. 32. — Smellie.

La traversée de l'orifice vulvaire.

L'ACCOUCHEMENT DES ÉPAULES

LE DÉGAGEMENT

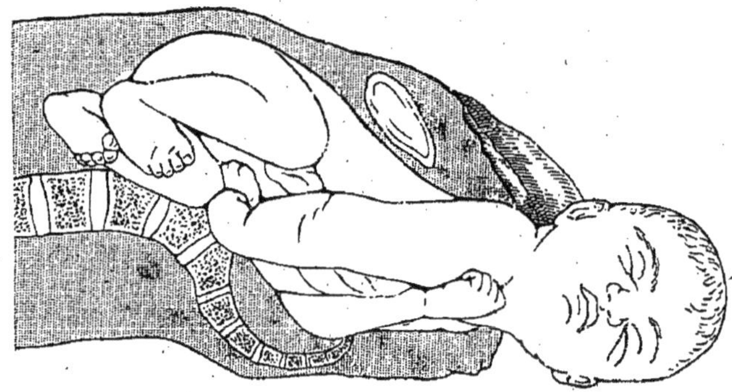

Fig. 33. — D'après un moulage de Zweifel.

*La femme est couchée. L'épaule antérieure se dégage
la première.*

Coupe médiane verticale et antéro-postérieure.

---

partie plus ou moins grande de la suture sagittale. A un
moment donné, la fontanelle antérieure ou « bregma », paraît
à la fourchette, l'occiput est un peu en avant du pubis, c'est la
circonférence sous-occipito-bregmatique (SOB) qui traverse
l'orifice vulvaire. Sous l'influence de nouvelles poussées, l'occiput avance encore et remonte au-devant du pubis, le front
paraît à la fourchette et la franchit. C'est la circonférence
sous-occipito-frontale (SOF), qui franchit l'orifice vulvaire.

Farabeuf et Varnier ont précisé toutes ces étapes, et démontré
qu'il se produisait un mouvement double de *progression* et de
déflexion de la tête.
L'occiput avance, il est d'abord au-dessous, puis au-devant du

ROTATION EXCEPTIONNELLE

OCCIPITO-SACRÉE

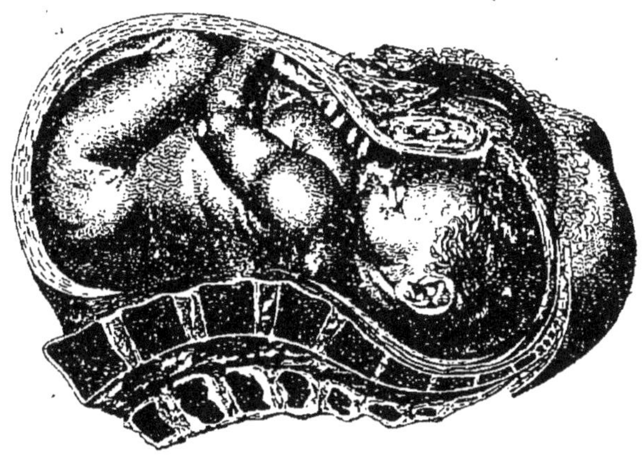

Fig. 34. — Smellie.

pubis, — le front, parti du coccyx, distend et balaie toute la paroi postérieure du périnée, pour sortir à la commissure postérieure de la vulve. L'occiput fait donc, en somme, une petite évolution autour du pubis, pendant que le front en accomplit une grande.

Les mêmes phénomènes, qui se sont produits pour la tête, se répètent pour chaque partie fœtale, pour les épaules et pour le siège.

Les épaules pénètrent suivant le diamètre oblique du bassin, *s'engagent*, puis, arrivées à l'orifice musculaire coccy-pubien, elles *tournent* pour se placer une épaule en avant sous le pubis, l'autre en arrière vers le coccyx. Enfin elles se *dégagent*, l'épaule antérieure sous le pubis (comme l'occiput au passage de la tête), — l'épaule postérieure dans le périnée et à la fourchete (comme le front au passage de la tête).

REMARQUE. — C'est au moment de la rotation des épaules que la tête se trouve entraînée à accomplir ce que, dans l'ancienne nomenclature, on a appelé *la rotation externe*. Au moment où les épaules se placent l'une sous le pubis, l'autre en arrière, l'occiput est forcé de devenir latéral.

L'occiput fait cette rotation à gauche dans les positions gauches, — à droite dans les positions droites.

Le siège venant le dernier, sort pour ainsi dire sans mécanisme à travers les parties dilatées par le passage des épaules et de la tête.

2° **Phénomènes plastiques.** — On désigne sous ce nom des modifications se produisant sur les parties fœtales, sous l'influence des pressions qu'elles subissent. Ces modifications peuvent être constituées par une infiltration localisée appelée « bosse séro-sanguine », ou par des chevauchements des os du crâne, donnant lieu à des « déformations de la tête ».

Bosse séro-sanguine. — On désigne sous ce nom une infiltration séro-sanguine, produite dans les tissus du fœtus, au niveau de la région qui se présente.

L'infiltration se produit à la suite du stationnement de la présentation au niveau soit de l'orifice du col, soit de la fente coccypubienne.

Les bords de ces orifices, exerçant une compression sur la partie fœtale, la circulation devient à ce niveau difficile, ou même s'y suspend, d'où la congestion, puis l'infiltration.

L'action de la compression se fait d'autant mieux sentir que les membranes sont rompues, et qu'il n'y a pas de liquide interposé entre la partie fœtale et l'orifice qui la comprime.

L'infiltration peut être intense et la bosse séro-sanguine acquérir un assez grand développement. Elle donne alors à la tête, dans la présentation du sommet, une physionomie spéciale en « pain de sucre ».

Au point de vue *anatomique*, cette infiltration se trouve généralisée à tous les tissus, peau, tissu cellulaire, os et même méningès. La bosse séro-sanguine se résorbe rapidement, sans laisser de traces, dans les jours qui suivent l'accouchement.

Au point de vue *clinique*, il est à retenir que la bosse séro-sanguine peut descendre très bas et donner l'illusion de l'engagement, quand celui-ci n'est pas encore effectué.

Le *siège* de la bosse séro-sanguine est variable suivant l'orifice qui en a entraîné la production : on la trouve générale-

PHÉNOMÈNES PLASTIQUES

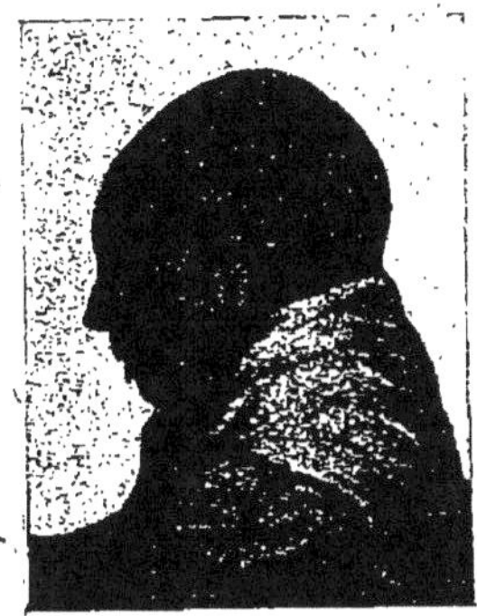

Sommet.

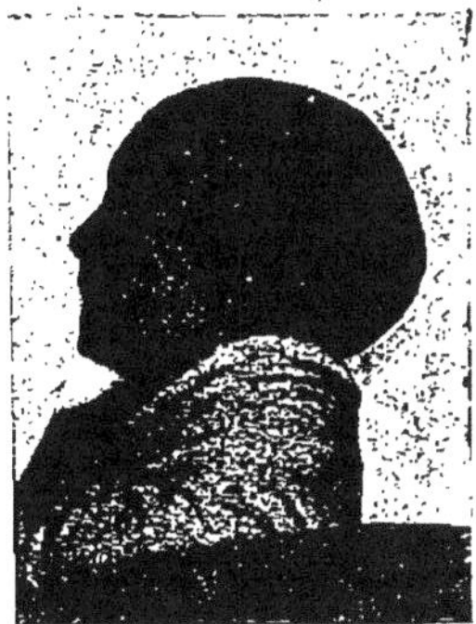

Siège.

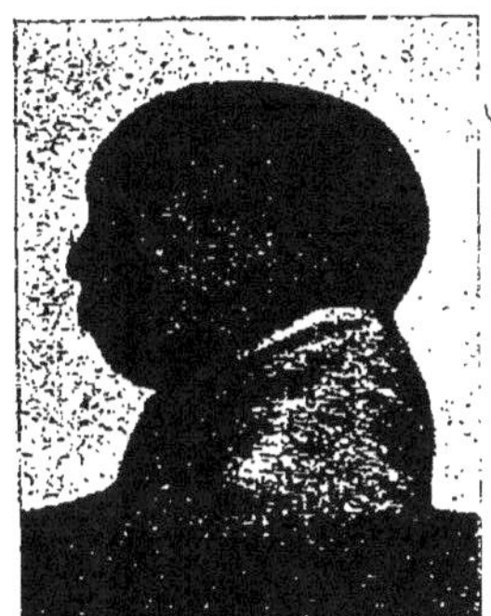

Face.

Fig. 35.

ment sur le côté de la tête opposé au nom de la position, à droite dans les positions gauches, à gauche dans les positions droites du sommet.

La bosse séro sanguine est parfois la conséquence de la compression exercée par l'orifice coccy-pubien, elle peut alors fixer la tête comme par une cheville enfoncée dans cet orifice, et l'empêcher d'accomplir son mouvement de rotation.

Au point de vue du *diagnostic,* la bosse séro-sanguine est à distinguer, au cours du travail, avec la poche des eaux Elle ne subit pas comme cette dernière, des alternatives de gonflement et de dégonflement, suivant que la contraction se produit ou cesse ; de plus, la surface de la poche d'eau est plus lisse que le cuir chevelu, qui souvent se plisse ou se laisse plisser. Il est des cas pourtant où la distinction est des plus difficiles.

Après la naissance, le diagnostic doit être fait avec le céphalématome, infiltration sanguine sous-périostée. Il faut se rappeler que le céphalématome a un rebord dur et qu'il est limité par le bord des pariétaux.

Déformations de la tête. — Ces déformations se constituent par suite du chevauchement des os du crâne au niveau des sutures. Budin, dans sa thèse, a pu constater des diminutions importantes dans certains diamètres de la tête, qui reprend dans les jours qui suivent la naissance ses dimensions primitives.

Le chevauchement, portant sur la suture sagittale, a pour conséquence une réduction notable du diamètre bi-pariétal, le plus grand des diamètres transverses.

Ces déformations donnent à la tête un aspect caractéristique de la présentation du fœtus, c'est ainsi que, dans la présentation du sommet, la tête prend une forme allongée dans le sens vertical. Elle est arrondie chez les fœtus nés en présentation du siège, allongée dans le sens antéro-postérieur dans les présentations de la face. Le front présente une saillie accentuée dans la présentation du front.

CHAPITRE III

DIAGNOSTIC ET PRONOSTIC
DU TRAVAIL

SOMMAIRE : 1º **Diagnostic au cours du travail,**: Diagnostic du travail, de la période du travail, de la situation de la tête, du volume de l'utérus. — 2º **La durée du travail** : Chez les primipares, chez les multipares. — 3º **Pronostic du travail** : Pronostic chez les primipares, pronostic en cas de gros enfants. pronostic dans les variétés postérieures. — 4º **La prolongation du travail**: Effets sur la mère, effets sur l'enfant.

1º DIAGNOSTIC AU COURS DU TRAVAIL

Lorsqu'on est appelé auprès d'une femme, supposée en travail, on doit tout d'abord faire le diagnostic du travail, — puis le diagnostic de la période du travail, — le diagnostic de la situation de la tête, — le diagnostic du volume de l'utérus.

Diagnostic du travail. — La femme peut être déclarée en travail lorsque le col est effacé, — s'il est seulement en voie d'effacement, il vaut mieux faire des réserves.

L'effacement du col est le symptôme capital. Les contractions utérines douloureuses elles-mêmes peuvent induire en erreur, au point de vue du diagnostic du travail.

Si, chez une femme ayant véritablement des contractions utérines douloureuses, le col n'est pas effacé ou nettement en voie d'effacement, il peut y avoir imminence de travail, mais ce travail n'est pas encore commencé, il peut ne se déclarer véritablement qu'à une époque quelquefois lointaine de cette fausse alerte.

Diagnostic de la période du travail. — Ce diagnostic peut être indiqué par la physionomie de la femme, mais il demande à être précisé par le toucher.

L'aspect de la femme est souvent caractéristique, on sait que, dans la période d'effacement, il n'y a que quelques douleurs de reins ; souvent la femme est levée, cause et s'occupe. — Dans la période de dilatation, la scène change : la femme crie et geint sans répit, elle est fatiguée ; à mesure que cette période avance, l'agitation augmente et persiste même dans l'intervalle des contractions, — enfin, la femme « pousse » dans la période d'expulsion.

Par *le toucher*, on constate le degré ou l'accomplissement de la dilatation, ainsi que l'état de la poche des eaux ; on note si celle-ci est intacte, ou rompue, plate, moyenne ou volumineuse.

Diagnostic de la situation de la tête. — Il est très utile de connaître la situation de la tête, de savoir si elle est au détroit supérieur ou dans l'excavation, quelle est sa position et sa variété de position.

Pour reconnaître *l'engagement*, il n'est besoin de recourir que dans les cas douteux au procédé de Farabeuf, il faut alors voir si on peut loger trois doigts de champ entre cette tête et le plan coccy-sacré, mais il suffit, dans la plupart des cas, de constater si la tête est très élevée, mobile au-dessus du détroit supérieur, ou bien si elle est, l'engagement effectué, profondément descendue dans l'excavation.

Pour le diagnostic de *la position* et de la *variété de position*, on doit procéder méthodiquement par le toucher.

Il faut diriger son doigt, d'avant en arrière, sur la ligne médiane, à la recherche de la suture sagittale dont on sent le ressaut, on la suit dans une direction, puis dans le sens opposé et l'on arrive forcément sur la fontanelle postérieure, formée par la réunion de trois sutures. La situation de cette fontanelle, par rapport au bassin, donne la position et la variété de position.

Ce diagnostic peut être fait à travers les membranes avant

leur rupture, il est, néanmoins, plus facile quand la poche des eaux est rompue. Toutefois, dans ce dernier cas, il peut devenir très difficile, lorsqu'une bosse séro-sanguine, très développée, masque les reliefs de la partie fœtale, et cela à un moment où les contractions utérines très fréquentes empêchent de faire le diagnostic par le palper.

Le point essentiel est de s'assurer si la rotation est faite, ou si elle n'est pas encore effectuée.

Par l'auscultation, on doit déterminer le siège du foyer des bruits du cœur du fœtus, mais il ne faut pas oublier que ce foyer peut se déplacer, au cours du travail, quand la rotation de la tête se fait :

Lorsque la tête est en occipito-pubienne, le foyer s'est porté à gauche, même s'il s'agissait primitivement d'une droite. — Dans l'occipito-sacrée, au contraire, le foyer est toujours à droite, même s'il se trouvait primitivement à gauche.

Diagnostic du volume de l'utérus. — En palpant, on peut juger du volume plus ou moins considérable de l'utérus, mais il est préférable de préciser ses dimensions par *la mensuration.*

Si cette mensuration donne, du bord supérieur du pubis au fond de l'utérus, en suivant avec un ruban souple la rotondité du ventre, 37 à 38 centimètres, il est évident qu'on se trouve en présence d'un gros œuf, soit qu'il y ait beaucoup de liquide, soit que le fœtus soit gros.

On sait que la hauteur ordinaire est de 32 à 34 centimètres à la fin de la grossesse.

2º LA DURÉE DU TRAVAIL

La durée du travail est, d'une façon générale, plus longue chez les primipares que chez les multipares.

Il est naturel de penser que le col, les muscles du périnée et la vulve sont plus résistants quand ils n'ont jamais subi de dilatation, comme c'est le cas chez la primipare.

D'après la statistique donnée par Varnier dans « l'obstétrique journalière » et portant sur 2.000 observations, on trouve les moyennes suivantes :

WALLICH. — 5ᵉ édit. 7

Durée totale du travail :
   Primipares 13 h. 1/2. — Multipares 7 h. 1/2.
Durée de la période d'expulsion :
   Primipares 1 h. 15. — Multipares 35 minutes.
 La durée de la période d'effacement et de dilatation réunies est donc d'environ :
  12 heures chez les primipares ;
  7 heures chez les multipares.

Les chiffres indiquant la durée moyenne du travail sont, comme pour toutes les moyennes, obtenus en réunissant des cas très dissemblables.

3° PRONOSTIC DU TRAVAIL

Le pronostic de la marche du travail est lié à différentes circonstances qui viennent s'ajouter à l'influence, déjà indiquée, de la primiparité et de la multiparité. C'est ainsi qu'on a noté certaines particularités chez « les primipares âgées », — on a remarqué que « les gros enfants » avaient plus de peine à naître, — enfin, pendant longtemps « les variétés postérieures » ont été considérées comme peu favorables.

1° *Pronostic chez les primipares âgées.* — Chez les primipares âgées, ainsi qu'on appelle les primipares ayant atteint ou dépassé 30 ans, un préjugé ancien veut que la femme coure plus de risques en accouchant.

Varnier et son élève Dubey ont eu le mérite de préciser tous les termes du problème et sa solution.

Il est nécessaire tout d'abord de nettement distinguer parmi ces primipares, celles qui présentent des difformités et celles qui sont normalement conformées.

En faisant cette distinction, on a pu constater que la durée totale du travail ne différait pas sensiblement, chez les primipares âgées, de celle que l'on constatait chez les autres primipares. La même constatation a été faite en ce qui concerne la période d'expulsion envisagée seule.

Le fait particulier à noter chez les primipares âgées n'est donc pas l'exagération de la durée du travail : il se trouve, d'après ces auteurs, dans le nombre vraiment considérable des applications de forceps : 25 pour 100, — alors qu'on en pratique 1,6 pour 100 chez les primipares jeunes, et 3,1 pour 100 chez les primipares de 20 à 30 ans.

On constate chez les primipares âgées, moins de souplesse dans les parties molles du périnée, d'où la nécessité de recourir aux forceps dans 1/4 des cas. Mais ces interventions ne présentent aucune gravité.

Il n'en était pas de même autrefois, avant l'invention du forceps, on ne pouvait alors extraire cette tête, engagée et profondément descendue, qu'en la perforant.

Aujourd'hui, les primipares âgées, *bien conformées*, sont seulement exposées à subir plus fréquemment que les autres femmes une application de forceps.

Remarque. — Les primipares âgées ont très souvent des fibromes, mais ceux-ci n'entrent pas en ligne de compte, au point de vue du pronostic, quand ils sont petits et ne sont pas situés sur les parties inférieures de l'utérus.

2° **Pronostic en cas de gros enfants.** — Le volume de l'enfant est à considérer par rapport aux dimensions du bassin. On comprend qu'un enfant peu volumineux puisse passer dans un bassin même étroit, et qu'un fœtus très volumineux ne puisse traverser que difficilement un bassin normalement conformé.

Le *poids du fœtus* n'a pas été pris seul en considération, il faut surtout tenir compte des *dimensions de la tête,* qui est la partie la plus irréductible.

Il faut bien savoir aussi qu'on peut se trouver en présence d'un fœtus petit ayant une grosse tête, ou d'un fœtus lourd, mais n'ayant pas une tête volumineuse. D'une façon générale, on peut noter que les garçons sont plus volumineux que les filles. On a enfin observé que, chez une même femme, le poids et le volume des enfants augmentent progressivement avec le nombre des grossesses.

D'après Varnier, au-dessous de 4 kilogrammes le travail n'est pas sensiblement prolongé, on reste dans les chiffres de la moyenne aussi bien chez les primipares que chez la multipare. — Au-dessus de 4 kilogrammes le travail présente une prolongation évaluée dans les moyennes à deux ou trois heures. — Au-dessus de 6 kilogrammes, c'est une véritable dystocie. Les poids extraordinaires de 8, 9, 10 kilogrammes sont des raretés, mais on peut rencontrer moins exceptionnellement des enfants de 5 ou 6 kilogrammes.

Dans les 53 cas de gros enfants réunis par Varnier, tous les enfants sont nés vivants chez les primipares ; l'une d'elles dut pourtant subir une symphyséotomie. Chez les multipares tous les accouchements furent spontanés.

3º **Pronostic dans les variétés postérieures.** — Les variétés postérieures avaient autrefois très mauvaise réputation, on était même allé jusqu'à les considérer comme graves ou funestes. Varnier et Bataillard ont remis les choses au point.

Suivant ces auteurs, la durée totale du travail dans les variétés postérieures donne les moyennes suivantes, intéressantes à comparer :

Postérieures	Antérieures	Différences
Primipares 14 h. 27	11 h. 27	3 h. 16
Multipares 8 h. 32	6 h. 42	1 h. 50

Il y a donc, en réalité, une augmentation dans la durée totale du travail s'évaluant à plus de trois heures chez les primipares, et à environ deux heures chez les multipares.

Quelle en est la cause ?

Au premier abord on est porté à penser que dans les postérieures, la tête, pour tourner en avant, a un plus grand chemin à parcourir, et que c'est cette longueur de rotation qui entraîne la prolongation du travail. Mais en regardant les choses de plus près, on voit que la période d'expulsion, au cours de laquelle se produit la rotation de la tête, ne subit, toujours d'après les constatations de Varnier et de Bataillard, aucune prolongation notable (1 h. 12, et 37 minutes en moyenne chez les primipares et chez les multipares).

D'où vient donc la différence de deux ou trois heures notée dans la durée de l'accouchement ? Puisque cela ne dépend pas de la rotation de la tête pendant la période d'expulsion, cela provient forcément de quelque chose qui se produit dans la période de dilatation ou dans la période d'effacement.

Les vieux cliniciens savent que le mouvement de descente de la tête dans l'excavation, après son engagement, se fait, dans les variétés postérieures, plus lentement que dans les variétés antérieures, parce que dans les postérieures *la tête est mal fléchie*.

Il est fréquent de sentir au toucher les deux fontanelles, l'antérieure et la postérieure, quand le travail traîne en longueur.

La tête n'étant pas bien fléchie, c'est une circonférence occipito-frontale qui cherche à s'enfoncer dans le bassin, circonférence plus grande que la circonférence sous-occipito-frontale (SOF) qui est celle que présenterait la tête fléchie.

En pratique, on constate que le travail s'accélère lorsqu'on sent, au toucher, la fontanelle antérieure remonter, et la tête se fléchir.

Tout ceci concerne les postérieures qui tournent en avant.

Quand l'occiput tourne en arrière, dans *les occipito-sacrées* (plus exceptionnelles, 2 fois sur 100, d'après les recherches de Varnier et Bataillard) la durée totale du travail est un peu plus longue que dans les autres occipito-postérieures, mais la différence est insignifiante. Il faut encore retenir que dans les occipito-sacrées la tête présente au périnée une circonférence occipito-frontale, qui le distend et l'expose aux déchirures.

Quelles sont les conséquences pour l'enfant de l'orientation en postérieure d'après les mêmes auteurs ?

Mortalité fœtale.

Variétés antérieures = 2,76 pour 100.
Variétés postérieures = 3,28 pour 100.

C'est donc peu sensible, mais on a noté un plus grand nombre d'applications du forceps dans les postérieures, soit : 3,65 pour 100 dans les antérieures, et 10,25 pour 100 dans les postérieures.

La mortalité est donc légèrement accrue dans les postérieures, et l'on fait dans ces circonstances un peu plus d'applications de forceps.

REMARQUE. — Étant donné que les postérieures sont un peu moins favorables que les antérieures, il est intéressant de savoir quelle est la proportion de postérieures et d'antérieures ?

D'après les anciennes statistiques, on trouverait beaucoup plus d'antérieures que de postérieures.

D'après les statistiques récentes les chiffres sont à peu près égaux. Ces divergences proviennent de ce que l'on faisait autrefois le diagnostic avec le toucher seul, alors qu'on n'employait pas le palper. Or, on touchait surtout au cours de l'accouchement, ce qui faisait classer dans la catégorie des antérieures toutes les postérieures en train de tourner en avant pendant]e travail.

4° LA PROLONGATION DU TRAVAIL

La prolongation du travail peut marquer ses effets chez la mère et chez l'enfant.

Chez la mère. — Ce sont les troubles du surmenage physique : accélération du pouls, sécheresse de la langue, dépression, abattement, et même un peu d'élévation de température, en dehors de toute infection.

On note aussi fréquemment une albuminurie du travail ; Convalaire a signalé de l'azotémie dans des cas de travail prolongé. En outre, plus le travail dure, plus les chances d'infection augmentent.

D'autre part, la tête du fœtus peut comprimer les parties molles maternelles contre le bassin et entraîner ainsi la production d'escarres qui, au voisinage de la vessie et du rectum, pourront, en tombant, donner lieu à des fistules.

Il est bon de remarquer toutefois que ces fistules sont devenues très rares depuis qu'on fait moins d'applications de forceps. Ce qui donne à penser que les applications de forceps elles-mêmes agissaient peut-être plus dans le mécanisme de production de ces fistules que la compression exercée par le fœtus.

Chez l'enfant. — L'enfant ne souffre pas trop de la prolongation du travail si les membranes sont intactes. Le liquide amniotique le protège contre la pression exercée par l'utérus pendant les contractions. Celles-ci ont toutefois une action manifeste sur la circulation du fœtus, puisque son pouls se modifie, passagèrement il est vrai, mais se modifie après chaque contraction.

Le fœtus est plus exposé à souffrir quand, après la rupture accidentelle des membranes avant la dilatation complète, il agit lui-même comme dilatateur de l'utérus.

Pendant la période d'expulsion le fœtus est soumis à de fortes compressions de la part de l'utérus qui contient moins de liquide, surtout au passage des orifices coccy-pubien et vulvaire qu'il dilate à lui seul. Au cours de cette période le cordon ussi peut se trouver comprimé.

Le pronostic est donc moins bon, et pour l'enfant et pour la mère quand le travail est prolongé.

CHAPITRE IV

THÉRAPEUTIQUE

1º CONDUITE A TENIR

La conduite à tenir peut être étudiée dans chaque période du travail (effacement, dilatation, expulsion).

Période d'effacement. — Il faut dès cette période donner à la femme tous les soins antiseptiques locaux, tels que savonnage de la vulve et injection vaginale. Il est même bon de donner ces soins, avant de pratiquer le toucher vaginal, qui sera utile pour renseigner sur le degré d'effacement du col. Cet examen terminé, on place un morceau de ouate stérilisée sur la vulve.

L'usage de donner un bain au début du travail mérite d'être abandonné, car il expose à faire pénétrer dans le vagin, l'eau du bain dans laquelle toutes les régions du corps ont été décrassées. Pour ces raisons, le bain doit être remplacé par des ablutions locales ou générales, et complètement proscrit, au nom de l'antisepsie, aussi bien au début qu'au cours du travail.

Le séjour au lit, dès cette période, est préférable, et a l'avantage d'assurer le maintien en place du pansement vulvaire. Il doit être prescrit d'une façon formelle en cas de rupture prématurée ou précoce des membranes.

Période de dilatation. — Il n'y a rien à faire pendant cette période. On peut, si elle se prolonge, pratiquer une nouvelle injection et changer le pansement vulvaire.

Il y a lieu de pratiquer le toucher quand les douleurs deviennent très vives et très fréquentes, afin de s'assurer du moment de la dilatation complète, pour rompre artificiellement les membranes, dans le cas où elles ne se rompraient pas spontanément.

La femme étant placée sur le bassin à injection, on introduit un ou deux doigts dans le vagin pour arriver au contact de la poche, que l'on déprime et que l'on crève au moment où elle est le plus gonflée sous l'influence de la contraction. Il est plus sûr de recourir à l'emploi du *perce-membranes*. C'est une mince tige métallique, flexible, terminée en pointe demi-mousse.

Le perce-membranes est introduit, la pointe glissant dans le creux de la main, jusqu'au contact des membranes. On pratique le percement au moment de la contraction. Si la poche est volumineuse, il convient de ne pas laisser écouler trop rapidement le liquide au dehors. Dans ce but on ne retire que très lentement les doigts qui sont placés dans le vagin, et qui font office de bouchon.

Si on n'a pas de perce-membranes à sa disposition, on peut très bien le remplacer par une branche des ciseaux de trousse qu'on désarticule.

Période d'expulsion. — Dans cette période le rôle de l'accoucheur va devenir plus actif.

Il faut faire *pousser* la femme, et lui apprendre que son effort n'a d'action que lorsqu'elle ferme la bouche, et ne laisse échapper ni gémissements, ni cri.

Lorsque, au moment de l'effort, le périnée commence à bomber, on élève le siège de la parturiente en l'installant sur un drap replié dit « drap de siège », les membres inférieurs écartés, les cuisses à demi-fléchies sur le bassin, les talons rapprochés du siège. Certaines femmes trouvent plus de facilité à faire l'effort en saisissant leurs genoux écartés, et en attirant elles-mêmes leurs cuisses en flexion forcée sur l'abdomen.

Protection du périnée. — Il s'agit dès lors d'arriver à ce que la tête traverse le périnée, orifice coccy-pubien et orifice vulvaire, sans les rompre. Pour protéger le périnée, il a été longtemps classique d'appliquer la main à plat sur cette région, comme pour la doubler, l'index et le pouce encadrant la commissure postérieure de la vulve. Cette protection est plus apparente que réelle. Ce qu'il faut éviter, c'est la brusquerie dans le mouvement de sortie. Il faut arriver à *régler* le dégagement de la tête, sans contrarier ses mouvements naturels de *progression* et de *déflexion*. Voici pour la *sortie de la tête*, la conduite enseignée depuis longtemps à la clinique Baudelocque :

A partir du moment où le périnée bombe, l'accoucheur, les mains et avant-bras stérilisés, est placé à gauche de la femme, pour avoir la libre action de sa main droite (mais à la rigueur on peut agir aussi bien, en étant placé de l'autre côté du lit). A chaque contraction ou poussée, on retient la tête, juste suffisamment pour empêcher sa sortie brusque, mais pas assez pour arrêter sa progression et sa déflexion. On procède ainsi jusqu'à ce que l'on sente poindre, au niveau de la commissure postérieure de la vulve, la pointe de la fontanelle antérieure. C'est la circonférence sous-occipito-bregmatique (SOB) qui va franchir l'orifice vulvaire. Le moment est dangereux pour le périnée. On interdit alors à la femme de pousser pendant la contraction, et on retient aussi en même temps la tête pour l'empêcher de sortir.

La contraction finie, on invite la femme à pousser doucement puis, s'il est nécessaire, plus fort, juste ce qu'il faut pour faire progresser la tête.

Cette poussée, cet effort, produits en dehors de toute douleur, peuvent être réglés convenablement, la femme obéissant avec docilité à la voix qui la guide.

Quand la tête progresse, on repousse du doigt la commissure antérieure de la vulve, puis une lèvre, puis l'autre, de façon à découvrir une bosse pariétale, puis l'autre ; mais cela toujours dans l'intervalle des contractions.

Si une douleur survient, on arrête toute manœuvre, on invite la femme à ne pas pousser, et de la main on retient la tête pour l'empêcher de sortir à ce moment.

La douleur finie, on recommence à agir. Lorsqu'on a déjà repoussé la commissure antérieure et les deux lèvres, il ne reste plus que la commissure postérieure à refouler en arrière. On la rabat comme la capote d'un cabriolet, suivant l'expression de Farabœuf.

De la sorte, la circonférence maxima sous-occipito-frontale traverse en douceur, sans brutalité, en dehors des douleurs, l'orifice vulvaire.

En somme le dégagement de la tête s'effectue ainsi dans l'intervalle des contractions utérines.

Il n'est pas toujours facile d'empêcher la femme de pousser. Il faut préalablement l'avertir de la nécessité d'arrêter son effort pour ne pas être déchirée. On pourra aussi lui conseiller, dans ce but, d'ouvrir la bouche ou de crier.

Pour la sortie des épaules, il faut aussi procéder dans l'intervalle des contractions :

On saisit la tête entre l'index et le médius de chaque main disposés en fourche, et placés d'une part sous le maxillaire inférieur, d'autre part sur l'occiput. La tête est de la sorte solidement tenue sans léser le fœtus. On la fait tourner de façon à ramener l'occiput, qui est sous le pubis, vers le côté droit s'il s'agissait d'une position droite, vers le côté gauche s'il s'agissait d'une position gauche (1). On exécute ainsi le mouvement dit de « rotation externe », qui répond à la « *rotation* interne » des épaules.

Cela fait, il reste à procéder au *dégagement* des épaules (2). Pour cela, on invite, d'une façon impérative, la femme à ne pas pousser, et, au moyen de la tête que l'on n'a pas lâchée, on tire le fœtus vers le plan du lit, afin de faire pointer sous le pubis l'épaule antérieure.

A partir de ce moment, l'opérateur relève progressivement le sens des tractions, comme vers sa figure, ou vers le plafond. Par ce mouvement, l'épaule postérieure accomplit, à travers les parties molles, un trajet circulaire, ayant l'épaule antérieure comme centre.

Ces tractions seront faites dans l'axe du tronc, sans trop incliner la tête, afin de ne pas exposer à des tiraillements les racines du plexus brachial, ce qui peut avoir pour conséquence des paralysies.

Une fois l'épaule postérieure sortie, le reste du tronc, puis le siège sortent sans difficulté.

Remarque. — Avant d'exercer des tractions sur la tête, pour faire dégager les épaules, on doit toujours s'assurer du doigt que le cordon n'est pas enroulé autour du cou, en *circulaires*, suivant l'expression classique. Si cela était, il faudrait relever ces circulaires au-dessus de l'occiput et les faire passer au-dessus de la tête. Dans le cas où l'on ne pourrait y réussir, il faudrait sectionner le cordon entre deux pinces.

A défaut de pinces, la section du cordon s'impose encore, mais il est nécessaire de se hâter, car le cordon sectionné saigne par son bout ombilical.

2o ANESTHÉSIE

La question de l'anesthésie, pratiquée uniquement pour éviter les douleurs de l'accouchement normal, a été très discutée, tant au point de vue des procédés d'anesthésie, que des indications de l'anesthésie elle-même.

---

(1) On peut plus simplement la faire tourner dans le sens où l'on sent le moins de résistance.

(2) Voir plus loin, au chapitre du forceps, les figures représentant l'extraction du tronc sur le mannequin.

Les procédés d'anesthésie peuvent être distingués en trois catégories : anesthésie complète, — demi-anesthésie, — anesthésie rachidienne.

Anesthésie complète. — L'anesthésie complète au chloroforme ou à l'éther, poussée jusqu'à la résolution musculaire, n'est véritablement recommandée par personne dans l'accouchement normal. Ce mode d'anesthésie est réservé pour les opérations. On ne pourrait du reste compter, dans ces circonstances, sur aucune terminaison naturelle.

Sous l'influence de cette anesthésie, les contractions utérines se suspendent, ou deviennent très espacées et moins actives. Cette action est mise à profit, quand on veut calmer les contractions de l'utérus, lorsqu'on redoute une rupture utérine. D'après Pinard, les femmes ayant été anesthésiées au chloroforme et à l'éther sont plus exposées aux hémorragies, avant et après la délivrance.

On a cru dans les dernières années réaliser une analgésie très suffisante par l'emploi d'une spécialité pharmaceutique, que l'analyse a révélé être de la morphine à dose assez intense. Le procédé après avoir donné quelques résultats, non sans quelques alertes graves chez le nouveau-né, est à l'heure actuelle abandonnée.

Les essais faits à l'aide de la scopolamine n'ont pas encore entraîné de nombreux adeptes.

Quelques bouffées de chlorure d'éthyle ont été recommandées par Lepage et Le Lorier pour l'anesthésie rapide d'un examen, d'un toucher manuel, une délivrance artificielle, une application de forceps une extraction du siège ou une périnéorraphie.

L'anesthésie au protoxyde d'azote a joui d'une certaine faveur aux États Unis, elle présenterait l'avantage, comme H. Vignes et G. Moreau en ont fait l'observation, de ne pas amoindrir la force de la contraction utérine. Néanmoins, de l'avis de ceux qui ont une grande pratique de ce genre d'anesthésie, le protoxyde d'azote demande à être manié avec prudence et par quelqu'un d'expérimenté.

Demi-anesthésie. — On peut comprendre sous ce nom la pratique, née en Angleterre, qui consiste à faire respirer quelques gouttes de chloroforme, seulement au moment de chaque contraction utérine douloureuse. Par ce mode d'administration intermittente du chloroforme, appelé aussi *chloroforme à la reine*, la femme serait plongée dans une sorte d'ivresse, où elle trouverait l'analgésie, sans pourtant perdre sa conscience. D'après les partisans de cette méthode, le chloroforme absorbé s'éliminerait dans l'intervalle des douleurs, et la femme ne serait pas exposée aux inconvénients et aux dangers de l'anesthésie complète.

Cette demi-anesthésie a été très vigoureusement combattue par Pajot et par Pinard, qui lui ont reproché surtout d'être inutile et d'augmenter chez les femmes la tendance à saigner, de nécessiter en outre un nombre plus considérable d'extractions artificielles.

Anesthésie rachidienne. — C'est l'anesthésie à la cocaïne ou à la stovaïne, injectées dans le canal rachidien. Cette méthode a été surtout étudiée en France par Doléris et par ses élèves.

La cocaïne agit pendant un temps variable, dans les deux heures qui suivent l'injection. En dehors de son action anesthésique, la stovaïne possède la propriété d'activer la contraction utérine.

Ces procédés, ainsi que l'emploi de la scopolamine, ne sont pas entrés dans la pratique, ils exposent tout au moins à des malaises, vomissements, céphalalgies, parésies, qui doivent en faire rejeter l'emploi, insuffisamment justifié par l'unique but de supprimer les douleurs qui accompagnent un phénomène naturel comme l'accouchement.

En résumé, *l'anesthésie complète* ne doit pas être pratiquée dans un accouchement normal. Les tentatives de *rachicocaïnisation*, n'ont pas donné de résultats encourageants. Quant à la *demi-anesthésie*, ou « quart d'anesthésie », comme disait plaisamment Pajot, elle n'est, à l'heure actuelle, sérieusement recommandée par personne, et n'a pris place dans aucune pratique hospitalière. On peut néanmoins y recourir, lorsqu'on ne veut pas refuser à un sujet très agité, l'action consolante et passagèrement sédative de ce simulacre d'anesthésie.

3° TROUSSE OBSTÉTRICALE

La trousse est généralement composée de deux plateaux métalliques s'emboîtant et contenus dans une enveloppe de toile ou de cuir. La trousse doit avoir des dimensions suffisantes pour pouvoir loger des instruments d'assez grande longueur.

Instruments pour un accouchement normal. — Ces instruments sont peu nombreux :

Un stéthoscope de Pinard, le modèle en métal, facile à nettoyer.

Un perce-membrane métallique.

Une paire de ciseaux.

Deux pinces à forcipressure.

Un insufflateur de Ribemont-Dessaignes.

Une sonde vésicale en caoutchouc rouge.

Une aiguille à sutures, aiguille simple sans châs mobile, lequel pourrait ne pas fonctionner au moment de l'usage.

Il sera bon en outre d'être muni d'un tube de vaseline stérilisée, de paquets de sublimé, de fil de Bretagne (pour la ligature du cordon) ou de soie plate stérilisée, de catgut stérilisé. Enfin il sera bon d'avoir deux canules vaginales en verre, et un tube en caoutchouc rouge pour pouvoir, en cas de nécessité, improviser un bock de lavage, en amorçant par le système du siphon, ce tuyau avec le contenu d'un récipient quelconque.

Il sera très utile d'avoir aussi dans son étui un thermomètre pour prendre la température des injections.

Un forceps (modèle de Tarnier).

Un basiotribe (modèle de Tarnier).

Des ciseaux de Dubois (modifiés par Pinard) (1).

Un ballon Champetier de Ribes avec sa pince et une seringue métallique (2).

Un bistouri, une paire de ciseaux, une pince à disséquer, quelques pinces à forcipressure

Il sera bon d'être toujours muni de gants de caoutchouc. On ne devra jamais manquer de s'informer des moyens d'éclairage dont on disposera, lors de l'accouchement.

---

(1) L'embryotome de Ribemont-Dessaignes est un bon instrument, quoique fragile, il peut se trouver dans la trousse à côté des ciseaux de Dubois. mais non sans eux.

(2) Les ballons Champetier de Ribes ont le grand inconvénient de se desséther, et on n'a rien pu trouver pour l'éviter.

NOTE COMPLÉMENTAIRE

L'anesthésie obstétricale, qu'elle soit locale ou générale, ou rachidienne a été l'objet de peu de changements, en ce qui concerne son emploi, au cours des opérations. L'anesthésie ayant pour but de réaliser « l'accouchement sans douleur » n'a cessé au contraire, d'être à l'étude, en recourant à l'emploi de nouvelles substances, dont la formule complexe se trouve dissimulée sous les noms de spécialités pharmaceutiques, telles que « le nikétol », « l'hémypnal », « le somnifène » (Congrès de Genève, 1923).

Suivant Krafft (de Lausanne), le nikétol est fourni en ampoules de 20 centimètres cubes en solution au 1/10 On applique sur le col des compresses imbibées de cette solution, au début de la dilatation, de quelques minutes à un quart d'heure. On recommence toutes les 4 heures jusqu'à la dilatation complète, puis l'on fait une application de la solution sur la région vulvaire, pendant la période d'expulsion.

Ce procédé encore peu répandu est intéressant par son mode d'action, local, il présente comme inconvénient, le danger d'infection, créé par les diverses manipulations, qu'il nécessite dans le vagin et la région vulvaire.

L'hémypnal, recommandé par Rossier (de Lausanne) et par Hamm (de Strasbourg) est un composé de didial et de chlorétone, ordinairement employé sous forme de suppositoires. On en place un premier, à la dilatation de 1 ou 2 francs; une heure après, on en introduit un second, et ainsi de suite, toutes les 3 ou 4 heures, jusqu'à 5 ou 6 suppositoires par 24 heures.

Le somnifène, composition voisine du dial étudié par Fredet en chirurgie, par Cleisz et Perlés, en obstétrique, doit être employé avec précaution, dans les 5 dernières heures du travail, à des doses intraveineuses, variant de 6 à 11 centimètres cubes, en moyenne 8 centimètres cubes, poussées très lentement. Ce procédé d'anesthésie, de l'aveu de ceux même qui en préconisent l'emploi, présente le grave inconvénient de produire une agitation des plus vives, conduisant souvent à la nécessité d'attacher les parturientes. Il n'est pas exceptionnel non plus de voir, dans ces circonstances, les enfants naître en état de mort apparente.

Le moment ne paraît décidément pas encore venu, où l'on adoptera l'usage de ces moyens, parfois impressionnants tout au moins, pour atténuer les phénomènes douloureux d'un acte aussi physiologique et naturel que l'accouchement.

CHAPITRE V

LE NOUVEAU-NÉ

1° LES PREMIERS SOINS

L'enfant, immédiatement après sa naissance, est déposé sur le lit entre les cuisses de sa mère. On prend la précaution de ne pas exercer de tiraillements sur le cordon, et on place le nouveau-né en travers, de façon qu'il ne puisse toucher de ses pieds ou de ses mains les organes génitaux de l'accouchée.

Les premiers soins comprennent : le nettoyage des yeux, — la section et la ligature du cordon, — le bain.

Soins aux yeux. — Ils doivent être donnés le plus tôt possible. On a remarqué que lorsque des incidents entourant la naissance occasionnent un retard dans le nettoyage des yeux, ceux-ci sont souvent infectés.

On doit faire d'abord un simple nettoyage avec un morceau de gaze stérilisée, imbibée d'eau bouillie tiède (1).

On peut alors laver les paupières avec un morceau de gaze

---

(1) La gaze est préférable à l'ouate qui laisse toujours dans les cils des filaments très irritants.

imbibée d'une solution de sublimé à 1/8000 (c'est, en somme, la solution de l'injection vaginale dédoublée). L'instillation se fait d'elle-même, elle n'est pas irritante, surtout si on la fait suivre d'un nouveau lavage à l'eau bouillie. Le sublimé ainsi employé à titre prophylactique donne des résultats satisfaisants (1).

Morax donne la préférence au nitrate d'argent, à dose de 1/50, suivant l'indication de Crédé. Mais, à cette dernière dose, il faut prendre garde de n'instiller qu'une goutte dans chaque œil, afin de ne pas provoquer une irritation qui peut être parfois très intense.

Le jus de citron a été longtemps adopté dans le service de Pinard, il peut encore être employé à défaut de substance plus active.

Section et ligature du cordon. — Cette ligature ne doit être faite que lorsqu'on a constaté la cessation des battements du cordon. Si on lie plus tôt, on fait une saignée à l'enfant, qui, suivant Budin, peut être parfois évaluée à une centaine de grammes On a cru observer aussi que l'ictère chez le nouveau-né coïncidait souvent avec les ligatures faites trop tôt.

On attend le temps voulu jusqu'au moment où le cordon, non seulement ne bat plus, mais encore a perdu sa turgescence (2). Pendant cette attente, on recouvre l'enfant d'une serviette chaude.

On peut, à ce moment, faire un examen du nouveau-né et voir s'il présente des anomalies : absence de testicules dans le scrotum, tumeurs, doigts surnuméraires, etc.

On fait *la ligature* avec de la soie plate stérilisée. On peut se servir de fil de Bretagne, ou d'un fil quelconque, assez solide, qu'on aura fait bouillir préalablement un

---

(1) Il est capital de surveiller le titre de la solution employée. Rien n'est plus facile. On mélange un verre à liqueur de liqueur Van Swieten (1/1000) avec sept verres à liqueur d'eau bouillie.

(2) Même alors que le cordon ne bat plus, du sang continue à revenir du placenta au fœtus, surtout quand le placenta se trouve comprimé par les contractions utérines. Il est inutile de priver l'enfant de ce sang.

quart d'heure, et qu'on laissera, dans le récipient où il aura bouilli (1).

La ligature se fait à 2 ou 3 centimètres de l'ombilic, moins pour ne pas s'exposer à pincer de l'intestin dans le cas de hernie de l'ombilic, qu'afin de conserver du cordon pour poser une nouvelle ligature, si le cordon saignait. On doit dans les heures qui suivent la naissance, regarder de temps en temps, si l'enfant ne saigne pas au niveau de l'ombilic.

Pour faire la ligature, on fait un nœud de chirurgien. Celui-ci s'obtient en passant deux fois le chef du fil dans la boucle produite ; ce nœud a la propriété de ne pas se desserrer pendant que l'on fait un deuxième nœud par dessus. La ligature doit être unique et située seulement sur le bout ombilical du cordon, elle est inutile sur le bout placentaire.

Certains cordons improprement appelés *gras*, formés de beaucoup de tissus muqueux et œdématiés, sont très difficiles à lier. On peut sur ces cordons faire quelques mouchetures, en dehors bien entendu du trajet des vaisseaux, et pratiquer plusieurs ligatures. Il convient dans ces cas de refaire une nouvelle ligature quelque temps après en avoir pratiqué une première.

La section du cordon se fait aux ciseaux entre la ligature et le placenta (2).

Après un lavage de l'ombilic et l'application d'un morceau de ouate stérilisée à ce niveau, on met l'enfant dans des linges chauds et on le place dans son berceau.

Le bain. — Il est nécessaire tout d'abord de prendre la température du bain ; elle doit être de 35 degrés centigrades. On devra toujours tremper la main dans l'eau avant d'y plonger l'enfant, afin de parer au danger d'un mauvais thermomètre ou d'une erreur de lecture du degré de température.

Après avoir, par une friction à la vaseline, débarrassé l'enfant de l'enduit sébacé qui le recouvre, on le plonge dans le

---

(1) Ce procédé est préférable à celui qui consiste à se servir de fils macérés dans une substance antiseptique Il faut se garder en particulier de l'eau phéniquée, à laquelle l'enfant est toujours très sensible et qui l'intoxique très facilement.

(2) On a inventé des instruments spéciaux pour pincer et écraser le cordon ; on ne voit pas bien leur utilité pour remplacer la ligature et la section qui se font avec tant de simplicité.

bain, où on lui fait un savonnage (1), sans toucher à l'ombilic ni aux yeux. Après quoi il est retiré du bain et séché dans les linges chauds. On l'habille, puis on le dépose dans son lit entre deux boules tièdes, soigneusement bouchées et enveloppées de linges.

2° LA MORT APPARENTE

Signes. — Quand l'enfant sort des voies génitales, aussitôt il crie et s'agite; mais il peut arriver qu'il ne crie pas, qu'il reste inerte, sans respiration, les téguments tantôt blancs, tantôt violacés.

On introduit alors un doigt dans la bouche, pour retirer les mucosités, on provoque ainsi une excitation du pharynx, souvent suffisante pour produire des mouvements respiratoires. Si cela ne suffit pas, on peut faire quelques frictions sur le dos avec un peu d'alcool. Suivant une expression usuelle, on dit que l'enfant est né *étonné*.

A un degré de plus, c'est l'état de « mort apparente ». Le cœur bat faiblement, parfois d'une façon à peine perceptible, il arrive même qu'on ne sente aucun battement. Le nouveau-né est alors, ou blanc livide, c'est l'*asphyxie blanche*, ou bleu violacé, c'est ce qu'on a caractérisé du nom d'*asphyxie bleue*.

Quand cet état de mort apparente s'atténue, les battements du cœur deviennent plus apparents, plus fréquents, — les téguments se colorent d'une teinte rouge ou rosée, — on voit apparaître à la base du thorax une sorte de frémissement, « mouvements vermiculaires du diaphragme », suivant l'expression de Pinard. Ces mouvements sont le prélude d'une première inspiration lente, douce, à peine visible, suivie d'une faible expiration. Bientôt se produit une nouvelle inspiration plus prononcée, suivie d'une expiration; puis les mouvements respiratoires se rapprochent, quelquefois s'accompagnent de légers frémissements, pour aboutir enfin au cri vigoureux et puissant qui annonce le retour à la vie.

____

(1) Une seule personne peut suffire à ces soins. Dans le bain, l'enfant est tenu d'une seule main entre l'index et le médius disposés en fourche, et passés sous l'occiput.

Quand l'état s'aggrave, les battements de cœur se font de plus en plus faibles, le nouveau-né reste violacé ou pâle, les mouvements respiratoires font défaut. Parfois un espoir semble naître, l'enfant a quelques mouvements convulsifs des lèvres ou des yeux ; il fait une inspiration brusque, convulsive, incomplète, comme si l'air ne pénétrait pas dans les poumons, puis l'enfant redevient inerte. Il passe de la mort apparente à la mort réelle.

Traitement. — Les moyens de traitement doivent être mis en œuvre avec calme, sans affolement, ils visent tous au même but : provoquer la respiration pulmonaire. On peut y arriver soit d'une façon indirecte par des excitations cutanées, soit d'une façon directe en produisant artificiellement la respiration.

Excitation cutanée. — Celle-ci s'obtient par des *frictions*, faites avec la main mouillée d'alcool, rhum, cognac, eau de Cologne. Ces frictions doivent être pratiquées au niveau de la région lombaire et le long des membres sans aucune violence.

On peut faire aussi de *la flagellation*. Elle doit être faite avec la main, sans brutalité et sur le siège seulement ; elle est dangereuse sur l'abdomen et sur la poitrine ; ces violences peuvent entraîner la mort brusque par inhibition. On ne doit pas enfin oublier que souvent, dans ces circonstances, l'enfant est un blessé porteur de foyers d'hémorragie, et qu'il y a intérêt à ne pas trop le remuer.

La balnéation chaude est un très bon procédé. Le bain doit être chaud ; il ne faut jamais manquer d'en supporter la température avec la main avant de plonger l'enfant dans l'eau.

On soutient celui-ci d'une seule main, ce qui est très facile avec les doigts disposés en fourche autour du cou, et, de la main restée libre, on le frictionne.
Une poignée de farine de moutarde dans le bain forme un excellent révulsif.

Il convient de ne pas s'attarder trop longtemps à ces excitations ; si la mort apparente persiste, il faut intervenir d'une façon plus directe.

Respiration artificielle. — On porte l'enfant enveloppé de linges chauds sur une table, on l'étend le cou et le thorax libres, la tête non fléchie.

Les procédés les plus répandus de respiration artificielle sont : les tractions rythmées de la langue (méthode Laborde), les mouvements imprimés au thorax par l'élévation et l'abaissement des bras (méthode de Sylvester), enfin le procédé de Schultze, très usité en Allemagne, et qui consiste à faire exécuter au nouveau-né, en l'air, une sorte de culbute qui entraîne de grands mouvements de flexion et de déflexion du tronc, lesquels seraient suivis d'appels et d'expulsion d'air dans l'appareil respiratoire. Enfin, le même résultat a pu être cherché par de simples balancements du fœtus, tenu par les pieds, alors qu'on le fait osciller comme un pendule.

Ces différents procédés ont l'avantage de pouvoir être appliqués en toute circonstance, sans appareil, ni instrument spécial, mais ils présentent, dans le traitement de la mort apparente du nouveau-né, le gros inconvénient de ne rien faire contre l'obstruction des voies respiratoires.

L'obstruction des bronches est, pour ainsi dire, constante chez le nouveau-né qui a souffert au cours de l'accouchement. Sous l'influence de cette souffrance, des réflexes lui ont fait d'abord rendre du méconium, puis d'autres réflexes lui ont fait faire des mouvements d'inspiration prématurée dans les voies génitales. Ces inspirations ont eu pour résultat la pénétration dans les bronches de mucosités très visqueuses et très adhérentes, qui empêchent tout acte respiratoire tant qu'elles n'ont pas été évacuées.

La désobstruction spontanée des voies respiratoires est très difficile à obtenir. Les efforts du nouveau-né dans ce sens, lorsqu'ils se produisent, étant des efforts inspiratoires, leur action est de faire pénétrer plus profondément encore les mucosités obstruantes. La désobstruction ne s'effectue réellement qu'à l'aide de l'aspiration directement pratiquée à l'aide d'un tube laryngien.

3º TUBE LARYNGIEN DE RIBEMONT-DESSAIGNES

Description de l'instrument. — Cet instrument a réalisé un véritable progrès dans la pratique de la respiration artificielle chez le nouveau-né. Il est composé d'un tube métallique, recourbé à une de ses extrémités pour suivre la forme de l'arrière-bouche ; la partie destinée à pénétrer dans le larynx représente la forme intérieure de cet organe et se termine par un bout arrondi percé d'un orifice latéral. A ce tube s'adapte une poire de caoutchouc, dont la contenance a été établie sur le calcul de la quantité d'air que peuvent admettre les poumons d'un nouveau-né de poids moyen.

Manuel opératoire. — Il faut introduire l'index dans l'arrière-gorge et sentir à la base de la langue, non pas l'épiglotte, mais, plus loin que celle-ci, une petite dépression limitée par deux cartilages : les cartilages aryténoïdes. Immédiatement en avant de ces cartilages se trouve l'orifice du larynx, dans lequel on doit placer le tube. Le doigt, placé dans le pharynx, sentira qu'il est séparé de l'instrument par la paroi postérieure du larynx.

Désobstruction des voies respiratoires. — Le tube étant placé, il faut se garder d'insuffler tout de suite ; il faut d'abord vider les bronches.

On peut faire cette aspiration à l'aide de la poire ou avec la bouche.

Si on emploie la poire, on fait d'abord le vide en la pressant avant de l'adapter, et on ne la relâche, pour faire appel d'air, qu'après l'avoir adaptée au tube laryngien.

Les mucosités bronchiques très épaisses, mélangées en grande partie avec du méconium, sont très adhérentes et peuvent résister à l'aspiration de la poire. Il faut alors faire cette aspiration avec la bouche. Pour cela, il suffit d'aspirer fortement en adaptant sa bouche à l'orifice du tube. Les mucosités ne peuvent pas arriver jusqu'à l'opérateur, car, par le fait de leur viscosité, elles restent dans l'autre extrémité du tube, d'où on les expulse même difficilement en soufflant dans le tube, après qu'on l'a retiré du larynx.

Insufflation. — Quand la désobstruction a été faite à plusieurs reprises, on peut commencer à envoyer de l'air, à *insuffler*, mais il faut le faire avec lenteur, avec douceur : envoyer une dose d'air, puis attendre que cet air soit sorti, l'aider même à sortir en pressant doucement sur la base du thorax. Ce n'est que lorsque l'air insufflé a été expiré, qu'on peut en envoyer de nouveau. De cette façon, on ne produira pas des lésions d'emphysème ou des ruptures de lobules pulmonaires.

Si, au contraire, on insuffle avec force ou précipitation, la colonne d'air envoyée vient s'ajouter à la colonne d'air d'expi-

LE NOUVEAU-NÉ

SCHÉMA D'UNE COUPE ANTÉRO-POSTÉRIEURE DE LA TÊTE

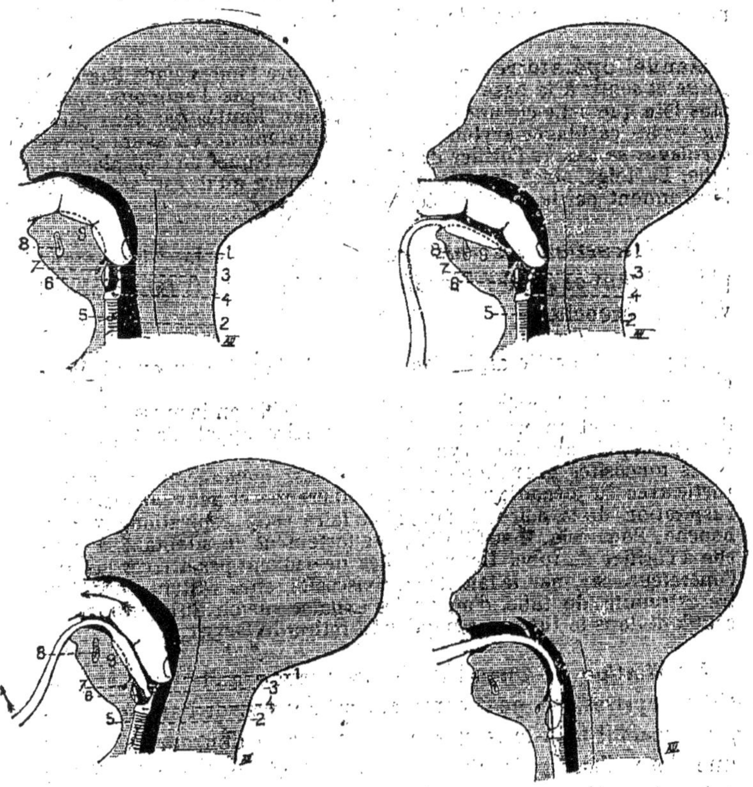

Fig. 36. — Le Gendre

Mise en place de l'insufflateur de Ribemont-Dessaignes.

1, paroi postérieure du pharynx. — 2. œsophage. — 3, cartillages aryténoïdes. — 4, larynx. — 5, trachée. — 6, glotte. — 7, os hyoïde. — 8, maxillaire
inférieur. — 9, langue.

ration, et la pression intra-pulmonaire peut alors devenir considérable.

Il faut aussi presser la poire avec douceur, car bien qu'elle corresponde comme capacité d'air à ce que peuvent contenir les poumons d'un nouveau-né, ceux-ci, même après les manœuvres de désobstruction, peuvent encore être obstrués partiellement, ce qui diminue la surface de l'arbre respiratoire.

REMARQUE. — La respiration artificielle ainsi pratiquée peut entretenir pendant des heures les battements du cœur du fœtus, sans qu'on voie se manifester d'autres signes de retour à la vie. Il faut persister patiemment, et ne pas se lasser de faire la respiration artificielle, on est arrivé ainsi à ranimer des enfants, dont l'état paraissait sans espoir. Mais il faut bien savoir aussi, que souvent les enfants, si difficiles à ranimer, sont atteints de traumatismes crâniens ou d'hémorragies méningées, auxquels ils succomberont, quoi qu'on fasse, quelques heures après leur naissance.

CHAPITRE VI

LA DÉLIVRANCE

SOMMAIRE. — 1° **Symptômes** : Contractions utérines, frisson physiologique, ralentissement du pouls, variétés cliniques. — 2° **Examen de l'œuf expulsé** : Partie membraneuse. Partie charnue — 3° **Physiologie de la délivrance** : Premier temps (décollement), deuxième temps (descente), troisième temps (dégagement). — 4° **Procédés de la délivrance naturelle** : Traction sur le cordon, expression.

La délivrance est l'ensemble des phénomènes physiologiques et cliniques qui concourent au décollement et à la sortie de l'œuf vidé du fœtus.

1° SYMPTOMES

Immédiatement après la sortie du fœtus commence la période de délivrance. On va voir se manifester certains symptômes particuliers à cette période.

Contractions utérines. — La femme, aussitôt après l'expulsion du fœtus, éprouve un immense soulagement. A l'agitation de la fin de l'accouchement succède une période de calme, presque d'abattement. Au bout d'un temps très variable, l'accouchée est tirée de cet état par des contractions utérines douloureuses, dont elle localise le siège dans la région des reins.

L'utérus, dans ces moments, durcit, puis la douleur finie, se relâche pour rester simplement rétracté. Ces douleurs se renouvellent trois, quatre, cinq fois au plus, et la femme demande si elle ne va pas accoucher de nouveau.

Frisson physiologique. — Il est fréquent de voir se manifester dans les premiers moments de la période de la délivrance un frisson qui secoue plus ou moins violemment la femme, sans entraîner de modification de la température ni du pouls.

Ralentissement du pouls. — Pendant toute la période de délivrance, le pouls à l'état normal bat au-dessous de 80 pulsations à la minute. Ce ralentissement est normal. Il convient au contraire de craindre une hémorragie, si le pouls dépasse d'une façon continue 80 pulsations.

Variétés cliniques. — On dit que la délivrance est spontanée, naturelle ou artificielle. Ces épithètes servent à caractériser différentes modalités cliniques.

Délivrance spontanée. — C'est la délivrance qui s'accomplit toute seule. Le plus souvent, au moment d'une contraction utérine douloureuse, la femme *pousse* et expulse l'œuf au dehors, incomplet. Il reste dans la cavité utérine une plus ou moins grande partie des membranes, souvent séparées au ras du bord du placenta. Celui-ci est alors, suivant une expression courante, « découronné ».

Délivrance naturelle. — Dans ce mode de délivrance l'accoucheur intervient pour extraire le placenta, quand celui-ci décollé, alors qu'il est encore retenu par l'adhérence des membranes, distend le segment inférieur de l'utérus et le vagin.

Délivrance artificielle. — On comprend sous ce nom une opération dans laquelle on va décoller artificiellement le placenta dans l'utérus. Cette opération sera décrite à la dystocie de la délivrance.

On ajoute aussi au mot délivrance les épithètes *complète* ou *incomplète*, suivant que l'œuf se trouve extrait ou expulsé en totalité ou seulement en partie.

2° EXAMEN DE L'ŒUF EXPULSÉ

L'œuf, vidé du fœtus et du liquide, est constitué par le placenta accompagné des membranes et du cordon. Il forme une masse en forme de poche, percée d'un orifice par lequel est sorti le fœtus. Cette poche pèse environ 500 grammes quand le fœtus est né à terme et présente un poids de 3 à 4 kilogrammes.

On peut facilement reconstituer la disposition de l'œuf dans la cavité utérine, en étalant cette poche l'orifice en bas, avec le cordon à l'intérieur. On voit alors que cette poche comprend deux parties distinctes : l'une membraneuse, l'autre charnue.

Partie membraneuse. — Elle est constituée par les trois membranes de l'œuf : amnios, chorion, caduque.

L'amnios est une membrane lisse, unie, qui recouvre la partie interne de la totalité de la poche et se continue sur le cordon. On voit par transparence à travers l'amnios, au niveau de la portion charnue, les vaisseaux émanés du cordon s'étaler à la surface du placenta (face fœtale du placenta). On peut très facilement séparer l'amnios d'une membrane qui l'englobe dans toute son étendue, c'est le chorion.

Le chorion se trouve en dehors de l'amnios auquel il adhère, mais il est moins lisse que lui, plus épais, un peu rougeâtre, recouvert, à son tour, mais irrégulièrement, de larges plaques adhérentes de caduque.

La caduque s'effrite et se déchire, quand on cherche à la détacher du chorion. On comprend, en constatant cette fragilité, que la caduque, dans l'épaisseur de laquelle s'est fait le décollement, puisse rester retenue en partie dans la cavité utérine. En somme, on considère l'œuf comme complet, lorsqu'il présente un amnios et un chorion entier et de larges placards de caduque. Celle-ci est d'autant plus retenue dans la cavité utérine que l'œuf est moins près du terme. Cette rétention est presque de règle dans l'accouchement prématuré.

Les membranes chorion et amnios se montrent dissociées et tout à fait séparées l'une de l'autre, quand la rupture se produit tardivement, plus ou moins longtemps après la dilatation complète. Les membranes, étant dissociées, sont moins solides, plus friables et elles se déchirent fréquemment dans ces circonstances.

Partie charnue. — Le placenta constitue la partie charnue de la paroi de l'œuf.

Description du placenta. — Le placenta est une masse aplatie, de forme *discoïde*, il présente : une *surface fœtale*, visible par transparence à travers l'amnios, sillonnée par les vaisseaux émanés du cordon et une *surface utérine*, charnue, saignante, formée de gros bourgeons, appelés *cotylédons*, séparés par des scissures et des sillons plus ou moins profonds.

La surface des cotylédons, ou surface utérine, est constituée par de la caduque, dans l'épaisseur de laquelle s'est opérée une scissure au moment de la délivrance. De telle sorte qu'une partie de la caduque est restée adhérente au placenta, pendant qu'une autre partie demeurait attachée dans la cavité utérine.

Le tissu placentaire est constitué par une intrication des parties fœtales (chorion) et de parties maternelles (caduque).

La partie fœtale du placenta c'est le chorion qui suit les arborisations vasculaires du cordon ombilical. Ces arborisations recouvertes de chorion forment un chevelu léger qu'on voit flotter dans l'eau, ce sont les *villosités choriales*. Ces villosités ou bien flottent, « villosités libres », baignées par du sang maternel, qui charrie l'oxygène et les éléments nutritifs pour le fœtus ou bien vont se cramponner à la caduque pour former les « villosités crampons ».

Les espaces compris entre les villosités sont les *sinus* ou lacs sanguins maternels (1).

La partie maternelle du placenta, c'est la caduque, qui porte dans son épaisseur les vaisseaux sanguins maternels, et qui limite les sinus en allant s'attacher au chorion par *des piliers,* ou en recevant des attaches du chorion par les *villosités crampons.* Tout le bord du placenta est formé par de la caduque très adhérente au chorion, et qui se trouve irrégulièrement creusée, à ce niveau, d'une cavité appelée le *sinus circulaire.*

L'adhérence du placenta à l'utérus est donc faite de l'union du chorion et de la caduque.

Siège du placenta. — On peut, par l'examen de l'œuf, après la délivrance, connaître la hauteur du siège du placenta dans la cavité utérine. Pour cela, on mesure la distance comprise entre les bords de l'orifice de la poche et les bords du placenta Si cette distance est inférieure à dix centimètres, dimensions attribuées au segment inférieur de l'utérus, on en conclut que l'insertion était basse, « prævia », ou sur le segment inférieur. On constate le plus souvent que le placenta siège sur les côtés de la poche, exceptionnellement sur le fond, contrairement à ce que l'on croyait autrefois.

---

(1) Le sang fœtal n'arrive pas au contact du sang maternel dont il se trouve séparé dans la villosité par : l'*endothélium* du capillaire fœtal, — le *tissu muqueux* de la villosité, — l'épithélium du capillaire fœtal (couche protoplasmique contenant des noyaux) appelé *syncylium.*

3° PHYSIOLOGIE DE LA DÉLIVRANCE

La physiologie de la délivrance peut être divisée en trois actes principaux, appelés aussi « les temps de la délivrance » : 1° le décollement du placenta ; 2° la descente du placenta ; 3° la sortie ou le dégagement du placenta et des membranes.

**Premier temps. — *Décollement*. — On a longtemps discuté pour savoir comment s'opérait le décollement du placenta adhérent dans l'utérus. Toutes les anciennes hypothèses sont tombées devant les constatations anatomiques, faites sur des utérus congelés et coupés. Le décollement se fait, suivant l'expression de Pinard et Varnier, par « enchatonnement ».

L'*enchatonnement* est un phénomène physiologique, constant, nécessaire, à la production du décollement. Le muscle utérin se contracte, *s'épaissit* tout autour du placenta et *reste mince* dans les portions où le placenta adhère. L'épaississement, c'est-à-dire la contraction, enferme, encercle, enchatonne le placenta et le décolle.

Quand le décollement est achevé, le muscle utérin présente une épaisseur uniforme et l'on peut constater que l'épaississement se montre très accentué dans les deux tiers supérieurs de l'organe, le col et le segment inférieur restant minces, mous et relâchés.

C'est à tort que l'enchatonnement a été pendant longtemps regardé comme un phénomène pathologique. Cette opinion avait pris naissance parce qu'on constatait l'enchatonnement du placenta chaque fois qu'on pratiquait la délivrance artificielle. Cela n'était pas extraordinaire, puisque, dans ces circonstances, on allait décoller avec la main le placenta. Il fallait donc pénétrer dans la loge utérine où le placenta se trouvait enfermé, *enchatonné*, parce qu'il n'était pas décollé.

Le décollement s'accomplit spontanément et se trouve généralement achevé au bout de la demi-heure qui suit l'accouchement.

**Deuxième temps. — *Descente*. — Le placenta décollé. l'utérus reprend toute son épaisseur normale, et chasse en se con-

PREMIER TEMPS (LE DÉCOLLEMENT)

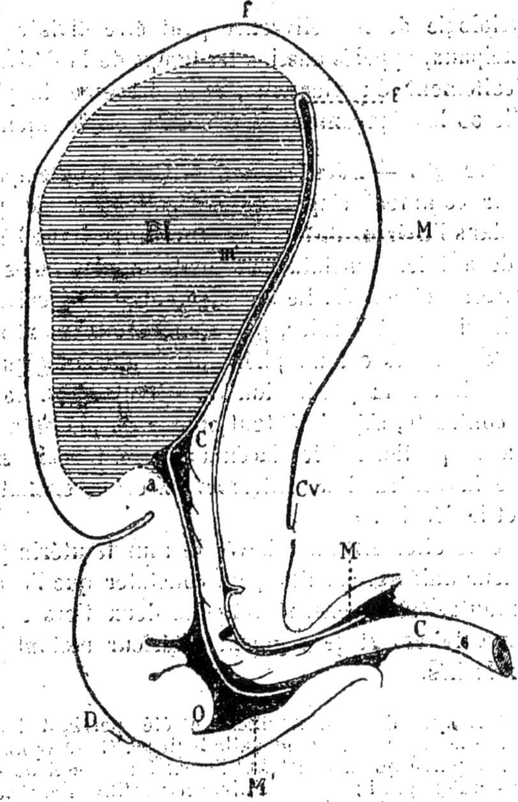

Fig. 37. — Pestalozza.

La paroi utérine est mince au niveau de l'adhérence placentaire;
épaissie dans les autres points. Le segment inférieur est plissé
en accordéon.

f, fond de l'utérus. — f', fond de la cavité de l'œuf. — MM, membranes
adhérentes. — M', membranes décollées. — m, surface fœtale du placenta. —
C, C', cordon. — a, épaississement de l'utérus, anneau de Bandl. — O, orifice
externe. — D, cul-de-sac de Douglas.

DEUXIÈME TEMPS : LA DESCENTE

AVEC PRÉSENTATION DE LA FACE FŒTALE

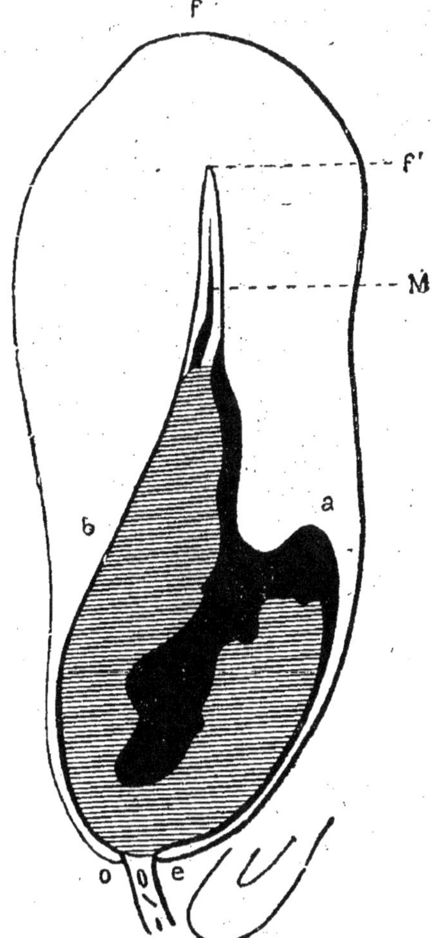

Fig. 38. — Pinard et Varnier.

Déplissement du segment inférieur rempli par le placenta. —
Ascension du fond de l'utérus (1). *— Le sang s'accumule derrière*
le placenta.

a, b, anneau de Bandl. — f, fond de l'utérus. — f', fond de la cavité.
M, membranes. — oe, orifice externe.

(1) Comparer avec la hauteur du fond de l'utérus dans les figures 37 et 39 à
la même échelle.

Wallich. — 5ᵉ édit. 9

DEUXIÈME TEMPS : LA DESCENTE
AVEC PRÉSENTATION DE LA FACE UTÉRINE

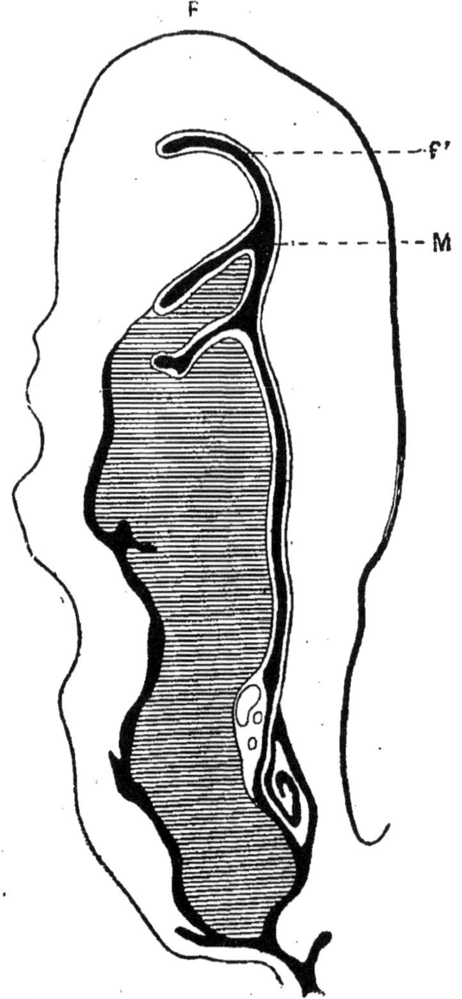

Fig. 39. — Schröder et Stratz.

*Déplissement du segment inférieur de l'utérus. — Ascension du
fond de l'utérus. — Mais ici le sang peut s'écouler au dehors.*

F, fond de l'utérus. — F', fond de la cavité de l'œuf. — M, membranes.

tractant et même par sa rétraction, le placenta à travers le segment inférieur de l'utérus, le col et le vagin.

Le placenta décollé descend au milieu de parties molles, affaissées, plissées comme les plis d'un accordéon. En remplissant et en distendant les parties molles, il soulève en bloc la partie de l'utérus contractée. Il se produit alors un *mouvement ascensionnel* du fond de l'utérus qu'on peut apprécier au palper et qui témoigne de la descente et de la progression du placenta.

La présentation du placenta. — Le plus souvent, le placenta, siégeant sur les parties latérales de l'utérus ou sur le fond de cet organe, se trouve, après le décollement, chassé le cordon en avant, il s'inverse et descend le cordon le premier. C'est la *présentation de la face fœtale.*

Du sang peut s'accumuler dans l'utérus derrière le placenta, sans paraître au dehors. L'utérus alors se distend, et à mesure qu'il se distend, ses vaisseaux deviennent de plus en plus béants. Dans ces circonstances, l'utérus augmente de volume et le pouls s'accélère, bien avant que la femme pâlisse ou éprouve du malaise.

La présentation de la face utérine ou du bord du placenta s'accompagne toujours d'un écoulement sanguin, qui provient directement des points qui se décollent. Ce sang s'écoule sans obstacle au dehors.

Dans toute cette période de descente du placenta, les membranes tiennent encore, adhèrent à l'utérus.

Troisième temps. — Dégagement. — Le segment inférieur de l'utérus, le col et le vagin faiblement musclés, ne peuvent, par leur propre contractilité, chasser, à travers l'orifice coccy-pubien et la vulve, le placenta qui tient encore par les membranes.

Il faut donc que celui-ci soit chassé par une poussée, ou extrait artificiellement.

Expulsion naturelle. — Elle peut s'opérer sous l'effort de la poussée abdominale. La femme en poussant chasse son utérus contracté, comme un piston sur le placenta et celui-ci progresse. Toutefois, comme le placenta tient encore par les membranes, ces dernières se trouvent pincées pendant la contraction utérine. On comprend que, si la poussée a lieu au moment de la contraction, le placenta progresse pendant que les membranes sont retenues, ce qui entraîne la déchirure des membranes, conséquence habituelle de la *délivrance spontanée*.

Il est donc préférable de diriger l'expulsion pour le placenta, comme on le fait pour l'expulsion du fœtus, de telle sorte que la sortie du placenta arrive à s'effectuer *dans l'intervalle des contractions*.

L'extraction artificielle. — L'extraction artificielle est communément employée, il convient de ne la faire qu'en dehors des contractions utérines. Elle n'est pas considérée comme une intervention, et garde le nom de *délivrance naturelle*.

4° PROCÉDÉS DE DÉLIVRANCE NATURELLE

La délivrance naturelle consiste dans l'extraction du placenta décollé.

Quel que soit le procédé mis en œuvre, il est rationnel de n'y recourir que lorsqu'on a la certitude que le placenta est décollé. Ce décollement est généralement accompli quand une demi-heure s'est écoulée depuis la sortie du fœtus.

On peut s'assurer que le décollement est effectué soit par le palper, soit par le toucher.

Par le palper. — Si le décollement n'est pas fait, on constate, en appuyant sur le fond de l'utérus, que le cordon remonte dans l'orifice vulvaire, au moment où l'on cesse d'appuyer. Si le placenta est décollé, une pression exercée sur le fond de l'utérus fait un peu ressortir le cordon, ou bien n'a aucune influence sur celui-ci. Ce moyen d'investigation, journellement indiqué par Pinard dans son enseignement oral, est assez fidèle.

Par le toucher, on a la certitude que le décollement est opéré lorsqu'on arrive sur l'insertion placentaire du cordon.

Lorsqu'on a la certitude que le décollement est achevé, on peut procéder à la délivrance naturelle, qui peut être faite par *traction* sur le cordon, — ou par *expression*.

Traction sur le cordon. — C'est le procédé le plus usité en France.

Manuel opératoire. — Pour le mettre en œuvre, les deux mains vont agir de concert : l'une saisira le cordon dans un morceau de ouate stérilisée pour tirer, l'autre sera placée sur le ventre, *pour percevoir la contraction utérine* et arrêter aussitôt toute traction de l'autre main. Le rôle de la main abdominale est capital.

Le sens des tractions doit être en sens inverse de l'insertion du cordon. L'insertion est-elle à droite, on tire à gauche, on tire en bas si elle est en haut, en haut si elle est en bas, etc.

On doit interdire à la femme de pousser pendant les contractions. Mais dans l'intervalle de ces contractions sa poussée réglée, modérée, dirigée, facilite le dégagement du placenta, qui fait bomber le périnée, et traverse l'orifice vulvaire.

On peut aider à la sortie du placenta en exerçant une pression sur le fond de l'utérus, pendant qu'on exerce des tractions sur le cordon. Mais cette pression ne doit être exercée que dans l'intervalle des contractions.

Tout n'est pas fini quand on a reçu le placenta dans la main à la vulve, le placenta est encore suspendu *par les membranes.* Il faut continuer à le soutenir, et ne le laisser peser sur les membranes que très progressivement, toujours *dans l'intervalle des contractions.*

Il n'est pas rare de voir l'utérus rester dur assez longtemps dans cette période, mais on doit être très patient et attendre le relâchement de l'organe. A ce moment, les membranes se trouvent libérées, sortent, suivant une expression imagée, comme bavées.

Un procédé, conseillé déjà depuis longtemps, consiste à tordre le placenta à la vulve, pour enrouler les membranes en un faisceau résistant ; cela ne doit être fait que très lentement, et en s'assurant constamment que l'utérus est mou pendant cette manœuvre.

Expression. — On désigne sous ce nom une manœuvre ayant pour but de saisir l'utérus dans la main, et de l'exprimer, en refermant les doigts, comme on exprimerait une éponge, dans le but de renforcer la contraction utérine, et de hâter le décollement du placenta ainsi que son expulsion.

L'expression a été indiquée en Allemagne pour la première fois, par Crédé, en 1853 ; elle devait être exécutée tout d'abord, *immédiatement* après l'accouchement et pendant les contractions, mais l'on a peu à peu renoncé à cette façon de faire. L'expression, en Allemagne, se pratique aujourd'hui une *demi-heure* ou plus tard, après l'accouchement, c'est-à-dire alors que le placenta est décollé.

Pinard recommande l'expression (pratiquée dans l'intervalle des contractions et après décollement du placenta) dans les cas où le cordon n'est pas solidement attaché, par exemple dans l'insertion du cordon sur les membranes (insertion vélamenteuse). Il recommande la même méthode dans les cas où le placenta se présentant par le bord ou la face utérine, l'insertion du cordon sur le placenta se trouve dirigée vers la cavité utérine. C'est cette expression, qu'on emploie à la Clinique Baudelocque, sous le nom *d'expression française.*

Cette expression française diffère totalement de l'expression allemande. Elle est pratiquée dans l'intervalle des contractions et après le décollement du placenta. Elle a pour but de faire sortir le placenta des parties utérines ou vaginales non contractiles.

Toutes les difficultés de la délivrance seront étudiées plus loin (voir *Dystocie de la délivrance*).

LE POST PARTUM NORMAL

CHAPITRE PREMIER

ANTISEPSIE ET ASEPSIE

1° MÉTHODE ANTISEPTIQUE

Définition. — L'antisepsie est la méthode employée pour
détruire les microbes. On sait que ceux-ci se rencontrent partout, à la surface de tous les corps, dans toutes les poussières,
mais qu'ils ne se développent que dans des milieux favorables,
tels que les matières organiques vivantes ou mortes.

Sur les matières organiques mortes ils engendrent la *putréfaction* ; sur les matières vivantes, ils produisent l'*infection*.

C'est Semmelweiss à la Maternité de Vienne, qui, vers 1847, en
faisant désinfecter les mains des étudiants dans du chlorure de
chaux, eut le premier l'intuition de la méthode antiseptique. Elle
devait naître 20 ans plus tard des théories microbiennes de Pasteur, créée par le chirurgien anglais Lister, pour être développée
et vulgarisée par J. Lucas-Championnière.

Moyens de défense. — La peau et les muqueuses, quand
elles sont intactes, empêchent la pénétration des microbes

dans l'organisme. Cette pénétration ne peut se faire qu'à la suite d'une érosion ou d'une plaie, qui constitue, comme on l'a dit, « une porte d'entrée » de l'infection.

Lorsque les agents de l'infection ont pénétré dans l'économie, les globules blancs s'accumulent autour de l'envahisseur et cherchent à l'absorber. C'est ce que Metchnikoff a appelé « la phagocytose ». A côté de cette première réaction de défense, il se forme dans l'organisme des substances appelées « anticorps », qui produisent l'immunité et la vaccination.

Après la délivrance, l'utérus étant mis à nu, dans toute sa surface interne, par le décollement du placenta et des membranes, il offre une plaie immense que les microbes peuvent envahir facilement. Il faut donc n'approcher des organes génitaux de la femme en travail que des instruments ou des mains que l'on a *stérilisées*, c'est-à-dire, que l'on a privées de ces microbes et qui sont ainsi devenues *aseptiques*.

L'asepsie s'obtient par l'action de substances chimiques dites antiseptiques, ou par l'action de la chaleur et du feu.

2º LES ANTISEPTIQUES

Les antiseptiques sont les substances destinées à détruire les microbes ; mais elles ne doivent pas altérer les tissus que l'on veut protéger. La difficulté a été de trouver des substances qui, tout en attaquant les microbes, ne détruisent pas, n'attaquent pas les tissus.

Sublimé corrosif. — Cet antiseptique est tout-puissant, mais il faut bien savoir le manier. Il n'est vraiment utile et actif qu'à la dose de 1 pour 1 000.

Or, à cette dose, excellente pour l'usage externe, les mains, les parties externes, il est dangereux dans le vagin et l'utérus.

On est obligé de ne pas dépasser, pour les injections vaginales, la dose de 1 pour 4 000.

Pour les injections intra-utérines, il vaut mieux ne pas l'employer. Tarnier, après s'en être servi à doses faibles, avait fini par y renoncer à cause des accidents d'intoxication.

On sait que ceux-ci peuvent être très graves et entraîner la mort. Il est fréquent de constater de légères intoxications, se manifestant surtout par de la diarrhée, de la stomatite avec un liseré blanchâtre sur les gencives, et quelques éruptions caractéristiques. Tous ces accidents disparaissent dès qu'on suspend l'emploi des sels mercuriels.

Biiodure de mercure. — Cette substance, rendue soluble par la présence d'une dose égale d'iodure de potassium, semble moins toxique que le sublimé. Pinard en a recommandé l'emploi à 1/4000e en injections vaginales, et à 1/8000e dans l'utérus, mais en petite quantité.

Les sels de mercure demandent à être maniés avec prudence, car beaucoup de sujets présentent une prédisposition très grande à s'intoxiquer.

Eau oxygénée. — L'eau oxygénée à 12 volumes jouit d'un pouvoir bactéricide très puissant, en même temps qu'elle altère peu les éléments cellulaires, à condition que son action sur les tissus soit passagère et rapide. J. Lucas-Championnière l'a employée avec succès dans le cas d'avortement septique. Il l'emploie pure, mais en très petite quantité pour laver le vagin et toucher la cavité utérine à l'aide d'un tampon imbibé de cette substance (voir AVORTEMENT).

On a objecté à cette préparation son instabilité (par perte d'oxygène) et le développement gazeux, qui suit son application, lequel pourrait entraîner l'introduction de bulles gazeuses dans les vaisseaux de l'utérus post partum.

Autres antiseptiques. — D'autres substances peuvent être employées, telles que l'aniodol à 1/4000, le permanganate de potasse à 0,25 ou 0,50/1000e, mais leur puissance est moindre que celle du sublimé ou du biiodure. J. Lucas-Championnière est resté fidèle aux solutions phéniquées mélangées à parties égales de glycérine à 25 et à 50 pour 1 000.

Il est indispensable de se servir de solutions rigoureusement titrées. Il faut que non seulement la substance antiseptique ait été pesée, mais aussi que le liquide ait été soigneusement mesuré. C'est là une précaution trop souvent négligée.

REMARQUE. — Au point de vue obstétrical, l'emploi judicieux

du sublimé ou du biiodure répond à toutes les indications. Ces substances peuvent être remplacées par l'aniodol ou le permanganate en cas d'intoxication. Mais celle-ci se produira rarement si, suivant les préceptes de J. Lucas-Championnière, on emploie les solutions antiseptiques en petite quantité, c'est-à-dire si l'on pratique des injections, non pas de deux litres ou plus, comme on le fait si souvent, mais d'un litre ou même d'un demi-litre.

3º STÉRILISATION PAR LA CHALEUR ET PAR LE FEU

Cette méthode n'est applicable qu'aux objets, et encore parmi ceux-ci, à ceux qui peuvent résister, sans se détériorer, à l'action d'une température élevée à 100º ou au-dessus. On emploie le flambage, l'ébullition simple, l'ébullition sous pression à l'autoclave.

Flambage. — Le flambage est un procédé simple de stérilisation qui s'obtient par le chauffage des objets dans de l'alcool auquel on met le feu. Ce procédé, très commode pour stériliser rapidement des instruments ou cuvettes, est considéré comme moins sûr que l'étuve sèche, ou l'autoclave. Il est bon, quand on recourt à ce procédé, de ne pas verser de l'eau sur les instruments en acier, avant leur refroidissement, pour ne pas les détremper et aussi afin de ne pas arrêter prématurément l'effet de la chaleur.

Ebullition. — L'ébullition pendant 15 ou 20 minutes est un bon procédé de stérilisation, surtout si l'eau d'ébullition contient quelques cristaux de carbonate de soude qu'on trouve sous le nom de « cristaux » dans toutes les cuisines. L'addition de ce sel porte à plus de 100º la température de l'ébullition, et expose moins les instruments à l'oxydation ou la rouille.

Ebullition sous pression (*autoclave*). — C'est un moyen très sûr pour stériliser les objets de pansement. Ils sont de la sorte portés à une température de 120° à laquelle non seulement les microbes, mais aussi leurs spores, succombent d'une façon assurée.

4o APPLICATIONS OBSTÉTRICALES

Règles générales. — Il est une ligne de conduite à adopter : c'est, ainsi que l'enseignait J. Lucas-Championnière, de restreindre le plus possible, le point où l'on fait de l'antisepsie, il faut limiter la surveillance à la vulve et à tout ce qui s'en approche. C'est là que l'on doit concentrer les précautions.

Tout ce qui doit approcher de la vulve, doit être aseptisé. Tout ce qui n'est pas en contact avec la vulve et le vagin n'a pas besoin d'être stérilisé. Il est, par conséquent, inutile de faire enlever les rideaux, tentures, tapis, d'opérer enfin un véritable déménagement.

J. Lucas-Championnière est le créateur de la méthode antiseptique en obstétrique. Il en fit les premières applications à la Maternité de l'hôpital Cochin en 1874.

L'asepsie ne saurait dans la pratique obstétricale être substituée complètement à l'antisepsie, étant donné l'impossibilité de détruire d'une façon certaine la flore microbienne vaginale et cervicale. Néanmoins les suites de couches ne sont devenues véritablement aseptiques, que depuis que l'asepsie des mains de l'accoucheur a pu être réalisée par l'emploi de gants de caoutchouc stérilisés.

Antisepsie pendant la grossesse. — On a pensé à désinfecter d'une façon préventive le vagin, où se trouvent des quantités considérables de microbes. Mais cela est très difficile à réaliser à l'avance.

En effet, si dans ce but l'on prescrit des antiseptiques peu actifs, comme l'acide borique, on n'obtient aucun résultat, — si, d'autre part, on emploie des antiseptiques actifs comme le sublimé, ils irritent rapidement la vulve et le vagin et doivent être supprimés.

On ne doit donc pas faire d'injections antiseptiques pendant la grossesse, sauf en cas d'indication précise, comme dans le cas de vaginite granuleuse s'accompagnant de pertes blanches très abondantes ; on fera alors quelques injections antiseptiques à une dose active, mais on ne les fera que pendant très peu de temps, et sous très faible pression (bock élevé de 30 centimètres au plus).

Antisepsie pendant le travail. — Il faut faire, dès le début du travail, la désinfection des organes génitaux avec le plus grand soin.

Dès que la femme a des douleurs, il faut faire un savonnage des lèvres et de la vulve, suivi d'un lavage au sublimé à 1/1000 (sur les parties extérieures), et d'une injection vaginale à 1/4000. Puis on applique un carré d'ouate hydrophile sur la vulve, en ayant soin d'ouvrir la feuille d'ouate, et de l'appliquer sur la vulve par la face qui n'a subi aucun contact.

Lorsque la dilatation est commencée, il faut maintenir la femme au lit, avec un pansement vulvaire. On pourra, si cette période se prolonge, renouveler l'injection vaginale, ainsi que le pansement.

Pendant la période d'expulsion, on procédera à une nouvelle toilette vulvaire, et on repoussera en arrière, à l'aide d'un morceau d'ouate et sans se souiller les doigts, les matières fécales fréquemment expulsées au cours de cette période. On donnera une injection après l'expulsion du fœtus et une autre après la délivrance. Toutes ces injections seront faites avec peu de liquide : un demi-litre ou un litre au plus.

Antisepsie pendant les suites de couches. — On peut, dans cette période, faire une injection matin et soir. Mais il faut bien savoir qu'il n'y a pas d'inconvénients à s'abstenir d'en pratiquer. Les femmes de la clinique Baudelocque ne reçoivent des injections que si elles ont des lochies odorantes.

Remarque. — D'une façon générale, il vaut mieux supprimer les injections que de les faire pratiquer par des mains inexpérimentées.

5° PETITE CHIRURGIE OBSTÉTRICALE

Il est nécessaire de préparer des instruments et objets de pansements qui seront utilisés au cours de l'accouchement et des suites de couches. D'autre part, certaines précautions doivent être prises en ce qui concerne l'accoucheur et la parturiente.

Pansements et instruments. — La stérilisation ne doit être faite que pour les objets destinés à entrer en contact avec les organes génitaux. On arrive ainsi à limiter les précautions à un très petit nombre d'instruments, ou de substances. Tout ce qui n'a pas subi la stérilisation doit être considéré comme septique.

Instruments métalliques. — Ils doivent être bouillis avec des cristaux de carbonate de soude pendant 15 ou 20 minutes, et doivent attendre dans leur eau d'ébullition, sans être touchés, le moment où l'on doit s'en servir.

Instruments en verre. — Ils doivent être mis dans de l'eau froide ou tiède que l'on porte progressivement à l'ébullition.

Objets de pansements. — Les objets de pansements les plus usités sont la gaze et l'ouate hydrophile stérilisées. La stérilisation est généralement faite à l'avance, et ces produits sont livrés stérilisés dans des boîtes de fer-blanc. Il est bon, pour l'ouate en particulier, de la commander en boîtes de carrés de différentes tailles, destinés les uns aux toilettes, les autres aux pansements vulvaires.

A défaut de produits stérilisés, on peut, en cas de nécessité, les remplacer par de vieux linges assouplis par l'usage, ou de la gaze. Mais alors ces linges ou cette gaze doivent être au préalable portés à l'ébullition pendant une demi-heure dans une solution de carbonate de soude.

Remarque. — Il est inutile de se laver les mains pour prendre un morceau d'ouate stérilisée; il suffit, après l'avoir saisi, de le déchirer et de l'ouvrir, pour l'appliquer sur la vulve par la face non touchée.

Linges. — Les linges destinés à l'usage de la femme et de l'enfant sont blanchis et lessivés, mais non stérilisés. Ils ne doivent donc pas entrer en contact avec les surfaces stérilisées.

Ustensiles divers. — Les ustensiles tels que le bock, les cuvettes, peuvent être l'objet d'une stérilisation pour chaque usage soit en les ébouillantant, soit en les flambant.

On doit aussi prendre garde de ne pas laisser se souiller les bassins en les laissant traîner sur le sol, pour les placer ensuite dans le lit, sous le siège de la femme. Ces bassins doivent être toujours maintenus enveloppés dans une serviette, ou mieux dans une taie d'oreiller.

Si l'on recourt à l'emploi des vapeurs de formol, les instruments seront toujours passés avant de servir dans l'eau bouillie, pour qu'ils soiënt débarrassés de la mince couche de formol qui peut revêtir leur surface.

Asepsie de l'accoucheur. — Elle peut porter sur les vêtements, mais aussi et surtout sur les mains, qui seules sont appelées à entrer en contact avec les surfaces « infectables ».

Toilette des mains. — Les mains sont très difficiles à nettoyer, à stériliser. La peau présente de multiples plis et sillons, au fond desquels se trouvent de nombreux microbes. Le sillon péri-unguéal est en particulier très difficile à désinfecter. La stérilisation des mains a été même considérée comme impossible, et l'on a proposé pour y suppléer l'usage des gants de caoutchouc, préalablement stérilisés.

Il y aurait avantage à voir l'usage des gants se généraliser, bien que les mains de l'accoucheur aient surtout à faire des explorations, parfois un toucher délicat, ou des interventions dans lesquelles la prise des doigts doit être ferme et non glissante. On arrive avec un peu d'habitude à acquérir une assez grande sensibilité pour pouvoir pratiquer les différents examens par le toucher, ainsi que toutes les interventions, à condition de faire usage de gants de caoutchouc d'un tissu peu épais.

A défaut de gants, on peut, en y mettant le soin nécessaire, arriver à s'aseptiser les mains d'une façon suffisante pour arriver malgré tout à des résultats satisfaisants.

Il faut, pour le moindre toucher pratiqué chez une femme en travail, s'aseptiser les mains comme on le ferait pour une laparotomie.

Il est préférable de faire cette toilette dans une cuvette stérilisée. L'eau bouillie sera aussi chaude que possible, parce que l'enduit sébacé, qui recouvre la peau, ne s'enlève qu'au contact de l'eau très chaude ; celle-ci sera en petite quantité, afin de former, comme le demande J.-L. Championnière, une solution de savon plus concentrée. Quand l'eau devient trop mousseuse, on peut la remplacer et cela, à deux ou trois reprises s'il le faut.

On se brosse les ongles et les doigts avec une brosse neuve en chiendent, qui aura été préalablement bouillie. On ne s'essuie pas les mains après ce lavage, et on se les frotte dans une solution de sublimé à 1/1000.

Les mains s'imprégneront facilement de cette solution, si elles ont été bien lavées et débarrassées de leur enduit gras. Pour plus de sûreté, on peut les passer à l'alcool, avant de les tremper dans le sublimé.

On terminera la toilette en faisant pénétrer dans le sillon unguéal de chaque doigt un peu de teinture d'iode.

Malgré les précautions précédentes rien ne vaut la sécurité donnée par les gants de caoutchouc. Ceux-ci doivent être préalablement stérilisés à l'autoclave, ou mis à bouillir, enveloppés et serrés dans un linge qui les empêche de surnager, et ils doivent subir la même préparation avant chaque examen.

Néanmoins au cours de la période d'expulsion, on peut se laver les mains gantées, comme on se laverait les mains nues à l'aide d'eau de savon, puis de sublimé. La surface lisse des gants de caoutchouc est beaucoup plus facile à nettoyer ou à aseptiser que la surface de nos téguments.

On ne doit jamais se mettre en contact avec du pus ou des plaies septiques, si cela arrivait par accident, on doit se considérer comme infecté pendant quelques jours. Sans qu'on puisse fixer de durée exacte à cette période, il est prudent de se considérer comme dangereux, tant que l'épiderme ne sera pas renouvelé, on attendra une semaine, avant de pratiquer de nouveaux touchers, à moins de se servir de gants de caoutchouc.

Les mains lavées et stérilisées ne doivent plus toucher quoi que ce soit qui n'ait été stérilisé.

Si l'on n'a pas de vaseline stérilisée en tube, on s'en passe plutôt que de se servir de vaseline douteuse. Du reste, au cours du travail, le vagin est assez lubrifié, assez glissant pour qu'on puisse ne pas employer de corps gras.

Si, les mains étant stérilisées ou gantées, il arrive de toucher un objet non stérilisé, il ne suffit pas de tremper les doigts dans le sublimé, *il faut les laver à nouveau*.

Vêtements. — On peut revêtir une blouse propre, mais celle-ci est surtout destinée à protéger les vêtements. Si propre et si blanche qu'elle soit, elle n'est pas stérilisée, ou ne peut pas être conservée stérilisée, elle ne doit donc jamais entrer en contact avec les mains ou les instruments aseptisés.

Asepsie de la femme. — L'asepsie de la parturiente comprend des soins généraux de propreté, et des soins locaux, tels que toilettes vulvaires, injections vaginales.

Soins de propreté. — L'accouchée qui a pris régulièrement des bains au cours de sa grossesse ne réclame pas de soins spéciaux de propreté au moment de l'accouchement. Mais il n'en est pas toujours ainsi, beaucoup de femmes arrivent au terme de leur grossesse dans un état nécessitant un nettoyage complet.

Il est d'usage dans beaucoup de maternités de donner un bain aux femmes, dès leur entrée, qu'elles soient ou qu'elles ne soient pas en travail.

Au point de vue de l'asepsie, ce bain mérite d'être critiqué. Il a, en effet, pour conséquence de faire baigner la vulve, le vagin, sinon le col et même l'œuf quand les membranes sont rompues, dans une eau souillée par toutes les impuretés et la crasse des téguments.

Il est de beaucoup préférable dans ces circonstances de renoncer au bain pendant le travail. La femme peut être nettoyée et savonnée, des pieds à la tête, dans une bassine ou une baignoire vide, tandis que les organes génitaux seront l'objet d'une toilette spéciale, suivie d'injection vaginale.

Toilettes locales. — On fait une toilette des organes génitaux externes et des régions voisines avec de l'eau bouillie chaude et du savon. Ce savonnage doit être très soigneux, il est très important. On le fait suivre d'un arrosage extérieur avec une solution chaude de sublimé à 1/1000.

Cette toilette doit précéder, au début du travail, le premier toucher et la première injection.

Injections vaginales. — L'injection vaginale peut être particulièrement dangereuse, au point de vue des chances d'infection, si elle est pratiquée d'une façon non aseptique.

Il est très difficile à une personne seule, sans aide, d'arriver à donner une injection en conservant ses mains aseptisées. Aussi, a-t-on avantage à donner cette injection sans toucher ni la canule, ni la vulve, ni le liquide à injecter.

Technique de l'injection vaginale. — Il s'agit de faire passer dans le vagin, sous faible pression (30 centimètres), une solution antiseptique dont on connaît bien le titre, à une température convenable, avec une canule stérilisée.

On doit, quand il est utile de donner une injection chaude, savoir exactement si la solution est à la température voulue, et pour cela, vérifier cette température avec un thermomètre sortant d'une solution antiseptique. Toutefois on peut apprécier la température du liquide en faisant couler le liquide de l'injection sur sa main, mais pendant assez longtemps pour laisser s'écouler d'abord le liquide du tuyau. Il est indispensable de connaître la température de l'injection : on a observé des cas où des femmes ont été très gravement brûlées. D'autres fois, il arrive qu'on donne une injection tiède ou insuffisamment chaude, alors que l'action de la chaleur serait nécessaire.

Le bock a été bouilli ou flambé préalablement et pour chaque injection on le lave avec du sublimé à 1/100 ainsi que son tuyau de caoutchouc.

La canule bouillie trempe dans son eau d'ébullition ou dans du sublimé à 1/1000. On la saisit par l'extrémité qui va entrer dans le tuyau, et on l'adapte à ce tuyau. Ces préparatifs terminés, on place la femme sur le bassin, et on donne l'injection sans toucher ni la vulve, ni la canule. Pour cela, on prend la canule par l'extrémité qui est dans le tuyau en caoutchouc. Après avoir amorcé, c'est-à-dire chassé l'air, on introduit la canule dans l'orifice vulvaire béant et on élève le bock à 0,25 ou 0,30 centimètres de hauteur.

Cathétérisme de la vessie. — Il doit être pratiqué le plus rarement possible, à cause des difficultés que l'on trouve à le rendre véritablement aseptique. Une affection très commune autrefois, « la cystite puerpérale », a pour ainsi dire disparu, depuis les applications de l'antisepsie et depuis que l'on enseigne de ne pratiquer le cathétérisme qu'à titre tout à fait exceptionnel.

Il doit être fait de préférence avec une sonde molle en caoutchouc rouge, préalablement portée à l'ébullition pendant 15 ou 20 minutes. On fait une toilette très soigneuse de la vulve et, les mains aseptisées ou gantées, la sonde tassée dans le creux de la main, on introduit dans le méat urinaire son extrémité enduite de vaseline *stérilisée*.

Après l'accouchement, la recherche du méat urinaire au milieu des parties dilacérées et contuses, est souvent difficile.

CHAPITRE II

LES SUITES DE COUCHES
PHYSIOLOGIQUES

1° APRÈS L'ACCOUCHEMENT

Soins immédiats. — La femme accouchée et délivrée reçoit une injection *vaginale* antiseptique. L'injection *intra-utérine* pourra être réservée aux cas dans lesquels on redoute l'infection utérine, par exemple chez les femmes qui ont eu une rupture prématurée des membranes longtemps avant le début du travail, ainsi que chez celles qui ont subi des touchers suspects ou des interventions intra-utérines (version, basiotripsie, délivrance artificielle).

Si l'utérus est bien contracté, le pouls à 80 pulsations ou au-dessous, on peut quitter l'accouchée environ une heure après la délivrance.

On recommande le repos absolu, le calme complet. La femme pourra prendre un grog léger, une infusion aromatique chaude ou un peu de lait, puis elle cherchera à dormir.

Régime alimentaire. — On ne croit plus nécessaire la diète qu'on prescrivait autrefois d'une façon si rigoureuse, dans le but d'éviter les accidents infectieux, dont on ne connaissait pas la véritable origine.

Le régime alimentaire de l'accouchée sera celui de la nourrice (voir *Allaitement maternel*), mais pendant le séjour au lit, on devra veiller à ce que ce régime soit suffisant sans être trop copieux, afin d'éviter les inconvénients de la suralimentation chez une femme qui ne prend aucun exercice. Il sera bon, à ce point de vue, de ne permettre la viande qu'à un seul repas par jour.

Tranchées utérines. — On désigne sous ce nom des contractions utérines douloureuses qui surviennent dans le commencement des suites de couches, en particulier chez les multipares, et avec d'autant plus de violence que la femme a déjà accouché un nombre plus considérable de fois. Ces coliques s'accompagnent généralement d'expulsion de caillots.

On peut, tout d'abord, ne rien faire pour arrêter ces tranchées, en se contentant simplement d'atténuer les phénomènes douloureux par des applications locales chaudes (linges, boules d'eau). Mais il peut se faire que ces douleurs reviennent avec une fréquence et une intensité telles qu'elles sont très difficilement supportées. On administre alors soit de l'antipyrine (0 gr. 50 à 1 gramme), soit du laudanum de Sydenham (X à XV gouttes en lavement), ou mieux (les substances précédentes pouvant passer dans le lait) une ou deux cuillerées à soupe de sirop de chloral.

La température et le pouls. — L'état de la température et du pouls devra être soigneusement observé, matin et soir, pendant toute la durée des suites de couches. Le thermomètre sera laissé dans l'aisselle jusqu'à ce que la température soit fixe. Il est plus sûr que la température soit prise dans le rectum. L'examen du pouls servira d'utile moyen de contrôle, et l'on verra s'il est en concordance avec la température. Il faut bien savoir toutefois que les femmes qui ont eu des hémorragies peuvent pendant plusieurs jours conserver le pouls fréquent en dehors de toute élévation de température.

Le pouls chez la nouvelle accouchée est normalement ralenti et ne doit pas dépasser 80 pulsations.

Soins locaux. — *Les injections vaginales* faites avec une substance antiseptique pourront être prescrites avec avantage. Mais ces injections doivent être faites avec une substance antiseptique à un titre suffisamment actif (sublimé à 1/4000 ou biiodure au même titre). Elles doivent être administrées par un aide au courant de la méthode antiseptique.

On peut toutefois, *sans inconvénient,* se dispenser de donner des injections vaginales. A la clinique Baudelocque, les femmes qui ne présentent rien de spécial ne reçoivent, pendant les suites de couches, aucune injection vaginale ; elles ne sont soumises qu'à des toilettes extérieures des organes génitaux, deux fois par jour.

On peut recommander à une personne de l'entourage de limiter les soins locaux à un simple arrosage au moyen d'un liquide antiseptique versé sur la vulve matin et soir, sans toucher à celle-ci. Ce lavage sera suivi de l'application sur cette région d'un carré de ouate hydrophile stérilisée qu'on appliquera, après l'avoir ouvert, par une partie non touchée.

2° LES PREMIERS JOURS

Il est préférable de faire ses visites à l'accouchée le soir, pendant la première semaine, parce que, s'il se produit des élévations de température, elles sont plus marquées à ce moment.

La femme, après les fatigues de l'accouchement, s'est endormie. Au réveil, son visage est reposé, sa langue rose et humide, elle ne signale le plus souvent que des tranchées utérines et un peu de courbature musculaire, conséquence des efforts de la période d'expulsion.

Il faut s'occuper dans cette période de la façon dont s'accomplissent les fonctions urinaires, les fonctions intestinales, les sécrétions utéro-vaginales ou lochies, et enfin la montée laiteuse.

POST PARTUM

HUIT HEURES APRÈS LA DÉLIVRANCE

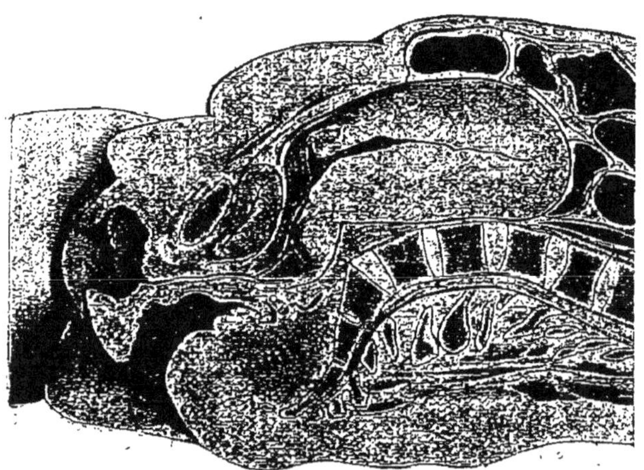

Fig. 40. — Schröder et Stratz.

L'utérus rétracté est couché sur la colonne vertébrale.

Coupe mediane verticale antéro-postérieure.

Les fonctions urinaires. — Il faut s'enquérir, dès le lendemain de l'accouchement, de la façon dont s'accomplissent les mictions. *La rétention d'urine* est fréquente.

Il est très important de savoir ne pas se hâter pour sonder la vessie. La cystite, dite puerpérale, qui a été autrefois si fréquente, a totalement disparu, depuis que l'on a appris à ne pas sonder les femmes en couches. Du reste, le cathétérisme est particulièrement difficile à pratiquer au milieu des tissus plus ou moins dilacérés qui entourent le méat urinaire. On doit donc attendre 24 heures, et même quelquefois plus longtemps,

POST PARTUM

CINQ JOURS APRÈS LA DÉLIVRANCE

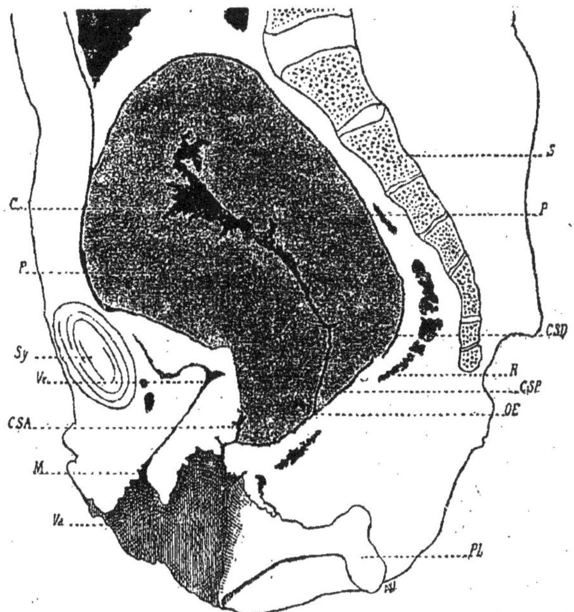

Fig. 41. — Barbour.

L'utérus obstrue l'excavation

Coupe médiane verticale et antéro-postérieure. S, sacrum. — PP, paroi utérine. — CSD, cul-de-sac de Douglas. — R, rectum. — CSP, cul-de-sac postérieur du vagin. — OE; orifice externe. — PL, paroi vaginale. — Va, vagin. — M, urètre. — CSA, cul-de-sac antérieur. — Ve, vessie. — Sy, symphyse. — C, cavité utérine.

la première miction, qui finit presque toujours par se faire spontanément. On évitera ainsi non seulement les infections de la vessie, mais aussi cette paresse vésicale, très fréquente après le cathétérisme, et qui nécessite de nouveaux sondages.

Les fonctions intestinales. — La constipation est presque de règle pendant les suites de couches, elle est sous la dépendance de deux circonstances : d'une part le séjour au lit, d'autre part l'obstruction créée par l'utérus lui-même.

On peut très facilement se rendre compte de la gêne apportée à la réplétion du rectum par le volume de l'utérus, en regardant la place énorme occupée dans le bassin par l'utérus, sur les coupes faites, chez les femmes mortes, dans les jours qui suivent l'accouchement. On y voit que l'utérus remplit véritablement l'excavation.

Il n'est pas extraordinaire dans ces conditions qu'il devienne nécessaire de surveiller et d'aider l'accomplissement des fonctions intestinales par l'administration de lavements et de laxatifs.

Il est de tradition de ne recourir à ces moyens que vers le troisième ou le quatrième jour des suites de couches, et de ne provoquer ensuite des selles que tous les deux jours.

Il est pourtant plus conforme aux nécessités physiologiques de provoquer quotidiennement, et dès le second jour, l'évacuation de l'intestin, à moins qu'il n'y ait des raisons spéciales pour temporiser. Cette temporisation peut avoir son utilité quand le périnée déchiré porte des sutures, il y a alors avantage à ne pas l'exposer au contact des matières fécales, pendant les premiers jours, tant que la réunion superficielle n'est pas opérée.

En dehors de cette circonstance les femmes se trouvent beaucoup mieux du fonctionnement quotidien et régulier de l'intestin.

Les lavements doivent être, en raison de l'obstruction causée par l'utérus, administrés en observant plus soigneusement que jamais la technique classique :

La femme sera couchée sur le côté droit, les membres inférieurs dans la flexion. La canule molle et longue sera introduite assez profondément, mais d'une façon très progressive, à mesure que l'eau injectée distend le rectum. On prendra soin d'arrêter l'écoulement du liquide chaque fois que de l'intolérance ou de la douleur se manifesteront. On arrivera de la sorte à faire tolérer un demi-litre et même un litre d'eau bouillie simple ou additionnée d'une ou deux cuillerées à soupe de glycérine. On pourra parfois avec avantage recourir à l'emploi d'eau très chaude à 48° centigrades (mesurés au thermomètre).

Le lavement administré avec le bock à injections ne devra pas être donné avec une pression excessive, l'élévation du récipient à 0 m. 50 de hauteur sera le plus souvent suffisante.

On pourra aussi conseiller l'emploi de suppositoires glycérinés, ou de laxatifs légers, comme le cascara à la dose de 0 gr. 25 à 0 gr. 50 au repas du soir.

Les lochies. — On désigne sous ce nom l'écoulement vaginal pendant les suites de couches. Cet écoulement est d'abord très rouge, constitué pendant les premiers jours principalement par du sang ; puis il prend une teinte grisâtre, pour redevenir sanglant, pendant quelques jours, vers la fin de la deuxième semaine ou le commencement de la troisième, c'est ce qu'on a appelé « le petit retour de couches ».

Cet écoulement lochial est formé de sang et de débris de caduque.

Les lochies *sanglantes*, dans les premiers jours, se montrent parfois avec une abondance plus accentuée ; elles s'accompagnent alors, suivant Pinard, d'un état de dureté particulière de l'utérus et d'accélération du pouls.

L'examen des lochies n'a d'intérêt qu'au point de vue de savoir si elles sont ou ne sont pas *odorantes*. Il arrive parfois qu'elles présentent une odeur assez fétide, même en dehors de tout phénomène fébrile. Il convient dans ce cas de recourir aux injections vaginales antiseptiques : biiodure de mercure ou sublimé à 1/4000, aniodol au même titre, eau oxygénée à 12 volumes à 1/5. Cette dernière solution désodorise d'une façon parfaite.

La montée laiteuse. — On appelle ainsi un ensemble de phénomènes fluxionnaires apparaissant au niveau des glandes mammaires, généralement vers le troisième jour des suites de couches. La montée laiteuse peut paraître quelquefois plus tôt, mais aussi d'autres fois plus tard. Elle peut se manifester avec une intensité variable qui n'est pas toujours en rapport avec la valeur future de la nourrice.

Les phénomènes locaux qui accompagnent la montée laiteuse seront étudiés à propos de l'allaitement.

Les phénomènes généraux manquent le plus souvent, mais ils peuvent se montrer en dehors de tout état infectieux. On constate alors une légère élévation de la température (quelques dixièmes de degré) et un peu d'accélération du pouls. Mais dans ces circonstances le thermomètre n'atteint pas 38° et surtout le pouls ne doit pas dépasser 100 pulsations. Ce mouvement semble correspondre à des phénomènes de résorption au niveau du sein, dont la sécrétion dépasse à ce moment beaucoup l'excrétion. Ces phénomènes se manifestent surtout quand la montée se produit avec une vive congestion mammaire.

Il n'y a plus de *fièvre de lait*. On décrivait autrefois, sous ce nom, les accidents fébriles, notés au moment de la montée laiteuse. Cela se passait avant l'application de l'antisepsie à l'obstétrique. Cette fièvre — aujourd'hui disparue — correspondait alors le plus souvent à des phénomènes infectieux légers.

3° LA DEUXIÈME ET LA TROISIÈME SEMAINES

Pendant la deuxième et la troisième semaines, le pouls et la température, attentivement surveillés, doivent rester normaux. C'est dans cette période qu'on peut noter ce qui se passe au point de vue de la « régression » ou « involution » de l'utérus ; c'est aussi le moment de discuter la question de la « première levée », et d'examiner ce qui concerne le retour de la menstruation ou « retour de couches ».

Régression ou involution de l'utérus. — C'est le retour de l'utérus à son état antérieur.

L'utérus, qui, après l'accouchement et la délivrance, pèse 1 500 grammes et atteint le niveau de l'ombilic, va progressivement se réduire à ses proportions ordinaires ; cavité de 7 centimètres, poids de 60 à 70 grammes environ. Ce travail de régression des fibres musculaires se ferait par un travail d'atrophie ainsi que l'avait indiqué Robin et que l'a confirmé depuis Helme d'Edimbourg.

La régression de l'utérus passe pour être entravée, retardée par les infections utérines. On a même voulu faire de ce défaut de régression un signe d'infection.

Il n'est pas facile d'apprécier autrement que d'une façon

superficielle, et on peut dire très imparfaite, les étapes de cette régression dans cette période.

En effet, dans les premiers jours des suites de couches, la situation de l'utérus dans l'abdomen paraît surtout influencée par l'état de plénitude ou de vacuité du rectum et de la vessie. D'autre part, dans la deuxième semaine après l'accouchement l'utérus, déjà considérablement diminué de volume, peut plus ou moins s'enfoncer derrière le pubis, et disparaître même dans l'excavation quand il se met en rétroversion, comme cela arrive assez fréquemment.

D'après les constatations anatomiques de Varnier, l'utérus a repris à peu près ses dimensions normales, vers la fin de la troisième semaine. On sait, d'après les recherches de Léopold, que la muqueuse utérine est en voie de reconstitution dans la deuxième semaine, et ce fait peut expliquer la rareté des infections, à mesure qu'on s'éloigne de la date de l'accouchement. Il convient pourtant de ne pas se départir de l'asepsie tant que cette muqueuse n'est pas reconstituée d'une façon suffisante, et il est prudent que, pendant au moins trois semaines, la femme ne soit exposée à aucune contamination.

La première levée. — En France, par un usage dont l'origine est très ancienne, un nombre considérable d'accouchées se lèvent le neuvième jour après l'accouchement. C'est la date à laquelle la plupart des femmes quittent les maternités.

Au neuvième jour des suites de couches, même quand tout s'est passé d'une façon normale, le mouvement de régression de l'utérus n'est pas achevé. A ce moment la muqueuse utérine n'est pas encore reconstituée, l'utérus est encore très volumineux, pesant, gênant et susceptible de s'infecter. — Or qu'observe-t-on chez les femmes qui se lèvent à cette date ? Elles ne sont pas, il faut le reconnaître, encore très vaillantes ni solides, mais, somme toute, on ne retrouve pas chez elles beaucoup plus de prolapsus utérins et d'infections utérines ou péri-utérines, que chez les femmes, qui attendent avant de se lever, la fin de la troisième semaine. C'est le moment choisi pour la première levée par une tradition, non plus populaire mais médicale, de date assez récente, et qu'on ne voit paraître dans les traités d'accouchements que vers la deuxième moitié du xixᵉ siècle.

A la fin de la *troisième semaine*, au point de vue local, l'utérus a pour ainsi dire repris ses proportions normales, la muqueuse paraît reconstituée. A ces avantages, il convient d'ajouter celui d'avoir attendu les délais dans lesquels apparaît le plus souvent la phlébite. Toutefois quand on soupçonne cette affection, dans la crainte de l'embolie, il faut savoir retarder, au-delà de trois semaines, la date de la première levée. Cette mesure devra être prise pour les femmes qui ont présenté des élévations de température même légères, et surtout une *fréquence persistante* du pouls.

En somme, c'est la crainte de la phlébite et de l'embolie qui doit dominer dans les préoccupations de celui qui autorise la première levée. L'accoucheur se montrera moins sévère, quand la température et le pouls, *rigoureusement surveillés*, sont restés normaux. — On doit, au contraire, énergiquement insister pour retarder la première levée et même pour interdire les mouvements dans le lit, quand il s'agit de femmes dont la courbe de température et la fréquence persistante du pouls font craindre l'existence d'une phlébite.

La question du *lever précoce* des accouchées, est à l'heure actuelle à l'ordre du jour parallèlement à celle du lever précoce des opérées. Des expériences cliniques entreprises, il semble résulter que le lever précoce ne présente, si les suites de couches sont réellement aseptiques, aucun inconvénient. Il y a du reste peu de différence entre la femme qui se remue, s'asseoit et se tourne dans son lit avec celle qui met le pied par terre. Néanmoins le repos au lit procure très certainement plus de bien-être que le lever précoce, toute question de danger d'embolie mise à part.

Le retour de couches. — C'est l'expression par laquelle on désigne le retour de la menstruation après l'accouchement.

Chez la femme qui n'allaite pas, les règles font leur apparition six semaines environ après l'accouchement. Cette première réapparition des règles peut se faire avec plus d'abondance qu'en temps ordinaire, et on peut, dans ce cas, conseiller le décubitus pour les premiers jours de cet écoulement sanguin. Les règles suivantes paraissent ensuite régulièrement.

Chez la femme qui allaite, la menstruation est suspendue.

Mais il est très fréquent de voir les règles paraître, plus ou moins tôt, plus ou moins régulièrement, en particulier au cours des premiers allaitements. On peut observer aussi, chez une même femme, au cours d'allaitements successifs, que l'apparition des règles se fait d'une façon de plus en plus tardive.

Il n'y a dans cette apparition des règles *aucune contre-indication* à l'allaitement, comme on l'a cru pendant longtemps. On peut noter seulement pendant les règles un peu de diminution dans la quantité du lait; l'enfant pendant cette période est quelquefois moins bien disposé, il peut avoir aussi quelques selles vertes, mais ces troubles légers se dissipent rapidement.

4º SOINS A L'ENFANT

Au cours des suites de couches, il faut surveiller l'hygiène et l'alimentation du nouveau-né. Toutes les questions se rapportant au régime alimentaire et aux fonctions digestives seront traitées au chapitre de l'allaitement. Il ne sera question pour le moment que de ce qui concerne l'évolution de la plaie ombilicale, les soins de propreté, le vêtement, le coucher, les sorties; nous terminerons par quelques renseignements sur la déclaration légale de la naissance et la vaccination.

Plaie ombilicale. — Dans les heures qui suivent l'accouchement, il est très important de vérifier et de refaire, si cela est nécessaire, la ligature du cordon. Il est très fréquent que, par suite de la disparition du gonflement œdémateux du cordon, cette ligature se relâche. Il peut, dans ces conditions, se produire des hémorragies qui deviennent parfois mortelles, si elles ne sont pas diagnostiquées et traitées.

Le pansement le plus usuel du cordon est le pansement sec. On enveloppe le cordon dans de l'ouate ou de la gaze stérilisée, jusqu'à ce que, desséché, il se détache et tombe; cela peut se produire vers le cinquième jour, mais souvent aussi plus tard. Cette chute du cordon est considérée comme une preuve de santé de l'enfant, mais cela est loin d'être vrai d'une façon absolue.

C'est dans le but de ne pas infecter la plaie ombilicale que l'on conseille de ne pas donner de bain à l'enfant jusqu'à ce que le cordon soit tombé et la plaie ombilicale cicatrisée. On ne rencontre plus à l'heure actuelle que très exceptionnellement un accident autrefois assez fréquent, l'érysipèle de l'ombilic.

Il n'est pas rare de voir au niveau de la plaie ombilicale, après la chute du cordon, des bourgeons charnus, exubérants et suintants. On peut laver la plaie avec le liquide destiné aux injections vaginales (sublimé à 1/4000), d'autres fois il sera utile de toucher les bourgeons avec un peu d'eau oxygénée dédoublée, soit enfin de cautériser au nitrate d'argent, ou de saupoudrer avec de la poudre de tannin.

Soins de propreté. — Après la chute du cordon, les bains seront administrés quotidiennement. On doit, de temps en temps, nettoyer au savon le cuir chevelu, de façon à ne pas laisser s'y développer cette couche de crasse que l'on a longtemps, par préjugé, considéré comme indispensable à la santé de l'enfant.

Il est préférable de laver la figure à l'eau bouillie, en se servant non pas d'éponge mais d'un morceau d'ouate stérilisée. Il faut dans ce cas prendre la précaution de ne pas passer de l'ouate sur les cils qui en retiennent de nombreuses particules, très irritantes pour l'œil.

A chaque tétée, ou mieux à chaque réveil de l'enfant, on doit l'inciter à uriner ou à aller à la selle, en présentant son siège au-dessus d'un vase, pendant qu'on le tient des deux mains appliquées sur ses cuisses fléchies contre l'abdomen. L'enfant prend très rapidement l'habitude de répondre à cette invitation. On peut ainsi obtenir qu'il ne souille que très rarement les linges qui l'enveloppent, ce qui le met à l'abri des érythèmes, parfois très intenses, se développant sur les cuisses et sur les organes génitaux.

Contre ces érythèmes, toutes les poudres antiseptiques ou absorbantes ainsi que les pommades isolantes sont sans effet, si l'humidité causale persiste. Il faut donc changer fréquemment l'enfant, le laver et surtout le sécher en tamponnant sans frotter. Il est même parfois utile de supprimer pendant quelques jours tout lavage, et de le remplacer par un nettoyage à la vaseline. On pourra ensuite saupoudrer la région ano-génitale avec une poudre non fermentescible, telle qu'un mélange à parties égales de poudre de talc et de magnésie.

Vêtements. — Le haut du corps est revêtu d'une *chemise* à manches et par-dessus d'une *brassière*, sorte de petite camisole. Ces vêtements se croisent sur le dos. Ils doivent être suffisamment chauds pour éviter le refroidissement, si facile chez le nouveau-né.

Pour les parties inférieures du corps, on enveloppe le siège et les cuisses dans des linges de préférence usés, parce qu'ils sont plus souples. Ce sont les *couches* destinées à recevoir les excreta. Par-dessus ces couches on dispose soit le maillot traditionnel, soit la culotte de flanelle plus moderne.

Le *maillot*, composé de carrés de couverture de coton et de laine, appelés *langes*, enveloppe l'enfant comme dans un fourreau jusque sous les bras. Il se trouve ainsi à l'abri du froid, mais avec ce vêtement, il est difficile de surveiller si les couches sont mouillées. De plus, dans le maillot, l'enfant ligotté n'a pas de liberté de mouvoir ses membres inférieurs.

La culotte de flanelle tend à remplacer de plus en plus l'antique maillot, elle laisse à l'enfant la liberté de ses membres inférieurs. On doit toutefois, quand l'enfant est en culotte, lui faire porter une robe de flanelle, dite *jakson*, qui ne recouvre pas les bras, et se trouve maintenue en haut par de petites bretelles.

Coucher. — L'enfant doit être couché dans un berceau ou lit, dont le matelas sera toujours protégé par une toile caoutchoutée, recouverte d'un lange de coton. Dans la saison froide, le nouveau-né doit avoir de chaque côté une boule d'eau chaude, mais non brûlante, soigneusement enveloppée et bouchée.

L'enfant doit toujours être couché sur l'un ou sur l'autre côté, pour que, en cas de vomissements ou de régurgitation, les matières rejetées puissent s'écouler, sans se diriger vers le larynx.

Il ne faut pas, chaque fois que l'enfant crie, lui donner la déplorable habitude de le promener sur les bras, mais il est d'une bonne hygiène de le promener dans la station verticale, quand il est éveillé, bien disposé et cela jusqu'à ce que cette promenade paraisse le fatiguer.

Sorties. — Elles ne peuvent être réglées que d'après les variations de la température, et en prenant en considération la très grande sensibilité du nouveau-né au froid. Il convient aussi de redouter pour lui les poussières soulevées les jours de vent.

En vertu de ces remarques, l'enfant doit être recouvert de vêtements suffisamment protecteurs ; on considérera toujours comme préférable de pécher par excès que par défaut de chaleur. Par les temps froids, c'est une bonne précaution que de protéger d'un voile de laine le visage du nouveau-né. Ces sorties sont utiles pour la bonne hygiène de l'enfant qui y trouve un regain d'appétit. Il est de tradition de les autoriser, quand le temps est favorable, après la chute du cordon.

Les promenades du nouveau-né peuvent très bien être faites dans les petites voitures munies d'une capote, si injustement discréditées. L'enfant peut y être entouré de boules ; il est de la sorte beaucoup mieux installé et protégé que quand il est porté sur les bras.

Déclaration légale. — Elle doit être faite à la mairie de la commune dans les trois jours qui suivent la naissance. Le médecin ou la sage-femme sont responsables de cette déclaration, et passibles de peines diverses, si elle n'est pas faite dans les délais prescrits. Cette déclaration peut être faite dans des termes suffisamment vagues pour couvrir, si cela est nécessaire, l'anonymat de la mère.

Vaccination. — La vaccination se fait généralement au bout d'un mois, mais elle est pratiquée beaucoup plus tôt dans les maternités, au cours de la première semaine. Cette vaccination précoce ne présente pour le nouveau-né aucun inconvénient.

On se procurera de la pulpe glycérinée, qu'on tend actuellement à préférer au vaccin recueilli d'une façon immédiate sur la génisse. Les microbes disparaissent promptement dans le milieu glycériné, sans que la pulpe perde son pouvoir vaccinal.

On se servira pour l'inoculation de lancettes ou de vaccinostyles, sorte de plumes qu'on flambe dans une flamme d'alcool, et qu'on rejette après chaque sujet inoculé. On devra prendre la précaution, sous peine d'insuccès, de ne pas charger le vaccin sur la lancette flambée avant qu'elle soit refroidie.

L'opération est des plus simples, elle se pratique à la partie supérieure externe du bras chez les garçons, à la partie externe de la cuisse ou dans la région plantaire chez les petites filles, afin qu'elles n'aient pas de cicatrices apparentes.

Après lavage de la région à l'eau et au savon, on sèche à l'ouate stérilisée.

On dépose sur la région à inoculer en trois points différents (un seul pour la région plantaire), distants les uns des autres de un à deux centimètres une goutte de pulpe. Puis de la main gauche on embrasse le membre, bras ou cuisse, de façon à bien tendre les téguments, et l'on pique dans chaque goutte de vaccin déposée sur la peau.

On fait ainsi trois piqûres de chaque côté.

On laisse sécher un instant puis on recouvre d'un nuage d'ouate stérilisée.

L'éruption vaccinale fait son apparition cinq jours après l'inoculation. Au niveau des piqûres paraît à ce moment une pustule, qui se sèche les jours suivants. Pendant l'éruption il suffit de protéger les pustules avec un peu d'ouate sèche, et l'enfant continue ses sorties, il peut même prendre des bains quotidiens.

En cas d'insuccès on peut recommencer la vaccination dans la quinzaine suivante.

CHAPITRE III

ALLAITEMENT

L'enfant est nourri soit au sein de sa mère, soit à celui d'une nourrice, soit à l'aide du lait d'un animal. L'allaitement est donc « maternel », « par nourrice », ou « artificiel » (1).

Jusqu'à ces derniers temps l'allaitement artificiel ne pouvait être que l'allaitement avec le lait d'un animal. On possède actuellement à l'aide de la succipompe de Rohan, un moyen de traire la femme et de recueillir le lait humain. C'est ce qu'on peut dénommer « la tetée artificielle ».

On peut donc désormais distinguer deux sortes d'allaitement artificiel : l'allaitement par « tetée artificielle » au lait de femme et l'allaitement artificiel au lait animal.

1° ALLAITEMENT MATERNEL

C'est l'allaitement véritablement physiologique. Il doit servir de modèle à tous les autres modes d'allaitement.

(1) L'allaitement dit « mixte » est une variété d'allaitement au sein, et ne mérite pas de faire une catégorie à part.

Contre-indications. — Elles sont absolument exceptionnelles. Il en est pourtant une formelle, c'est la tuberculose pulmonaire. La femme qui en est atteinte, à un degré quelconque, ne doit pas nourrir son enfant, autant dans l'intérêt de celui-ci que dans le sien propre. Cette exception faite, on doit se souvenir que la même exclusion ne doit pas viser les femmes ayant eu antérieurement des tuberculoses localisées et éteintes (adénites, tumeurs blanches).

La recherche de la tuberculose par la cuti-réaction chez le nourrisson de mère tuberculeuse, a permis à Léon Bernard et Debré de constater qu'après un séjour de six mois auprès de la mère tous les nourrissons se trouvent être contaminés.

Cette cuti-réaction peut se manifester d'une façon plus ou moins rapide, et le pronostic serait d'autant plus favorable qu'elle se manifeste plus tardivement.

L'allaitement ne se trouve pas contre-indiqué à priori chez les cardiaques. Il est commun de voir des albuminuriques, des femmes ayant eu des vomissements incoercibles, des accidents hystériques ou choréiques, devenir d'excellentes nourrices.

On pourra parfois trouver de très grandes difficultés à l'allaitement à cause de la conformation défectueuse d'un ou des deux seins : bouts trop déprimés, ombiliqués, ou exceptionnellement trop volumineux ; d'autres fois le sein est couturé de cicatrices profondes à la suite d'incisions d'abcès. Il faut se souvenir alors qu'une femme peut faire une nourrice très suffisante avec un seul sein, et que les bouts les plus défectueux peuvent se transformer sous l'influence des succions.

Les contre-indications en cours d'allaitement s'imposeront d'elles-mêmes pendant un état fébrile, ou un état maladif quelconque nécessitant la diète. Il faut savoir qu'il est possible de reprendre l'allaitement, même après une suspension assez longue.

Sécrétion lactée. — On distingue deux états du lait : le lait proprement dit, et le colostrum.

Lait. — En pratique, il y a peu de conclusions à tirer de l'appréciation des caractères physiques ou chimiques du lait.

C'est un liquide blanc, *anatomiquement* constitué par de nom-

breux éléments graisseux dits « globules de lait », ainsi que de
nombreux débris protoplasmiques en forme de « croissants ».
Tous ces éléments ne sont visibles qu'au microscope.

La sécrétion du lait commence à se produire deux ou trois
jours après l'accouchement, au milieu de phénomènes fluxionnaires qui se manifestent au niveau de la mamelle et sont
décrits sous le nom de *montée laiteuse*. La glande augmente
de volume, devient sensible, le tissu cellulaire voisin peut
s'œdématier, et l'on voit parfois les ganglions de l'aisselle s'in-
durer. Il y a souvent élévation de la température locale, quelquefois une légère accélération du pouls. Mais, il est bien établi
qu'il n'y a pas à proprement parler de fièvre, cette fièvre décrite
autrefois sous le nom de « fièvre de lait ».

La sécrétion lactée peut durer au delà d'une année et être
entretenue plus ou moins longtemps, mais sans avantages au
delà de 12 à 15 mois.

Colostrum. — On désigne sous ce nom un liquide gris clair,
sécrété par la mamelle, dans les moments où la sécrétion est
peu active, comme pendant la grossesse, après l'accouchement
avant la montée laiteuse, et au moment de la suppression de
l'allaitement.

Au point de vue anatomique le colostrum est un liquide contenant,
comme le lait, de nombreux « globules de lait », et en outre un certain nombre d'éléments, appelés par Donné qui les a découverts,
« corpuscules du colostrum ». Ces *corpuscules du colostrum* sont
des cellules, qui peuvent être assez volumineuses et qui contiennent
un grand nombre de globules laiteux. A côté de ces corpuscules du
colostrum on rencontre dans ce liquide, des *leucocytes.*
Les corpuscules du colostrum et les leucocytes paraissent être des
agents de résorption du lait mal sécrété ou insuffisamment excrété.
L'histologie du lait n'a pas permis jusqu'ici, malgré les tentatives
faites dans ce sens, d'établir un *cytopronostic* de la lactation, qui
permettrait de juger la valeur du lait d'une nourrice.

Il ne reste que l'examen de l'état physique du nourrisson
pour juger de la valeur du lait qu'il reçoit.

L'allaitement mérite d'être étudié dans plusieurs périodes :
avant la montée laiteuse, — après la montée laiteuse, — pendant les premiers mois, — au moment du sevrage.

Allaitement avant la montée laiteuse. — Le nouveau-né
rejette des mucosités nombreuses pendant les premières heures
qui suivent sa naissance, et il est inutile de lui offrir une ali-

mentation quelconque au cours de cette période, pendant laquelle du reste, il ne réclame rien : 12 ou 15 heures après sa naissance, le nouveau-né commence par ses cris à réclamer un peu de nourriture. Il trouvera alors au sein du colostrum en quantité suffisante pour calmer sa faim.

Jusqu'à la montée laiteuse, on pourra le mettre au sein chaque fois qu'il paraîtra le réclamer. Si ses cris, par leur persistance, indiquaient que le colostrum sécrété est insuffisant, on pourrait en attendant la montée laiteuse, lui administrer quelques cuillerées à café de lait stérilisé coupé d'un tiers d'eau bouillie, cela suffit pour le calmer, sans satisfaire complètement sa faim. Celle-ci est nécessaire pour qu'il tette vigoureusement de façon à activer la sécrétion du lait.

Peu nourri, rendant des urines et du méconium, il n'est pas étonnant que pendant cette période le nouveau-né subisse une *perte de poids*. Celle-ci est d'autant plus marquée qu'il s'agit d'un gros enfant. Elle est moins accentuée, quand l'enfant a perdu du méconium au cours du travail, avant sa première pesée.

L'allaitement après la montée laiteuse. — La montée laiteuse marque souvent une période douloureuse pour la mère. Il faut calmer les phénomènes fluxionnaires et les tiraillements, en soulevant les seins, en les ramenant en avant, et en les enveloppant de larges compresses de tarlatane humides et aussi chaudes qu'elles peuvent être supportées. Les seins ainsi enveloppés sont soutenus dans un bandage. Chaque tetée apporte à la mère un véritable soulagement, bien que souvent lé mamelon étalé par le sein distendu soit, à ce moment, difficile à saisir pour le nouveau-né.

Ces phénomènes fluxionnaires dissipés, la sécrétion devient intermittente, se régularise ; il s'établit une véritable adaptation naturelle aux besoins du nourrisson. Il convient de recommander une réglementation des repas.

La réglementation des tetées doit avoir un double but ; d'abord de laisser à l'enfant le temps nécessaire à la digestion du lait, d'autre part de réserver à la femme la possibilité de se livrer à ses occupations et aussi de se réserver six heures consécutives de sommeil.

Etant donné que la digestion du lait s'accomplit en 2 heures et demie, on voit qu'il est difficile de prescrire plus de 7 à 8 tetées au maximum dans les 24 heures.

On peut dans le premier mois recommander sept tetées réparties toutes les trois heures, à partir de 7 heures du matin jusqu'à 1 heure du matin, et un repos complet durant six heures de la nuit, de 1 heure à 7 heures.

Les quantités de lait à donner par tetées et par 24 heures ne peuvent être déterminées d'une façon précise. Chaque enfant a son appétit, sa manière de digérer, le lait est plus ou moins nutritif. On voit des enfants se contenter de petites rations, d'autres se montrer plus exigeants, d'autres enfin mal supporter la suralimentation.

En déposant l'enfant tout habillé sur la balance (1). avant et après la tetée, on voit qu'il peut prendre progressivement, 20, 30, 40, 50, 80 grammes ou même plus à chaque tetée. On constate toutefois que l'enfant arrive à faire deux ou trois repas principaux et d'autres moins copieux. La balance n'est pas indispensable pour juger de l'état de satisfaction et de santé de l'enfant. Il est un ensemble clinique permettant d'apprécier la valeur d'une tetée.

L'enfant mis au sein le saisit avidement et fait des mouvements de succion. On entend alors, en prêtant l'oreille, un bruit spécial produit par la déglutition. De temps en temps, l'enfant se repose, puis il recommence à teter. Au bout d'un temps variable de 5 à 10 minutes au plus, l'enfant fait des mouvements de succion de plus en plus espacés et s'endort la bouche humide de lait. Il faut alors le déposer, avec précaution, dans son berceau pour éviter les régurgitations. Quand on a assisté à la scène précédente, on ne peut avoir aucun doute, l'enfant est satisfait, il a pris *une bonne tetée.*
Le tableau est très différent quand l'enfant n'est pas satisfait. Il prend le sein, puis bientôt le quitte, ou bien ne peut arriver à le saisir. Il s'impatiente bien vite à ce manège et se met à crier. D'autres fois, il fait des mouvements de succion réguliers, mais on n'entend pas le bruit de déglutition caractéristique. Après quelques instants de cris et de luttes, il s'endort d'un sommeil qui sera court et vite interrompu. Tel est le tableau qu'on peut observer quand la tetée est insuffisante.

La tetée, suivant l'abondance de la sécrétion, sera fournie par un seul ou par les deux seins.

(1) J'ai fait construire par Maillefert un pèse-bébé pesant jusqu'à 10 kilogrammes avec une sensibilité de 2 grammes. Ce pèse-bébé, du système de la balance romaine, a ses poids adhérents, glissant sur ses tiges métalliques. L'enfant est déposé dans un hamac, où il se trouve très stable

LE NOUVEAU-NÉ

CHEVAUCHEMENT DE LA SUTURE SAGITTALE

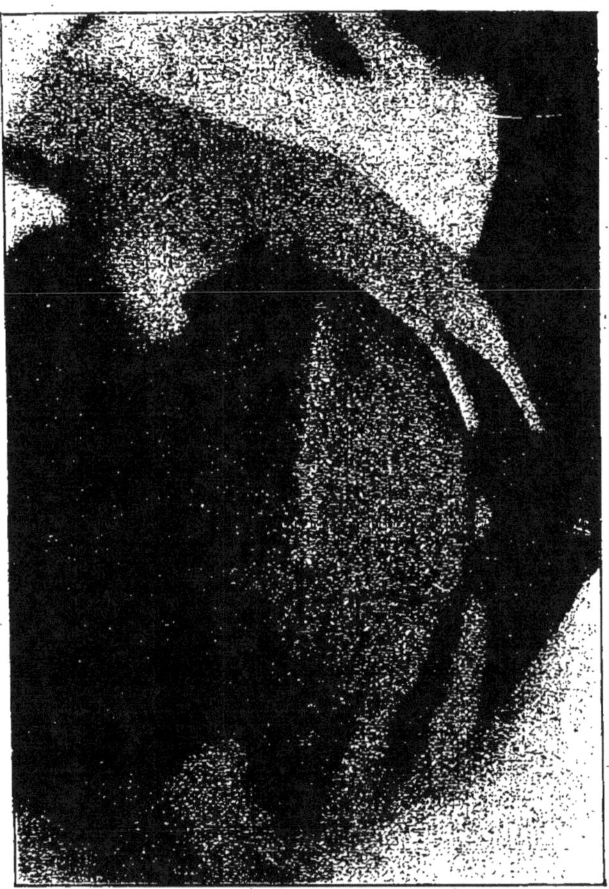

Fig. 42.

*On voit en clair la saillie formée par le chevauchement de la suture
sagittale, chez un enfant qui diminuait de poids.*

PÈSE-BÉBÉ

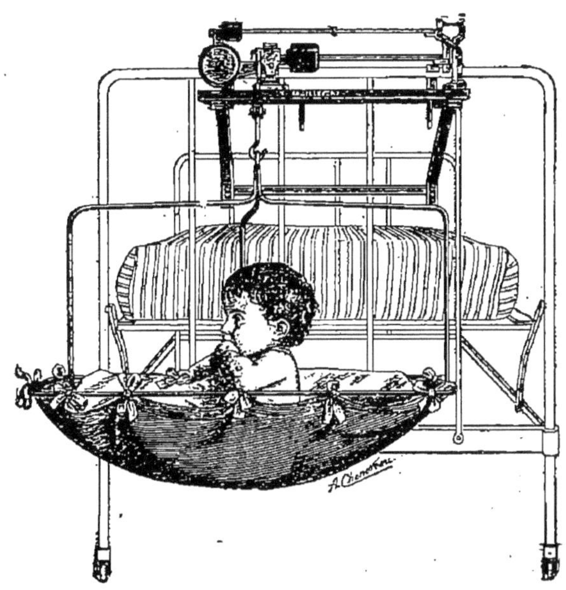

Fig. 43.

Système de la balance romaine.

L'allaitement pendant les premiers mois. — Il sera bon de modifier un peu la réglementation primitive des tetées. L'enfant plus développé prendra des repas plus copieux et moins nombreux. On pourra réduire leur nombre à six, en supprimant la tetée de 10 heures du soir. De la sorte, la mère aura la liberté et le repos de ses soirées, de 7 heures du soir à 1 heure du matin.

La ration quotidienne ne peut être établie d'une façon rationnelle pour un cas particulier, à l'aide d'une des nombreuses formules générales indiquées par les auteurs. Elle variera, suivant la valeur nutritive du lait, l'appétit de l'enfant et ses facultés digestives, entre 600 et 800 grammes de lait par

24 heures. Ce n'est qu'à là fin de la première année que la ration devra s'approcher du litre.

On doit éviter avec soin la suralimentation quand elle entraîne chez le nourrisson des troubles digestifs, une obésité exagérée, des eczémas très tenaces.

L'accroissement du nouveau-né se fait d'une façon variable, suivant les enfants, suivant la période de l'allaitement. En ce qui concerne *le poids*, il est à remarquer que les enfants ayant beaucoup augmenté le premier et le deuxième mois, augmentent peu ensuite ; d'autres, au contraire, ayant peu augmenté au début, font des augmentations plus marquées le deuxième ou le troisième mois. On voit des enfants dont l'état est satisfaisant présenter des augmentations quotidiennes de 20, 25 ou 30 grammes ou plus pendant les premiers mois.

On peut vérifier assez souvent la formule générale de Terrien pour l'accroissement de l'enfant : il a doublé son poids de naissance vers le 5ᵉ mois, et l'a triplé à la fin de la première année.

Les modifications de *la taille* sont à enregistrer, ainsi que l'a recommandé Variot. D'après ses recherches l'accroissement est de 20 centimètres dans la première année, 10 centimètres dans les trois premiers mois. Il convient donc de surveiller l'accroissement statural, qui ne se présente jamais avec une elle intensité au cours de l'existence. Il est important de tenir compte, en dehors des pesées, de la taille, de l'état physique et de l'examen clinique de l'enfant.

L'enfant *bien portant* et bien nourri a le teint rose et les chairs fermes, son sommeil est paisible, au réveil il se montre bien disposé. Les selles sont jaunes et rappellent l'aspect des œufs brouillés, elles sont au nombre de trois ou quatre par jour. Les mictions sont fréquentes et abondantes, l'enfant se mouille chaque fois qu'il se réveille. Il est un signe des plus importants au point de vue de l'appréciation de son état de santé, et qui mérite d'être bien mis en valeur, c'est l'état de la suture sagittale.

Le *chevauchement* des pariétaux, l'un sur l'autre, au niveau de la suture sagittale, ne manque jamais chez un enfant qui n'augmente pas de poids ou qui diminue. Il se produit vraisemblablement dans ces circonstances une résorption du liquide céphalo-rachidien. Au contraire la suture sagittale est étalée, ne chevauchant pas quand l'enfant est bien portant et augmente régulièrement.

Le chevauchement doit être recherché, non pas comme on le recommande à tort au niveau de la fontanelle antérieure, mais au sommet de la tête sur le trajet de la suture sagittale.

L'enfant *mal nourri* présente, outre le chevauchement de la suture sagittale, les signes suivants : son teint est pâle, ses chairs molles ; son sommeil est léger, parfois continu, d'autres fois entrecoupé de réveils et de cris, qui par leur répétition cassent la voix. Les selles sont rares et verdâtres. La constipation est ordinaire chez les enfants insuffisamment nourris. Les mictions sont aussi peu fréquentes.

On voit donc qu'il est possible, sans balance, d'apprécier l'état de santé et d'accroissement d'un nourrisson.

Hygiène de la femme qui allaite. — Il convient de recommander une alimentation correspondant aux habitudes de la femme, avec un peu de supplément, portant particulièrement sur les mets farineux : pommes de terre, riz, macaronis, et plus modérément pois cassés, lentilles, haricots, pâtisserie, etc. La viande n'est pas nécessaire et doit être prise sans excès. Les boissons fermentées : vins, bière n'ont aucune des vertus galactogènes qu'on leur a attribuées, elles pourront être permises à doses modérées et suffisamment diluées. Le thé et le café ont souvent une action excitante sur l'enfant.

Il est traditionnel de défendre tous les acides : vinaigre, salades, fruits acides, le cresson, les asperges, les oignons, l'ail et les choux. Il faut aussi proscrire les mets épicés ou faisandés, les fromages fermentés.

Dans les médications à donner aux nourrices, il faut savoir qu'on ne connaît pas dans quelle mesure exacte les médicaments passent dans le lait. Certaines substances, comme le chloral et l'antipyrine, ont été accusées de diminuer la sécrétion lactée. Il faut donc être très réservé dans l'emploi des médicaments.

Les purgatifs sont considérés comme devant être évités, ils peuvent néanmoins être employés, en cas de besoin, sans inconvénient autre qu'un peu de ralentissement passager de la sécrétion lactée.

Les émotions morales peuvent avoir une action défavorable

sur cette sécrétion, on peut en dire autant de la fatigue des rapports sexuels.

La menstruation est généralement suspendue pendant l'allaitement, elle n'est pas, quand elle se produit, une contre-indication à l'allaitement. La sécrétion lactée est un peu diminuée pendant la période d'écoulement menstruel, l'enfant se montre un peu moins bien disposé, ses selles peuvent être vertes ; mais ces phénomènes se dissipent rapidement à moins qu'il ne s'agisse de véritables pertes sanguines.

La grossesse survenant au cours de l'allaitement n'a d'autres conséquences que de créer pour la femme un peu de surmenage.

Il n'existe pas de substances dont l'action galactogène soit démontrée. Les tentatives faites à l'aide de l'opothérapie (extrait mammaire, suc placentaire) n'ont pas fourni des résultats très probants. On peut sans inconvénients essayer, en cas de besoin, une des préparations de galega ou de cotonnier citées par Marfan :

Extrait aqueux de galega. . . . ⎫	
Chlorhydrophosphate de chaux . . ⎬ ââ 10 grammes.	
Teinture de fenouil . . . . . ⎭	
Sirop de sucre	400 grammes.
Essence de cumin	XV gouttes.

4 cuillerées à soupe par jour.

Thé de feuilles de coton	6 ou 8 feuilles
	pour une tasse en infusion.

4 à 5 tasses par jour.

Le sevrage. — C'est ainsi qu'on nomme la cessation de l'allaitement. Cette cessation est lente ou brusque : lente, c'est l'allaitement mixte ; brusque, c'est le sevrage proprement dit.

Allaitement mixte. — Quand l'allaitement au sein est insuffisant, on le complète par l'administration de lait d'un animal. L'allaitement mixte peut être nécessaire à toutes les périodes de l'allaitement. Les résultats en sont excellents. Les enfants soumis à l'allaitement mixte bien dirigé ne présentent pas de différence sensible avec les enfants élevés exclusivement au sein. Il semble que l'allaitement au sein, même partiel, suffise à atténuer les inconvénients de l'allaitement exclusivement artificiel, dont il sera question plus loin.

Dans le sevrage lent, on remplace un certain nombre de tetées par des biberons de lait d'un animal. Quand l'allaitement est mixte, le lait maternel peut être considéré comme un agent diluant, et les coupages du lait animal sont alors moins nécessaires.

Sevrage proprement dit. — La durée de la lactation peut être prolongée et entretenue, mais, d'une façon générale, il n'y a pas de grands avantages pour le nourrisson à la pousser au delà de la fin de la première année. A partir de ce moment les enfants recevant une autre alimentation paraissent mieux se développer.

Il est plus difficile d'entreprendre le sevrage dans les mois chauds de l'année . juin, juillet, août, septembre, à cause des altérations auxquelles est exposé le lait pendant cette saison. On peut rencontrer quelques difficultés à administrer les premiers aliments. Il faut attaquer avec décision les résistances de l'enfant et ne pas lui céder. On doit, au besoin, lui faire avaler de force les premières cuillerées de lait en lui pinçant le nez, afin de lui faire ouvrir la bouche. Cette opposition sera d'autant moins longue qu'elle sera plus énergiquement combattue. Chez l'enfant qui a accepté du lait pris à la cuillère ou au biberon, l'administration des premières soupes ne présentera aucune difficulté.

Ces soupes seront à base de lait, contenant une farine de froment, du tapioca, de la semoule.

La bouillie est faite de lait bouillant dans lequel on répand une cuillerée de farine mêlée à froid dans un peu d'eau.

Le racahout est préparé de la même façon avec une poudre composée de parties égales de cacao soluble, de fécule de pommes de terre ou d'orge, pour deux parties de sucre en poudre.

A ces soupes, pourront être ajoutées quelques croûtes de pain ou biscuits, mangés crus et secs. Dans les premiers mois de la deuxième année, on peut aussi donner un œuf, le jaune d'abord, puis l'œuf entier à la coque, ou brouillé sans beurre sur un feu doux.

La formule de Pinard « lait, pain, œufs », résume les aliments à préférer pendant la deuxième année à toutes les spécialités répandues dans le commerce, dont on ne connaît pas la composition exacte.

Ce n'est qu'après dix-huit mois qu'on peut laisser entrer dans l'alimentation des purées de pommes de terre, de pois ou de lentilles, des purées de fruits ou du jus de compotes, sans se presser de permettre l'alimentation carnée.

Chez la mère, la cessation de l'allaitement entraîne la fin de la lactation. Il est de tradition, pour « faire passer le lait », d'administrer un purgatif. Il ne faut pas manquer d'exercer à ce moment sur les seins de la compression ouatée. On arrive par ce moyen à rendre supportable la tension qui se manifeste dans la glande après la suppression de l'allaitement.

2º ALLAITEMENT PAR NOURRICE

Tout allaitement par nourrice a pour conséquence de séparer un enfant de sa mère : cet enfant est tantôt celui qui est mis en nourrice, tantôt l'enfant même de la nourrice, quand celle-ci vient dans la famille de son nourrisson, pour être *nourrice sur lieu*. L'enfant séparé de sa mère peut mourir, d'après les statistiques, dans la proportion de 50 pour 100 ou plus. La mortalité est d'autant plus forte que l'enfant est abandonné plus jeune et dans les mois chauds. La loi Roussel n'a pu obvier aux inconvénients de cette séparation (1).

Choix d'une nourrice. — Ce serait une règle excellente que de refuser de parti pris, au point de vue médical, toutes les nourrices accouchées depuis *moins de trois mois*. Avant ce délai, la syphilis héréditaire peut donner lieu à des manifestations contagieuses chez l'enfant, alors même que la mère ne présente aucune lésion. De plus, la femme accouchée depuis trois mois est en pleine possession de toutes ses qualités de nourrice. Enfin, l'enfant à séparer de sa mère est beaucoup plus résistant et capable de vivre sans sa mère, lorsqu'il a dépassé l'âge de trois mois qu'avant d'avoir atteint cet âge.

Ces conditions remplies, on pourra rechercher *les défauts* de la nourrice. Cet examen aura surtout pour objet de dépister

(1) L'article 8 de la loi Roussel dit que nulle femme ne peut se placer comme nourrice si elle n'est pas munie d'un certificat du Maire de la commune attestant que son enfant est âgé de sept mois révolus, ou qu'il est pourvu lui-même d'une nourrice au sein.

la syphilis et la tuberculose. On devra, avec le plus grand soin, pratiquer l'examen de la bouche et de la gorge, rechercher s'il n'y a pas d'ulcérations spécifiques s'accompagnant d'adénite sous-maxillaire ou cervicale, s'il n'existe pas de lésions cutanées, et en particulier des syphilides pigmentaires du cou, enfin on devra faire la réaction de Bordet-Wassermann. Il faudra aussi pratiquer très soigneusement l'auscultation des poumons.

Les qualités de la nourrice pourront être recherchées ensuite. Il est inutile de l'interroger, et pour cause, sur ses maladies antérieures. Il faut exiger d'elle toutes les apparences de la santé, des seins bien conformés ayant des bouts faciles à saisir. Les femmes ayant déjà allaité passent pour devoir être préférées, comme étant plus facilement bonnes nourrices. Cela n'est vrai que dans les débuts de l'allaitement. On n'est renseigné jusque-là que sur la valeur *apparente* de la nourrice. Sa valeur *réelle* n'est traduite que par l'état de son nourrisson.

L'examen du nourrisson est indispensable et ne saurait en aucun cas être négligé.

Le nourrisson doit avoir toutes les apparences de la santé ; le teint frais, les chairs fermes et le développement correspondant à son âge. On doit examiner les téguments des pieds à la tête, ils doivent être vierges de toute lésion. L'examen, au point de vue syphilis, doit être fait avec le plus grand soin au niveau des plis de l'anus et de la muqueuse buccale. Parfois, on trouvera autour de l'anus ou sur les couches des traces de selle qui renseigneront sur la façon de digérer du nourrisson.

En dehors de ce qui précède, peu importe l'âge, le pays d'origine ou la couleur des cheveux de la nourrice.

Direction de la nourrice. — La ligne de conduite est à peu près la même que celle qu'on indique à la mère qui allaite. Les débuts seuls présentent quelques particularités. A ce moment, la nourrice, changeant son nourrisson de trois ou quatre mois contre un nouveau-né, éprouve un changement brusque dans le fonctionnement de ses glandes mammaires. Les seins, peu vidés, s'engorgent, et la sécrétion diminue ou même parfois peut se supprimer. Il faut alors savoir attendre le retour du lait et se garder de changer immédiatement de nourrice. Les mêmes phénomènes ne manqueraient pas de se répéter, jusqu'à ce que le nouveau-né soit assez vigoureux pour entretenir la lactation chez sa nourrice.

En revanche, il faut, sans hésiter, ni redouter les prétendus inconvénients d'un changement de lait, éliminer toute nourrice manifestement insuffisante.

Il faut aussi savoir user de l'allaitement mixte si la nourrice devient moins bonne laitière, alors que l'enfant a atteint la deuxième moitié de sa première année.

L'allaitement par nourrice ne doit pas être prolongé, et il doit se terminer, comme l'allaitement maternel, si l'on n'est pas dans les mois chauds, à la fin de la première année.

Hygiène de la nourrice. — Le régime séra le même que celui de la mère qui allaite et devra, en outre, ne pas être trop différent du régime antérieur de la nourrice. Il sera surveillé au point de vue des excès et de l'intempérance, aussi bien en ce qui concerne les aliments que les boissons fermentées, ces dernières : vin, bière, etc..., doivent être rigoureusement rationnées.

Il faudra être particulièrement en méfiance vis-à-vis de ce qu'on a appelé la « nourrice de retour », celle qui cherche à se placer après avoir quitté un premier nourrisson. Elle doit être considérée comme suspecte, à moins que, ainsi que le demande Pinard, deux mois se soient écoulés depuis sa première nourriture, ou qu'un certificat médical affirme l'état de santé du nourrisson quitté.

La nourrice au sein est devenue à l'heure actuelle de plus en plus rare, aussi bien la nourrice sur lieu, que la nourrice à la campagne. Lorsque les enfants ne peuvent, pour des raisons diverses, profiter de l'allaitement maternel, ils doivent de toute nécessité être allaités artificiellement, soit au domicile de la mère, soit chez des personnes qui peuvent les prendre en garde.

C'est pour obvier aux inconvénients et aux dangers qui menacent les enfants « séparés » de leur mère, et élevés au biberon, que l'on a proposé dans ces dernières années, soit d'organiser des *centres d'élevage*, soit des maisons destinées à accueillir et élever des enfants sains, maisons qui, sous le nom de *pouponnières*, pourront atténuer la navrante mortalité des enfants de la première année.

3° ALLAITEMENT PAR TETÉE ARTIFICIELLE

La tetée artificielle. — On peut, par cette méthode, recourir à l'allaitement artificiel avec du lait de femme.

La conformation du mamelon chez la femme n'avait pas permis jusqu'ici d'obtenir par la traite, ou au moyen des teterelles connues (bout de sein de Bailly, teterelle aspiratrice ou bi-aspiratrice de Budin et d'Auvard), que de petites quantités de lait, sans qu'on puisse par ces procédés entretenir la lactation ou nourrir un nourrisson d'une façon complète.

La tetée artificielle se fait à l'aide de la succipompe.

La succipompe de J. de Rohan est une pompe qui, au moment où le piston aspirateur est à fin de course, laisse, par un jeu de soupape, arriver l'air dans la pompe et dans un récipient où se recueille le lait. Le phénomène physiologique de la succion est ainsi réalisé mécaniquement. Nous avons pu, An Iré et moi, recueillir de la sorte des quantités de lait de femme allant jusqu'à 6, 8 ou 900 grammes dans les 24 heures et allaiter au lait maternel un enfant qui, atteint de bec-de-lièvre, était dans l'impossibilité de teter.

Les expériences de Couvelaire, les nôtres en collaboration avec André sont très satisfaisantes.

L'appareil comprend une pompe, reliée par un tuyau à un réservoir qui s'adapte au mamelon.

Indications. — La tetée artificielle pourra être employée dans tous les cas où la succion du mamelon sera difficile ou impossible, soit pour des causes dépendant de la mère, soit pour des causes dépendant du nourrisson.

On pourra y recourir quand, chez la mère, les seins seront mal conformés ou atteints de crevasses, lymphangites, abcès, soit pour recueillir le lait, soit dans le but d'entretenir la lactation.

Du côté de l'enfant, il y aura de nombreuses indications de tetée artificielle dans les cas de débilité, de maladies ou de malformation. En particulier, chez les enfants atteints de coryza ou de bec-de-lièvre.

Il sera possible par ce moyen d'éviter dans les maternités que des enfants suspects puissent contaminer les nourrices du service.

4° ALLAITEMENT ARTIFICIEL

Ce mode d'allaitement est celui qui comporte le plus d'inconvénients et de dangers. Il permet l'absence de la mère et rend possible la contamination du lait.

L'allaitement artificiel ne peut trouver, au point de vue médical strict, que très peu d'indications absolues, en dehors du cas de la syphilitique, totalement privée de sécrétion lactée. Dans les autres cas, tels que la tuberculose pulmonaire, l'agalactie, il est parfois possible de recourir à l'allaitement au sein par une autre femme.

En pratique, et surtout dans ces dernières années, depuis la presque disparition de la nourrice au sein, il est devenu nécessaire de diriger médicalement l'allaitement artificiel, dans les nombreux cas où il est rendu indispensable par des circonstances diverses. On a le devoir de chercher à organiser cet allaitement artificiel et à le rapprocher de l'allaitement naturel dans la mesure du possible.

Le lait de vache est le plus employé dans nos pays, où il est préféré aux laits de chèvre et d'ânesse.

Préparation du lait. — Le lait est un milieu particulièrement fertile pour le développement de nombreuses espèces microbiennes qui peuvent aller ainsi infecter les voies digestives du nourrisson.

Depuis longtemps on a cherché à prévenir par la simple ébullition les altérations du lait, avant même de connaître les microbes, agents de ces fermentations. Les découvertes de Pasteur ont conduit à stériliser méthodiquement le lait par l'action de la chaleur.

Les procédés de stérilisation usités à l'heure actuelle sont : l'ébullition simple, — l'ébullition au bain-marie, ou procédé de Soxhlet, — la pasteurisation, — la stérilisation à l'autoclave.

Ebullition. — L'ébullition à 100 degrés centigrades n'atteint que les microbes, mais ne détruit pas les spores qui peuvent ultérieurement se développer. C'est un procédé néanmoins efficace, s'il est employé à un moment rapproché de la traite,

ALLAITEMENT PAR TETÉE ARTIFICIELLE

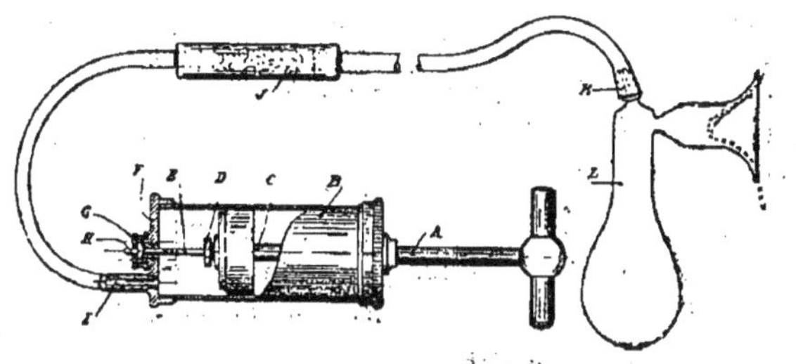

Fig. 44. — Succi-pompe Rohan.

avant que les microbes aient pu se reproduire et sécréter leurs toxines.

Pour obtenir l'ébullition vraie, il faut, quand « le lait monte », ce qui se produit à 80 degrés, rompre avec une cuillère l'écume qui tend à déborder du vase. On a construit des appareils spéciaux, sorte d'entonnoirs renversés, qui, placés dans le récipient exposé au feu, empêchent le lait de se répandre au dehors

Le lait doit être conservé recouvert dans le récipient où il a bouilli. Il sera placé dans un endroit frais et consommé dans les vingt-quatre heures.

Stérilisation au bain-marie (Soxhlet). — Ce procédé peut être employé lorsqu'on peut obtenir le lait dans les deux heures qui suivent la traite.

L'appareil de Soxhlet est composé d'un récipient métallique, muni d'un couvercle. Dans l'appareil est un porte-flacon métallique contenant un nombre variable de flacons en verre, bouchés de rondelles de caoutchouc. Ces flacons doivent baigner dans de l'eau jusqu'à environ deux tiers de leur hauteur.

La mise en marche de l'appareil consiste, après avoir mis du lait dans les flacons, à faire bouillir l'eau du bain-marie pendant 45 minutes (1). Au bout de ce temps, on laisse refroidir le plus vite possible,

(1) Jules Renault arrête le chauffage, dès que l'eau du bain-marie commence à bouillir. Suivant son expérimentation, le lait dans l'intérieur des bouteilles atteint, à ce moment, la température de 85° centigrades. Ce qui, d'après l'expérimentation de cet auteur, est suffisant pour détruire les microbes pathogènes et permet de conserver au lait des qualités d'aliment vivant.

mais sans retirer brusquement les flacons de l'eau, car ils se brise-
raient au contact de l'air frais. Au cours du refroidissement les
flacons se bouchent automatiquement, par suite du vide qui suit
l'expulsion de la vapeur.

Il est essentiel préalablement de rincer, écouvillonner et stériliser,
par une ébullition d'un quart d'heure, les flacons et les bouchons.

Le lait, ainsi préparé, peut être conservé un certain temps,
mais on l'emploie ordinairement dans les vingt-quatre heures
qui suivent sa préparation.

Ce lait n'a en effet subi que la « purification », et non la
stricte « stérilisation ». Il est privé de microbes pathogènes,
mais il contient encore des spores de la bactérie saprophyte,
banale et inoffensive, le *subtilis*.

La pasteurisation. — Ce procédé de préparation du lait
n'est aussi qu'une purification et non une stérilisation. Le lait
est chauffé entre 60 et 70 degrés pendant un temps déterminé,
puis il est ensuite refroidi brusquement. Le premier traitement
suffit à tuer les bactéries sans altérer la composition du lait,
le second a pour but d'empêcher le développement des spores.
La pasteurisation n'a été jusqu'ici qu'un procédé industriel
appliqué sur de grandes quantités de lait qu'on veut rendre
transportable. En réalité, la sécurité exige un nouveau traitement par la chaleur avant l'usage.

Stérilisation à l'autoclave. — Le lait, immédiatement après
la traite, est réparti dans des flacons et soumis à l'influence de
la vapeur sous pression d'un autoclave. Le lait, ainsi porté pendant quinze ou vingt minutes à une température d'environ
120 degrés, est absolument privé de microbes et de spores, et
cela avant que des toxines aient pu s'y former.

La stérilisation est donc absolue et le lait traité de la sorte
peut être conservé indéfiniment. Mais ce procédé de stérilisation, exigeant le fonctionnement d'un autoclave, n'est applicable que dans l'industrie.

Remarque. — Le lait ne doit jamais être donné à l'enfant
sans qu'on se soit assuré, en le sentant et en y goûtant, qu'il
n'est pas altéré.

Choix d'une préparation de lait. — Le lait stérilisé à l'autoclave offre toutes les garanties possibles d'asepsie, mais on
lui a reproché d'être un produit de conserve, un *lait mort*,

exposant au scorbut infantile (maladie de Barlow) les enfants soumis à son usage exclusif. Le lait porté à de hautes températures serait privé de substances mal déterminées, mais essentielles au point de vue de sa valeur nutritive.

Quel que soit le procédé de stérilisation employé, on ne doit pas perdre de vue que la chaleur modifie d'autant plus qu'elle est plus intense le lait dans sa composition, et dans ce qu'on considère comme ses éléments vivants. Ceux-ci n'ont pas encore pu être nettement définis, soit qu'on les range dans la catégorie des diastases ou *enzymes*, facilement détruits par la chaleur, soit, dans la catégorie plus récente *des vitamines*, lesquelles résistent mieux aux élévations de température.

Le lait préparé dans l'appareil de Soxhlet présente l'avantage d'être plus naturel et de n'avoir pas subi l'action des hautes températures, mais il offre aussi moins de sécurité et permet toujours de redouter une faute de préparation.

Les mêmes reproches peuvent être adressés, à plus forte raison, au lait bouilli.

On peut varier la préparation du lait suivant les circonstances.

Dans l'allaitement mixte, on peut sans hésiter employer le lait stérilisé à l'autoclave, puisque son emploi n'est pas exclusif et se trouve compensé par l'action du *lait vivant*, pris directement au sein.

Dans l'allaitement exclusivement artificiel, on peut recourir au procédé de Soxhlet, si le lait peut être préparé peu de temps après la traite et avec tout le soin nécessaire. On doit néanmoins toujours redouter une faute dans les manipulations.

En somme, c'est le lait stérilisé à l'autoclave qui offre le maximum de garanties, mais on doit veiller à ne pas prolonger inutilement son emploi chez des enfants qui, dans le cours de leur deuxième année, prennent d'autres aliments non aseptisés

Le lait simplement bouilli offre moins de sécurité et ne doit être employé que chez des enfants qui ont dépassé la première année.

Quant au lait cru, conseillé dans les cas de maladie de Barlow, il peut être employé comme moyen de traitement d'une façon passagère, mais son usage ne saurait être recommandé sans nécessité, à cause des altérations qu'il peut présenter et des graves infections du tube digestif qui en résultent.

Laits de conserve. — On peut désigner sous ce nom des laits, qui, outre la stérilisation, ont subi certaines modifications dans leur état physique. L'usage de ces laits est à l'heure actuelle assez répandu, il est donc nécessaire de les connaître; ce sont : « le lait homogénéïsé », — « le lait condensé », — « le lait en poudre ».

Le lait homogénéïsé est un lait dont les globules laiteux ont été écrasés et obligés de se diviser à travers une filière. Ces globules ainsi modifiés se rapprochent par leur volume de ceux de la femme. Ce lait subit ensuite la stérilisation, et s'administre comme les autres laits stérilisés. Il présente souvent l'avantage d'être mieux digéré.

Le lait condensé est le lait obtenu, en enlevant au lait une partie de son eau de constitution. On cherche à priver le lait d'un tiers de son eau par la chaleur et par le vide, puis de l'additionner d'environ 12 0/0 de sucre de canne. Ce lait ainsi modifié ne comporte pas des indications particulières, il est un lait stérilisé, sucré; dont l'emploi peut, au besoin, se substituer passagèrement aux autres préparations; il est assimilable aux laits les plus cuits, c'est-à-dire aux laits autoclavés.

Le lait en poudre est un lait desséché immédiatement après la traite; il est « gras », « maigre » ou « demi-gras », suivant l'écrémage subi.

On recommande les doses suivantes : une cuillerée à soupe, remplie à ras de poudre de lait pour 50 grammes d'eau. La poudre de lait est versée dans un récipient aseptique, la quantité d'eau nécessaire est ajoutée en délayant. Cette eau préalablement bouillie est versée à la température de 70 à 80° et sucrée à 5 0/0.

Ce lait en poudre a des partisans décidés qui cherchent à le substituer, pour ses qualités de digestibilité, comme sécurité de stérilisation, et comme prix avantageux aux autres laits stérilisés. Il est, de toute façon, appelé à rendre des services, surtout au cours des chaleurs de l'été, alors qu'il devient difficile de se procurer du lait frais et aseptique.

Ces laits de conserve peuvent donc dans certaines circonstances être utilisés avec avantage. On ne devra pas néanmoins oublier qu'ils constituent un aliment très modifié par la chaleur.

Coupages. — Le lait de vache peut être utilement modifié par des coupages d'eau bouillie, qui permettent à l'enfant d'obtenir la quantité d'eau qui lui est nécessaire. Les proportions des coupages ne sauraient être déterminées à l'avance et doivent varier suivant l'âge de l'enfant, sa façon de diriger, la qualité du lait.

On doit procéder par tâtonnements ; commencer, par exemple, chez le nouveau-né par des coupages à la moitié ou au tiers, et les modifier ensuite en observant attentivement le développement du nourrisson, la consistance des selles, pour porter ces coupages, au quart, au cinquième, ou même arriver à supprimer l'eau complètement.

Il sera bon de se souvenir que parfois il y a avantage à augmenter le coupage, et que la dilution du lait permet une meilleure assimilation.

Direction de l'allaitement artificiel. — Il convient d'indiquer le mode d'administration du lait et de réglementer les repas.

Modes d'administration du lait. — Le lait devra toujours être absorbé lentement, et l'on fera en sorte que la tetée artificielle dure comme la tetée naturelle, dix minutes ou un quart d'heure. Le lait peut être donné à la cuillère, à la tasse ou au biberon.

La cuillère et *la tasse* doivent préalablement être passées à l'eau bouillante, puis laissées à refroidir sans être essuyées. On ne les emploie guère que provisoirement, quand on donne, d'une façon passagère, du lait animal.

Le biberon est généralement le moyen d'administration préféré. Le procédé le plus simple est d'employer la bouteille dans laquelle le lait a été stérilisé. Il suffit d'y adapter une tetine en caoutchouc, qui doit avoir été bouillie avant chaque tetée.

Tout biberon entamé devra être rejeté. Il faut aussi complètement bannir l'emploi des anciens biberons à tubulures, impossibles à nettoyer.

Réglementation des repas. — Elle obéit aux règles qui ont été indiquées plus haut, à propos de l'allaitement maternel, c'est-à-dire qu'il convient d'espacer les repas pour laisser à l'enfant un temps de digestion minimum de deux heures et demie et un sommeil continu de six heures la nuit.

Quantités de lait à administrer. — Comme pour l'allaitement au sein, on ne saurait à ce sujet indiquer des doses fixes. Elles doivent varier, suivant l'appétit de chaque enfant, sa façon de digérer, la valeur nutritive du lait employé. Il faut tâtonner, surveiller le développement de l'enfant et suivant les cas, augmenter ou diminuer la quantité quotidienne du lait. On peut dans les premiers jours commencer par prescrire des doses correspondant à celles que l'enfant prend au sein, mais d'une façon générale, le lait de vache est nécessaire en moindre quantité, d'où l'utilité des coupages.

Il sera bon chez les enfants alimentés exclusivement au lait de vache, de leur offrir, après leur prise de lait, un peu d'eau bouillie. Ils l'acceptent le plus souvent avec grande satisfaction, et l'on peut voir quelquefois une courbe stationnaire marquer des progrès sensibles, à la suite de cette simple modification de régime.

Durée de l'allaitement artificiel. — Chez l'enfant soumis à l'allaitement artificiel on ne doit, comme pour l'enfant nourri au sein, commencer l'administration des farines et bouillies qu'à la fin de la première année, jusque-là le régime lacté doit être exclusif.

Difficultés de l'allaitement artificiel. — On éprouve parfois de grandes difficultés à faire accepter, ou à faire tolérer à certains nourrissons le lait animal. Il est de règle, chaque fois que cela est possible, de rendre progressif le passage du lait de femme au lait animal, et de remplacer une, puis deux, puis trois tétées par des biberons. D'autres fois, c'est au bout d'un certain temps que l'allaitement artificiel présente des difficultés.

On a pensé qu'il s'agissait, dans ces cas, d'un véritable état *d'anaphylaxie* vis-à-vis d'un lait d'une espèce étrangère, et même dans certains cas plus rares, vis-à-vis du lait de femme.

E. Weill de Lyon traite ces troubles par des injections sous-cutanées de lait (de femme ou de vache suivant ce qu'on veut obtenir). Le lait à injecter doit avoir bouilli vingt minutes. L'injection de 5 à 10 centimètres cubes est pratiquée dans la peau du flanc. Cette injection ne donne qu'une réaction modérée avec le lait de femme, plus accentuée avec le lait de vache. L'injection peut en cas de non réussite être faite à nouveau deux ou trois jours après.

Ce n'est que dans ces difficultés d'allaitement qu'on a le devoir d'en chercher la raison dans l'analyse des éléments composants du lait, qu'on pourra trouver soit en excès, soit déficients, qu'il s'agisse de lait de femme ou de lait de vache. Mais parfois aussi l'analyse chimique ne révélera aucune particularité pouvant donner raisons de l'intolérance du nourrisson.

NOTE COMPLÉMENTAIRE

La question de l'allaitement mérite d'être envisagée sous un angle différent, depuis ces dernières années. Les incontestables progrès réalisés en matière d'allaitement artificiel ont eu pour conséquence un nombre croissant d'allaitements mixtes, ainsi que d'allaitements artificiels, et la presque disparition de l'allaitement par nourrice.

Cette diminution de l'allaitement au sein a entraîné des résultats divers.

La multiplication des allaitements mixtes a conduit à un bien meilleur rendement général de l'allaitement au sein, si souvent déficient chez la femme de la vie moderne absorbée, soit par son travail, soit par ses obligations sociales. Les enfants y ont certainement gagné en santé et en meilleur développement. En revanche, le nombre accru des allaitements artificiels a entraîné un chiffre de mortalité infantile impressionnant, l'allaitement artificiel ne pouvant être non dangereux que lorsqu'il est très étroitement et médicalement surveillé. Or, jusqu'ici en France, l'efficace effort réalisé par des œuvres diverses : consultations de nourrissons, gouttes de lait, centres d'élevages et pouponnières n'a réussi que dans une mesure trop restreinte à atténuer les inconvénients et les dangers de la séparation combinée avec l'allaitement artificiel.

Quand l'appel à l'allaitement maternel reste sans écho, il convient d'organiser et de diriger l'allaitement artificiel qu'on n'aura pu éviter.

Il faut désormais sérier les efforts en vue du sauvetage de l'enfance, en les concentrant d'abord sur la première année de la vie, la plus fragile de l'existence. Il est devenu nécessaire de réaliser les meilleures conditions de sevrage et la surveillance médicale suffisante des nourrissons séparés de leur famille.

Les accidents du sevrage ont été bien décrits par d'Heucqueville, chez les enfants séparés. Ces accidents se manifestent principalement dans les débuts du sevrage, au cours des 3 premières semaines de sa mise en train. Ces accidents semblent atteindre d'une façon plus particulière les plus beaux enfants, et ceux dont le développement jusque-là était des plus normal. Ils se manifestent tout d'abord par une perte de poids brusque et excessive, vers le quinzième et le vingtième jour du sevrage. Puis surviennent vomissements et diarrhée. Un seul remède, pour parer à ces troubles graves, le lait de femme, donné conjointement au lait stérilisé.

Conclusion : Les séparations ne devraient, au cours de la première année, être effectuées et autorisées qu'après un sevrage parfait et accompli sous une surveillance éclairée.

LES
MALADIES GRAVIDIQUES LOCALES

Sommaire. — 1° **Éventration**. — 2° **Relâchement des articulations pelviennes**. — 3° **Varices** : Varices des membres inférieurs, varices vulvaires, hémorroïdes. — 4° **Vulvo-vaginites gravidiques** : Prurit vulvaire, végétations, vaginite granuleuse. — 5° **Rétroversion de l'utérus gravide** : Signes, marche et terminaisons. Causes, diagnostic, pronostic, traitement. — 6° **Déviations exceptionnelles de l'utérus gravide** : Antéversion, latéroversion, prolapsus. — 7° **Malformations utérines** : Interruption de la grossesse, présentations anormales, difficultés de la délivrance. — 8° **Maladies de la caduque** : Endométrite. — 9° **Maladies du chorion. Môle hydatiforme** : Anatomie pathologique, étiologie, symptômes, complications, diagnostic, pronostic, traitement. — 10° **Maladies de l'amnios. Hydramnios** : Anatomie pathologique, étiologie, symptômes, complications, diagnostic, pronostic, traitement. — 11° **Maladies exceptionnelles de l'amnios** : Oligoamnios, brides amniotiques, grossesse extra-membraneuse, hydrorrhée.

On comprend ordinairement sous la rubrique très générale de « pathologie de la grossesse » des affections très diverses, qu'il est préférable de ramener à deux groupes principaux : l'un constitué par des maladies locales ou générales liées à l'état de gravidité, — l'autre, comprenant toutes les maladies médicales ou chirurgicales qui viennent compliquer la grossesse. On peut donc de la sorte distinguer, d'une part, des « maladies gravidiques » et, d'autre part, des « complications de la grossesse ».

Les maladies gravidiques comprennent des maladies locales et des maladies *générales*.

Les maladies gravidiques locales sont les maladies occasionnées par la grossesse et affectant soit les organes génitaux eux-mêmes, soit les organes voisins, influencés par le développement et la modification de ces organes génitaux

1o ÉVENTRATION

L'éventration est assez fréquente chez les femmes enceintes, elle résulte de l'écartement des muscles droits de l'abdomen. Ceux-ci se laissent écarter et distendre, de telle sorte que l'utérus arrive à pencher plus ou moins considérablement en avant. On voit se constituer ainsi le ventre en besace, « pendulum ». Dans ces conditions la station debout devient très pénible.

Par suite de cette éventration, le fœtus mal maintenu peut se présenter par l'épaule, de plus les efforts abdominaux de la période d'expulsion deviennent très difficiles. Enfin l'éventration peut laisser chez la femme une véritable impotence, la rendant incapable du moindre travail musculaire et du plus petit effort.

Cette affection doit surtout être prévenue par le port de la ceinture, dès la première grossesse, vers le quatrième mois quand l'utérus commence à peser sur la paroi abdominale.

2o RELACHEMENT DES ARTICULATIONS PELVIENNES

On décrit sous ce nom des phénomènes douloureux, observés surtout chez les grandes multipares, et dont le siège est nettement localisé au niveau de la symphyse pubienne, ou des articulations sacro-iliaques.

On peut, suivant Budin, par des mouvements provoqués dans les membres inférieurs, s'assurer de la mobilité du pubis. On peut aussi, par la pression au niveau de la symphyse pubienne, provoquer une certaine douleur.

Ces différents phénomènes s'atténuent ou disparaissent sous l'influence du repos, et aussi par la constriction exercée sur le bassin, soit à l'aide d'une bande de crêpe Velpeau, soit au moyen d'une ceinture, maintenant le bassin.

3° VARICES

Les varices se développent avec une assez grande fréquence chez la femme enceinte, elles prennent dans cette circonstance une physionomie particulière qui permet d'en faire une véritable affection gravidique. Ces varices sont la conséquence de la compression exercée par l'utérus gravide sur les veines du bassin. Elles se montrent surtout aux membres inférieurs, dans la région vulvaire, et sous la forme d'hémorroïdes.

Varices des membres inférieurs. — On peut les observer à tous les degrés, depuis les simples varicosités superficielles et isolées, jusqu'aux énormes épaississements variqueux des saphènes, qui peuvent être atteintes aussi bien au niveau de leurs troncs que dans leurs arborisations. Elles siègent de préférence sur le côté gauche ou se montrent nettement prédominantes à gauche, si les deux membres inférieurs sont variqueux.

Symptômes. — Ces varices entraînent des fourmillements, de la douleur et de l'impotence dans le membre inférieur atteint. On observe fréquemment une augmentation très notable de la température locale, et un œdème plus ou moins marqué, surtout apparent le soir, après la fatigue de la journée.

Au point de vue de leur évolution, les varices de la femme enceinte présentent certaines particularités. Elles ne s'accompagnent généralement pas de phénomènes inflammatoires.

Les cas décrits sous le nom de phlébite de la grossesse sont très discutables au point de vue de leur nature exacte, ils ne méritent en rien d'être assimilés ou comparés à la phlébite infectieuse des suites de couches ou *phlegmatia alba dolens*. Il s'agit le plus souvent pendant la grossesse de phénomènes irritatifs périphlébitiques.

Les varices de la grossesse diminuent et même disparaissent parfois presque complètement après l'accouchement. Elles subissent un affaissement et une diminution notable par le seul fait de l'interruption de la grossesse, quand le fœtus meurt et se trouve retenu dans la cavité utérine.

Elles restent stationnaires dans l'intervalle des grossesses, mais reparaissent souvent avec une intensité croissante au cours des grossesses successives.

Traitement — Le repos est nécessaire chez la femme atteinte de varices au cours de la grossesse. Il faut recommander le décubitus, dès que commencent à se montrer la fatigue et la lourdeur des membres inférieurs. On conseillera d'éviter les longues courses ou les stations prolongées debout. Les femmes éprouvent un grand soulagement à porter des bas à varices. Il ne faut pas manquer de prescrire l'usage de ces bas, même dans les cas peu accentués.

Varices vulvaires. — Les varices vulvaires atteignent parfois pendant la grossesse un grand développement.

Symptômes. — Elles peuvent être limitées à une partie de la vulve ou à la totalité de la région, déformant plus ou moins les lèvres et la commissure antérieure, donnant même quelquefois au clitoris un développement très marqué. Toute la région, atteinte est turgide, violacée, chaude, faisant éprouver à la femme des démangeaisons parfois insupportables.

Complications. — Il en est une particulièrement grave, c'est l'hémorragie consécutive à la rupture veineuse. Cette hémorragie se produit surtout pendant la grossesse, elle est très exceptionnelle à la suite d'une déchirure vulvaire au cours du travail. Pendant la grossesse, elle résulte généralement d'une lésion de grattage ou d'une écorchure produite au moment du coït; d'autres fois cette hémorragie survient à propos d'un traumatisme banal.

On cite l'exemple de la femme qui s'assoit en tramway sur la barre de séparation de deux places, et qui rompt ainsi une varice vulvaire. Une autre en se mettant sur son vase de nuit avec brusquerie rompt une veine vulvaire.

Mais le plus souvent il s'agit de lésion de grattage fait d'une façon inconsciente pendant le sommeil. La femme se réveille perdant des flots de sang. Cette hémorragie est généralement abondante, étant donnée la dilatation veineuse. De plus la rupture des varices est, dans la très grande majorité des cas, absolument insoupçonnée.

En effet, chez une femme enceinte perdant du sang, on pense à la cause la plus ordinaire des hémorragies, c'est-à-dire au décollement placentaire. Tous les efforts thérapeutiques sont dirigés vers l'utérus (injections chaudes, rupture des membranes ou ballons). Or, si dans ces circonstances, on ne regarde pas la région vulvaire, si on n'est pas averti de la possibilité de ces hémorragies par rupture des varices, le diagnostic n'est pas posé, l'hémorragie continue et la femme meurt.

Traitement. — On doit particulièrement recommander le repos et le décubitus. Il faut indiquer les dangers d'une rupture au moindre traumatisme, au moment du coït et sous l'influence du grattage. Le décubitus seul procurera du soulagement et calmera les démangeaisons, mais on pourra aussi recourir à des applications de compresses tièdes sur la vulve, et aux bains locaux ou généraux.

En cas d'hémorragie, le traitement consiste en une simple pression sur le point qui saigne avec un morceau d'ouate ou un linge quelconque aseptisé. Cela en attendant qu'on puisse placer un ou deux points de suture sur la région saignante, suture qui pincera la veine ouverte.

Hémorroïdes. — Elles se montrent fréquemment chez la femme enceinte et donnent lieu à des phénomènes douloureux, plus rarement à des hémorragies. Dans ce dernier cas il est très important d'en diagnostiquer l'origine.

Il faut, comme traitement, combattre la constipation, employer les lavements quotidiens, conseiller le repos et les applications de linges humides ou de cataplasmes très chauds.

4° VULVO-VAGINITES GRAVIDIQUES

Au cours de la grossesse, on voit parfois se manifester, à des degrés différents, des vulvites ou vaginites, qui ne se produisent que dans cette circonstance. Les principales formes cliniques sont : « le prurit vulvaire », « les végétations vulvaires », « la vaginite granuleuse ».

Prurit vulvaire. — On observe fréquemment ce trouble. Les femmes se plaignent de démangeaisons insupportables dans la région vulvaire. La congestion des organes génitaux joue certainement un rôle dans la production de ce prurit, car il se trouve diminué surtout sous l'influence du décubitus. Il est bon, dans ces cas, de recommander l'application de linges humides et chauds sur la région vulvaire. On doit aussi avertir que les grattages peuvent présenter de grands dangers en exposant à des hémorragies très graves les femmes qui ont des varices vulvaires.

Végétations vulvaires. — On désigne sous ce nom des papillomes végétants plus ou moins volumineux, qui se développent au cours de la grossesse sur les petites lèvres, la région clitoridienne, les grandes lèvres ou dans le voisinage de celles-ci. Ces végétations laissent suinter à leur surface une sérosité très odorante. On peut exciser ces petites tumeurs et cautériser leur pédicule d'implantation ; mais cette excision douloureuse n'est nullement nécessaire, car si on ne les opère pas, leur chute s'effectue spontanément dans les jours qui suivent l'accouchement. Toutefois leur présence n'est pas sans danger, au voisinage de la vulve où elles constituent un véritable foyer d'infection, et il faut les désinfecter par des lavages antiseptiques au permanganate, au chloral à 1 pour 100, à l'aniodol à 1/4000 ou à l'eau oxygénée au 1/5.

Vaginite granuleuse. — Dans ces vaginites, on trouve au toucher le vagin et le col rugueux, hérissés de granulations. La leucorrhée, formée d'un écoulement blanc verdâtre, est ordinairement en même temps assez abondante. Ces vaginites ont été considérées comme d'origine gonococcique.

Elles présentent deux dangers au moment de l'accouchement : l'infection utérine, et celle des yeux de l'enfant. Aussi convient-il de les combattre par un traitement actif, telles que des injections de sublimé à 1/4000, ou au permanganate à 0,50/1000. Au bout de quelques jours le traitement est suspendu et remplacé par de simples lavages à l'eau bouillie : on reprend le traitement antiseptique, si la leucorrhée se montre de nouveau. Ce traitement intermittent a pour but de ne pas irriter le vagin, de façon à ce qu'on ne soit pas obligé de renoncer aux antiseptiques actifs au moment de l'accouchement.

5° RÉTROVERSION DE L'UTÉRUS GRAVIDE

La rétroversion de l'utérus gravide n'est possible que dans la période où cet organe peut basculer dans le bassin. Après le troisième mois de la grossesse, quand l'utérus est devenu organe abdominal, ses dimensions longitudinales ne lui permettent plus ce déplacement.

Signes. — Il en est un capital : *la rétention d'urine*.

C'est parce qu'elle ne peut pas uriner que la femme, qui a une rétroversion de l'utérus gravide, vient consulter. Cette rétention d'urine est d'origine mécanique, elle provient de ce que l'utérus, renversé dans l'excavation, écrase avec son col pressé contre le pubis la partie inférieure de la vessie.

Cette rétention d'urine a pour conséquence, outre la rareté et la difficulté des mictions, le développement exagéré de la vessie pleine d'urine. Celle ci forme *une tumeur* mate, résistante, pouvant dépasser l'ombilic, qui peut être prise elle-même pour un utérus gravide.

Si on pratique le toucher, on trouve une tumeur faisant saillie dans le vagin et effaçant le cul-de-sac postérieur ; au premier abord on ne trouve pas de col. Il faut aller chercher celui-ci tout en haut, parfois très haut et en avant, derrière le pubis. Cette *situation du col* est caractéristique de l'affection.

La femme peut aussi éprouver quelques *douleurs* au niveau de l'utérus et des annexes comprimés. Il est fréquent de la voir se plaindre de *constipation*. Celle-ci est sous la dépendance de la compression rectale.

Quand on pratique le cathétérisme chez la femme qui présente ces différents symptômes, dès que la vessie est vide la tumeur abdominale disparaît, et l'on ne perçoit pas, par le palper dans l'abdomen, l'utérus qui est couché dans l'excavation.

Marche et terminaison. — La rétroversion de l'utérus gravide évolue parfois sans rétention d'urine et *se réduit spontanément* lorsque l'utérus remonte en se développant.

La rétroversion peut persister. Dans ce cas l'utérus augmente de volume, et se trouve de plus en plus à l'étroit dans l'excavation, comprimant les organes voisins, puis il subit lui-même, à un moment donné, la compression du bassin, dans lequel il s'enclave.

La compression éprouvée par l'utérus peut avoir pour résultat un avortement. Cette terminaison est relativement heureuse par rapport aux *complications* redoutables que l'on verrait survenir du côté de la vessie.

La cystite à un degré plus ou moins intense peut être la conséquence de la rétention d'urine ou de cathétérismes insuffisamment aseptiques.

La cystite gangréneuse, fort heureusement très exceptionnelle, serait le résultat de compressions subies, dans la partie inférieure de la vessie, par les troncs des artères nourricières de cet organe. Cette cystite s'accompagne d'élimination de muqueuse vésicale et comporte le plus grave pronostic.

Causes. — La rétroversion de l'utérus gravide persistante est un accident rare. Elle succède parfois à un déplacement brusque de l'utérus, mais elle peut aussi être due à des adhérences antérieures à la grossesse, entre cet organe et le péritoine pelvien. Parfois même, comme dans un cas de Pinard et Varnier, une épaisse couche d'adhérences fermait comme d'un couvercle le détroit supérieur, et rendait impossible toute réduction de l'utérus dans l'abdomen.

Diagnostic. — Il s'impose par la rétention d'urine, la situation élevée du col, la présence de l'utérus gravide dans le cul-de-sac postérieur du vagin, alors que, avec tous ces signes, on constate l'absence de tumeur abdominale.

Pronostic. — Il est lié à la précocité du diagnostic, à la mobilité de l'utérus, ou à l'importance des complications vésicales.

Traitement. — L'évacuation de la vessie étant faite, il faut procéder à la *réduction* digitale ou, s'il le faut, manuelle de l'utérus.

La manœuvre doit être exécutée par le vagin. On repousse la paroi postérieure de l'utérus d'une façon douce et progressive vers l'abdomen.

RÉTROVERSION DE L'UTÉRUS GRAVIDE

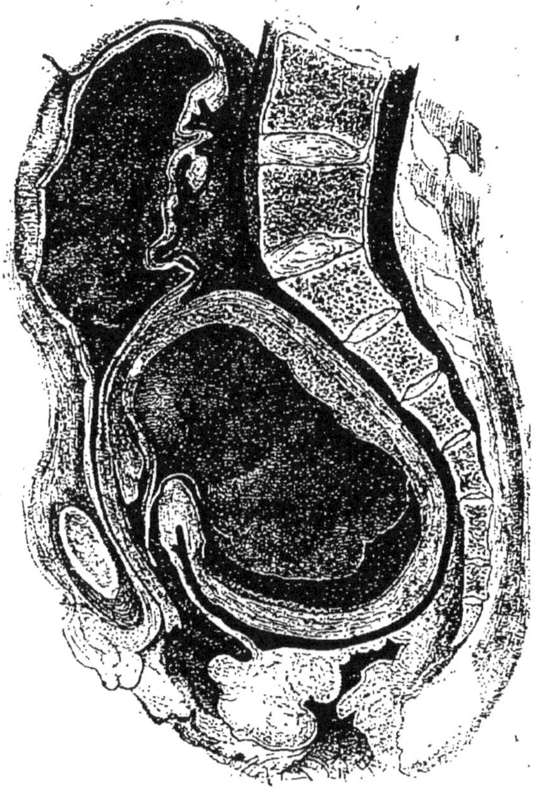

Fig. 45. — Wider Schwizer.

Coupe antéro-postérieure. — On voit la vessie dans l'abdomen, l'urètre est étiré. L'utérus est dans l'excavation.

Il est classique de diriger les pressions vers l'un ou l'autre côté du promontoire, à ce niveau l'utérus trouve plus de place pour remonter dans l'abdomen.

En cas d'insuccès, il faut attendre, car bon nombre de réductions se réduisent spontanément. Mais dans ces circonstances, il faut assurer l'évacuation quotidienne de la vessie par un cathétérisme aseptique.

Si par exception, la rétroversion persistait, et si des accidents de cystite paraissaient prendre une allure inquiétante, il y aurait lieu de discuter l'opportunité d'une laparotomie, pour libérer directement l'utérus de ses adhérences.

6° AUTRES DÉVIATIONS EXCEPTIONNELLES DE L'UTÉRUS GRAVIDE

Les autres déviations de l'utérus gravide sont encore plus exceptionnelles, telles sont : l'antéversion, la latéroversion et le prolapsus.

L'antéversion peut être le résultat d'adhérences péritonéales, accidentelles ou chirurgicales. L'utérus immobilisé en avant, par exemple à la suite de l'hystéropexie, se développe surtout au niveau de sa partie postérieure et de son fond. Il se trouve de la sorte malformé, et le fœtus peut y prendre des attitudes vicieuses, rendant parfois difficiles son expulsion naturelle ou son extraction.

La latéroversion, extrêmement exceptionnelle, peut aussi entraîner des coudures de l'utérus, constituant parfois un obstacle infranchissable à la sortie du fœtus.

Le prolapsus est antérieur à la grossesse, il se corrige spontanément au fur et à mesure que, par le fait de son développement, l'utérus remonte de l'excavation dans l'abdomen. Il en est généralement de même dans les cas d'allongement hypertrophique du col, que celui-ci soit associé ou non au prolapsus.

7° MALFORMATIONS UTÉRINES

L'utérus normal de l'espèce humaine, unique, piriforme se constitue dans la période embryonnaire par suite de la fusion de deux organes en forme de canaux accolés, qui se nomment les canaux de Muller.

Sous des influences inconnues, la fusion des canaux de Muller peut être incomplètement effectuée, à des degrés très divers : depuis l'absence absolue de fusion, constituant l'*utérus double*, jusqu'à la fusion presque complète, ne laissant des traces de séparation que dans la partie supérieure de l'organe pour constituer l'*utérus bicorne*.

Au point de vue obstétrical, ces malformations ont un intérêt en ce qu'elles créent une *déformation* de la cavité utérine. Les conséquences de cette déformation peuvent être l'interruption de la grossesse, les présentations anormales, les difficultés de la délivrance.

Interruption de la grossesse. — L'utérus malformé, présentant une distribution anormale de ses fibres musculaires, semble supporter moins facilement l'ampliation occasionnée par le développement de l'œuf.

Les interruptions de la grossesse sont fréquentes chez les femmes ayant une malformation utérine. On a remarqué que, quand ces interruptions se produisaient en série, elles se faisaient successivement à une époque de plus en plus tardive, se rapprochant du terme, comme si l'utérus s'assouplissait et devenait de plus en plus tolérant vis-à-vis de l'œuf qu'il contient dans sa cavité.

Ces avortements ou accouchements prématurés successifs se faisant à une époque de plus en plus rapprochée du terme, ressemblent aux avortements ou accouchements prématurés imputables à la syphilis, alors que cette maladie s'atténue sous l'influence du temps et du traitement. Mais il y a une différence capitale. Tandis que chez les syphilitiques, les enfants naissent morts et macérés, — chez les femmes à malformation utérine, ils naissent vivants, ou non macérés, quand ils ont succombé au cours du travail.

Présentations anormales. — Ces présentations s'observent surtout dans les utérus bicornes, offrant un développement anormal d'une ou des deux cornes utérines, avec ou sans cloison partielle au fond de l'organe.

La malformation utérine la plus fréquente, très facile à percevoir par le palper, est ce qu'on a appelé *l'utérus cordiforme*, dont le fond dessine la double saillie du cœur de carte à jouer. On comprend que dans un utérus à cavité ainsi déformée, l'accommodation soit plus ou moins modifiée.

Dans ces cas, on rencontre des présentations du siège ou de l'épaule en série. La présentation de l'épaule constatée chez une primipare est même un signe caractéristique de malformation utérine.

Généralement on voit, à la suite de plusieurs grossesses, l'accommodation se modifier et se rapprocher de la normale, l'utérus paraissant subir progressivement une sorte d'assouplissement et de dilatabilité.

Difficultés de la délivrance. — Lorsqu'elles se produisent, elles sont la conséquence de la forme souvent irrégulière du placenta, qui, de ce fait, se décolle mal sous l'influence des contractions. Celles-ci agissent, de façon inégale dans les différentes parties de l'utérus malformé. Ces difficultés peuvent se traduire par des décollements irréguliers s'accompagnant d'hémorragies, ou par des délivrances incomplètes.

8° MALADIES DE LA CADUQUE. ENDOMÉTRITE

Il est un certain nombre d'avortements ou d'accouchements prématurés, dont on ne trouve pas la cause précise. En examinant alors l'œuf expulsé, on arrive parfois à constater, — soit des traces d'hémorragies à la surface des membranes et l'on dit qu'il y a eu « endométrite hémorragique », soit un épaississement du placenta rappelant suivant la comparaison de Pinard, l'aspect du beefsteak dit « Chateaubriant » dans nos restaurants. Ces cas se montrent surtout chez des femmes ayant présenté antérieurement des accidents de métrite plus ou moins marqués.

9° MALADIES DU CHORION. MOLE HYDATIFORME

La môle hydatiforme ou vésiculaire est une maladie de l'œuf, à laquelle on peut, en présence des discussions pathogéniques actuelles, conserver, ce qui ne préjuge rien, l'ancienne définition de « dégénérescence kystique des villosités choriales ». Cette définition est purement descriptive.

Anatomie pathologique. — Au point de vue *macroscopique*, on trouve la totalité ou une partie de l'œuf transformée en une quantité de petits kystes, rappelant par leur groupement une grappe de groseilles ou de raisins, dont les grains seraient de dimensions inégales : les uns très petits, d'autres assez volumineux. Si, au milieu de cette transformation kystique, l'embryon est conservé, la môle est appelée : *môle embryonnée*.

La môle est appelée *môle creuse* lorsque l'embryon étant résorbé, une poche de liquide persiste au centre de la masse. On a affaire à une *môle pleine*, si la masse kystique ne présente ni trace d'amnios, ni trace d'embryon.

Dans l'utérus, ces kystes pénètrent dans la caduque et peuvent même s'infiltrer plus profondément encore dans le muscle, pour le perforer et atteindre ainsi la surface péritonéale.

Au point de vue *histologique*, les lésions portent sur les éléments du chorion, les cellules de Langhans, et le syncytium.

Pour Durante, les vaisseaux des villosités disparaissent par prolifération de leur endothélium qui comble la lumière vasculaire. Cette prolifération endothéliale pourrait se développer, d'après le même auteur sous l'influence des toxines maternelles.

Les lésions consistent en une prolifération des éléments, surtout marquée dans les parties en rapport avec la paroi utérine. La caduque forme une barrière à l'envahissement des éléments proliférants, mais si elle vient à être entamée par eux, ils peuvent infiltrer le muscle, le détruire (perforations), ouvrir les vaisseaux (hémorragies), et pénétrer dans la circulation (métastases).

Il reste difficile d'établir des différences bien nettes entre la môle vésiculaire bénigne, la môle destructive et certaines néoplasies utérines décrites sous les noms de *déciduome malin, sarcome déciduo-cellulaire, placentome, chorio-épithéliome,* etc., etc., pouvant s'accompagner de métastases et évoluant comme des tumeurs malignes.

Ces tumeurs à éléments provenant du chorion se rencontrent chez des femmes ayant eu le plus souvent dans leur passé, soit une môle hydatiforme, soit un avortement ou un accouchement antérieur.

On ne sait rien sur les causes de cette affection, qui s'observe peu fréquemment.

Après avoir constaté que la réaction de défense des cellules de la caduque était d'autant plus active que *l'embryon était mort*, nous avons émis l'hypothèse que c'était l'intensité du mouvement de défense dans la caduque qui réglait la bénignité ou la malignité des envahissements choriaux aboutissant à la môle ou au chorio-épi-théliome.

Symptômes. — On note des *symptômes de grossesse* : suppression des règles, augmentation de volume de l'utérus. Mais on constate aussi un certain nombre d'anomalies.

Les signes fœtaux font défaut.

Ce sont *les hémorragies* qui appellent en général l'attention. La femme, enceinte de **3**, 4 ou **5** mois, a des pertes de sang plus ou moins abondantes, intermittentes, entremêlées de *pertes d'eau*. La femme peut, le même jour, perdre du sang le matin et de l'eau dans la soirée. Si l'on examine ce sang, il est plus ou moins rouge, quelquefois rosé, mélangé à de la sérosité ; on y rencontre parfois *des vésicules*, dans ce cas le diagnostic s'impose.

Le palper de l'utérus permet de constater que cet organe n'a pas sa consistance habituelle, il paraît plus mou, on ne peut y découvrir aucune partie fœtale. Enfin *le volume* de l'utérus n'est pas en rapport avec l'âge de la grossesse : quelquefois plus petit, mais le plus souvent plus gros ; dans certains cas cette augmentation est anormalement rapide.

L'auscultation ne révèle ni bruits, ni chocs fœtaux.

A mesure que la grossesse avance, les hémorragies se répètent et peuvent anémier la femme. — Généralement la maladie est arrêtée par une intervention, ou par l'expulsion spontanée de la môle. Dans le cas célèbre de Volkmann il se produisit une perforation de l'utérus par les vésicules. On sait que dans l'avenir la femme est menacée de l'apparition d'un déciduome malin.

Le fœtus de la môle embryonnée évolue exceptionnellement jusqu'à terme, et l'on cite toujours le cas de l'ancien doyen de la Faculté de Médecine de Paris, Béclard, qui aurait été le produit d'une grossesse môlaire. En réalité, il y avait eu dans ce cas grossesse double, l'un des œufs avait été habité par le futur doyen, et l'autre, s'était transformé en môle hydatiforme.

Fieux a noté de l'albuminurie chez la plupart des femmes atteintes de grossesse môlaire.

Diagnostic. — Le diagnostic est généralement très difficile,

MOLE HYDATIFORME

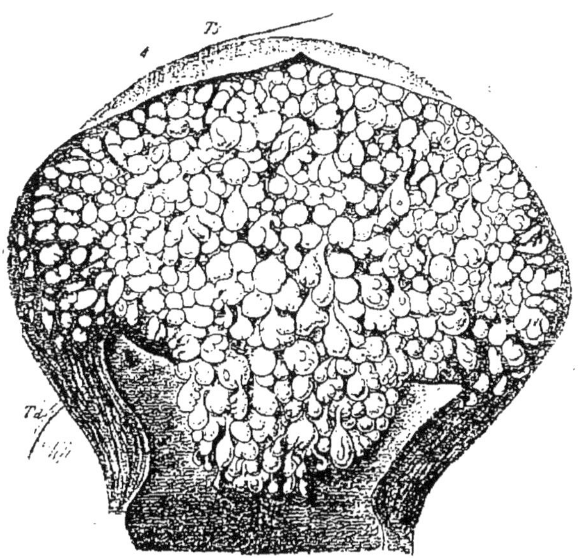

Fig. 46. — Volkmann.

Les vésicules infiltrant le muscle utérin.

jusqu'à l'apparition de vésicules dans l'écoulement vaginal. Deux ordres de difficultés peuvent se présenter, suivant qu'on a posé, ou non, le diagnostic de grossesse.

Si la grossesse est reconnue on pense à des hémorragies d'origine placentaire (placenta bas, albuminurie), et à des menaces d'avortements.

Si la grossesse est méconnue, ce qui est facile, puisque les hémorragies masquent la suppression des règles, on peut penser à des fibromes utérins.

Ces différentes hémorragies ne sont pas entremêlées, comme en cas de môle, de pertes séreuses. De plus les fibromes de l'utérus ne subissent pas le développement rapide que montre souvent l'utérus qui contient une môle.

Le diagnostic des *môles partielles* ne se fait qu'après l'accouchement, en examinant les pièces de la délivrance. Ces cas sont du reste très exceptionnels.

Pronostic. — Il est lié à celui des interventions nécessitées par cette affection, et aux dangers des complications possibles, mais exceptionnelles de péritonite par perforation. Il faut aussi penser à la menace, pour l'avenir, des déciduomes ou chorio-épithéliomes.

Traitement. — La môle hydatiforme diagnostiquée, l'utérus doit être évacué. Les moyens à mettre en œuvre sont : la dilatation du col, à l'aide de laminaires ou de bougies de Hegar, suivie de l'introduction d'un ballon de Champetier de Ribes (petit modèle). L'utérus entre alors en contraction et expulse spontanément une partie de la masse de la môle. Il faut parfaire cette évacuation par un curage digital sous chloroforme. L'introduction de la curette dans l'utérus doit être très prudente, elle expose aux dangers de la perforation.

Etant données les menaces de l'avenir, au point de vue de la production du déciduome, on a conseillé de pratiquer l'hystérectomie, comme moyen préventif et curatif de la môle hydatiforme. C'est là un moyen trop radical, car nombre de femmes, ayant eu une môle, échappent au déciduome, et ont ultérieurement des grossesses normales.

10° MALADIES DE L'AMNIOS. HYDRAMNIOS

On désigne sous le nom d'hydramnios un état pathologique de l'œuf, caractérisé par la production exagérée de liquide amniotique.

Anatomie pathologique. — On sait que la quantité normale de liquide amniotique d'un œuf à terme est évaluée à 500 grammes. Il est des cas où l'on peut en recueillir une quantité plus grande : un litre, deux litres, cinq litres, dix litres ou plus. On ne connaît pas la pathogénie de cette affection, et cela n'a rien d'étonnant, puisqu'on ne sait rien de précis sur le mode de production du liquide amniotique. P. Bar a proposé dans sa thèse une explication pathogénique. Suivant cet auteur, les affections du cœur ou du foie chez le fœtus peuvent être la cause d'un ralentissement dans la circulation. Cette stase aurait pour conséquence une transsudation séreuse à travers la paroi du cordon ombilical, et c'est ainsi que pourrait dans certains cas s'expliquer l'hydramnios.

Étiologie. — On a noté une assez grande fréquence des cas d'hydramnios chez les syphilitiques, mais l'hydropisie de l'amnios s'observe aussi en dehors de toute syphilis, et aussi chez certains animaux, chez la vache en particulier. On retrouve l'hydramnios fréquemment dans les cas de malformations fœtales, sans qu'on ait pu établir un lien entre ces deux circonstances.

L'hydramnios se rencontre encore assez souvent dans les cas de grossesses gémellaires, localisée sur un seul œuf, plus exceptionnellement portant sur les deux œufs.

Symptômes. — L'utérus est augmenté de volume, sa hauteur, mesurée du fond de l'organe au bord du pubis, dépasse 40 centimètres (au lieu de la hauteur normale, 32 ou 34 centimètres à terme).

On peut obtenir la sensation de *flot*, en appliquant une main à plat sur un des côtés du ventre, pendant que de l'autre main on donne une chiquenaude sur la paroi opposée. Cette sensation sera rendue plus apparente en faisant exercer une pression par un aide, ayant le bord cubital de la main appliqué sur la ligne médiane du ventre.

La mobilité du fœtus est très marquée. Celui-ci n'a pour ainsi dire pas d'attitude fixe : il peut se déplacer sous la moindre pression.

Les bruits du cœur peuvent être perçus d'une façon atténuée, comme si on les entendait de loin. On peut même dans certains cas ne les percevoir que d'une façon intermittente, suivant qu'il y a plus ou moins de liquide interposé entre le thorax du fœtus et la paroi utérine.

Le segment inférieur de l'utérus est distendu et souvent l'on trouve au toucher le col béant, *déhiscent*.

On a voulu distinguer deux variétés d'hydramnios : « aigu » et « chronique » ; il est peut-être plus vrai de considérer l'évolution de l'hydramnios, comme une affection à *poussées*, au cours de laquelle on peut constater des augmentations et des diminutions dans le volume de l'utérus.

L'hydramnios s'observe parfois dans les cas où le fœtus est en même temps très volumineux et le placenta lourd. Cet ensemble constitue ce que Pinard désigne sous le nom de *gros œuf* : il n'est pas rare dans ces circonstances d'arriver à retrouver des antécédents syphilitiques chez les procréateurs.

Complications. — On peut observer des complications au cours de la grossesse, et surtout pendant le travail.

Complications pendant la grossesse. — Ce sont des phénomènes de compression, causés par les dimensions parfois énormes de l'utérus.

On voit se produire ainsi de la dyspnée, des troubles circulatoires, des œdèmes.

Complications pendant le travail. — Elles résultent de la non-accommodation du fœtus. Les accidents sont à craindre au moment de la rupture des membranes et de l'écoulement du liquide amniotique. Le fœtus non accommodé est souvent en *présentation vicieuse* du siège ou de l'épaule, et reste fixé dans cette attitude après l'issue du liquide. Au moment de la rupture des membranes, il arrive que le brusque écoulement du liquide entraîne en *procidence*, au-devant de la partie fœtale qui se présente, le cordon ou un des membres du fœtus.

Quand l'utérus a été très distendu, il arrive souvent qu'il se contracte avec moins d'énergie, non seulement pendant le travail qui se trouve ainsi prolongé, mais aussi dans la période de délivrance, ce qui entraîne des lenteurs dans le décollement du placenta, ou des hémorragies après son extraction.

Diagnostic. — Le diagnostic peut être très difficile dans les cas très prononcés, lorsqu'on ne perçoit pas de parties fœtales, et qu'on n'entend pas les bruits du cœur, surtout si l'utérus, constamment tendu ne se contracte pas.

Il arrive dans ces circonstances de faire des confusions avec *l'ascite,* ou avec les *kystes de l'ovaire.* Il faut, en présence de ces difficultés, réserver son diagnostic, attendre une diminution du liquide, et tenir très grand compte des commémoratifs tels que : suppression des règles, malaises du début, physionomie des seins, etc...

L'hydramnios d'un des œufs dans la grossesse gémellaire peut prêter à la confusion avec une grossesse compliquée de kyste de l'ovaire. Dans ce dernier cas l'utérus et la tumeur forment le plus souvent deux masses assez distinctes.

Il ne faut pas se hâter de conclure à la mort de l'enfant, quand on ne perçoit plus les bruits du cœur du fœtus après les avoir antérieurement entendus. Ils peuvent de nouveau être constatés après une période de diminution du liquide.

Pronostic. — En dehors des cas donnant lieu à des troubles de compression très marqués, le pronostic ne comporte pas de gravité pour la mère. L'enfant se trouve au contraire très exposé par la syphilis causale, et par les complications qui sont fréquentes : présentations vicieuses, procidences, malformations.

Traitement. — On a conseillé pendant la grossesse le régime lacté, et même, en dehors de tout diagnostic causal précis, le traitement antisyphilitique. On se guidera sur le résultat de la réaction de Bordet-Wassermann. Les phénomènes de compression peuvent être tels qu'ils exigent la rupture artificielle des membranes.

C'est surtout au moment du travail qu'il faut agir en vue de prévenir les présentations vicieuses et les procidences.

Dans ce but, il est préférable de ne pas attendre la rupture spontanée d'une poche volumineuse. Il vaut mieux pratiquer la rupture artificielle en laissant le liquide s'écouler très lentement, la main de l'opérateur restant dans le vagin pour l'obstruer, pendant qu'un aide ramène ou maintient, par manœuvres externes, le fœtus longitudinalement placé.

Dans certains cas, on sera obligé de ranimer la tonicité utérine par des injections vaginales d'eau à 48° au cours de la délivrance ou après sa terminaison.

11° MALADIES EXCEPTIONNELLES DE L'AMNIOS

On rencontre, très exceptionnellement par rapport à la fréquence de l'hydramnios, d'autres affections de l'amnios, telles que l'oligoamnios, les brides amniotiques, la grossesse extra-membraneuse, et l'hydrorrhée.

Oligoamnios. — On a voulu désigner sous ce nom les cas dans lesquels le liquide amniotique se montre en très petite quantité. Par le fait de ce manque de liquide le fœtus est mal protégé contre la pression exercée sur lui par l'utérus, et il en résulte des *attitudes vicieuses*, des torticolis, des pieds-bots congénitaux, et même des fractures intra-utérines.

Brides amniotiques. — Ce sont des tractus constitués par des expansions amniotiques, étendus d'un point à l'autre de la cavité de l'amnios ; ils peuvent adhérer au fœtus ou entourer ses membres, ceux-ci sont alors parfois le siège d'arrêt de développement ou d'amputations congénitales.

Grossesse extra-membraneuse. — C'est le nom sous lequel on a désigné les cas dans lesquels, à la suite d'une rupture des membranes, le fœtus continue à se développer dans la cavité utérine, en dehors du sac membraneux amniotique ou chorial. C'est un cas des plus rares, se signalant par des pertes d'eau prolongées.

Hydrorrhée. — On désigne sous ce nom un écoulement séreux persistant au cours de la grossesse, alors qu'il ne s'agit pas d'une rupture franche des membranes.

On a voulu distinguer, sous le nom *d'hydrorrhée déciduale* et *d'hydrorrhée amniotique*, des écoulements provenant, soit de la caduque, soit de la cavité amniotique, mais cette distinction ne repose sur aucun signe précis.

Le liquide de l'écoulement est vraisemblablement d'origine amniotique, mais il ne contient pas toujours des matières caséeuses en suspension, il est donc probable qu'il subit parfois une sorte de filtration à travers les membranes (1).

Cet écoulement de liquide peut se faire pendant des mois, et n'être suivi d'aucun incident, ni pendant la grossesse, ni au moment du travail. On prescrit dans ces cas le repos et les injections antiseptiques avec pansement vulvaire.

(1) On a décrit sous le nom de *poche amnio-choriale*, une infiltration de liquide amniotique se collectant entre le chorion et l'amnios.

CHAPITRE II

LES
MALADIES GRAVIDIQUES LOCALES
(Suite)

LA GROSSESSE EXTRA-UTÉRINE

Sommaire. — 1º Anatomie et physiologie pathologique : Hypertrophie de l'utérus, rupture du kyste fœtal, faux travail, infection de l'œuf, transformation calcaire du fœtus. — 2º **Symptômes** : Signes de grossesse, signes de grossesse anormale, complications. — 3º **Diagnostic** : Diagnostic de grossesse, diagnostic de grossesse anormale, diagnostic des complications.— 4º **Pronostic.**— 5º **Traitement** : Traitement dans les premiers mois, traitement dans les derniers mois.

Dans la grossesse extra-utérine ou ectopique, l'œuf se développe en dehors de l'utérus. Le plus souvent, c'est dans le trajet libre de la trompe qu'il s'arrête et se greffe anormalement. Ce n'est qu'à titre très exceptionnel qu'on peut le voir se développer au niveau de l'ovaire, ou dans la partie interstitielle de la trompe, en pleine paroi utérine, sous le nom de « grossesse angulaire ».

Dans ce dernier cas l'œuf est greffé, à l'origine de la trompe dans l'angle de l'utérus. La grossesse peut alors évoluer soit vers l'utérus, ou s'interrompre par avortement, mais elle peut aussi évoluer vers la trompe et devenir ectopique.

Il faut retenir les distinctions classiques en grossesse tubaire, ovarienne et abdominale.

La grossesse tubaire a été elle-même divisée, en tubo-intersti-tielle, tubo-abdominale, tubo-ovarienne. On emploie aussi les expressions de grossesse isthmique, ampullaire, infundibuliforme. Toutes ces divisions n'ont d'intérêt qu'au point de vue anatomique.

1⁰ ANATOMIE ET PHYSIOLOGIE PATHOLOGIQUE

On ne connaît pas la raison de l'arrêt de l'œuf fécondé en un point anormal. Aucune des hypothèses proposées n'est satisfaisante ou susceptible de généralisation.

L'œuf fécondé, arrêté en un point du trajet de l'ovaire à l'utérus s'y greffe, comme il l'eût fait normalement dans l'utérus, et il se produit, à ce niveau par une sorte de réaction, *une hypertrophie des tissus environnants.* Toutefois, d'après les recherches de Couvelaire, la réaction de la muqueuse de la trompe est irrégulière, inconstante, et ne rappelle plus ce qu'on observe dans la grossesse utérine, c'est-à-dire. des phénomènes généralisés à toute la muqueuse, qui se transforme en caduque.

Hypertrophie de l'utérus. — Parallèlement, il se produit une hypertrophie de l'utérus dans toutes ses parties constituantes, qui se manifeste par une augmentation de volume et par la formation d'une caduque.

Nous avons noté que la transformation hydropique des cellules de la caduque est inégalement répartie dans l'utérus, accentuée au voisinage de la trompe gravide, quand l'œuf est vivant.

L'expulsion de cette caduque se fait fréquemment au cours de la grossesse extra-utérine en prenant les apparences d'un avortement.

L'expansion de l'œuf se fait soit vers le ligament large, soit vers la cavité abdominale (variétés intra-ligamentaires, variétés abdominales). Son développement ne peut ainsi se faire régulièrement jusqu'au terme de la grossesse, mais l'œuf est aussi très exposé à être arrêté dans son évolution par une apoplexie ovulaire, laquelle s'accompagne, soit de la désagrégation et de l'expulsion de l'œuf dans la cavité péritonéale par la trompe, c'est « l'avortement tubaire », soit d'une rupture du kyste.

Rupture du kyste fœtal. — La rupture du kyste fœtal est

GROSSESSE INTERSTITIELLE

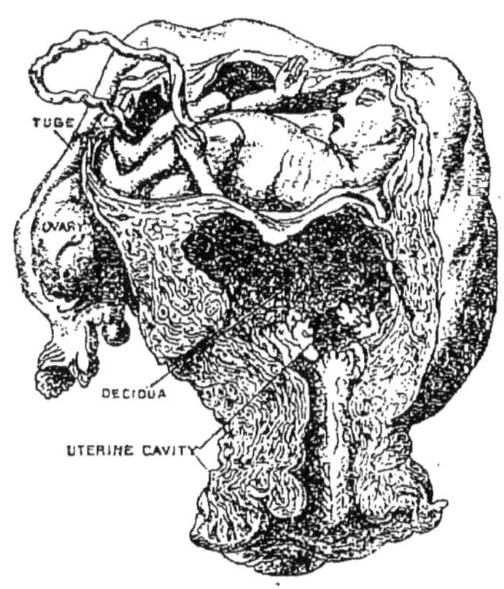

Fig. 47. — Bland Sutton.

fréquente. Le siège de prédilection de la rupture serait, suivant Couvelaire, au niveau du point d'attache de l'œuf sur la paroi qui lui a donné l'hospitalité.

Faux travail. — Au terme de la grossesse, il se produit un faux travail, s'accompagnant de contractions utérines douloureuses, de petites hémorragies, ou d'expulsion de caduque utérine. Puis tout rentre dans l'ordre. La grossesse paraît continuer, jusqu'au moment où la femme ne sent plus remuer son enfant. On peut alors croire à une rétention du fœtus mort, et souvent dans ces circonstances, on entend prononcer le mot de « grossesse prolongée ».

D'après Pinard, *la réapparition des règles* se fait deux mois après la mort du fœtus. Celles-ci reviennent alors avec leur régularité, leur périodicité, leurs caractères habituels.

Après la mort du fœtus, la grossesse extra-utérine peut aboutir à l'infection de l'œuf, ou à la transformation calcaire du fœtus.

Infection de l'œuf. — L'infection de l'œuf s'observe, bien que la cavité ovulaire ne soit pas en communication avec l'extérieur (1). On suppose que les microbes de l'intestin peuvent se propager par voisinage dans le kyste fœtal et l'infecter. Cette infection se traduit par des phénomènes péritonitiques plus ou moins aigus, qui, si la femme ne succombe pas, aboutissent à des adhérences entre le kyste et les parties voisines : vessie, intestin, rectum, paroi abdominale.

On peut voir s'établir *des abcès*, qui en s'ouvrant à l'extérieur ou dans les cavités voisines permettent l'élimination des débris du fœtus et de l'œuf.

Transformation calcaire du fœtus. — La transformation calcaire du fœtus, en « lithopédion » (enfant de pierre) ne s'observe plus guère à l'heure actuelle, la grossesse extra-utérine étant diagnostiquée et traitée, avant que cette transformation ait pu s'effectuer.

2° SYMPTOMES

Ils peuvent être divisés en trois catégories : signes de grossesse, signes de grossesse anormale, complications.

Signes de grossesse. — On retrouve tous les signes habituels de la grossesse : malaises, troubles digestifs, turgescence des seins, suppression des règles, augmentation de volume du ventre, mouvements du fœtus.

Parfois la femme ne signale aucun trouble spécial : ni douleurs, ni hémorragies, jusqu'à une époque très avancée de la grossesse extra-utérine, à laquelle on ne vient à penser que parce qu'on ne voit pas se produire l'accouchement.

Signes de grossesse anormale. — Le plus souvent différents

____

(1) L'infection de l'œuf ferme ne se fait jamais dans la grossesse utérine.

GROSSESSE TUBAIRE ISTHMIQUE

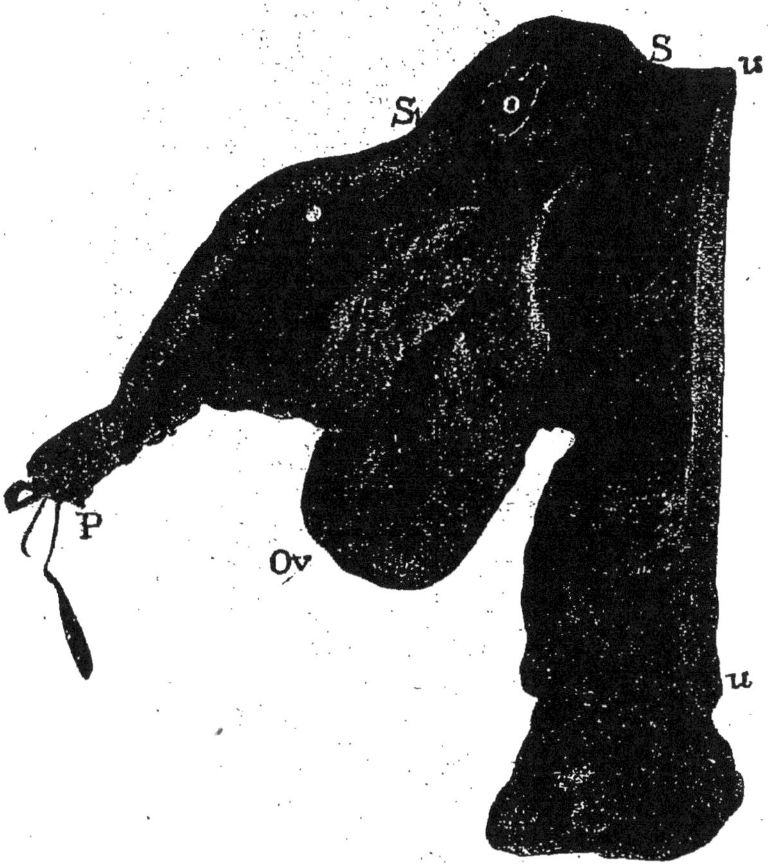

Fig. 48. — A. Couvelaire.

u, utérus. — S, S, siège de l'œuf. — P, pavillon. — Ov, ovaire.

GROSSESSE EXTRA-UTÉRINE

(DE 5 MOIS)

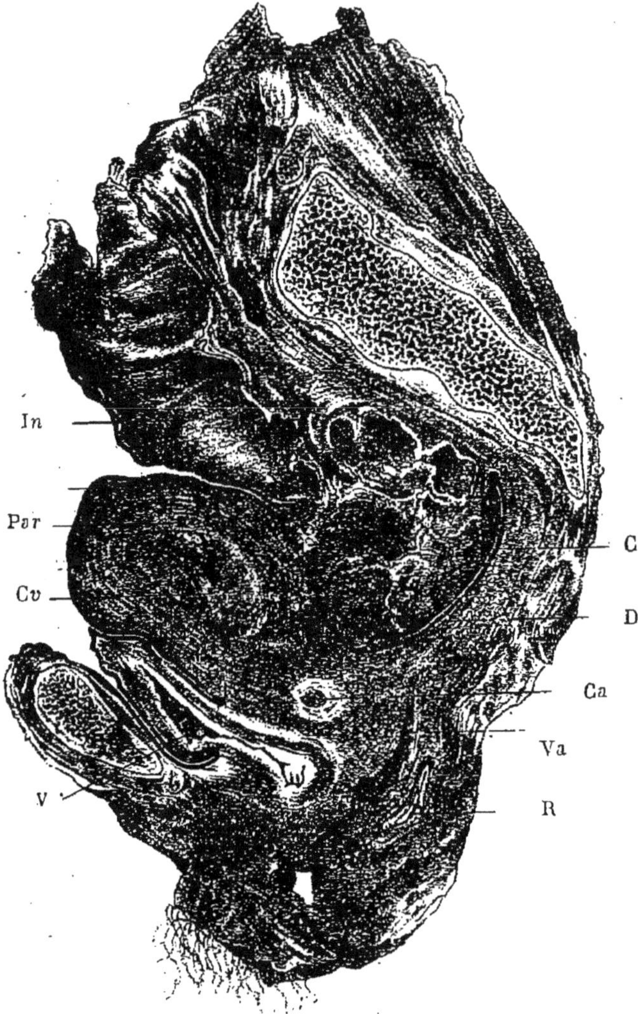

Fig. 49. — Berry Hart.

Coupe antéro-postérieure « médiane » intéressant l'utérus. — C, caillots. —
D, cul-de-sac de Douglas. — Ca, cavité cervicale. — Va, vagin. — R, rectum.
— V, vessie. — Cv, cavité utérine. — Par, paroi utérine. — In, intestin.

GROSSESSE EXTRA-UTÉRINE

(DE 5 MOIS)

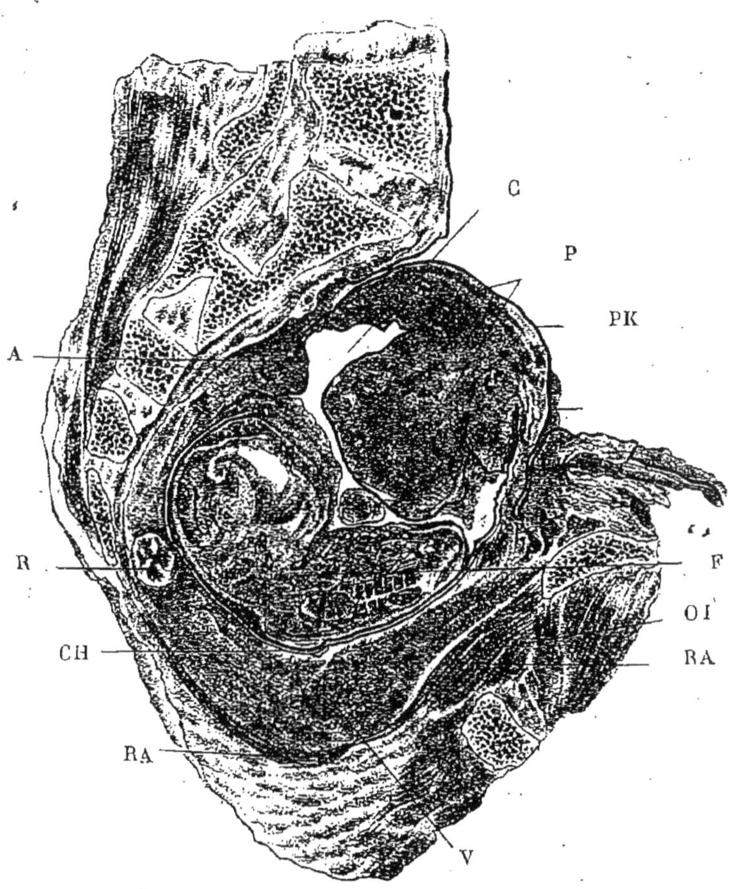

Fig. 50. — Berry Hart.

Coupe antéro-postérieure « latérale » droite du même bassin, que dans la figure **49**, intéressant ici le kyste fœtal situé dans le ligament large droit. — — C, cavité de l'œuf. — P, placenta. — PK, paroi kystique. — F, fœtus. — OI, obturateur interne. — RA, releveur de l'anus. — CH, chorion. — R. rectum. — A, amnios.

symptômes appellent l'attention, tels que les hémorragies, les douleurs, et les caractères du kyste fœtal.

Les hémorragies peuvent se montrer à des époques variables, et donnent quelquefois l'illusion de règles. Parfois elles s'accompagnent de contractions utérines qui aboutissent à une expulsion de caduque. Mais les véritables règles ne reparaissent avec leurs caractères que deux mois après la mort du fœtus.

Les douleurs sont assez fréquemment signalées ; les femmes se plaignent de souffrir dans les parties profondes avoisinant l'utérus, ou localisent leurs souffrances dans la vessie et le rectum. Ces douleurs résultent vraisemblablement de la compression exercée par le kyste fœtal sur les parties qui l'entourent.

Le kyste fœtal, dans les premières étapes de son développement, est très difficile à reconnaître, plus tard on arrive à le distinguer assez nettement de l'utérus, quand on peut l'étudier par les différents procédés d'exploration.

A l'auscultation, on perçoit, au niveau du kyste fœtal, les bruits du cœur et les mouvements du fœtus comme dans la grossesse utérine. On entend quelquefois un bruit de souffle comparable au « thrill » des anévrismes. Ce bruit de souffle avec renforcement, suivant l'expression de Pinard, semble, d'après lui, correspondre au siège du placenta.

Au toucher, on peut parfois arriver à délimiter les deux tumeurs constituées par l'utérus et par le kyste. Dans certains cas, on arrive à percevoir un sillon de séparation entre le kyste et la tumeur. Par ce procédé d'exploration on peut aussi sentir parfois la tension du kyste, et éprouver la sensation donnée par le ballottement fœtal. Pinard a indiqué que le col, généralement mou quand le fœtus est vivant, reprend sa consistance normale après la mort du fœtus. Ce col est très souvent déplacé, reporté plus ou moins haut latéralement ou derrière le pubis. Quant à l'utérus, on le trouve plus ou moins augmenté de volume, toujours hypertrophié.

C'est par *le palper* que l'on arrive le mieux à établir les caractères du kyste fœtal. On sent deux tumeurs : l'une petite, c'est l'utérus, — l'autre dont le développement est en rapport avec l'âge de la grossesse, c'est le kyste fœtal.

Le kyste fœtal est le plus souvent *immobilisé* par ses adhérences, on dirait qu'il est « maçonné » dans les parties voisines. La consistance est celle d'un kyste plus ou moins plein, mais le plus souvent tendu(1). Malgré cette tension on arrive souvent à délimiter certaines parties du fœtus et à établir son attitude dans le kyste.

La superficialité des parties fœtales, donnée trop souvent comme

____

(1) Dans la grossesse extra-utérine, le liquide amniotique peut persister dans l'œuf, même après la mort du fœtus. On sait que dans la grossesse utérine, si le fœtus meurt et reste retenu dans la cavité utérine, le liquide amniotique se trouve plus ou moins rapidement résorbé.

GROSSESSE OVARIENNE

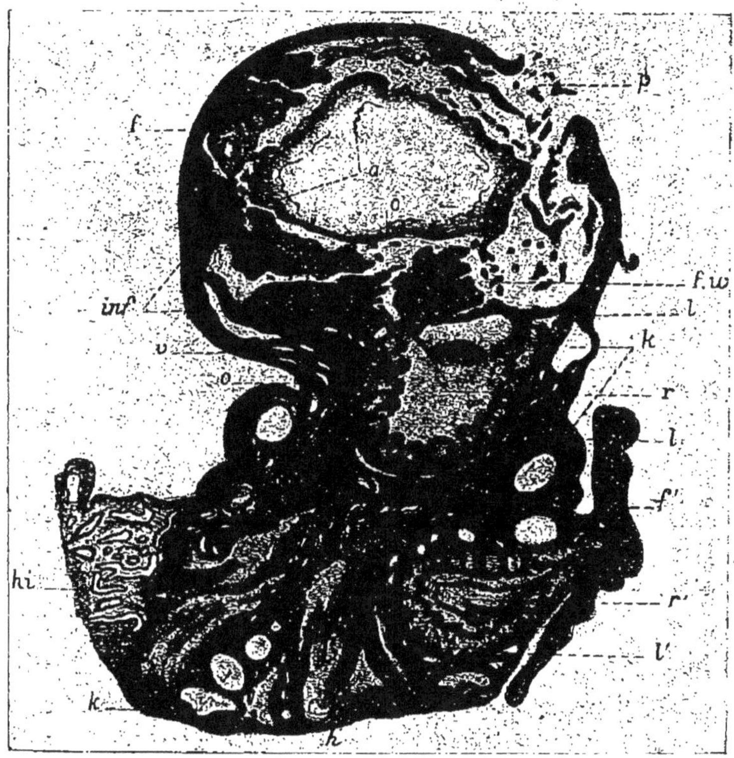

Fig. 51. — C. van Tussenbrœck.

Coupe à travers l'ovaire et l'ovisac (Agrandissement double). — *hi*, hile. —
h, kystes. — *h*, plaques hyalines. — *v*, veines. — *l, l'*, cellules lutéines. —
f', masse de fibrine. — *a*, amnios. — *c*, chorion. — *f*, villosités. — *inf*, infarctus. — *p*, perforation. — *f; w*, tissu fœtal.

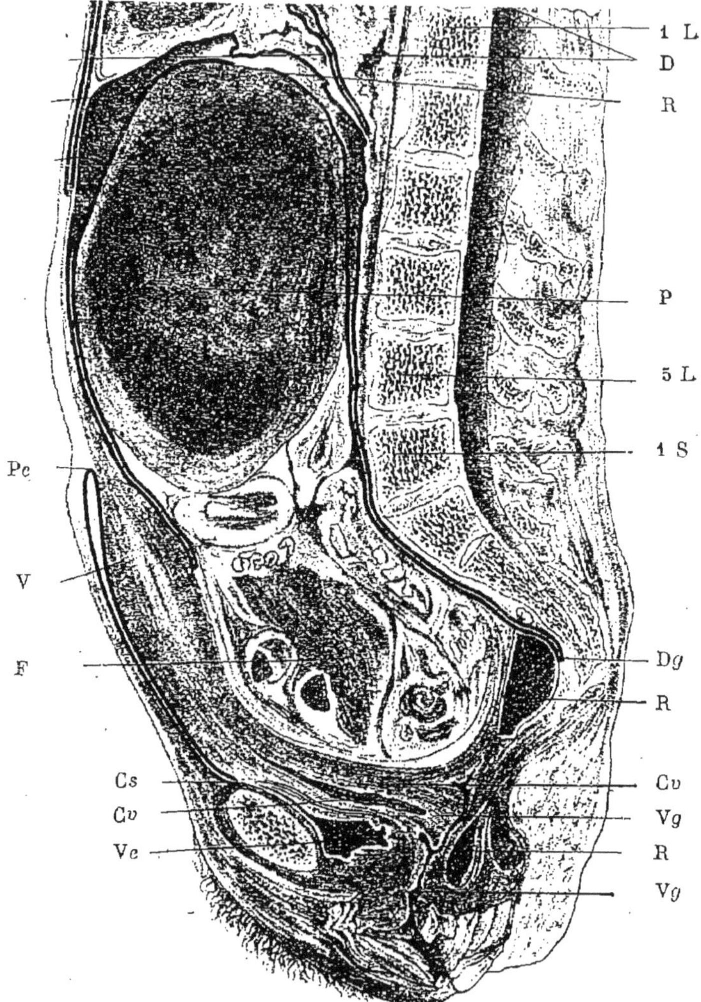

Fig. 52. — Berry Hart.

Coupe médiane antéro-postérieure. — 1 L, première lombaire. — D, duodé-
num. — P, placenta. — 5 L, cinquième lombaire. — 1 S, première sacrée. —
Dg, cul-de-sac de Douglas. — Cv, canal cervical. — R, rectum. — Vg, vagin.
— Ve, vessie. — Cs, cul-de-sac péritonéal. — F, fœtus. — U, utérus. —
Pe, péritoine.

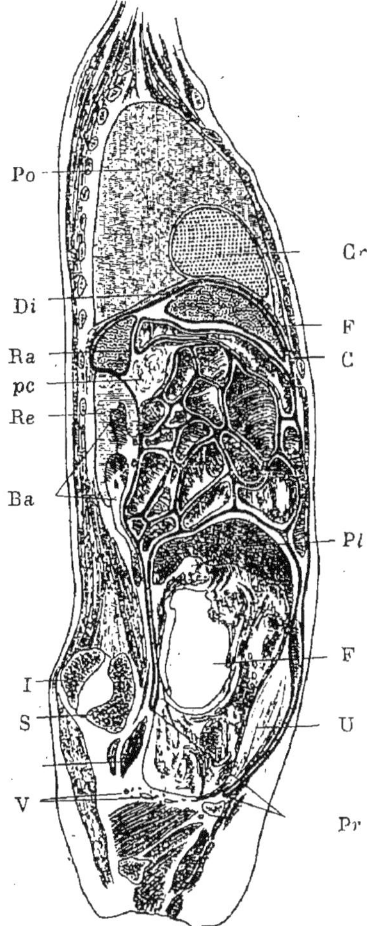

Fig. 53. — Berry Hart.

Coupe antéro-postérieure sur la partie latérale du même sujet. — Po, poumon. — Di, diaphragme. — Ra, rate. — pc, pancréas. — Re, rein. — Ba, bassinet et uretère. — I, os iliaque. — S, sacrum. — V. vaisseaux. — Pr, péritoine. — U, utérus. — F, fœtus. — Pl, placenta. — C, côlon. — F, foie. — Cr, cœur.

signe classique de grossesse extra-utérine, manque dans la plupart des cas, d'après Pinard. Il est arrivé toutefois qu'on pouvait sentir le fœtus libre dans la cavité abdominale, mais après rupture du kyste.

Enfin au cours de cette exploration, quelle que soit sa durée, jamais on ne constate de modifications dans la consistance du kyste ; il y a *absence de contractions.* C'est là un caractère essentiel pour distinguer le kyste fœtal de l'utérus gravide.

Complications. — Il y en a deux principales : l'hémorragie interne — quand la grossesse est vivante, — l'infection, quand la grossesse est morte.

L'hémorragie interne, conséquence de la rupture, se montre le plus souvent dans les premiers mois, parfois comme premier signe de la grossesse extra utérine. Elle peut aboutir soit à un épanchement limité, c'est *l'hématocèle* rétro-utérine, ou se diffuser pour constituer une *inondation péritonéale.*

L'hémorragie interne apparaît *brusquement* et s'annonce souvent par une violente douleur dans le bas-ventre, entraînant des phénomènes *syncopaux* et un véritable état de « shock ». On constate tous les signes ordinaires d'une hémorragie : pâleur, décoloration des muqueuses, faiblesse et fréquence du pouls, sensation d'étouffement. C'est l'*hémorragie cataclysmique*, suivant le nom imagé qui lui a été donné. Ces hémorragies peuvent apparaître sans raison apparente, mais surviennent quelquefois au moment du coït.

L'infection est aujourd'hui très exceptionnellement observée, la femme étant traitée et laparotomisée avant que les accidents infectieux aient eu le temps d'évoluer. Ils se manifestaient autrefois sous forme de péritonite aiguë, parfois très grave, laquelle emportait la malade, ou aboutissaient à la forme chronique et à des suppurations. Ces collections purulentes se faisaient jour à l'extérieur, soit directement à travers la paroi abdominale, soit indirectement par le rectum, par l'intestin ou par la vessie.

3º DIAGNOSTIC

Il comprend le diagnostic de grossesse, le diagnostic de grossesse anormale, le diagnostic des complications.

Diagnostic de grossesse. — Le diagnostic de grossesse peut être rendu difficile par les hémorragies qui simulent plus ou moins les règles, surtout dans les premiers mois. Dans ces premières périodes, il est parfois aussi difficile de distinguer le kyste fœtal de l'utérus. Il faut savoir penser à la grossesse anormale chaque fois que des troubles se produisent dans la menstruation.

Diagnostic de grossesse anormale. — Le diagnostic de grossesse anormale se fait par le développement progressif du kyste fœtal. Lorsque celui-ci est susceptible d'être exploré par le palper, on le distingue des tumeurs abdominales, utérines, salpingiennes ou ovariennes, en constatant qu'il contient un fœtus, dont la présence est révélée par les bruits du cœur ou les mouvements actifs, d'autres fois seulement par la sensation d'un corps solide nageant dans du liquide, c'est-à-dire par le ballottement.

Le kyste fœtal doit être distingué de l'utérus gravide. Pour cela il faut se souvenir que, dans la très grande majorité des cas, le kyste fœtal présente une fixité tout à fait particulière, qu'il est *immobilisé*, maçonné, pour ainsi dire, par des adhérences péritonéales. De plus, dans l'examen du kyste fœtal, on constate *l'absence des contractions*. Or, en examinant l'utérus gravide, surtout dans la deuxième moitié de la grossesse, il est rare de ne pas percevoir des contractions indolores.

Diagnostic des complications. — Le diagnostic des complications portera sur les accidents infectieux et sur les hémorragies. On ne confondra pas l'infection du kyste avec une torsion salpingienne, ni avec une poussée d'appendicite ou de cholécystite. Il faudra tenir compte du siège spécial de ces différentes affections, et, d'autre part, des symptômes de grossesse. Quant aux hémorragies, elles peuvent faire croire à un avortement, surtout quand elles s'accompagnent d'expulsion de caduque.

4° PRONOSTIC

Il est des plus graves et pour la mère et pour l'enfant, surtout par la menace de rupture du kyste fœtal qui peut survenir à toutes les époques de la grossesse extra-utérine. Toutefois, malgré les dangers, comme on le verra à propos du traitement, il y a parfois intérêt à laisser la grossesse évoluer et à n'intervenir qu'aux environs de son terme probable. Un certain nombre d'enfants ont ainsi pu être extraits, après laparotomie, d'un kyste extra-utérin, vivants et bien développés, alors que la mère guérissait et pouvait les allaiter. La femme atteinte de grossesse extra-utérine peut avoir à nouveau des grossesses normales, mais peut aussi présenter des récidives de grossesse extra-utérine.

Très exceptionnellement on a vu des cas, où il y avait coïncidence de grossesse utérine et extra-utérine. Funck Brentano a pu en réunir dans sa thèse un certain nombre d'exemples.

5° TRAITEMENT

Traitement dans les premiers mois. — La nécessité du traitement chirurgical ne supporte pas de discussion, il reste à déterminer l'heure de l'intervention.

Aussi l'on peut comme ligne de conduite adopter la formule de l'intervention immédiate, dès que le diagnostic est posé dans les premiers mois de la grossesse, afin de ne pas laisser pendant une trop longue période de temps la femme exposée aux dangers de rupture de son kyste. A plus forte raison, le traitement chirurgical s'impose, d'une façon immédiate, en cas d'accidents hémorragiques, d'inondation péritonéale.

Dans ces circonstances, il convient de pratiquer d'urgence la laparotomie, d'évacuer les caillots et de procéder à l'ablation du kyste fœtal, c'est-à-dire de la trompe gravide. Cette intervention pratiquée dans les débuts de la grossesse, ne diffère pas d'une simple salpingectomie.

Traitement dans les derniers mois . — Quand le diagnostic est posé dans les derniers mois de la grossesse, on peut immobiliser la femme dans une maison de santé ou dans une maternité, afin d'être en mesure d'intervenir d'urgence en cas de rupture. Dans ces conditions, l'opération ne comporte pas plus de dangers à terme qu'avant terme, et l'on peut arriver à pratiquer l'ablation du kyste après l'extraction d'un enfant vivant.

Autrefois, à cause des hémorragies, on redoutait l'intervention, alors que le fœtus était vivant, et l'on attendait pour intervenir que deux mois, au moins, soient écoulés après la mort du fœtus.

L'opération se faisait autrefois soit par la voie abdominale et marsupialisation, pour les kystes à expansion abdominale, soit par la voie vaginale ou par élytrotomie pour les kystes à expansion ligamentaire.

Cette thérapeutique, peu élégante au point de vue chirurgical, a permis de conserver beaucoup d'opérées. Pendant la même période de temps nombre de femmes ont succombé après des interventions pratiquées suivant une méthode plus rapide, aux hémorragies provoquées par la déchirure du kyste, au cours de l'extraction de ce kyste ou des tentatives de décollement du placenta. Ces accidents se montraient surtout quand on opérait les femmes atteintes de grossesse extra-utérine, avec enfant vivant.

Depuis que, au cours des opérations abdominales, on est arrivé à rendre le kyste plus accessible par la position inclinée de Trendelenburg, l'ablation totale du kyste est réalisable dans des conditions très satisfaisantes, même quand l'enfant est vivant.

Suivant Pozzi, lorsque les adhérences du sac à l'intestin ne sont pas faciles à libérer, on peut, soit laisser le sac en place et terminer par marsupialisation, soit ne pas chercher à décoller les adhérences intestinales, qu'on laissera en contact avec un large drainage abdominal.

Plus rares sont les cas où le kyste très accessible par le vagin peut être ouvert par colpotomie. Il s'agit dans ces cas d'une simple ouverture avec drainage du sac. L'ablation du kyste fœtal se fait incontestablement mieux par la voie abdominale.

CHAPITRE III

MALADIES GRAVIDIQUES GÉNÉRALES

Sommaire. — **Généralités** : L'insuffisance hépatique, l'insuffisance rénale, la nature des poisons. — 1° **Ptyalisme** : Symptômes, traitement. — 2° **Gingivite**. — 3° **Dermatoses gravidiques** : Symptômes, traitements. — 4° **Vomissements incoercibles** : Description, causes et traitement. — 5° **Albuminurie gravidique** : Description, complications (convulsions éclamptiques, hémorragies), diagnostic, pronostic, traitement. — 6° **Ictère. Cachexie séreuse. Anémie pernicieuse progressive. Névrites puerpérales.**

GÉNÉRALITÉS

On peut désigner sous le nom de « maladies gravidiques générales » des troubles ne se manifestant que dans l'état de grossesse et se montrant surtout quand l'organisme semble fléchir, devant la suractivité que lui impose la grossesse.

Pinard avait proposé de réunir un certain nombre d'états pathologiques jusque-là non groupés. La raison de ce groupement se trouvait dans le caractère commun à différentes affections de la grossesse, manifestement améliorées par un même traitement, le régime lacté. Sous l'influence de ce régime, les symptômes s'amendent et l'organisme reprend son fonctionnement naturel. Or, on sait que le régime lacté a non seulement l'avantage d'être un des moins toxiques parmi les modes d'alimentation, mais aussi qu'il favorise l'élimination par les urines des toxines accumulées dans l'organisme (1). Il constitue donc

(1) L'expérience de Massen et de Pawlow au moyen de « la fistule d'Eck », est des plus démonstratives. On abouche chez des chiens la veine porte dans

un régime de désintoxication, et il est naturel de regarder comme des intoxications les accidents cédant rapidement sous son influence.

L'auto-intoxication admise, on peut se demander quelle en est l'origine ? D'après la conception de Bouchard et de Roger, on peut regarder le foie comme insuffisant dans sa tâche habituelle de neutralisation des poisons venus de l'intestin ; on peut, d'autre part, penser à l'insuffisance éliminatrice du rein. Il est très rationnel de voir dans cette insuffisance hépatique ou rénale la raison de l'auto-intoxication gravidique.

L'insuffisance hépatique. — Pour Pinard, c'est surtout le foie qui est en défaut ; c'est de cet organe que dépendent les nombreux accidents qu'il considère comme des manifestations de l'*hépato-toxhémie gravidique*.

Celle-ci se manifeste par les symptômes les plus divers, relevant tous de la thérapeutique commune : le régime lacté. Pinard a réuni dans une même classe des troubles morbides très variés : le ptyalisme, les dermatoses gravidiques, les vomissements incoercibles, les convulsions éclamptiques, les ictères de la grossesse et aussi ces affections mal définies, telles que la cachexie séreuse, l'anémie pernicieuse progressive des femmes enceintes, les névrites puerpérales.

La théorie pathogénique de l'hépato-toxhémie gravidique est enseignée par Pinard depuis 1895. Elle a été vulgarisée par ses élèves Bouffe de Saint-Blaise et Le Masson.

L'insuffisance rénale. — A côté de l'insuffisance hépatique, il n'est pas irrationnel de faire jouer un rôle à l'insuffisance rénale. Néanmoins celle-ci est restée jusqu'ici peu invoquée dans la pathogénie des accidents gravidotoxiques.

Frappé par l'intensité et la fréquence des phénomènes d'hypertension artérielle, au cours de ces accidents toxiques, je me suis demandé s'il ne fallait pas invoquer plus qu'on ne l'a fait jusqu'ici l'insuffisance rénale passagère. À côté de l'albuminurie on connaît la fréquence de l'hypertension ; on a aussi noté dans quelques cas, l'azotémie, — de plus, nombre d'œdèmes cèdent au cours de la grossesse au régime déchloruré. En un mot, ces accidents semblent présenter une certaine identité avec les syndromes établis par F. Widal au cours des néphrites : l'albuminurie, l'azotémie ou urémie sèche, la chlorurémie hydropigène avec ses œdèmes, l'hypertension, les troubles cardio-vasculaires.

la veine cave, et on supprime de ce fait l'action du foie sur les toxines venues de l'intestin. Les chiens ainsi traités succombent, s'ils ont un régime quelconque. Seuls résistent ceux qui sont soumis au régime lacté.

Ces insuffisances hépatiques et rénales sont considérablement améliorées par la thérapeutique de désintoxication, par le régime simple non toxique, et par la surveillance attentive du fonctionnement régulier de l'intestin.

La nature des poisons. — Ceux-ci ont vraisemblablement des origines multiples, qui peuvent se résumer, à l'heure actuelle, en deux catégories : poisons d'origine intestinale, poisons d'origine ovulaire.

Poisons d'origine intestinale. — Leur existence n'est pas douteuse, ainsi qu'en témoigne l'influence du régime et de la désinfection intestinale. Ces poisons sont d'autant plus agissants et nocifs, que le foie et le rein se montrent moins à la hauteur de leur rôle habituel d'émonctoire.

Poisons d'origine ovulaire. — On peut supposer une double origine à ces poisons ovulaires, les uns « d'ordre chimique », provenant des déchets de la nutrition du fœtus, les autres « d'ordre biologique », provenant de la pénétration des cellules ou des albumines fœtales, dans l'organisme maternel.

Les poisons *d'ordre chimique* intoxiquent d'autant plus que les émonctoires, foie et rein, sont surmenés et insuffisants.

Les poisons *d'ordre biologique*, émanés de la partie paternelle des cellules de l'œuf, agissent à la façon d'une albumine étrangère. L'organisme maternel en paraît surtout influencé dans les premiers mois de la grossesse, et principalement au cours de la première grossesse. Puis, par une sorte d'immunisation, l'organisme maternel devient plus tolérant dans les derniers mois de la première grossesse et au cours des grossesses successives.

1° PTYALISME

C'est une affection qu'on peut observer chez les femmes enceintes, et qui est constituée par une salivation abondante.

L'excès de salivation peut se montrer à des degrés divers, mais acquiert parfois une intensité considérable : l'écoulement de salive est constant, les linges ne suffisent plus à étancher le liquide qui s'écoule de la bouche et inonde la femme.

La maladie présente des intermittences, mais peut persister pendant toute la durée de la grossesse.

Parmi toutes les médications proposées, rien ne réussit aussi bien que le régime lacté absolu.

2⁰ GINGIVITE

Les gencives subissent quelquefois pendant la grossesse un gonflement douloureux, elles sont rouges ou même saignantes, parfois couvertes d'un enduit blanchâtre. Ces phénomènes se dissipent sous l'influence du régime lacté, et sous l'action locale d'un mélange, recommandé par Pinard, composé à parties égales d'hydrate de chloral et d'alcoolat de cochléaria.

3⁰ DERMATOSES GRAVIDIQUES

On comprend sous cette dénomination, non pas toutes les affections cutanées qu'on peut observer chez les femmes enceintes, mais un certain nombre d'éruptions se manifestant sous l'influence de la grossesse, naissant et disparaissant avec elle, ne se reproduisant chez une même femme qu'au moment de la grossesse. Le mot « dermatose », en conservant un caractère vague, qui ne préjuge rien sur les formes multiples que peuvent affecter ces exanthèmes, paraît préférable aux autres dénominations, telles que « herpès gestationis » ou « dermatite herpétiforme ».

Symptômes. — La forme même de l'exanthème est très variable, polymorphe, suivant l'expression consacrée. Mais à côté de ces caractères variables, il en est qui sont communs à toutes ces dermatoses.

Elles sont généralement symétriques, elles provoquent des démangeaisons, s'arrêtent avec l'interruption de la grossesse et cessent par le régime lacté.

Ces dermatoses peuvent, chez certaines femmes, récidiver à chaque grossesse, sans jamais paraître dans leur intervalle.

Traitement. — Le traitement local aura en vue de calmer les démangeaisons par l'usage des bains d'amidon et par l'application de poudres inertes : talc, ou mélange, à parties égales, de talc et de magnésie. Le traitement général comprendra l'administration de purgatifs et l'usage répété de laxatifs pour assurer le fonctionnement régulier de l'intestin. Enfin la femme sera soumise au régime lacté absolu, puis au régime lacto-végétarien et végétarien.

4° VOMISSEMENTS INCOERCIBLES

Description. — La femme atteinte de vomissements incoercibles arrive à rejeter la presque totalité, ou même la totalité des aliments et boissons qu'elle essaie de prendre. Avant d'atteindre ce degré d'intensité les vomissements se sont manifestés d'une façon progressivement croissante.

Paul Dubois avait distingué trois périodes : Une première période caractérisée par l'*amaigrissement* ; — une seconde période par l'*accélération du pouls* (qui, avant l'emploi du thermomètre, indiquait seul la fièvre) d'où le nom de « période fébrile » qui lui avait été donné ; – enfin une troisième période, celle des *accidents cérébraux*.

L'amaigrissement peut devenir extrême, l'inanition est absolue, la femme ne dort plus. C'est dans ces conditions que sous l'influence des phénomènes d'intoxication, se manifeste l'augmentation de la fréquence du pouls.

L'accélération du pouls au-dessus de 100 pulsations indique un état général grave, bien que la température pendant ce temps reste normale. Il n'est donc plus permis à l'heure actuelle, comme au temps de P. Dubois, d'appeler cette période « période fébrile ».

La faiblesse est très grande. La malade ne quitte plus son lit, se plaignant moins de la faim que de la soif. La langue devient sèche et rôtie, rouge-lisse sur les bords, la maigreur du visage est extrême, le regard éteint, et souvent les sclérotiques présentent une teinte jaune. La malade signale des douleurs au creux épigastrique, préludant au vomissement qui se produit d'une façon plus ou moins rapide, après l'absorption du moindre aliment solide ou liquide. Les selles deviennent rares, ainsi que les urines qui prennent une teinte brun acajou, et donnent la réaction de l'urobiline au spectroscope.

Les accidents cérébraux se manifestent par des troubles de la vue, de l'ouïe, **puis** on voit apparaître du délire et enfin, surviennent le coma et la mort Il est commun de voir dans les dernières périodes les vomissements se suspendre. On croit à une amélioration, mais la femme ne tarde pas à succomber.

Les vomissements incoercibles se montrent surtout dans les trois premiers mois de la grossesse, rarement plus tard ; ils peuvent néanmoins s'observer, exceptionnellement, près du terme, chez des femmes n'ayant pas eu jusque-là des vomissements importants.

Causes et traitement. — L'ignorance des causes de ces vomissements a conduit aux thérapeutiques les plus diverses.

Causes locales et traitements localisés. — On a pensé voir dans ces vomissements l'expression réflexe d'une irritation à point de départ utérin. L'argument, invoqué en faveur de cette manière de voir, est dans le fait de la cessation brusque des accidents avec l'interruption de la grossesse ou la mort de l'œuf.

Varnier racontait l'observation d'une femme atteinte de vomissements incoercibles, chez laquelle il fut réduit à pratiquer l'avortement artificiel. Après l'expulsion de l'œuf en débris, les vomissements persistèrent avec la même intensité, et cela jusqu'à... l'expulsion, quelques jours plus tard, d'un second œuf. Il s'agissait d'une grossesse double, dont le diagnostic n'avait pu être fait dans les premiers mois de la grossesse.

On voit d'autres fois les vomissements cesser au moment où l'utérus se développant devient organe abdominal. Dans d'autres cas, on a vu les vomissements s'arrêter par la simple dilatation du col, faite en vue de provoquer un avortement thérapeutique.

Behm (de Berlin), puis Potens, ont voulu voir dans une résorption des tissus de l'œuf (du syncytium) la cause des vomissements. Ce serait, d'après l'expression de Metley, une intoxication d'origine syncytiale.

S'agit-il d'intoxications, à l'origine desquelles il faudrait invoquer l'action des sécrétions internes de l'ovaire, et du corps jaune en particulier, à côté des insuffisances hépatiques et rénales ?

Peut être serait-il rationnel d'admettre, avec Whitridge Williams, trois formes de vomissements :

1° Forme réflexe, à point de départ, soit utérin (déviations, endométrites), — soit ovarique ou ovulaire (hydramnios, môle, gemellité).

2° Forme nerveuse. Accidents hystériformes.

3° Forme toxique d'origine intestinale, hépatique, ovarique, fœtale.

Causes générales et traitements généraux. — Les vomissements, considérés comme conséquence d'une auto-intoxication, demandent un traitement approprié.

Pinard, dans sa pratique, recommandait la thérapeutique suivante :

La femme isolée est mise sous la surveillance d'une garde qui, ponctuellement de demi-heure en demi-heure, sauf au moment du sommeil, offre une dose de lait. Cette dose de lait est plus ou moins considérable, suivant la façon dont elle est supportée. Il faut, sans se rebuter, diminuer la dose si le lait est rejeté. On peut arriver de la sorte à proposer toutes les demi-heures une simple cuillerée à café. Si cette cuillerée est supportée, on augmentera progressivement la quantité pour arriver à des doses de plus en plus importantes. Parfois le lait, même à dose minime, n'est pas supporté. Il faut alors administrer à petites doses de l'eau bouillie, ou de la tisane sucrée ou non sucrée.

La diète hydrique ne saurait être maintenue longtemps. Au bout de deux ou trois jours, on peut ajouter un peu de lait dans l'eau. Si cette eau lactée est bien supportée, on peut augmenter progressivement la proportion de lait dans l'eau. Mais si les vomissements persistent, et si l'on ne peut revenir au régime lacté ou au régime végétarien, il ne faut pas s'attarder dans la diète hydrique, même si le taux des urines a augmenté sous son influence, il devient nécessaire de provoquer l'avortement.

On pourra, pour augmenter la diurèse, administrer quotidiennement un ou deux lavements de 500 grammes de sérum salé.

On peut, comme calmant, recourir à l'emploi du chloral en lavements à la dose de 4 grammes (sans jaune d'œuf qui peut être mal toléré dans ces circonstances) dans 100 grammes de lait, et donner des inhalations d'oxygène.

Condamin, de Lyon, a proposé de soumettre les malades à la diète absolue, avec lavements de sérum.

On a tenté aussi les injections sous cutanées de sérum, les lavements nutritifs, toutes les médications calmantes, les purgations violentes.

L'action de l'électricité, suivant une méthode indiquée par Gauthier, Larat et Champetier de Ribes, aurait donné quelques résultats heureux.

On voit, en somme, dans le traitement de cette affection, tout réussir, ou rien ne réussir. En désespoir de cause, parfois les malades s'essayent à goûter les mets les plus indigestes et arrivent à les tolérer. Mais souvent l'état s'aggrave progressivement, et une intervention devient nécessaire.

On recommande généralement d'interrompre la grossesse, avant que l'amaigrissement soit poussé trop loin ; il ne faut pas laisser dépasser une perte de poids allant de 25 à 30 p. 100.

Traitement méthodique. — Nous avons obtenu des résultats satisfaisants dans notre pratique personnelle en procédant *avec méthode*, sans nous attarder à prendre et à abandonner tel ou tel des multiples moyens de traitements proposés :

La femme étant isolée de son entourage habituel, et confiée aux soins d'une garde obéissant ponctuellement aux prescriptions, on recourt aux repas fractionnés de plus en plus petits, composés de cuillerées de lait, ou d'eau, présentées à heure fixe. Il est, de la sorte, permis d'éliminer, parmi les causes de vomissements, *l'intoxication alimentaire*. Il reste à tout hasard à se préoccuper de l'action psychique.

Dans ce but, celui qui dirige le traitement doit manifester une assurance complète et une confiance absolue dans l'efficacité du traitement, qui va avoir pour but de faire passer de la diète hydrique à l'alimentation lactée, en une progression lente et insensible. On commence par de l'eau recevant un dixième de lait, et on augmente d'un dixième le lait de l'eau au fur et à mesure que cette eau lactée administrée de demi-heure en demi-heure arrive à être tolérée

Cette tolérance atteint très nettement son maximum dans les heures qui suivent l'administration de doses fractionnées de chloral, 1 ou 2 grammes donnés en lavement dans 100 grammes de lait à 2 ou 3 reprises dans les 24 heures.

Il est fréquent de voir par ces moyens (en y joignant une ou deux injections sous-cutanées de sérum salé, de 250 à 500 grammes) que la malade devient plus calme, la diurèse augmente, les vomissements diminuent ou disparaissent, le lait est toléré à des coupages qu'on diminue peu à peu. Il est enfin conservé coupé par moitié, ou même non coupé. Dès lors la victoire est acquise, et cela le plus souvent en deux ou trois jours.

Dans le cas contraire, si de la diète hydrique on ne peut passer au régime lacté, en trois ou quatre jours, il faut redouter les graves accidents toxiques et intervenir avant qu'il soit trop tard, chez une femme, qui ne peut supporter la diète hydrique. Il est très utile d'organiser une aération constante.

Avortement thérapeutique. — Il ne faut pas recourir à ce moyen, ni trop tard, ni trop tôt. Pinard donne comme formule de provoquer l'avortement, *dès que* le pouls s'élève au-dessus de 100 pulsations, car il voit, dans cette accélération du pouls, une manifestation grave de toxhémie.

Il m'a été donné d'observer que les accidents de polynévrites pouvaient se développer, si on tardait trop à interrompre la grossesse. Il suffit pour se décider à cette intervention que le pouls se maintienne fréquent, même si les urines sont émises en abondance sous l'influence du régime hydrique et des lavements de sérum.

Il faut tenir compte, dans le choix du mode d'intervention, de l'état général de la malade, plus ou moins capable de supporter le choc d'un avortement provoqué. On videra l'utérus, soit en une seule séance, après dilatation aux bougies de Hegar, soit en prenant son temps, après application d'un ballon Champetier de Ribes. Si les circonstances ne sont pas très pressantes, le dernier procédé doit être préféré comme moins brutal. Il présente l'avantage de s'accompagner assez souvent de l'expulsion spontanée de l'œuf après la sortie du ballon.

Médications humorales. — On peut ranger sous ce titre les tentatives thérapeutiques faites au moyen de « la sérothérapie » et de « l'opothérapie ».

Sérothérapie. — Mayer et Linser de Tubingue en 1911, ayant employé avec succès dans les dermatoses gravidiques l'injection de sérum de femme enceinte normale, Le Lorier, Fieux en France ont entrepris d'injecter ce sérum dans les cas de vomissements incoercibles, ils ont obtenu des résultats inconstants, mais efficaces dans certaines circonstances.

Suivant Fieux et Dantin, le sérum a montré sa plus grande activité à la dose de 20 centimètres cubes et provenant d'une femme au cours des premiers mois de la grossesse.

Il reste néanmoins difficile d'acquérir la certitude qu'un sérum de femme enceinte qu'on injecte à titre thérapeutique, est absolument normal, et qu'il offre toutes les garanties de sécurité, même après un examen médical des plus complets. Il serait à souhaiter que les essais tentés avec le sérum de cheval puissent arriver aux mêmes effets thérapeutiques.

Opothérapie. — On a tenté de recourir à diverses médications opothérapiques, parmi lesquelles nous devons retenir l'opothérapie ovarienne, faite avec l'extrait d'ovaire total, ou avec l'extrait de corps jaune, en s'appuyant sur les constatations de Pottet, de

J.-L. Chirié, qui ont noté la dégénérescence kystique du corps jaune coïncidant avec des vomissements incoercibles.

L'opothérapie surrénale a trouvé auprès de Robinson et de Sergent d'ardents défenseurs.

F. Rathery et F. Bordet ont publié quatre observations impressionnantes, dans lesquelles ils ont obtenu une cessation quasi-immédiate des vomissements, de telle sorte qu'il serait légitime de tenter, avant toute autre thérapeutique, la médication surrénale telle qu'ils l'ont employée :

L'adrénaline a été prescrite soit en injection sous-cutanée (1 milligramme de chlorhydrate d'adrénaline dans 250 cc. de sérum physiologique), soit en ingestion (1 milligramme) ou enfin en lavement (1 milligramme)

La dose quotidienne donnée a été en général de 1 milligramme le 1er jour, de 2 milligrammes les 2e et 3e jours. Très rapidement les vomissements ont cessé, l'acidose a diminué, alors que la tension artérielle n'a pas subi de modifications.

Telles sont les médications entreprises dans le traitement des vomissements incoercibles. On peut en essayer les effets, dans les cas graves, sans s'attarder trop longtemps, avant de recourir à l'avortement thérapeutique, qui, dans certains cas, reste, quoi qu'on fasse, la seule ressource, et le seul espoir.

5° ALBUMINURIE GRAVIDIQUE

L'albuminurie est un symptôme qui, pendant la grossesse, comme en dehors de celle-ci, peut correspondre à des accidents très variés. Néanmoins, il existe un état maladif des femmes enceintes dans lequel l'albuminurie est le symptôme prédominant, c'est l'ensemble symptomatique décrit sous le nom d'albuminurie gravidique.

Description. — *L'albuminurie* est le symptôme principal. Elle est plus ou moins prononcée, mais peut atteindre rapidement de fortes proportions, comme 6 ou 7 grammes par litre, on voit alors l'urine se prendre en bloc sous l'action des réactifs ordinaires. L'albuminurie peut s'accompagner de polyurie.

On voit apparaître *des œdèmes* souvent généralisés, mais surtout marqués à la face ou aux membres inférieurs. Certains *troubles de la vue* apparaissent chez ces femmes. Elles ont, suivant leur propre expression, comme « des brouillards devant les yeux »;

On observe souvent des *céphalalgies* parfois assez intenses et une douleur au creux épigastrique, dite *douleur épigastrique* de Chaussier. Vaquez et Nobécourt, puis Queirel et Raynaud; Bar, J.-L. Chirié ont signalé *l'hypertension artérielle* chez ces albuminuriques.

D'après J.-L. Chirié il n'y a pas un rapport constant entre l'état de la tension artérielle et la quantité d'albumine. Il y a des albuminuriques à tension normale, et il ne faut pas oublier que quelques albuminuriques, mais pas toutes, ont de l'hypertension. Cette hypertension serait en revanche constante chez les éclamptiques.

Nous avons proposé de rattacher l'albuminurie gravidique à l'azotémie, la chlorurémie, l'hypertension artérielle, qui relèveraient, suivant la conception de F. Widal pour les néphrites, d'une insuffisance passagère ou durable du rein.

Il faudrait dans ce cas faire une exception pour les « albuminuries par suppuration », qui, ainsi que je l'ai établi avec Thébault, entrent pour un tiers dans le total des albuminuries gravidiques. C'est chez ces albuminuriques par suppuration que l'hypertension fait généralement défaut.

Il est fréquent chez les albuminuriques de trouver des *lésions hémorragiques placentaires*.

Pinard en France, Fehling en Allemagne, ont décrit ces lésions dans le placenta, et montré leur coïncidence avec l'albuminurie.

Ces lésions se présentent sous des aspects différents : tantôt il s'agit d'*épanchements sanguins* déprimant le tissu placentaire, — tantôt de petits noyaux blanchâtres, du volume d'un pois, d'une lentille, ou d'une amande, constituant ce qu'on appelle les *infarctus blancs*.

Pour Rossier, au point de vue histologique, ces lésions dépendent d'un état maladif de la caduque intraplacentaire.

Pour Brindeau et Nattan-Larrier, on rencontre deux types de lésions, les unes paraissant provoquées par un poison lent, et caractérisées par « des infarctus nodulaires », les artérites, les endométrites, les œdèmes, les petites hémorragies nodulaires. Dans le second type de lésions, nées sous l'action d'un poison violent, on trouverait les « hémorragies diffuses, les éclatements de vaisseaux fœtaux, la prolifération plasmodiale », modifications observées au microscope sur des placentas d'éclamptiques, en apparence normaux.

J'ai proposé, en 1912, d'expliquer la production de ces lésions hémorragiques du placenta, en les considérant comme le résultat de l'hypertension, produisant la rupture des lacs sanguins du placenta, partie la moins résistante du système vasculaire sanguin maternel.

Le placenta « truffé » de lésions hémorragiques, suivant le mot de Pinard, offre un champ restreint à l'hématose et à la nutrition du fœtus. Celui-ci se développe mal, il maigrit, préscnte une physionomie spéciale, avec ses membres grêles, il rappelle la physionomie de « l'araignée ». L'enfant peut succomber par suite de ces lésions placentaires.

Complications. — Deux complications importantes se produisent chez les albuminuriques : les hémorragies, les convulsions éclamptiques.

Hémorragies. — Les hémorragies, nées dans le placenta, peuvent ne pas se cantonner dans le tissu placentaire, et entraîner des *décollements* plus ou moins étendus de cet organe. Ces hémorragies internes ou externes ont parfois pour conséquence la mort de la femme (voir DÉCOLLEMENT DU PLACENTA NORMALEMENT INSÉRÉ), et assez souvent celle de l'enfant.

Convulsions éclamptiques. — Bien que ces convulsions aient été exceptionnellement constatées chez des femmes ne présentant pas d'albumine dans les urines, on peut le plus souvent les regarder comme une complication de l'albuminurie gravidique et une conséquence de la cause même de cette albuminurie. Les convulsions éclamptiques se manifestent sous forme d'accès, suivis d'une période de coma.

Le premier accès survient brusquement et terrasse la femme en la surprenant au milieu de ses occupations. Mais il est rare que cette femme n'ait pas eu de symptômes prémonitoires, tels que des céphalalgies, des troubles de la vue, la douleur épigastrique, et enfin une albuminurie plus ou moins importante. Pour Vaquez et Nobécourt, J.-L. Chirié, l'hypertension artérielle serait constante dans l'éclampsie menaçante ou confirmée.

Chaque accès se manifeste d'abord par une sorte d'*aura* ; la femme perd connaissance, s'agite, exécute des mouvements de latéralité de la tête et des yeux, fléchit et défléchit ses membres, cherche à se tourner, et bientôt se montrent deux séries de convulsions.

Les *convulsions toniques* ouvrent la scène. Tous les muscles se raidissent, les membres sont en extension, les poings fermés, la respiration suspendue, la langue est projetée au dehors, et quelquefois mordue. La bouche est couverte d'écume, les yeux sont saillants, le visage violacé. Cette période dure un temps plus ou moins long, puis cesse progressivement.

Alors commencent les *convulsions cloniques.* Ce sont de grands mouvements du tronc et des membres ; la malade doit être maintenue pour ne pas être projetée hors du lit. Peu à peu cette agitation se calme et la malade entre dans la période suivante, la période de *coma.*

Ces accès se répètent parfois avec une grande fréquence, au point de devenir subintrants, mais le plus souvent ils sont espacés, et, dans leur intervalle, la malade reste plongée dans le coma.

La mort peut survenir au cours d'un accès, mais ce mode de terminaison est exceptionnel. La femme succombe dans ce cas avec des hémorragies dans le foie et dans le cerveau. Quand la guérison doit se produire, les accès diminuent de fréquence, et la femme sort progressivement de son état comateux, sans garder aucun souvenir précis d s événements. Elle ne sait plus ni son nom, ni son âge, ni son adresse. Cette amnésie ne dure pas.

Les accès d'éclampsie éclatent le plus souvent au cours de la grossesse, quelquefois pendant le travail, rarement pendant les suites de couches. Il est commun de voir le travail se déclarer au cours des accès. L'accouchement semble entraîner une détente incontestable. L'élévation concomitante de la température peut être considérée comme d'un fâcheux pronostic.

La pathogénie de ces accidents a été l'objet de nombreuses théories. Ils résulteraient d'une intoxication sanguine, d'après les expériences de Tarnier et Chambrelent.

Suivant Vaquez, il se produit au cours des accès des dénivellements brusques de la tension sanguine allant jusqu'à 10 centimètres cubes de mercure mesurés au sphygmomanomètre.

D'après J.-L. Chirié l'hypertension ne serait pas la cause certaine des accidents convulsifs, mais elle aurait une grande influence sur la genèse des hémorragies viscérales, constituées par un véritable éclatement des vaisseaux du foie et du rein. D'où la méthode du traitement préconisée par cet auteur, la saignée de 1.000 à 1.500 grammes.

Il est naturel de supposer que la rétention des produits toxiques résulte d'une insuffisance fonctionnelle du rein et du foie, organes chargés de l'élimination ou de la destruction des poisons (1).

(1) Quant à la substance toxique elle-même, on l'a considérée comme constituée, soit par tous les éléments de l'urine, soit par certains d'entre eux comme l'urée, soit par des produits ammoniacaux. Doléris, Delore, Blanc, Hergott ont attribué dans certains cas les accidents à une infection microbienne. Pour Lange, Fruhinsholz et Jeandelize, il s'agirait parfois d'une insuffisance des glandes thyroïdes et parathyroïdes. Pour Zweifel, l'éclampsie résulterait d'un empoisonnement par l'acide lactique. Suivant Dienst, « le poison éclamptique » serait constitué par le mélange accidentel, au niveau d'une lésion

Diagnostic. — Le diagnostic comprend le diagnostic proprement dit, le diagnostic de la cause, le diagnostic des complications.

Diagnostic de l'albuminurie gravidique. — Il se fait naturellement par l'analyse des urines, qui doit être périodiquement pratiquée chez toutes les femmes enceintes. Il ne faut pas négliger de rechercher les autres signes, tels que : troubles de la vue, œdème, céphalalgies, etc.

Nous avons insisté sur la nécessité de surveiller périodiquement, dans tous les cas, l'état de la tension artérielle qui ne doit pas dépasser 12 ou 14 centimètres maxima mesurés au Pachon, et surtout ne pas dépasser 6 centimètres entre la tension maxima et la tension minima.

Diagnostic de la cause. — Cette cause est très souvent difficile à déterminer. Il s'agit plus souvent de primipares que de multipares, l'affection se montre fréquemment chez les femmes ayant une grossesse multiple.

On a invoqué l'influence du froid, de l'humidité, et aussi celle de la compression exercée par l'utérus gravide sur les uretères, ou accidentellement sur le rein.

Les lésions trouvées dans les autopsies sont variables, depuis la simple congestion rénale jusqu'aux lésions des différentes formes de néphrite. Pilliet et Bouffe de Saint-Blaise ont démontré l'importance des lésions de nécrose et des hémorragies du foie chez les éclamptiques.

En somme, on n'a jusqu'ici nettement dégagé au point de vue causal, parmi les femmes atteintes d'albuminurie gravidique, que la catégorie de celles qui sont atteintes antérieurement de lésions rénales, les brightiques.

Les brightiques ont des lésions rénales et des troubles divers avant la grossesse, ou dans l'intervalle des grossesses. L'albuminurie, les œdèmes et les troubles cardiaques se montrent chez elles en dehors de l'état puerpéral.

J'ai cherché à démontrer qu'il fallait faire une place aux *albuminuries par suppuration*. Un certain nombre de femmes présentent

placentaire, entre le sang de la mère et le sang du fœtus. Ces deux sangs agissaient l'un sur l'autre, suivant cet auteur, comme des sangs d'espèces différentes. Enfin, d'après Mynlieff, l'éclampsie serait la conséquence de la distension intra-rénale.

du pus dans les urines, peut-être plus souvent qu'on ne le croit, et il serait juste d'établir parmi les albuminuriques une nouvelle catégorie, celle des « urinaires ».

Diagnostic des complications. — Le diagnostic *des hémorragies* albuminuriques sera surtout fait par l'ensemble symptomatique, plus que par les caractères de l'hémorragie elle-même. On verra que l'hémorragie entraînant le décollement du placenta s'accompagne du signe indiqué par Pinard, *la dureté ligneuse* de l'utérus.

Les convulsions éclamptiques sont suivies de coma, elles ne doivent donc pas être confondues avec une crise hystérique ou un accès d'épilepsie, toujours terminés par un retour de la connaissance. On ne devra pas non plus confondre le coma avec celui de la méningite cérébro-spinale. L'examen du liquide céphalo-rachidien, comme dans une observation de Bar, lèvera les doutes.

Pronostic. — Le pronostic de l'albuminurie est lié à celui des complications hémorragiques, ou convulsives.

L'albuminurie simple, sans brightisme, ne laisse généralement pas de traces après l'accouchement. La femme peut, même dans ces cas, faire une très bonne nourrice. Cette albuminurie disparaît presque immédiatement, au cours de la grossesse, quand le fœtus vient à succomber et reste un certain temps retenu dans l'utérus.

Les hémorragies placentaires sont souvent assez graves pour le fœtus qui dépérit et peut succomber. Mais ces enfants d'albuminuriques, qui naissent maigres et chétifs, dont le faible poids dépend surtout d'un manque de tissu adipeux, arrivent à très bien se développer après leur naissance, une fois qu'ils sont séparés de leur placenta insuffisant. C'est surtout pour ces enfants, qu'on voit s'accomplir les miracles de la couveuse.

Les convulsions éclamptiques sont d'un pronostic très grave, et pour la mère et pour l'enfant. Celui-ci succombe très souvent au cours du travail, dans un tiers des cas d'après une des plus récentes statistiques, recueillie par Reinburg à la clinique Baudelocque, pendant que la mère meurt dans la proportion de 1/5 dans le même service. Ces résultats ne sont pas faits pour surprendre quand on découvre à l'autopsie de ces femmes des hémorragies profuses du foie et du rein, ou des hémorragies cérébrales.

Traitement. — Il comprend le traitement de l'albuminurie et le traitement des complications.

Traitement de l'albuminurie. — L'albuminurie gravidique se traite par le régime lacté absolu et les purgatifs.

La formule donnée par Tarnier, à savoir qu'on n'observe pas d'accès éclamptiques chez une femme soumise au régime lacté absolu depuis huit jours, n'a jusqu'ici reçu aucune contradiction.

Le régime lacté doit être absolu. Trois litres de lait ont longtemps constitué la ration alimentaire, il est préférable de le prescrire à dose moindre. Il est dans ce dernier cas mieux digéré, et n'exagère pas la tension artérielle. Il est plus sûr de se servir d'un lait bouilli, qui peut être pris chaud ou froid, sucré ou non sucré. Depuis les recherches récentes de Widal et Javal sur le rôle des chlorures alimentaires dans la production des œdèmes, on doit considérer comme préférable de ne pas administrer du lait salé. Ce lait pourra être, en cas d'intolérance, mélangé avec un peu d'eau de Vichy, d'Evian ou de Vals. En cas de dégoût de la malade, on pourra masquer la saveur du lait en y mélangeant pour le parfumer, un peu de café à la chicorée, du cacao ou du chocolat.

Il sera bon de conseiller à la malade de prendre son lait par prises régulières, plus ou moins copieuses, suivant son appétit et la tolérance de son estomac, en laissant un espace d'environ deux heures et demie entre une prise et la suivante. Le repas de lait sera pris très lentement à petite gorgée en dix minutes ou un quart d'heure.

A l'action du régime lacté on peut joindre l'administration de purgatifs. La formule suivante est usitée à la clinique Baudelocque :

Eau-de-vie allemande	10 grammes.
Sirop de nerprun.	20 —

La femme ne doit pas s'exposer au refroidissement, il est bon qu'elle se couvre de flanelle.

Si malgré ce traitement l'albuminurie est persistante, s'il y a des hémorragies génitales, ainsi que des troubles de la vue, de la céphalalgie, des œdèmes, on peut trouver dans ces symptômes l'indication d'interrompre la grossesse, aussi bien dans l'intérêt de la mère que dans celui de l'enfant. Ces indications s'observent toutefois d'une façon très exceptionnelle.

Traitements des complications. — Le traitement des *hémorragies* sera étudié à propos des décollements placentaires (voir Dystocie d'origine ovulaire).

Dans le traitement de *l'accès éclamptique,* on cherche à calmer les convulsions par l'administration du chloroforme et du chloral.

En présence d'une femme ayant un accès d'éclampsie, il faut *protéger sa langue.* Dans ce but, on introduit dans la bouche une compresse qu'on appuie à plat sur l'arcade dentaire du maxillaire inférieur, la langue se trouve ainsi bien maintenue.

Ensuite, on fait respirer du chloroforme, et l'anesthésie est poussée jusqu'à la résolution complète. Celle-ci obtenue, on arrête la chloroformisation. Mais il est capital de rester auprès de la malade avec le chloroforme et la compresse à portée. Dès que se manifeste un peu d'agitation, prélude constant d'un nouvel accès, on donne à respirer du chloroforme, jusqu'à ce que la résolution soit obtenue. Et ainsi de suite pendant des heures, et quelquefois des jours.

Les femmes arrivent à supporter des doses répétées de chloroforme. Dans ces cas il est vraisemblable que le chloroforme s'élimine dans les intervalles du temps où l'on peut en suspendre l'administration.

On doit en même temps faire injecter dans le rectum un ou plusieurs lavements au chloral ainsi formulés :

Hydrate de chloral . . . . 4 grammes
Lait 100   —
Jaune d'œuf . . . . . . n° 1.

Ce lavement, destiné à être conservé, doit être administré sous faible pression, après un lavement évacuateur.

Malgré ses inconvénients, dus à la toxicité incontestable du chloroforme ou du chloral, ce traitement calmant a le grand avantage d'atténuer et de prévenir les accès. Or, nous savons que ceux-ci sont principalement dangereux par l'hypertension qu'ils occasionnent, chez des sujets déjà hypertendus. Cette hypertension, se caractérisant par des sauts de 10 centimètres de mercure, semble devoir être rendue responsable des hémorragies hépatiques et cérébrales, qui tuent le plus souvent les éclamptiques.

Le traitement aux doses répétées et rapprochées de morphine, en faveur en Allemagne, et défendu en France par Rouvier (d'Alger) paraît agir d'une façon moins immédiate sur le nombre et l'intensité des accès.

Dès que les accès sont calmés, il y a avantage à administrer un lavement purgatif du codex.

On a proposé les injections de sérum salé, mais elles ne sont pas sans inconvénients à cause de leur action spéciale sur le rein, et à cause aussi de l'augmentation de la pression sanguine qu'elles provoquent. On peut enfin leur reprocher d'introduire dans l'économie des doses plus ou moins importantes de chlorure de sodium.

On a proposé de traiter les convulsions éclamptiques par la ponction lombaire, et l'évacuation de 40 centimètres cubes de liquide céphalo-rachidien. On réussirait ainsi à diminuer la tension exagérée du liquide céphalo-rachidien, qui pourrait d'après Krönig atteindre 200, 500 et même 600 millimètres alors que la pression normale est de 120. Audebert et Fournier en totalisant les cas où cette thérapeutique a été employée trouvent encore cette mortalité maternelle de 35 pour 100.

Comme suite à la théorie thyroïdienne et parathyroïdienne de l'éclampsie, on a proposé le traitement opothérapique thyroïdien, sans qu'on ait obtenu aucun succès bien démonstratif par ce moyen.

On a préconisé depuis longtemps *la saignée* de 300 à 500 grammes. Celle-ci peut trouver ses indications chez les femmes dont le visage reste très congestionné et cyanosé après l'accès. Mais cette saignée est insuffisante, d'après J.-L. Chirié, Porak et Macé pour obtenir une baisse de l'hypertension, il faut recourir à la saignée de 1.000 à 1.500 grammes. Les malades ne subissent alors aucun traitement, ne reçoivent ni chloral, ni chloroforme.

« Toute malade, reconnue éclamptique, d'après la méthode de Macé, est immédiatement soumise à la saignée. La quantité de sang retiré est variable suivant la corpulence de la malade, mais surtout suivant le chiffre de l'hypertension artérielle, en principe nous tâchons d'obtenir une chute à 10-12 (en retirant 1.200, 1.300, 1.000, 800 grammes au minimum). La saignée se fait lentement, demande environ 20 minutes, une demi-heure suivant les cas, bien que l'écoulement se fasse assez rapidement à cause de la haute tension sanguine ».

« Dans la suite les malades absorbent de gré ou de force 200 grammes d'eau lactosée toutes les deux heures. Elles sont sondées toutes les 2 ou 4 heures ».

« Nous prenons souvent la tension, si celle-ci s'élève de 18 à 19, et si cette élévation s'accompagne de mal de tête, nous n'hésitons pas à renouveler la saignée... » (J.-L. Chirié).

Au point de vue obstétrical, il faut, dès que la dilatation est complète, extraire le fœtus, mais il est peu utile et non sans danger d'entreprendre chez une éclamptique la provocation de l'accouchement, ou de chercher à accélérer la dilatation.

Le traitement chirurgical a fait son apparition en France dans un mémoire présenté à l'Académie de médecine en 1906, par Chambrelent et Pousson (de Bordeaux). Ces auteurs, après Edebohls (de New-York), ont pratiqué avec succès dans un cas d'éclampsie, la décapsulation du rein. Cette décapsulation mettant fin à l'anurie, ne paraît profitable que chez les éclamptiques anuriques.

On ne peut citer que pour mémoire le traitement chirurgical, proposé en Allemagne, contre l'éclampsie, par une intervention des plus inattendues dans la circonstance, et comprenant l'ablation d'un ou des deux seins

En résumé, le traitement prophylactique par le régime, le traitement curatif de l'abcès et de ses conséquences par le chloral, le chloroforme et la saignée, paraissent à l'heure actuelle, les mieux appropriés à la thérapeutique rationnelle des accidents éclamptiques.

6° ICTÈRE. CACHEXIE SÉREUSE. ANÉMIE PERNICIEUSE. NÉVRITES PUERPÉRALES

Ces maladies sont absolument exceptionnelles, et mal connues, aussi bien dans leurs causes que dans leur symptomatologie et leur traitement.

Ictère des femmes enceintes. — L'ictère apparaît rarement au cours de la grossesse ; il peut se montrer sous des influences diverses, auxquelles la grossesse ne vient s'ajouter que comme circonstance aggravante. Le Masson, sous l'inspiration de Pinard, a recherché les manifestations de l'ictère non seulement dans le présent, mais aussi dans le passé des femmes enceintes, pour arriver à démontrer qu'on retrouve le foie moins résistant et insuffisant, à l'origine de bien des troubles gravidiques inexpliqués

Il est encore plus exceptionnel de rencontrer au cours de la grossesse l'ictère grave, qui constitue alors une complication fatale. Le traitement est surtout fait du régime lacté, lacto-végétarien et végétarien, accompagné de purgations répétées périodiquement.

Cachexie séreuse des femmes enceintes. — Cette affection est aussi très rare, elle se manifeste par des œdèmes plus ou moins généralisés, pouvant s'accompagner d'hydropisie des principales séreuses, de la plèvre, du péricarde, du péritoine. L'anatomie pathologique et la pathogénie de ces cas n'a pas été l'objet de descriptions précises. On peut se demander si la rareté actuelle de ces cas ne vient pas de ce qu'on arrive mieux à les faire rentrer dans les cadres connus des affections cardiaques, hépatiques ou rénales. Le régime lacté à dose modérée d'un litre à un litre et demi par jour, devra aussi, dans ces circonstances, être employé d'une façon absolue, même dans l'ignorance de la cause productrice. Toutefois on devra tenir compte des recherches récentes sur l'influence du chlorure de sodium dans la production des œdèmes, et essayer les bons effets du régime déchloruré.

Anémie pernicieuse progressive des femmes enceintes. — Il s'agit encore d'une maladie très exceptionnelle qui se caractérise par des phénomènes d'anémie et d'affaiblissement, auxquels la femme peut finir par succomber.

Comme symptômes, on signale la pâleur, les souffles anémiques, les œdèmes et une diminution considérable du nombre des globules rouges, qui de 5 à 6 millions par millimètre cube peuvent tomber au-dessous de un million. Il y a des syncopes et parfois de la fièvre.

Tous les traitements échouent en pareille circonstance, l'interruption même de la grossesse n'arrive pas à arrêter la marche des accidents, et la terminaison est fatale.

Névrites puerpérales. — Ces affections sont rares, peu connues, et non décrites jusqu'ici dans les traités.

Dans ces dernières années, on a cherché à distinguer des accidents hystériques, ainsi que des lésions centrales cérébrales ou médullaires, certains troubles sensoriels et paralysies se manifestant au cours de la puerpéralité, en particulier pendant la grossesse.

Desnos, Joffroy et Pinard ont présenté en 1888 à l'Académie de Médecine le premier cas de névrite développée au cours de la grossesse. Depuis quelques nouvelles observations ont été réunies dans les thèses de Tuilant et de Puyo, cette dernière en 1904.

Symptômes. — L'affection mérite pourtant l'attention. Les névrites se manifestent d'une façon légère ou d'une façon grave.

Dans *les cas légers*, il s'agit de parésies portant sur le domaine des nerfs des membres, plus rarement du facial ; il y a de la faiblesse musculaire, de la paresse ou de la maladresse dans les mouvements, avec diminution de la sensibilité.

Dans *les cas graves* il y a de la paraplégie ou une véritable paralysie des quatre membres. La névrite peut intéresser aussi, ce qui devient très grave, le phrénique et le pneumo gastrique. Il y a, en outre, lieu de redouter les localisations sur les organes des sens, la névrite optique en particulier s'accompagnant d'amblyopie ou d'amaurose, qui peut être passagère, mais aboutit parfois à l'atrophie du nerf optique et à la cécité. Les troubles de l'ouïe, de l'odorat et du goût sont moins manifestes.

Pathogénie. — Ces névrites se montrent le plus souvent simultanément avec des accidents d'hépatotoxhémie, tels que les vomissements incoercibles, ce qui a conduit à les considérer comme relevant de la même cause toxique.

Traitement. — Le traitement comprendra le régime lacté, les dépuratifs, et, en dernier ressort, devant la gravité des accidents, l'avortement provoqué

NOTE COMPLÉMENTAIRE

L'étude nouvelle des réactions vago sympathiques, au cours de la puerpéralité, n'a pas encore conduit à des notions très précises, au point de vue biologique pur. Néanmoins, on peut déjà enrégistrer deux applications intéressantes de ces récentes conceptions à la thérapeutique de l'éclampsie, ainsi qu'à celle des vomissements incoercibles, en recourant à l'administration du chlorhydrate de pilocarpine, ainsi que cela a été indiqué dans les recherches de Lévy Solal et Tzanck.

En ce qui concerne le traitement de l'éclampsie, ces auteurs ont été amenés à ce nouveau traitement, en étudiant les accidents convulsifs, qu'on veut expérimentalement provoquer chez

les animaux injectés avec du sérum de femme éclamptique, et en considérant ces accidents comme l'effet d'un choc colloïdoclasique ; ainsi que semblent le prouver : la soudaineté des crises convulsives, les accès de prurit, l'atténuation du sérum déchaînant par la chaleur à 55 degrés et par le vieillissement, soit enfin sous l'action de substances empêchantes, telles que l'atropine, l'éserine, l'adrénaline, et surtout le chlorhydrate de pilocarpine, à l'exclusion des autres sels de cette substance.

Expérimentalement, Lévy Solal et Tzanck ont réussi à neutraliser dans environ 80 o/o des cas les accidents convulsifs et la mort, chez les animaux injectés avec un mélange de sérum d'éclamptique et de chlorhydrate de pilocarpine, alors que chez les Témoins, injectés avec le même sérum seul, les accidents se montraient foudroyants.

L'application de ce traitement à la femme éclamptique s'est montré sans inconvénients, et a déjà donné quelques succès assez frappants, mais encore peu nombreux entre les mains de Lévy Solal et Tzanck, Sfuitescu, Favreau. Sans renoncer aux anciennes prescriptions, saignée, chloral, dérivation intestinale, on injecte dans le tissu cellulaire une première dose de o gr. 005 milligrammes de chlorhydrate de pilocarpine, qui peut être renouvelée dans les 24 heures, si les convulsions persistent.

C'est ce même traitement qui a été appliqué par Lévy Solal et Leloup, chez une femme ayant des vomissements incoercibles, dont l'état général était assez grave pour qu'on hésitât à interrompre la grossesse, dans la crainte que la malade ne pût supporter l'intervention. Chez elle après les premières piqûres l'alimentation put être reprise et continuée.

Parmi les médications proposées contre les vomissements incoercibles, il faut signaler le traitement indiqué par Henrotay (d'Anvers), consistant en doses massives de chloral de 6 à 8 grammes, administrées en lavements.

Déjà nous avions nous-mêmes insisté sur le fait que les malades vomissaient moins ou même ne vomissaient plus du tout, quand elles se trouvaient dans la période qui suit l'administration du lavement de chloral, lorsqu'on institue le régime hydro-lacté progressif, pour faire passer la malade de la diète hydrique au régime lacté absolu.

CHAPITRE IV

COMPLICATIONS CHIRURGICALES
DE LA GROSSESSE

SOMMAIRE. — 1° **Tumeurs utérines et péri-utérines** : Cancer, fibromes, kystes de l'ovaire, salpingites. — 2° **Affections abdominales** : Hernies, appendicite, cholécystite, infections des voies urinaires (urétrites, cystites, pyélonéphrites). — 3° **Traumatismes accidentels ou chirurgicaux.**

1° TUMEURS UTÉRINES ET PÉRI-UTÉRINES

Le cancer, les fibromes de l'utérus, les tumeurs des annexes peuvent coexister avec une grossesse. Il y a intérêt à connaître l'influence réciproque de ces tumeurs sur la grossesse et de la grossesse sur ces tumeurs.

Cancer de l'utérus. — La grossesse peut se produire chez la femme atteinte de cancer, et évoluer jusqu'à terme. Il n'est pas prouvé que le cancer, évoluant sur l'utérus, puisse provoquer par sa présence l'interruption de la grossesse. En effet, on n'a pas tenu, dans la plupart des statistiques, un compte suffisant des autres causes banales d'avortement ou d'accouchement prématuré, qui peuvent agir à côté et en dehors du cancer. Il n'y a donc pas lieu, au nom des dangers créés par le cancer vis-à-vis de la grossesse, de considérer le fœtus comme quantité négligeable.

La grossesse semble accélérer l'évolution du cancer. C'est pour ce motif que dans les trois premiers mois de la grossesse l'hystérectomie trouve ses indications. Plus tard, les bénéfices de l'intervention sont beaucoup plus discutables. Quant à l'avortement provoqué, il est dangereux, et ne doit pas être tenté à travers un col ulcéré, fongueux et septique.

On peut rencontrer le cancer sous ses différentes formes : infiltrée, ulcéreuse ou végétante. Le plus fréquemment, le cancer est localisé sur le col.

On verra au chapitre de la dystocie quels dangers se montrent au moment de l'accouchement, alors que le col ne s'assouplit pas au cours de la dilatation, et ne peut que se rompre au passage du fœtus (voir plus loin Dystocie d'origine maternelle).

Fibromes utérins.— Pinard a insisté depuis longtemps, dans son enseignement, sur la grande fréquence avec laquelle s'observent les fibromes de l'utérus chez les femmes qui ont une « fertilisation tardive », c'est-à-dire chez les primipares âgées, ou bien chez celles qui ont de la « stérilité secondaire », parce qu'elles cessent d'avoir des enfants.

Souvent ces fibromes, se développant sous le péritoine ou présentant un petit volume, ne donnent lieu à aucune particularité au cours de la puerpéralité. Toutefois, il est bon de retenir que, au cours de la grossesse, les fibromes de l'utérus suivent cet organe dans son développement et augmentent de volume avec lui.

Cette hypertrophie des fibromes peut dans certaines circonstances donner à l'utérus des proportions exagérées. On observe alors *des phénomènes de compression* : des douleurs, de l'œdème, de la gêne respiratoire.

L'utérus est plus ou moins déformé par les fibromes, et il en résulte parfois de véritables malformations acquises, qui, comme les malformations congénitales, peuvent exposer à l'avortement ou à l'accouchement prématuré, mais surtout aussi entraîner la production de *présentations vicieuses*.

On a noté assez fréquemment *le placenta prævia* chez les femmes atteintes de fibromes utérins, 30 fois sur 80 cas d'après Méheut. Dans ces cas, mais dans ces cas seulement, on peut trouver des hémorragies au cours de la grossesse ou du travail.

Ces hémorragies sont sous la dépendance de l'insertion vicieuse du placenta et de son décollement, mais elles ne sont pas provoquées par la présence du fibrome, comme on est porté à le croire.

FIBROMES ET GROSSESSE

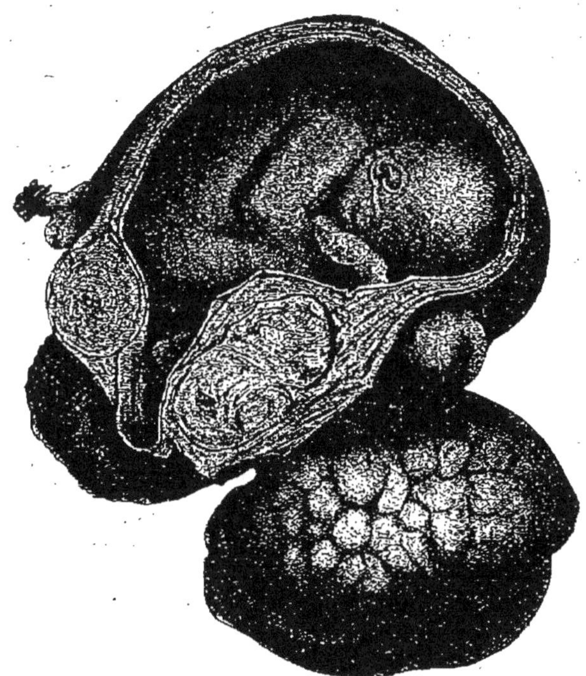

Fig. 54. — Mouchotte.

Les fibromes ont donc pour conséquence des phénomènes de compression, des présentations vicieuses, et enfin, ils favorisent la production du placenta prævia. Leur présence peut rendre le diagnostic difficile, et prêter à la confusion avec les grossesses multiples, la grossesse compliquée de tumeurs de l'ovaire, ou la grossesse extra-utérine.

Au moment de l'accouchement, de la délivrance et des suites de couches, les fibromes donnent lieu parfois à des difficultés qui seront étudiées plus loin (voir Dystocie d'origine maternelle).

Kystes de l'ovaire. — Ces tumeurs, dont le volume est surajouté à celui de l'utérus gravide, donnent lieu souvent à des phénomènes de compression : œdèmes et dyspnée. Bien que leur développement soit accru du fait de la grossesse, il est difficile à l'examen, de délimiter ce qui appartient à l'utérus et ce qui dépend du kyste.

On peut trouver, au point de vue du diagnostic pendant la grossesse, des difficultés considérables, d'autant plus qu'une ascite plus ou moins intense vient quelquefois rendre le palper encore plus obscur. La consistance de la tumeur permettra de la différencier du fibrome, plus résistant, mais il arrive que la distinction soit impossible, et on cite des cas où le diagnostic n'a pu être fait que par une ponction exploratrice, qui, d'une façon générale, n'est pas à recommander.

La présence du kyste de l'ovaire n'influe pas d'une façon sensible sur la marche et l'évolution de la grossesse. Ces kystes sont surtout à redouter au point de vue des accidents de torsion et même de rupture qui se produisent, soit pendant la grossesse, soit pendant les suites de couches.

Au cours de l'accouchement, le kyste de l'ovaire peut donner lieu à des difficultés très graves qui seront étudiées plus loin (voir Dystocie d'origine maternelle).

Quand les tumeurs de l'ovaire sont diagnostiquées au cours de la grossesse, il y a avantage à en pratiquer l'extirpation, afin de mettre autant que possible la femme à l'abri des dangers immédiats, et pour prévenir la dystocie au moment du travail.

Quand la torsion du kyste se produit, elle se manifeste brusquement par une douleur localisée, très vive, accompagnée bientôt de phénomènes péritonéaux : météorisme, sensibilité abdominale, vomissements, accélération du pouls. L'élévation de la température paraît correspondre au sphacèle de la tumeur, qui, avec des hémorragies intra-kystiques, complique souvent la torsion du kyste. Il faut dans ces circonstances pratiquer d'urgence l'ablation de la tumeur.

Salpingites. — Elles sont à peu près impossibles à diagnostiquer au cours de la grossesse, néanmoins, elles peuvent par-

fois donner lieu à des accidents graves : lorsque la trompe subit
un mouvement de torsion, ou lorsque pleine de pus elle vient
à se rompre, entraînant de ce fait une péritonite purulente.

La torsion se produit surtout avec les salpingites non adhérentes, mobiles, comme c'est ordinairement le cas pour les
hydrosalpinx. En cas de torsion, il se produit plus ou moins
brusquement des phénomènes péritonéaux, parmi lesquels c'est
surtout l'accélération et la petitesse du pouls, avec ou sans élévation de température, qui sont les symptômes dominants : il
peut y avoir, en outre, des vomissements, des douleurs vives,
d'abord localisées en un point de l'abdomen, puis généralisées
et accompagnées de météorisme. Ces accidents, classés longtemps sous le nom de péritonites, méritent d'être reconnus et
surtout traités. La laparotomie, suivie de la détorsion du kyste
et de son extirpation, devient une intervention nécessaire dans
ces circonstances.

La péritonite suppurée, consécutive à une rupture de salpingite purulente, est des plus exceptionnelles pendant la grossesse.

2° AFFECTIONS ABDOMINALES

On peut, au cours de la grossesse, se trouver en présence de
complications chirurgicales portant sur l'abdomen, telles que
les hernies, l'appendicite, la cholécystite, les affections des voies
urinaires.

Hernies. — *La hernie ombilicale* se trouve accentuée pendant la grossesse, par suite de l'écartement des muscles droits ;
il est nécessaire de la maintenir à l'aide d'une ceinture. *La
hernie inguinale ou crurale* est, au contraire, favorablement
modifiée : souvent, le sac se vide sous l'influence du développement de l'utérus, qui entraîne en haut la masse intestinale.
La hernie de l'utérus gravide, se faisant à travers l'orifice
inguinal ou l'orifice crural, est un accident très rare, qui aboutit à l'avortement ou peut rendre nécessaire une hystérectomie.

Appendicite. — L'appendicite pendant la grossesse a été, jusque dans ces dernières années, confondue avec toutes les affec-

tions abdominales s'accompagnant de phénomènes péritonéaux. Pinard a démontré la nécessité de dégager le diagnostic d'appendicite, et d'intervenir chirurgicalement le plus promptement possible.

La grossesse paraît, en effet, favoriser le réveil des accidents appendiculaires, et elle semble rendre le pronostic de ces accidents particulièrement sérieux.

L'appendicite peut sans inconvénient être opérée à froid au cours de la grossesse. Mais en présence d'accidents sérieux, l'opération à chaud peut s'imposer d'une façon impérieuse.

Le pronostic de l'intervention chirurgicale en elle-même ne paraît pas aggravé du fait de l'état puerpéral. Néanmoins, on ne compte pas dans ces interventions le même pourcentage de succès qu'en dehors de l'état puerpéral.

Il faut l'attribuer à la diffusion rapide de l'infection dans la cavité péritonéale, aux difficultés qu'on peut rencontrer pour la découverte de l'appendice, et à l'imperfection que peut présenter le drainage au voisinage de la tumeur utérine.

Les accidents d'appendicite se montrent aussi avec non moins de gravité au cours des suites de couches.

Cholécystite. — Les accidents consécutifs à l'infection et à l'obstruction calculeuse des voies biliaires peuvent se montrer au cours de la grossesse, donnant lieu à des symptômes plus ou moins bruyants, qui ont été confondus jusque dans ces dernières années, sous l'étiquette vague de péritonites. Ces accidents apparaissent aussi quelquefois au cours du travail, ou dans les suites de couches.

Le traitement chirurgical est parfois nécessaire pour mettre fin aux accidents.

Infections des voies urinaires. — Ces infections peuvent se manifester sur la totalité ou sur une partie des voies urinaires, pour constituer : des urétrites, des cystites, des uretérites, des pyélonéphrites.

Urétrites et cystites. — Ces affections sont le plus souvent d'origine gonococcique. Elles se signalent par des douleurs vésicales, la sensation de cuisson pendant les mictions, et par l'apparition du pus dans les urines. Les cystites dites « puerpérales » ont, pour ainsi dire, disparu de la pratique, depuis que l'on fait moins de cathétérismes, ou qu'on les fait d'une façon aseptique.

Pyélonéphrites. — La pyélonéphrite s'observe fréquemment depuis que l'attention a été appelée sur cette affection chez les femmes enceintes par Reblaub, en 1892.

On a pensé que les compressions subies par la vessie et l'uretère, au voisinage de l'utérus gravide, favorisaient l'apparition de la pyélonéphrite. Dans presque tous les cas, on trouve le pus contenant du coli-bacille. Il est probable que cette infection arrive plutôt par la voie sanguine au niveau du rein, que par la voie ascendante, de l'urètre au rein, en passant par la vessie et l'uretère. — L'affection se montre le plus souvent chez des femmes ordinairement très constipées.

Les femmes atteintes de pyélonéphrite au cours de la grossesse ont généralement de la polyurie, avec abondant dépôt de pus au fond du bocal. Il arrive d'autres fois que les urines restent constamment troubles, ayant l'aspect d'un bouillon tourné.

Les malades se plaignent quelquefois d'un ou des deux reins, mais fréquemment aussi elles n'accusent aucune douleur. Souvent il n'y a pas de fièvre, mais il n'est pas rare d'observer ces grandes oscillations de température signalées par Vinay, et qui, souvent, peuvent mettre sur la voie du diagnostic.

En recherchant dans les urines la présence du pus par l'action de l'ammoniaque, Brédier est arrivé, dans le service de Champetier de Ribes, à découvrir de nombreuses « pyélonéphrites latentes ». Ces affections sont, du reste, reconnues très fréquentes depuis qu'on les recherche, ainsi qu'en témoignent la statistique de Cathala dans le service de Bar, celles de Marteville dans le service de Bonnaire, et les chiffres réunis par moi-même. J'ai cherché à démontrer que la plupart de ces femmes sont en réalité « des urinaires », bien qu'elles aient été confondues jusque-là avec les autres « albuminuriques ».

Quelle est l'influence qu'exercent ces pyélonéphrites sur la marche de la grossesse, sur l'accouchement et les suites de couches ?

La grossesse peut très bien évoluer jusqu'à terme quelquefois même au milieu d'accidents fébriles très marqués. Mais d'autres fois, il devient nécessaire, comme dans les observations de Lepage, de provoquer l'accouchement, ou, comme dans les cas cités par Legueu, de pratiquer la néphrotomie.

Le traitement médical sera fait du régime lacté, lacto-végétarien ;
on prescrira l'urotropine à la dose de 1 gr. 50 par jour, on fera cesser
la constipation habituelle. En cas d'échec du traitement médical,
Couvelaire adopte l'une des deux lignes de conduite suivantes :

Si le rein n'est pas augmenté de volume, on doit essayer la distension vésicale, le cathétérisme uretéral, le lavage du bassin et,
en dernier ressort, et seulement comme pis aller, l'accouchement
prématuré provoqué.

Si le rein est gros, s'il y a pyonéphrose, c'est la néphrotomie ou
très exceptionnellement la néphrectomie qui trouvent leur indication.

En ce qui concerne *les suites de couches*, il y a lieu, ainsi
que je l'ai indiqué, de distinguer les grandes oscillations de la
température, dans la pyélonéphrite, des élévations de température avec fréquence persistante du pouls, telles qu'on les
observe dans l'infection puerpérale. Il faut savoir dans ces circonstances s'abstenir d'interventions intra-utérines, au moins
inutiles, et qui pourraient ne pas être sans danger, faites au
voisinage d'un méat urinaire donnant issue à du **pus**.

3⁰ TRAUMATISMES ACCIDENTELS OU CHIRURGICAUX

La femme enceinte est exposée à se blesser ou à subir des
opérations. Quelles peuvent être les influences des traumatis·
mes sur la marche de la grossesse ?

Traumatismes accidentels. — Ces traumatismes sont à distinguer suivant qu'ils atteignent, soit l'utérus ou son voisinage,
soit une région éloignée de cet organe.

Traumatismes utérins. — Ce sont évidemment ceux qui
peuvent avoir le plus d'action nocive et entraîner le plus facilement l'interruption de la grossesse, telles sont les *contusions*
directes sur l'abdomen. Dans ces circonstances, l'interruption de
la grossesse se produit dans les heures qui suivent le traumatisme. Les contractions utérines sont généralement alors précé-
dées, soit d'une rupture de l'œuf avec perte d'eau, ce qui est
exceptionnel, soit plus fréquemment d'un décollement placentaire suivi de perte de sang, avec ou sans mort consécutive du
fœtus. Ces conséquences du traumatisme se manifestent d'une

façon immédiate après l'accident, le jour même ou le lendemain, mais non pas comme on le croit à tort, pendant les jours ou les semaines qui suivent le traumatisme.

D'autres fois il s'agit de *plaies pénétrantes* de l'abdomen et de l'utérus. Dans ces cas, on voit se manifester toutes les conséquences de la rupture utérine, et la laparotomie s'impose, comme dans le cas d'Albarran où il y avait plaie par balle de l'utérus, avec le cordon faisant hernie dans l'orifice de la plaie. Le ventre ouvert, il faut agir suivant les circonstances, mais le plus souvent il est nécessaire d'extraire le fœtus par section césarienne, suivie d'hystérectomie, pour ne pas avoir à rechercher la réunion d'une plaie accidentelle qui a des chances de n'être pas aseptique.

Parmi les traumatismes utérins directs, il faut ranger le traumatisme des *rapports sexuels*, qui, même en dehors de la grossesse, peut donner naissance à ces phénomènes décrits autrefois par Gallard sous le nom de « métrite balistique ». « Le traumatisme conjugal », suivant l'expression de Pinard, doit être rendu responsable d'un grand nombre d'interruptions de grossesse, par les congestions et contractions utérines qu'il provoque.

Traumatismes à distance. — Ce sont les traumatismes ne portant pas directement sur l'utérus. On voit, à ce point de vue, les choses les plus étranges, telles qu'une chute du cinquième étage n'entraînant pas l'interruption de la grossesse. Les traumatismes les plus importants, accompagnés de fractures ou de luxations, peuvent être subis par la femme enceinte sans provoquer l'avortement ou l'accouchement prématuré. Le traitement de ces différents traumatismes n'est nullement modifié ou entravé par l'état de grossesse.

Traumatismes chirurgicaux. — Diverses opérations chirurgicales peuvent avoir à être pratiquées au cours de la grossesse. Elles présentent au point de vue de l'évolution de cette grossesse, des dangers d'autant plus grands qu'elles sont exécutées dans une région plus voisine de l'utérus, ou sur cet organe lui-même. Malgré ces dangers, on est arrivé dans ces dernières années à réussir, sans avortements, ni accouchements prématurés consécutifs, un assez grand nombre d'opérations abdominales, portant sur l'appendice, sur les trompes, sur les ovaires ou sur l'utérus lui-même.

Pinard a beaucoup insisté sur la nécessité de recourir dans ces circonstances à l'emploi de *la morphine,* non pas en cas d'accidents et de menaces d'avortement, mais à titre prophylactique. Il faut dans tous les cas, le jour de l'opération, et pendant les huit jours qui la suivent, pratiquer de parti pris, matin et soir, une injection sous-cutanée de un centigramme de chlorhydrate de morphine.

Par ce moyen on a pu impunément opérer nombre d'appendicites, de kystes de l'ovaire, etc.

Tout ce qui précède concerne les traumatismes chirurgicaux pendant la grossesse. Au moment de l'accouchement ou des suites de couches, les interventions chirurgicales dans les régions abdomino-génitales ne doivent être tentées qu'en cas d'urgence absolue, non seulement à cause des hémorragies qui peuvent provenir des vaisseaux dont le calibre est augmenté, mais aussi à cause des infections plus faciles dans une région moins résistante, en état de transformation et dont la circulation lymphatique augmentée multiplie les voies d'absorption.

En résumé, toutes les opérations sont devenues aujourd'hui possibles au cours de la grossesse, à condition de maintenir préventivement les opérées sous l'influence de la morphine. Mais il y a lieu de remettre, à deux ou trois mois après l'accouchement, les interventions dont les indications pourraient survenir au cours des suites de couches, s'il est possible de leur faire subir sans inconvénient ce retard.

CHAPITRE V

COMPLICATIONS MÉDICALES
DE LA GROSSESSE

MALADIES DES APPAREILS ET DE LA NUTRITION

Sommaire. — 1º **Maladies du tube digestif, du foie, et des reins :** Maladies de l'estomac, de l'intestin, du foie, des reins. — 2º **Maladies de l'appareil circulatoire :** Influence réciproque de la grossesse et des maladies du cœur, conduite à tenir, goitre exophtalmique. — 3º **Maladies de l'appareil respiratoire :** Laryngites, bronchites, pneumonie, pleurésie, tuberculose pulmonaire. — 4º **Maladies du système nerveux :** Névroses (hystérie, épilepsie), névralgies, tétanie, paralysies, tabès, maladies mentales. — 5º **Maladies de la nutrition :** Goutte, diabète, obésité.

Il est nécessaire dans ce chapitre de procéder à une revue de toute la pathologie interne, en étudiant, dans chaque maladie, les modifications que peut imprimer la grossesse à la maladie, et réciproquement la maladie à la grossesse.

A un point de vue général, on peut constater, d'une part, que la marche de la grossesse se trouve souvent interrompue dans les états fébriles graves, et il est manifeste, d'autre part, que la grossesse surajoutée à un état maladif quelconque crée un état de déchéance de l'organisme, lequel devient dans ces circonstances particulièrement moins résistant.

1° MALADIES DU TUBE DIGESTIF, DU FOIE,
' ET DES REINS

Maladies de l'estomac. — La grossesse chez les femmes atteintes de maladies d'estomac entraîne le plus souvent une accentuation des symptômes sur ce point faible de l'organisme. Les troubles gastriques, longtemps considérés comme manifestations pour ainsi dire normales et symptomatiques de la grossesse, doivent désormais être rangés parmi les phénomènes pathologiques. Toutefois, il est naturel de comprendre que l'estomac, malade antérieurement à la grossesse, soit plus particulièrement affecté au cours de celle-ci. Quant au simple embarras gastrique, il mérite d'être traité pendant la grossesse comme en dehors de la grossesse, par la diète, les purgatifs et le régime.

Maladies de l'intestin. — Les maladies de l'intestin : entérite, entéro-colite, sont en somme peu influencées par la grossesse et ont elles-mêmes peu d'action sur elle. Il y a lieu de noter pourtant l'influence souvent fâcheuse produite par la constipation de cause mécanique, résultant de la compression exercée par l'utérus sur l'intestin. Il est donc important de veiller, dans tous les cas, au fonctionnement régulier de l'intestin, par l'emploi de lavements tièdes et sans pression, de suppositoires, ou de laxatifs légers, qui sont assez bien supportés, même quand on est dans la nécessité d'y recourir d'une façon fréquente. Les inconvénients de cette dernière médication ne comptent pas à côté de ceux qui peuvent résulter du fonctionnement insuffisant de l'intestin. Les cachets de cascara à la dose de 0,25 ou de 0,50 centigrammes, deux ou trois fois par semaine, sont très bien supportés pendant toute la grossesse.

Quant aux manifestations de l'appendicite, dont il a été question à propos des complications chirurgicales, on sait que l'état de grossesse aggrave considérablement le pronostic des accidents.

Maladies du foie. — *La colique hépatique* est un accident considéré comme fréquent pendant la puerpéralité. Elle se montre soit pendant la grossesse, soit pendant les suites de couches, soit au cours même de l'allaitement. La lithiase biliaire est, vraisemblablement, dans ces cas, favorisée par le genre de vie sédentaire, le manque d'exercice souvent nécessaire pendant la puerpéralité, alors que l'alimentation reste copieuse et substantielle.

D'après les recherches de A. Chauffard, G. Laroche et A. Grigaut, en 1911, on trouve dans le sérum de la femme enceinte de la cholestérine, à des doses d'autant plus marquées qu'on approche du terme de la grossesse et variant entre 1, 2, 3 et 4 grammes, au lieu du chiffre moyen entre 1 gr. 50 et 1 gr. 80. Une baisse se produirait dans les 6 jours qui suivent l'accouchement. Puis l'hypercholestérinémie reparaîtrait pour disparaître à la fin du 2e mois, sans être influencée par l'allaitement ou le non-allaitement.

Dans un travail ultérieur, les mêmes auteurs ont invoqué l'action du corps jaune, à côté de celle des glandes surrénales, pour expliquer la surproduction de cholestérine au cours de la puerpéralité.

L'hypercholestérinémie aurait un rôle antitoxique, mais prédisposerait aussi aux cholélithiases.

La colique se traite par la morphine comme en dehors de l'état puerpéral. Ce qu'il faut surtout, c'est prévenir le retour des accidents par un régime approprié.

La lithiase, pendant l'état puerpéral, ne frappe pas de préférence, ainsi qu'on l'a cru, les femmes qui allaitent, épargnant plutôt celles qui n'allaitent pas. Si la femme nourrit, il n'y a pas lieu de suspendre l'allaitement, autrement que d'une façon passagère pendant l'accès, quand la malade est sous l'influence de la morphine. Il est certain que le régime alimentaire spécial, imposé dans ces circonstances, peut ne pas favoriser une abondante production de lait, mais il suffit de recourir au besoin à l'allaitement mixte. Il n'y a aucun bénéfice à tirer de la suppression définitive de l'allaitement.

Les ictères qui se montrent au cours de la puerpéralité ne présentent pas une physionomie très spéciale. Leur cause reste, comme d'ordinaire, le plus souvent inconnue, tout en pouvant dépendre parfois de la lithiase. On peut exceptionnellement se trouver en présence d'*ictère grave*, lequel prend dans ces circonstances une allure particulièrement maligne.

Maladies des reins. — La lithiase peut se manifester au niveau du rein au cours de la grossesse, mais avec moins de fréquence que dans le foie. *La colique néphrétique* éclate pendant la grossesse ou les suites de couches, favorisée par le régime ou la sédentarité. Les phénomènes douloureux dans la région lombaire peuvent faire penser d'abord à des douleurs provenant de contractions utérines, mais leur unilatéralité doit mettre sur la voie du diagnostic réel. On peut aussi confondre avec la colique néphrétique les douleurs, parfois très vives, et du reste de même nature, qu'on observe dans la pyélonéphrite.

Les différentes formes de néphrite peuvent apparaître ou se trouver réveillées, et comme accentuées au cours de la grossesse.

Les brightiques supportent assez mal les grossesses successives. Chez elles, les œdèmes vont en augmentant, et atteignent parfois, en particulier au niveau des organes génitaux, une intensité inquiétante, nécessitant dans le plus bref délai de nombreuses mouchetures afin d'éviter l'apparition du sphacèle. Le cœur, dans la région duquel on entend souvent un bruit de galop, est plus ou moins insuffisant, il s'hypertrophie et se dilate, la dyspnée peut devenir très intense. Il arrive, dans ces conditions, qu'on soit conduit à provoquer l'accouchement avant le terme de la grossesse. Ces brightiques se distinguent nettement des femmes présentant l'ensemble symptomatique décrit sous le nom d' « albuminurie gravidique », laquelle naît et disparaît avec la grossesse, et cesse dans certains cas dès que le fœtus meurt. Ces dernières albuminuries sont passagères, et ne laissent généralement aucune trace.

Il y a lieu enfin de distinguer les brightiques « des urinaires », des femmes atteintes d'une suppuration du rein, de la vessie, ou de l'uretère, et qui sont albuminuriques parce qu'elles urinent du pus en plus ou moins grande abondance. Le nombre de ces urinaires, comme nous l'avons démontré avec Thébault, forme un tiers du total des albuminuries de la grossesse.

Cette réserve faite, les manifestations de l'albuminurie gravidique relèvent peut-être d'un complexus symptomatique identique à celui que F. Widal a établi à propos des néphrites, et qui dépendrait, au cours de la grossesse, d'une insuffisance passagère ou durable du rein.

Dans cet ordre d'idées, A. Javal a noté de la *chlorurémie* chez les éclamptiques, et surtout une plus grande concentration du sérum indiquant des rétentions toxiques indéterminées. A. Weill et Wilhelm ont vu de l'amaurose de la grossesse correspondre à de la chlorurémie, et la rétinite à de l'*azotémie*, — la rétention d'urée dans le sang ayant pu atteindre chez une femme qui a guéri, un taux de plus de 2 grammes, ce qui en dehors de la grossesse crée un pronostic fatal à brève échéance.

J'ai insisté moi-même, sur la valeur de l'*hypertension gravidique*, dans les intoxications de la grossesse et la nécessité de surveiller et de combattre l'hypertension artérielle. Il convient d'examiner périodiquement la tension chez la femme enceinte, comme on surveille ses urines.

Pour Couvelaire, la rétinite avec azotémie et hypertension, s'accompagnant ou non d'albuminurie, commande avant qu'il soit trop tard, pour la conservation de la vue, l'interruption de la grossesse.

En résumé les manifestations rénales, au cours de la grossesse, ne doivent plus être à l'heure actuelle mesurées seulement au degré d'albuminurie, mais aussi à celui de la chlorurémie, ou de l'azotémie, et à l'état de la tension artérielle.

2⁰ MALADIES DE L'APPAREIL CIRCULATOIRE

Influence réciproque de la grossesse et des maladies du cœur. — On a cru et enseigné longtemps que le cœur s'hypertrophiait du fait seul de la grossesse. Cette opinion s'appuyait sur des constatations faites dans des autopsies de femmes malades. On comprendrait difficilement, en effet, que la grossesse, phénomène physiologique, ait pour conséquence des lésions telles que l'hypertrophie ou la dégénérescence du cœur, du foie ou du rein.

On peut rechercher l'influence de la grossesse sur le cœur malade, et l'action de la maladie du cœur sur la marche de la grossesse.

On a étudié à ce point de vue les différentes lésions du cœur, afin de voir, d'une part, comment telle ou telle lésion agit sur la grossesse, et afin de savoir comment, d'autre part, la grossesse influence chaque lésion cardiaque.

Pinard enseignait qu'il importe surtout de voir comment les lésions sont compensées, et comment fonctionnent le foie et surtout, dans la circonstance, le rein. En envisageant les choses de la sorte, on voit des cardiaques, quel que soit le siège de leurs lésions mitrales ou aortiques, mener très bien à terme, sans incidents, plusieurs grossesses, accouchements et même allaitements successifs. Pour d'autres, au contraire, la grossesse est pénible, l'accouchement difficile, l'allaitement impossible.

Pouliot réunissant les statistiques de Vinay, Démelin, Fellner, Champetier de Ribes, chiffre à 7 ou 8 pour 100 le nombre des cardiaques présentant des accidents notables, et ces accidents seraient mortels dans 30 ou 40 pour 100 des cas. Porak avait antérieurement établi que le pronostic était particulièrement plus sérieux dans les affections mitrales.

Ces accidents sont généralement mal définis, et décrits sans ordre. La cardiaque peut avoir des avortements ou des accouchements prématurés, d'autre part elle peut présenter des troubles cardio-pulmonaires, prenant la physionomie de l'œdème aigu du poumon, ou l'aspect banal de l'asystolie.

L'avortement ou l'accouchement prématuré peuvent s'observer au cours des maladies du cœur et être imputés à ces affections. Pour Pinard, le placenta prend dans ces circonstances un aspect particulier, il est tantôt très congestionné, tantôt infiltré, comme œdémateux : c'est le placenta cardiaque. Il est difficile d'établir le mécanisme exact par lequel s'accomplit cette interruption de la grossesse.

Les accidents cardio-pulmonaires arrivent parfois à donner lieu à un ensemble symptomatique des plus inquiétants. Les crises *d'œdème aigu du poumon* surviennent aux différentes époques de la grossesse, mais plus particulièrement près du terme. D'autres fois il s'agit d'une véritable crise *d'asystolie*. On voit se produire aussi *la mort subite*, surtout par embolie.

Vaquez et Millet ont cherché à démontrer que le cœur malade ne s'hypertrophiait pas au cours de la grossesse, mais qu'il subissait surtout de la dilatation, et qu'on observait alors dans le myocarde des cellules musculaires à striations exagérées, ainsi que des apoplexies plus ou moins nombreuses

Mais ces différents accidents sont exceptionnels et l'on a renoncé à la formule, trop longtemps classique, de Peter, interdisant à toute cardiaque, le mariage, la maternité et l'allaitement.

Ces interdictions ont été reconnues très souvent non justifiées en particulier lorsqu'on se trouve en présence de lésions bien compensées, et surtout aussi lorsque le foie et les reins fonctionnent d'une façon suffisante.

Conduite à tenir. — La cardiaque peut, le plus souvent, se marier, avoir des enfants, et une fois mère allaiter. Telle est la formule à substituer à celle qu'indiqua Peter. Il faut toutefois compter avec un organisme plus fragile et plus sensible au surmenage de la puerpéralité.

Pendant la grossesse, il faut surveiller d'une façon particulièrement attentive le fonctionnement des reins, et conseiller l'alimentation la moins toxique possible. Sans recourir au régime lacté absolu, réservé aux cas graves, il est bon de donner un régime fait surtout de laitages, de légumes et de compotes, régime dans lequel la viande sera supprimée ou prise en très petite quantité. On conseillera en outre d'éviter toute fatigue, tout surmenage, et les boissons trop abondantes. Cette dernière remarque s'applique aussi au régime lacté, dans lequel la quantité de liquide doit être mesurée et modérée

L'asystolie se produit surtout dans les derniers mois de la grossesse. Dans ces cas, il faut d'abord pratiquer une saignée de 300 à 500 grammes, administrer de l'oxygène, et, avant que les accidents deviennent trop menaçants, provoquer l'accouchement le plus rapidement possible

J'ai eu occasion en 1890, de placer un ballon Champetier de Ribes, chez une cardiaque mourante, et d'obtenir par ce moyen en trois heures, chez cette femme qui ne présentait aucun signe de travail, la terminaison de l'accouchement et la délivrance

Si la femme succombe avant qu'on ait eu le temps d'intervenir, il faut immédiatement, si l'enfant est vivant, pratiquer la césarienne *post mortem.*

Pendant le travail, on peut se trouver dans la nécessité d'accélérer la dilatation, soit au moyen du ballon, soit, à défaut de cet instrument, en procédant à la dilatation manuelle.

Il est inutile de soumettre la cardiaque aux efforts de la période d'expulsion, il est préférable dans ces circonstances de pratiquer une application de forceps.

Les suites de couches et l'allaitement se passent d'ordinaire sans aucune particularité. Les femmes présentent après l'accouchement une véritable détente et un grand soulagement. L'allaitement peut se faire dans des conditions tout à fait régulières et normales.

Goitre exophtalmique. — Cette affection présente, d'après Pinard, un rapport étiologique avec les phénomènes de l'ovulation. Charcot, Aran et Trousseau avaient aussi noté l'absence des règles chez les femmes présentant le syndrome en question.

Les observations de grossesse dans ces cas indiquent généralement une amélioration de l'affection. La grossesse, l'accouchement et l'allaitement sont très bien supportés.

3º MALADIES DE L'APPAREIL RESPIRATOIRE

Laryngites, bronchites. — Les affections aiguës du larynx et des bronches ne présentent pas une allure spéciale pendant la grossesse. Les efforts de toux répétés ne paraissent pas exercer; comme on pourrait s'y attendre, une influence trop fâcheuse. Le traitement de ces affections ne comporte aucune indication particulière. On peut, comme d'habitude, conseiller une médication calmante et l'usage de boissons chaudes.

Pneumonie. — La pneumonie au cours de la grossesse est une complication grave, et par la fièvre qu'elle occasionne, et par l'infection pneumococcique qui est transmissible au fœtus. La pneumonie peut, en outre, avoir pour conséquence, par l'effet de la fièvre intense, l'interruption de la grossesse.

Pleurésie. — La pleurésie avec épanchement expose, au cours de la grossesse, à une exagération des phénomènes dyspnéiques, et à toutes les conséquences occasionnées par les phénomènes fébriles qui l'accompagnent.

Tuberculose pulmonaire. — La grossesse peut survenir chez une tuberculeuse, à quelque degré de la maladie qu'elle se trouve, et évoluer jusqu'au terme normal. Il n'est pas démontré que le surmenage de la grossesse aggrave d'une façon constante les lésions pulmonaires, mais il n'est pas rare d'assister à une recrudescence des symptômes après l'accouchement.

D'après les recherches de Kania, ni la grossesse, ni l'accouchement, ni l'allaitement ne semblent favoriser l'éclosion de la tuberculose chez une femme paraissant prédisposée à cette affection.

Il est néanmoins utile de tenir compte de l'observation frappante faite par Nobécourt et Paraf avec la *cutiréaction* au cours de la puerpéralité, la diminution de la sensibilité à la tuberculine, marquée par les réactions négatives coïncidant avec une diminution de l'immunité, et constituant un état *d'anergie tuberculinique* a été notée 32 fois sur 100.

La grossesse et aussi l'accouchement (dans 15 0/0 des cas) paraissent donc affaiblir la résistance de l'organisme vis-à-vis de la tuberculose, comme le font certaines infections telles que les fièvres éruptives.

L'accouchement ne présente rien de particulier chez les tuberculeuses.

En ce qui concerne la transmission héréditaire de l'affection, elle a pu être notée chez quelques enfants mort-nés ou ayant succombé peu après leur naissance. On a même décrit une tuberculose placentaire. A. Herrgott a obtenu une inoculation positive avec du liquide amniotique recueilli chez une femme atteinte de granulie. D'autre part, Aviragnet a transmis expérimentalement la tuberculose par des inoculations d'organes fœtaux et de placentas en apparence sains, mais provenant de mères tuberculeuses.

Cette transmission intra-placentaire de la tuberculose a été contrôlée expérimentalement par Landouzy et Lœderich, qui ont constaté, en outre, que les femelles inoculées restaient stériles dans une proportion énorme de 65 0/0.

Mais il est très intéressant de noter que les femelles inoculées et pleines ont très bien résisté à la maladie et il faut retenir aussi qu'elles ont presque toutes conduit leur grossesse à terme.

Il résulte donc des différentes études expérimentales aussi bien que des faits cliniques qu'il faut, suivant l'opinion de la plupart, renoncer à la thérapeutique par l'interruption de la grossesse chez les tuberculeuses.

La tuberculose du nouveau-né est absolument exceptionnelle, et si l'on arrive à réaliser l'isolement de l'enfant, à l'abri du contage maternel, on peut espérer éviter chez lui la contamination.

Landouzy et Lœderich ont en outre démontré que les nouveaunés des femelles inoculées expérimentalement n'étaient pas contaminés à leur naissance. Hutinel attribue ce fait à l'inoculation

fréquemment faite près du terme. Mais ces cobayes issus de mères
tuberculeuses ont, dans une forte proportion, succombé a la tuberculose dans les deux mois qui ont suivi leur naissance.

Au point de vue de l'*allaitement*, la contre-indication est
formelle et absolue, même dans les degrés les plus légers de
la maladie, autant pour ne pas imposer à la mère les fatigues
de l'allaitement, que pour éviter à l'enfant la possibilité d'une
contagion par le lait. Il y a de plus intérêt, en pareille circonstance, à empêcher l'enfant de vivre auprès de sa mère, surtout
dans la même chambre ; il faut le placer loin de son souffle,
de ses caresses et de son contact.

4º MALADIES DU SYSTÈME NERVEUX

Au cours de la grossesse, on peut observer les différentes
névroses, des névralgies, des paralysies, des troubles mentaux.

Névroses. — *L'hystérie* et l'*épilepsie* paraissent subir une
détente et une amélioration dans la plupart des cas, pendant
la grossesse, les suites de couche et l'allaitement. Les manifestations de ces maladies peuvent se montrer à nouveau après
la cessation de l'état puerpéral, mais il est commun de voir une
épileptique, ou une hystérique ne pas avoir de crises au cours
de ses grossesses.

La chorée persiste généralement pendant la grossesse, elle
peut aussi naître pendant l'évolution de celle-ci. La chorée dite
gravidique ne comporte pas un pronostic menaçant, ni pour la
mère, ni pour l'enfant. En dehors de cas très rares à pronostic fatal, la grossesse évolue jusqu'à terme, et les suites de
couches ainsi que l'allaitement peuvent n'être marqués par
aucun incident. La chorée disparaît quelquefois avec la fin de
la grossesse pour reparaître lors de grossesses ultérieures.

On peut, au point de vue du traitement, obtenir des amélio-
rations très marquées, d'après Joffroy, par l'administration de
doses de chloral progressivement élevées, jusqu'aux environs
d'une dizaine de grammes par jour, doses qui sont bien supor-
tées, même d'une façon continue, lorsque la tolérance est
acquise.

Névralgies. — Il n'est pas rare d'observer pendant la grossesse diverses névralgies, en particulier sur le trajet des nerfs abdominaux, lesquels subissent des compressions plus ou moins marquées de la part de l'utérus gravide. Ces compressions sont surtout accentuées au niveau du bassin. Ces névralgies sont peu modifiées par les médications calmantes, elles durent généralement tant que persiste la compression dont elles dépendent.

Tétanie. — La tétanie apparaît, mais très rarement, soit au cours de la grossesse, soit au moment du travail, soit au cours de l'allaitement, sous des influences pathogéniques jusqu'ici mal déterminées. On a voulu récemment mettre cette affection sur le compte d'une insuffisance des organes thyroïdiens ou para-thyroïdiens.

Paralysies. — En dehors des paralysies hystériques, il peut se produire pendant la puerpéralité, mais très exceptionnellement, des paralysies consécutives à des hémorragies des centres nerveux. Ces paralysies ne comportent rien de spécial au point de vue de l'évolution de la grossesse, du pronostic de l'accouchement ou des suites de couches. Il y a lieu de distinguer ces complications des névrites puerpérales, imputables à l'auto-intoxication (voir MALADIES GRAVIDIQUES GÉNÉRALES).

Tabès. — La grossesse est exceptionnelle chez les tabétiques, néanmoins certaines particularités sont à retenir au cours de la grossesse et de l'accouchement.

Les tabétiques peuvent ne pas sentir les mouvements du fœtus, et il arrive que l'accouchement se produise sans douleurs. Toutefois, comme le fait remarquer Fruhinsholz, on sait que la contraction utérine peut se produire en dehors de l'action médullaire.

Le tabès ne serait pas aggravé par la grossesse, d'après Grenier de Cardenal, les douleurs fulgurantes et les crises gastriques seraient plus accentuées.

Maladies mentales. — Divers troubles mentaux peuvent se montrer au cours de la puerpéralité pendant la grossesse et surtout pendant les suites de couches. *La manie puerpérale* fait le plus souvent son apparition dans les jours qui suivent l'accouchement, se manifestant d'ordinaire par un délire à idées mystiqués et religieuses.

Dans la plupart des cas de ce genre, on retrouve un terrain favorable à la production de ces troubles, une hérédité nerveuse plus ou moins chargée. Fréquemment aussi ces troubles mentaux peuvent être imputés à des auto-intoxications, et se trouver améliorés par le régime lacté, le régime végétarien et les purgatifs.

5° MALADIES DE LA NUTRITION, GOUTTE, DIABÈTE, OBÉSITÉ

Goutte. — Les manifestations articulaires de la goutte sont exceptionnelles chez la femme dans sa période d'activité génitale. Parmi les autres manifestations de cette maladie, les migraines paraissent plutôt atténuées pendant la puerpéralité.

Diabète. — *La glycosurie* s'observe très fréquemment chez les femmes enceintes et chez les nourrices. Lorsque cette glycosurie reste dans les limites de 4 à 5 grammes de sucre par litre, elle peut ne pas être prise en considération, et n'exige ni régime, ni traitement spécial.

Le diabète avec ses symptômes habituels : glycosurie plus ou moins importante, boulimie, soif vive, prurit génital, etc., ne s'observe que très exceptionnellement chez les femmes dans l'état puerpéral. Le diabète n'affecte le plus souvent que les femmes ayant dépassé l'âge d'avoir des enfants. Toutefois si la grossesse survient chez une diabétique, elle constitue un surmenage sérieux, et la femme se trouve en état de moindre résistance vis-à-vis des dangers d'infection, lors de l'accouchement. Dans un certain nombre de cas, on a noté la coïncidence du diabète avec l'exagération dans la quantité du liquide amniotique et avec l'hydrocéphalie fœtale.

Fruhinsholz signale une certaine analogie entre les conséquences du diabète et celles de la syphilis. Dans les deux circonstances, on trouve de gros œufs, avec gros enfants « inaptes à la vie », succombant dans les derniers jours de la grossesse, ou dans les premiers jours de la vie.

Le pronostic est d'ordinaire considéré comme très grave autant pour la mère que pour l'enfant, et l'on semble autorisé à déconseiller la grossesse chez les femmes présentant un diabète marqué.

Obésité. — Il est fréquent de voir la puerpéralité entraîner une augmentation d'embonpoint à cause du manque d'exercice et de l'excès de l'alimentation. Il faut, chez les femmes présentant des tendances à un ralentissement de la nutrition, régler le régime de telle façon qu'il n'aboutisse à aucune exagération.

———

CHAPITRE VI

COMPLICATIONS MÉDICALES
DE LA GROSSESSE

(Suite)

MALADIES INFECTIEUSES ET EMPOISONNEMENTS

SOMMAIRE. — **1º Maladies infectieuses endémiques** : Considérations générales, fièvres éruptives, fièvre typhoïde, rhumatisme articulaire, érysipèle, impaludisme. — **2º Maladies épidémiques :** Grippe, méningite cérébro-spinale, encéphalite léthargique, choléra. — **3º Syphilis** : la syphilis de l'œuf, traitement. — **4º Empoisonnements** : aigus, chroniques.

1º MALADIES INFECTIEUSES

Les fièvres éruptives, la fièvre typhoïde, l'érysipèle, le choléra, l'encéphalite léthargique, le rhumatisme articulaire, l'impaludisme, se montrent parfois au cours de la puerpéralité et peuvent influer sur elle, alors qu'elle-même complique à son tour d'une façon notable ces différentes maladies.

Considérations générales. — Il y a lieu de noter d'une part l'influence de la fièvre sur la marche de la grossesse, d'autre part, l'influence de la grossesse sur la marche de l'infection, et enfin la possibilité de la transmission de la maladie au fœtus *in utero.*

Influence de la fièvre. — Très souvent l'avortement se produit lorsqu'il y a une fièvre élevée, tant soit peu persistante. Dans ces circonstances l'utérus entre en contraction, sans que l'on connaisse la cause exacte de cette mise en train du travail. Toutefois la grossesse peut dans certains cas continuer à évoluer.

Influence de l'état puerpéral. — On a constaté, tant au point de vue expérimental qu'au point de vue clinique, une moindre résistance de l'organisme aux infections pendant tout le cours de la puerpéralité.

Transmission des infections de la mère au fœtus. — Les infections peuvent se transmettre de la mère au fœtus. Mais, ainsi que l'a démontré Chambrelent, le passage des microbes à travers le placenta se fait d'une façon inconstante, sans que l'on connaisse les raisons réelles de cette inconstance. Malvoz a émis l'hypothèse que le passage des microbes ne pouvait s'effectuer qu'à la faveur d'une lésion placentaire. Ce qu'on sait de l'anatomie et de la physiologie placentaire cadre avec cette hypothèse.

Il n'y a pas, en effet, dans le placenta de communication entre les deux circulations de la mère et du fœtus. Les poisons solubles peuvent passer par osmose de l'une dans l'autre. Porak, puis Cathelineau, ont étudié ce passage. Mais on ne peut comprendre le passage des microbes que par une effraction vasculaire, si minime soit-elle, ou par diapédèse, c'est-à-dire, par infiltration entre les éléments cellulaires de la paroi des vaisseaux.

L'étude de la question des transmissions placentaires a reçu dans ces dernières années de nouvelles précisions. Nicloux en 1909, a démontré que *les substances chimiques* pouvaient ou non, passer du sang maternel dans le placenta suivant leur pouvoir de dialyse à travers les membranes. Les sels, les substances en solution passent jusqu'à ce que l'équilibre s'établisse entre le titre de la solution du plasma sanguin maternel, et celui du sang fœtal. Les substances colloïdes, suivant le même auteur, ne pourraient passer de la mère au fœtus (1).

(1) Maunu af Heurlin (d'Helsingfors) a fait des recherches sur la transmission des *anticorps* des ascendants à leur progéniture. Les anticorps, d'après cet auteur, ne peuvent provenir que du sérum maternel, où ils sont presque toujours en quantité plus grande que dans le sang fœtal. Cette quantité d'anticorps qui peut passer de la mère au fœtus est soumise à des variations dépendant de la nature même de l'anticorps, différente, par exemple, pour les anticorps des infections tuberculeuses, typhiques, et pour ceux de la diphtérie. Cette transmission présente aussi des variations suivant les espèces animales.

Fièvres éruptives. — *La rougeole,* maladie du jeune âge, est exceptionnelle au cours de la puerpéralité, elle passe pour ne point créer dans ces cas d'immunité pour l'enfant. Le pronostic ne mériterait d'être pris en considération que si la maladie survenait à une époque avancée de la grossesse ou au cours du travail.

La variole affecte une allure particulièrement grave au cours de la grossesse, le fœtus prend la maladie, à laquelle il se montre désormais réfractaire, ainsi qu'à la vaccine. Roger et Weill auraient constaté la présence de leurs « corpuscules » spécifiques dans le sang de la mère, le sang du fœtus et le liquide amniotique. On a pu observer chez certains nouveau-nés des cicatrices de pustules varioliques, ou l'éruption caractéristique.

La scarlatine est rare pendant la grossesse, les femmes passent pour présenter pendant cette période une sorte d'immunité vis-à-vis de cette affection, qui a été considérée au contraire, comme très fréquente chez les nouvelles accouchées, si bien qu'on est en droit de se demander s'il ne s'agit pas, dans un certain nombre de ces cas, d'éruptions scarlatiniformes sous la dépendance d'infections puerpérales méconnues, plutôt que de vraies scarlatines.

Fièvre typhoïde. — La fièvre typhoïde au cours de la grossesse affecte souvent une allure grave. Dans la majorité des cas, on voit se produire l'avortement ou l'accouchement prématuré.

Pendant les suites de couches, le diagnostic avec l'infection puerpérale sera des plus difficiles, et il sera bon dans les cas douteux de recourir au séro-diagnostic de Widal.

Rhumatisme articulaire aigu. — Les manifestations du rhumatisme, sous toutes ses formes : aiguës, subaiguës et chroniques, peuvent être observées au cours de la puerpéralité. La médication salicylée doit être prescrite, bien qu'au cours de l'allaitement on puisse retrouver des traces de ce médicament dans les urines du nourrisson, même quand le salicylate a été prescrit en applications externes. Quant au rhumatisme dit puerpéral, pour Bégouin, Bar, Fieux, Fruhinsholz, il n'est le plus souvent que de l'arthrite blennorrhagique.

Erysipèle. — L'érysipèle peut évoluer sans incidents au cours de la grossesse. Il constitue néanmoins un gros danger comme toute streptococcie, s'il survient au moment du travail. Le fœtus peut n'être pas indemne. Nous avons pu noter, Widal et moi, la transmission intra-utérine du streptocoque de la mère au fœtus.

2° MALADIES INFECTIEUSES ÉPIDÉMIQUES

Les considérations générales faites à propos des maladies infectieuses endémiques, concernant la fièvre, les transmissions intra-utérines, etc., s'appliquent aussi aux maladies épidémiques. Parmi ces maladies, la grippe est celle qui sévit le plus habituellement dans nos climats tempérés, la méningite cérébro-spinale, l'encéphalite léthargique et le choléra sont plus exceptionnelles, et plus rares par suite à observer au cours de la puerpéralité.

Grippe. — La gravité des accidents grippaux dans leur rapport avec la puerpéralité, est très variable, suivant les épidémies, suivant les formes de la maladie, suivant la résistance du sujet.

La dernière épidémie 1818-1819 a été particulièrement sérieuse au cours de la puerpéralité, ainsi que le prouve une étude portant sur 89 cas du service de Potocki à la Maternité de Paris, réunis par Armande Malartic.

La mortalité globale a été de 46 pour 100. Les localisations pulmonaires ont été observées dans 75 pour 100 des cas. Parmi ces derniers cas, l'accouchement prématuré s'est produit dans la proportion de 17 pour 100, avec des conséquences extrêmement graves C'est ainsi que l'on a noté dans les cas d'interruption de grossesse, une mortalité de 50 pour 100 pour l'accouchement prématuré et de 75 pour 100 dans l'avortement.

Le diagnostic avec l'infection puerpérale peut présenter certaines difficultés quand la grippe se montre au cours des suites de couches.

Nous avons observé dans une épidémie antérieure, que l'accélération du pouls n'était pas aussi marquée dans les élévations thermiques de la grippe que dans celles de l'infection puerpérale.

La grippe est donc parfois très meurtrière pour le fœtus, qui succombe *in utero*, avant même son expulsion prématurée. Dans les formes légères, il convient de ne pas proscrire ou d'interrompre l'allaitement, dans le but d'éviter la contagion.

Méningite cérébro-spinale. — Ces méningites sont très rares au cours de la grossesse, mais comportent une exceptionnelle gravité. Les 15 cas réunis par Commandeur se sont terminés par la mort.

La céphalée, les convulsions, le coma font penser à l'éclampsie. La fièvre constante et l'examen après ponction lombaire du liquide céphalo-rachidien doivent permettre d'établir le diagnostic de la méningite.

Choléra. — Dans les épidémies de choléra, les femmes enceintes ont été particulièrement frappées, et d'une façon spécialement grave.

Encéphalite léthargique. — Affection dont la connaissance est de date récente, et a encore été peu étudiée au cours de la puerpéralité. Un cas suivi de mort a été publié par Couvelaire.

Impaludisme. — Les différentes formes d'impaludisme s'observent au cours de la grossesse. Les élévations de température peuvent s'accompagner de contractions utérines et d'avortement, mais il arrive aussi que la grossesse continue son cours normal.

La transmission utérine de l'hématozoaire est aujourd'hui établie dans les faits peu nombreux, mais probants, de Tissier et Brumpt, Dumollard et Viallet ; Lemaire, Dumollard et Laffont. L'hématozoaire retrouvé dans le sang du fœtus n'a pourtant pas pu être décelé dans le placenta.

Pour *la femme*, seulement menacée d'accès paludéens, Laffont propose d'instituer le traitement pendant toute la grossesse, à titre prophylactique à la dose de 0,15 à 0,25 centigrammes de quinine par jour. Chez la femme atteinte d'accès, les doses monteraient à 1 gr. 50 ou 2 grammes, doses administrées dans les heures qui précèdent l'accès.

L'enfant, présentant de l'impaludisme héréditaire, doit aussi être traité, la dose quotidienne 25 milligrammes, injectée dans la fesse, a réussi à mettre fin aux accès dans le cas de Tissier et Brumpt.

Ainsi que l'a fait remarquer Oui, les femmes peuvent sans inconvénient prendre les doses nécessaires de quinine, sans que, pendant la grossesse, cette substance manifeste sur l'utérus une action excitante, qui ne se produirait qu'au cours du travail.

3° SYPHILIS

La syphilis agit d'une façon presque constante sur le produit de conception, mais c'est en vain qu'on a essayé d'établir des distinctions entre l'influence spéciale de la syphilis paternelle ou maternelle, ou à la fois paternelle et maternelle.

La syphilis de l'œuf. — L'action de la syphilis sur l'œuf se manifeste avec d'autant plus d'intensité que la maladie se trouve, chez l'un ou chez les deux parents, dans les premières périodes de son évolution. Cette action s'atténue sous l'influence du temps et du traitement. Toutefois le produit semble avoir moins de chance d'infection quand la syphilis est contractée par la mère au cours de la grossesse, dans un temps éloigné de la conception.

Inversement, il n'est pas rare de voir une femme mettre au monde un enfant syphilitique, alors qu'elle ne présente et prétend n'avoir jamais présenté elle-même aucun accident. Cette femme est dans un état spécial. Il est possible, bien qu'elle n'ait eu ni accident primitif apparent, ni accidents secondaires, qu'elle présente dans l'avenir des accidents tertiaires. Ce n'est pas tout. Cette femme saine d'apparence peut impunément, sans être contaminée, allaiter son enfant, même s'il présente des lésions ulcéreuses de la bouche. C'est *la loi de Baumès* appelée aussi *loi de Colles*.

Il s'agit là chez la mère, il faut bien le reconnaître, d'une syphilis un peu particulière, qu'on a désignée sous le nom de *syphilis conceptionnelle*, en supposant qu'elle ait été transmise dans l'utérus du fœtus à la mère, sans accident primitif, et qu'elle soit, suivant l'expression de Fournier, décapitée.

On peut objecter à cette manière de voir que l'accident primitif a pu siéger dans les parties profondes, passer inaperçu. Mais la femme n'en présente pas moins, dans les circonstances indiquées, une syphilis véritablement particulière, dans son évolution et dans ses manifestations.

La syphilis peut se manifester sur le produit de conception

par la fonte de l'œuf et la formation d'un œuf clair, — elle peut entraîner la mort ou des lésions du fœtus, — des lésions placentaires, — enfin l'interruption de la grossesse.

Œuf clair. — On désigne sous ce nom l'œuf en dissolution, expulsé dans les premiers mois de la grossesse. D'autres causes peuvent aboutir à la mort et à la dissolution d'un œuf jeune, mais la répétition de cet accident doit faire penser à la syphilis, et commander le traitement spécifique.

Fœtus syphilitique. — Très souvent le fœtus, issu de parents syphilitiques, naît *mort et macéré*. La syphilis mérite d'être considérée comme la cause la plus fréquente de mort du fœtus au cours de la grossesse.

La mort subite de l'enfant s'observe assez fréquemment dans les jours ou les semaines qui suivent la naissance, alors que rien dans l'état du nouveau-né ne permettait de prévoir pareille terminaison.

D'autres fois l'enfant présente du *pemphigus*, siégeant sur la paume des mains ou sur la plante des pieds. Ces lésions sont considérées comme caractéristiques, le liquide des vésicules contient des spirochètes nombreux.

Ce n'est que plus tardivement que l'on voit apparaître chez le nouveau-né des *lésions ulcéreuses* de la bouche ou de l'anus, *le coryza* et *l'onyxis*.

Tous ces accidents s'observent généralement chez des fœtus normalement développés, souvent gros, et même très gros. Les enfants maigrissent et ne subissent de la déchéance qu'un certain temps après l'apparition des accidents. Ce n'est qu'à ce moment qu'ils prennent l'aspect classique de « petits vieux », et qu'ils manifestent, comme l'a dit Fournier, leur « inaptitude à la vie ».

A l'autopsie des fœtus ou des nouveau-nés syphilitiques, on a trouvé dans le foie des lésions granuleuses, qui ont été comparées à des grains de semoules, parfois aussi cet organe, par sa coloration et sa dureté, rappelle suivant une comparaison classique, l'aspect de « la pierre à fusil ». Du côté de la rate on note une hypertrophie plus ou moins marquée, parfois très considérable. Mais chez les gros enfants mourant subitement dans les premiers jours de la vie, on ne trouvait, jusque dans ces derniers temps, aucune lésion permettant d'expliquer la brutalité et la violence des accidents, on ne pouvait que soupçonner un empoisonnement général dont on ignorait l'agent producteur :

Depuis la découverte par Schaudinn et Hoffmann du « spirochœte pallida », comme agent pathogène de la syphilis, on a cherché à préciser l'anatomie pathologique de la syphilis héréditaire. C. Levaditi a pu démontrer que le foie du fœtus pouvait être véritablement farci de spirochètes. D'après ses constatations, le spirochète pénètre dans l'intérieur même des cellules hépatiques. Cette pénétration intra-cellulaire permettait déjà de supposer un mécanisme analogue dans la transmission paternelle de la maladie ; depuis, le même auteur, en collaboration avec Sauvage, a pu découvrir le spirochète dans l'ovule chez un nouveau-né.

Le placenta syphilitique. — Le placenta de l'œuf syphilitique peut présenter des caractères qui lui donnent une physionomie particulière.

Macroscopiquement, le placenta syphilitique est volumineux, lourd, par rapport au poids du fœtus.

Au lieu de 500 grammes, poids habituel, le placenta atteint les poids de 700, 800 grammes, ou même dans certains cas dépasse 1.000 grammes. Sous l'inspiration de Pinard, plusieurs travaux ont été faits à la clinique Baudelocque, pour établir la fréquence et le degré de la disproportion entre le poids du fœtus et celui du placenta quand ils proviennent de parents syphilitiques. Dans ce service, l'allaitement par nourrice était interdit, avant que l'on puisse interroger la réaction de Bordet-Wassermann, chaque fois que le placenta était trouvé lourd par rapport au poids du fœtus. Ces placentas lourds ont une physionomie spéciale, ils sont épais, volumineux, à cotylédons saillants, séparés par des sillons profonds. Ils ont une particulière friabilité, et, sur la coupe, ils montrent une substance mollasse, pâle, rappelant, suivant une comparaison exacte, l'aspect de la « chair à saucisses ».

Les spirochètes ont été rencontrés, d'une façon très inconstante, dans le placenta. Nous avons eu, Levaditi et moi, dès 1905, occasion de le rencontrer et de le figurer, même dans les parties maternelles de cet organe, chez une femme accouchée d'un fœtus syphilitique, alors qu'elle-même n'avait jamais présenté aucun accident spécifique.

Manouélian croit que les leucocytes qu'on rencontre en grand nombre dans le placenta syphilitique, y détruisent les spirochètes, d'où la rareté de leur présence.

Au point de vue histologique on a voulu donner comme

PLACENTA SYPHILITIQUE

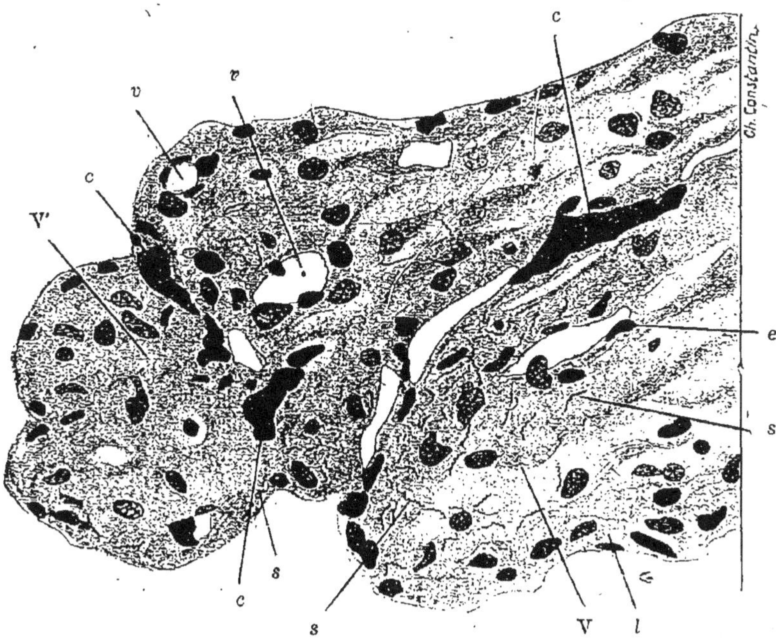

Fig. 55. — Wallich et Levaditi.

Coupe intéressant deux villosités V et V'.

v, vaisseau capillaire. — *e*, endothélium vasculaire. — *c*, noyaux du syncytium. — *l*, couche de Langhans. — *s*, spirochètes.

caractéristique du placenta syphilitique l'épaisseur des villosités, correspondant à une abondante prolifération cellulaire.

Avortement syphilitique. — L'avortement se produit, d'une façon très fréquente, à certaines périodes actives de la syphilis. Cet avortement ou expulsion prématurée est toujours précédé de la mort du fœtus. Il n'est pas rare d'observer chez une même femme une série d'avortements avec produits morts et macérés (mort habituelle du fœtus, a-t-on dit pendant long-temps).

Ces interruptions de grossesse se font suivant un rythme particulier, elles se produisent de plus en plus tard, à des épo-ques de plus en plus rapprochées du terme naturel. Puis, sous l'influence du temps ou du traitement, la femme finit par accoucher à terme d'enfants malades, mais vivants, puis fina-lement d'enfants vivants et bien portants (1).

Les avortements successifs se font aussi de plus en plus tard dans les cas de malformations utérines. Mais dans ces circon-stances, à l'encontre de ce qu'on observe pour les syphilitiques, les enfants naissent vivants.

Traitement. — Il est essentiel qu'il s'adresse aux trois inté-ressés: le père, la mère, l'enfant, en s'appuyant sur les indica-tions fournies par la réaction de Bordet-Wassermann et les constatations cliniques.

Il convient donc d'examiner dans le traitement de la syphi-lis, envisagé au point de vue obstétrical : 1° ce que peut apprendre « la réaction de Bordet-Wassermann » ; 2° « le trai-tement du père » ; 3° « le traitement de la mère » ; 4° « le traitement de l'enfant ».

La réaction de Bordet-Wassermann. — Cette réaction, seule ou contrôlée par des réactions de même ordre telles que celle de Hecht, est aujourd'hui malgré les objections qu'elle comporte, admise presque unanimement dans la pratique. On sait que positive, elle est très significative, et que négative, elle peut laisser place au doute. Il n'y aurait rien à perdre à ce qu'elle fût pratiquée de parti pris chez toute femme enceinte, bien que la mesure ne soit pas encore à ce point généralisée. Elle est devenue indispensable chez la femme syphilitique ou suspecte, chez le père syphilitique ou suspect, chez l'enfant né de parents douteux. Chez ce dernier, la réaction n'acquiert,

---

(1) Malgré l'action incontestable du temps et du traitement sur l'atténuation des effets de la syphilis, il faut toujours redouter la possibilité d'un réveil ou de nouvelles poussées de la maladie au moment d'une grossesse. On verra à propos du traitement combien il est important de préparer les deux procréateurs par un traitement approprié.

semble-t-il, toute sa valeur, que si le sang provient d'une veine, et non d'une ventouse.

Le traitement du père. — Ce traitement doit être institué avant la procréation.

Autrefois on n'autorisait le syphilitique à procréer que 5 ans après le début des accidents, et avec 5 ans de traitement. A. Pinard demandait que, même ces conditions remplies, six mois avant chaque procréation, le père suive le traitement suivant :

Biiodure de mercure . . .	0,10 centigrammes
Iodure de potassium . . .	10 grammes
Eau distillée de menthe . .	50 grammes
Eau distillée	250 grammes

Une cuillerée à soupe au milieu du repas du midi, une autre au repas du soir. Ce traitement ne doit pas subir d'interruption à moins d'intolérance stomacale. Dans ces cas, il suffit de le suspendre pendant une huitaine de jours.

Le traitement actuel présente des variantes. Voici celui qui est conseillé par Marcel Pinard (communication écrite), qui dirige la consultation spéciale de la Clinique Baudelocque.

« Un syphilitique n'est autorisé à féconder que quand il n'est plus syphilitique, c'est-à-dire, quand après un an d'observation, il est resté négatif au Wassermann et au Hecht, sans accidents cliniques, sans aucun signe de syphilis en activité. L'examen cytologique, la teneur en albumine, le Wassermann, et la tension du liquide céphalo-rachidien doivent être normaux, ainsi que le Hecht dans le sang, après réactivation arsenicale (une injection de 0,30 centigrammes de novarsénobenzol, pratiquée trois semaines avant les analyses de contrôle). »

« S'il féconde autrement, c'est à ses risques et périls, et dans ce
« cas, il faut qu'il suive avant la procréation qu'il désire, un traite-
« ment aussi intensif et aussi prolongé que possible de 3 ou 4 séries
« successives d'arsénobenzol ou de novarsénobenzol (avec trois
« semaines de repos) ».

Le traitement de la mère. — Ce traitement est de même prescrit et dirigé suivant les réactions du sang, examiné périodiquement.

Dans une période de transition, le *traitement mercuriel* était resté, au cours de la grossesse, le traitement préféré dans les cas de syphilis latente à réaction négative. Il pourrait retrouver ses indications, à titre exceptionnel, dans des cas où la surveillance des réactions, et la disposition des produits arsenicaux sûrs, en rendrait l'usage aventureux. Il serait dans ce cas prescrit, comme cela a été indiqué plus haut, à propos du traitement du père.

Le traitement de la syphilis par la méthode d'Ehrlich et Hata (1910), au moyen de l'arsenic sous forme d'arsénobenzol ou de 606, mérite d'être examiné à un point de vue particulier, au cours de la gestation.

Sauvage a établi que, alors que le traitement mercuriel ou mixte donnait près de 75 pour 100 d'enfants morts avant l'accouchement ou lors de la naissance, les femmes traitées par l'arsénobenzol donnent 92 pour 100 d'enfants vivants à terme ou près du terme.

D'autre part, tous les auteurs sont d'accord pour reconnaître la rétrocession rapide des lésions florides de la syphilis, chez les femmes traitées par le salvarsan au cours de la gestation. Cette atténuation n'est que passagère, tout comme en dehors de la puerpéralité.

Le traitement par la médication arsenicale ne peut être entrepris qu'après avoir acquis la certitude que le fóie et les reins ont un fonctionnement satisfaisant, ce qu'il faut vérifier, par la recherche de l'albumine dans les urines et un examen clinique du cœur, du foie, du rein.

Sous ces conditions, l'arsénobenzol peut être employé au cours de la gestation suivant la technique classique et les précautions d'usage.

Marcel Pinard résume ainsi le traitement institué suivant le produit arsenical adopté.

« Le traitement de choix est l'injection intra-veineuse *d'ar-*
« *sénobenzol*, tous les huit jours avec la progression 0,10, 0,20,
« 0,30, 0,40, 0,50, 0,50, 0,50 centigrammes pour une première
« série. Repos de trois semaines, suivi d'une deuxième série
« analogue, puis nouveau repos de trois semaines suivi d'une
« troisième série ».

« Si l'on emploie la médication par *le novarsénobenzol*, un
« peu moins active, on progressera suivant les doses ci-après
« tous les 8 jours : 0,15, 0,30, 0,45, 0,60, 0,75, 0,75, 0,75 cen-
« tigrammes.

« Si les femmes sont bien surveillées, à jeun, n'ont pas à
« sortir après leur injection et pèsent un poids suffisant de
« 60 kilogrammes, on pourra atteindre, surtout aux deuxième
« et troisième séries, la dose de 0,60 centigrammes, pour l'arsé-
« nobenzol, et de 0,90 centigrammes pour le novarsénobenzol.

« Si la médication *intra-veineuse* était impossible, on pour-
« rait recourir aux *injections sous-cutanées* de « sulfarséno-
« benzol » aux doses de 0,12, 0,18, 0,24, 0,30, 0,36, 0,42,
« 0,48, 0,54, 0,60, 0,60, 0,60 centigrammes tous les cinq jours ».
(Communication écrite).

Le traitement de l'enfant. — Le traitement de l'enfant ne
doit être institué que si la nécessité s'en impose.

Les frictions mercurielles quotidiennes sur une région tous les
jours différente, avec « gros comme un pois » d'onguent mercuriel,
présentaient l'avantage de ne pas irriter l'estomac et l'intestin du
nourrisson. Ce traitement a été pendant longtemps le traitement
préféré.

Actuellement la femme étant plus énergiquement traitée au
cours de la gestation ou même avant la procréation, il arrive
souvent qu'elle mette au monde un enfant indemne et normal.

Dans le cas contraire, s'il existe des signes de syphilis, ou
une réaction positive du Bordet-Wassermann, l'enfant doit
recevoir dès sa naissance le traitement arsenical, ainsi résumé
par Marcel Pinard :

« *Le traitement intra-veineux* (jugulaires ou veines du crâne)
« comprend des injections progressives (ne jamais commencer par
« de grosses doses qui peuvent déterminer des réactions très vio-
« lentes parfois mortelles) pour atteindre un centigramme par kilo-
« gramme pour l'arsénobenzol, un centigramme et demi par kilo-
« gramme pour le novarsénobenzol, tous les 6 ou 7 jours ».
« La méthode facile et la mieux tolérée consiste en une série
« *d'injections sous-cutanées* de sulfarsénol. La première injection au
« nouveau-né est de 5 milligrammes, et on atteint pour les derniè-
« res de la série un centigramme par kilogramme, tous les 5 jours.
« Les séries sont séparées de trois semaines de repos ».
« *Le traitement mercuriel* n'est pas au point de vue des résultats
« à mettre en parallèle avec les traitements arsenicaux. Il est mal-
« gré tout nécessaire de le conserver, surtout sous forme de frictions
« à l'onguent mercuriel dédoublé dans l'arsenal actuel de la théra-
« peutique antisyphilitique » (Communication écrite).

En somme, le traitement doit commencer chez le père et
chez la mère six mois avant la procréation, — chez la mère, il
doit durer de la conception à l'accouchement, — chez l'enfant,
il faut l'instituer dès qu'apparaissent les accidents. Pour ce
dernier, on peut se demander avec Sauvage et Levaditi, s'il n'y
aurait pas intérêt à prescrire un traitement prophylactique,
dans les cas où le père et la mère n'ont pas été traités dans les
périodes indiquées.

4º EMPOISONNEMENTS

On peut distinguer l'action sur la grossesse des empoisonnements aigus et celle des empoisonnements chroniques.

Empoisonnements aigus. — Les substances solubles passent, à travers le placenta, des humeurs de la mère dans l'organisme fœtal, et peuvent se trouver dans les organes ou dans les urines du fœtus avec plus ou moins de rapidité. Gusserow, Fehling, Porak, ont étudié le passage de diverses substances médicamenteuses à travers le placenta. Nous avons vu que Nicloux classait les substances en dialysables ou non dialysables.

L'intoxication par l'oxyde de carbone se fixant sur les globules maternels pourrait ne pas passer sur le fœtus, puisque les deux sangs ne communiquent pas. D'où la nécessité de se hâter d'extraire le fœtus au besoin par une césarienne *post mortem* rapide. Nicloux pense qu'une partie de l'oxyde de carbone en dissolution dans le plasma sanguin maternel peut atteindre le plasma sanguin fœtal.

Il semble que les médicaments, absorbés par la mère à dose thérapeutique, n'exercent pas, d'une façon générale, une action nocive sur le fœtus. On cite même des exemples dans lesquels le fœtus n'aurait pas été influencé par des doses assez considérables de morphine que la mère s'injectait quotidiennement. Néanmoins, comme on ignore les lois exactes du passage des substances solubles dans l'organisme fœtal, il convient de ne prescrire qu'avec réserve les médicaments toxiques pendant la grossesse, comme du reste, pendant l'allaitement.

Empoisonnements chroniques. — Les plus communs parmi ces empoisonnements sont produits par l'oxyde de carbone, le plomb, le tabac, le mercure, le sulfure de carbone.

Les femmes qui, par leur profession, sont quotidiennement en contact avec ces substances, et qui souvent travaillent dans des locaux mal aérés, arrivent à s'intoxiquer d'une façon lente et continue. On a attribué à l'action de ces différents poisons un certain nombre d'avortements, d'accouchements prématurés, de mort du fœtus, ou de maladies du nouveau-né. Il est naturel, en effet, qu'une intoxication de la mère puisse retentir sur l'état du produit de conception, ainsi qu'on l'a vérifié au point de vue expérimental. Mais au point de vue clinique, on a eu le tort d'attribuer des interruptions de grossesse à une intoxication maternelle, ou même seulement paternelle, ce qui est plus extraordinaire, sans tenir un compte exact des causes banales qui peuvent provoquer ces accidents en dehors de toute intoxication, comme la syphilis, le placenta prævia, l'albuminurie, sans parler d'une intoxication, souvent surajoutée aux autres, comme l'alcoolisme.

NOTE COMPLÉMENTAIRE

Le traitement de la syphilis au cours de la grossesse, ou celui de l'enfant syphilitique, après sa naissance, n'ont pas subi de modifications profondes dans leurs dernières règles générales.

Le mercure ou ses sels n'entre, pour ainsi dire, plus dans le traitement de la syphilis confirmée, au cours de la grossesse. Lévy Solal vient d'essayer d'en réhabiliter l'emploi, sous sa forme ancienne de sirop contenant du biiodure de mercure et de l'iodure de potassium, dans le traitement prophylactique des accidents de l'hérédo syphilis ; il va jusqu'à le conseiller chez toutes les primipares pour éviter les surprises d'une hérédité inconnue.

Malgré des essais intéressants, la thérapeutique au bismuth par la voie musculaire, n'a pas encore été généralisée. Ses partisans eux-mêmes reconnaissent des difficultés de surveillance et de direction du traitement, qu'il faut, dans certaines circonstances, savoir renforcer par le traitement arsenical.

Le traitement arsenical paraît conserver la faveur de l'ensemble des syphiligraphes (Conférence de la syphilis héréditaire, octobre 1925). Il a été proclamé, comme conclusion, la nécessité de combattre les diverses manifestations par un traitement « intensif arsenical », à doses progressives. « Ce n'est que quand toutes les manifestations cliniques et sérologiques ont disparu, qu'un traitement de fond mercuriel ou bismuthique doit être institué ».

WALLICH. — 5ᵉ édit.   19

CHAPITRE VII

INTERRUPTION ACCIDENTELLE DE LA GROSSESSE

Sommaire. — 1° **Mort du fœtus, « état de rétention »** : Modifications de l'œuf mort, signes, diagnostic, traitement. — 2° **L'avortement** : Causes, description, traitement. — 3° **L'accouchement prématuré** : Causes, description, le prématuré, la couveuse et le gavage.

La grossesse se trouve interrompue par la mort de l'œuf qui peut être ensuite retenu ou expulsé.

Quand l'œuf mort reste un certain temps retenu dans la cavité utérine, la femme n'est plus alors, à véritablement parler, en état de grossesse, mais, suivant l'expression de Pinard, en « état de rétention », la grossesse ou gestation, impliquant l'idée de la vie et du développement de l'œuf. L'état de rétention dure plus ou moins longtemps et se termine par l'expulsion de l'œuf. Il est convenu de désigner sous le nom d'avortement l'expulsion de l'œuf, vivant ou mort, se faisant avant que six mois se soient écoulés depuis les dernières règles. Au delà de ce terme, l'expulsion du produit de conception, se faisant avant la fin du neuvième mois après les règles, est désignée sous le nom d'accouchement prématuré.

1° MORT DU FŒTUS, « ÉTAT DE RÉTENTION »

La mort du fœtus dans la cavité utérine entraîne certaines modifications de l'œuf, l'apparition de nouveaux symptômes, et nécessite une conduite particulière. Il existe donc un ensemble de phénomènes utilement groupés sous le nom d' « état de rétention ».

Modifications de l'œuf mort. — Il y a lieu d'étudier d'une part les modifications qui portent sur le fœtus, d'autre part celles qu'on observe sur l'œuf lui-même.

Modifications fœtales ou embryonnaires. — Le produit de conception retenu dans la cavité utérine subit, après sa mort, une des quatre transformations suivantes : la dissolution, la momification, la macération, la putréfaction.

La dissolution est la fonte de l'embryon. Le contenu de l'œuf devient entièrement liquide, on dit qu'il s'agit d'un « œuf clair ». La dissolution ne se produit que dans les premières semaines de la grossesse, alors que l'embryon est encore composé d'une forte proportion de parties aqueuses.

La momification s'observe très exceptionnellement, elle se produit vers le deuxième ou le troisième mois de la grossesse, avant l'apparition du tissu adipeux dans les tissus de l'embryon. On sait qu'au quatrième mois de la grossesse l'embryon change de qualification, et prend désormais le nom de fœtus.

La macération est la modification la plus fréquemment observée. On trouve alors une infiltration de tous les tissus, portant aussi bien sur les téguments que sur les viscères. Tout le cadavre est flasque, le crâne déformé et ramolli n'offre plus aucune consistance, les os chevauchent les uns sur les autres. La peau présente un aspect tout à fait caractéristique : elle est couverte de larges phlyctènes, d'où s'échappe un liquide séro-sanguinolent laissant à nu un derme rouge et suintant. C'est, suivant l'expression classique, « le fœtus sanguinolentus ».

La putréfaction du fœtus ne se produit que si l'œuf est ouvert. Aussi longtemps que les membranes sont intactes, la putréfaction ne peut pas se produire (1).

Quand les membranes sont rompues, l'air arrive au contact du fœtus mort, qui se décompose rapidement dans un milieu chaud et humide très favorable à la pullulation des microbes de la putréfaction.

On voit quelquefois se produire une accumulation de gaz dans la cavité utérine, constituant *la physométrie*. Il arrive alors que les gaz septiques s'infiltrent dans la paroi utérine, ou même sous le péritoine, donnant lieu à des péritonites très graves. L'infiltration gazeuse se manifeste aussi dans les tissus du fœtus mort, le déformant, l'augmentant de volume, au point d'entraîner une véritable dystocie, consécutive à la putréfaction.

(1) Dans la grossesse extra-utérine l'infection de l'œuf peut se produire dans le kyste fœtal, même alors que celui-ci n'est pas rompu. On suppose que les microbes de l'intestin s'infiltrent à travers les adhérences développées entre la paroi intestinale et le kyste fœtal.

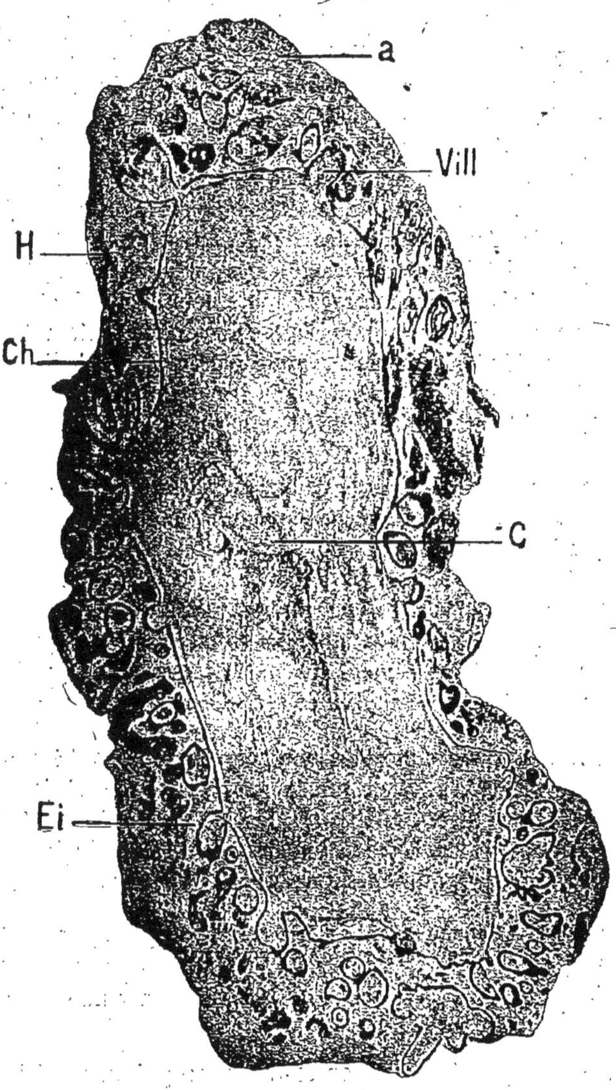

Fig. 56.

a, région celluleuse ; *h*, hémorragie ; *Vill*, villosités ; *Ei*, espaces
intervilleux ; *c*, cavité de l'œuf ; *ch*, chorion.

Modifications ovulaires. — Ces modifications sont à considérer sur les différentes parties de l'œuf, le placenta et les membranes, le liquide amniotique.

Le placenta et les membranes après la mort du fœtus sont ternis, décolorés, comme flétris. Le placenta contient moins de sang. Au point de vue histologique, on constate dans la partie fœtale du placenta, une diminution notable de l'affinité pour les matières colorantes, les éléments sont comme flasques et déformés. Au contraire les parties maternelles de l'œuf, (caduque pariétale ou expansions de la caduque intra-placentaire), sont vivantes, conservent toute leur fermeté et leurs adhérences, et l'on comprend que la caduque reste retenue dans la cavité utérine après l'expulsion prématurée de l'œuf.

Le liquide est clair quand, dans les premiers mois de la grossesse, il tient en dissolution l'embryon. Il est rouge foncé, comme chocolaté, quand il baigne un fœtus macéré. Ce liquide se résorbe en grande partie. Aussi la poche d'eau est-elle flasque au cours de l'accouchement prématuré avec enfant mort, elle ne se gonfle que d'une façon peu marquée au moment de la contraction, dilate mal le col et forme ces poches en « sablier » qui peuvent envahir tout le vagin. Il arrive dans ces cas qu'on suppose la dilatation complète et qu'on rompe artificiellement les membranes, alors que l'orifice du col est encore peu dilaté.

Signes. — Après la mort de l'œuf, la rétention peut être plus ou moins prolongée. Bien que la suppression des règles soit persistante, les signes antérieurs de grossesse présentent certaines modifications. La cessation des mouvements du fœtus est un des premiers symptômes qui frappe l'attention.

Toutefois, la femme, ayant antérieurement senti remuer, peut se tromper et croire que ces mouvements n'ont pas complètement disparu. Ce sont des *mouvements de déplacement* qu'elle éprouve, elle a la sensation d'un corps qui se déplace dans son ventre et tombe sur le côté où elle se couche.

Si on pratique l'examen, on se trouve en présence de signes qui, considérés en particulier, peuvent ne pas être caractéristiques, mais dont la réunion permet le diagnostic de mort du fœtus.

Palper. — Si le fœtus a succombé depuis un certain temps, l'utérus est diminué de volume par suite de la résorption du liquide amniotique et de l'arrêt de développement, du ramollissement ou de la dissolution du produit de conception. Lorsque le fœtus est macéré, on sent ses différentes parties plus molles, sans résistance. On peut, en déprimant sa tête obtenir un signe pathognomonique, *la crépitation osseuse*, résultant du frottement osseux au niveau des sutures crâniennes.

Auscultation. — On ne perçoit évidemment, quand le fœtus est mort, ni chocs, ni mouvements, ni bruits du cœur. Mais quand on constate ce silence, il est prudent de ne pas se hâter de conclure à la mort du fœtus.

Dans un concours, le jury et un candidat furent unanimes à diagnostiquer ainsi la mort d'un fœtus que l'on trouva vivant un mois plus tard.

Toucher. — Le toucher ne permet guère de constater que la mollesse générale de l'utérus, et, au cours du travail, la flaccidité de la poche des eaux, qui prend la forme en sablier, en bissac ou en boudin.

Examen des seins. — Il se produit après la mort du fœtus une *montée laiteuse* très nette.

A la pression on fait sourdre du mamelon un liquide blanc laiteux, ou jaunâtre épais, très différent du colostrum gris clair que l'on observe généralement pendant la grossesse normale. Cette montée laiteuse reparaît après l'expulsion du fœtus.

La plupart des modifications que la grossesse peut provoquer disparaissent après la mort du fœtus La femme qui vomissait, cesse de vomir, les varices et les œdèmes disparaissent, l'albuminurie cesse souvent d'une façon subite chez l'albuminurique.

Diagnostic. — Il ne doit dans aucune circonstance être fait d'une façon hâtive, sous peine de s'exposer à de grossières erreurs. S'il est des cas où le diagnostic paraît évident, il faut souvent savoir douter et ne se prononcer qu'après plusieurs examens.

Il peut aussi arriver de croire vivant un enfant qui est mort, quand la mère a des pulsations fréquentes, et qu'on les prend pour celles du fœtus.

Causes. — Les causes de la mort du fœtus sont très diverses.

La plus fréquente de beaucoup est la syphilis ; malgré cela, il ne faut pas considérer comme syphilitiques tous les enfants qui meurent pendant la grossesse. L'albuminurie peut entraîner la mort du fœtus par hémorragies placentaires. Les compressions du cordon, par des circulaires, par une procidence ou un procubitus, produisent parfois l'asphyxie du fœtus. Les enfants succombent enfin souvent au cours des infections graves qui surviennent chez la mère.

La syphilis doit être surtout incriminée dans les cas où l'on observe une série de fœtus morts chez une même femme. On sait que l'infection syphilitique peut ne laisser aucune trace chez la mère, et passer chez elle inaperçue.

Thérapeutique. — Il faut attendre le travail naturel qui aboutira à l'expulsion de l'œuf. Cette attente ne présente aucun danger, aussi longtemps que les membranes sont intactes et l'œuf fermé.

Si au contraire l'œuf est ouvert, il est nécessaire de procéder à l'évacuation immédiate de l'utérus, sans attendre l'apparition de l'infection chez la mère ou la putréfaction du fœtus. Dans ce but, si, après rupture prématurée des membranes, le travail se prolonge, on devra pratiquer la dilatation artificielle du col de l'utérus. Dans tous les cas, étant donnés les inconvénients et les dangers de l'ouverture de l'œuf, on s'efforcera de conserver l'œuf intact jusqu'à la dilatation complète, et on se gardera de rompre les poches en bissac ou en boudin, qui remplissent le vagin, alors que la dilatation est très peu avancée.

2° L'AVORTEMENT

C'est par le mot « avortement » qu'on désigne l'expulsion prématurée de l'œuf, quand cette expulsion a lieu avant le sixième mois de la grossesse, tandis qu'on a réservé l'expression « accouchement prématuré » pour l'expulsion de l'œuf du sixième au neuvième mois.

Cette distinction entre avortement et accouchement prématuré est toute artificielle, mais répond à la nécessité de distinguer le mode d'expulsion de l'œuf, très différent suivant que cette expulsion se produit dans les premiers mois ou dans les derniers mois de la grossesse.

Les attaches ou les adhérences à l'utérus d'un œuf des trois premiers mois, par exemple, sont autres que celles d'un œuf de huit mois. La caduque n'a pas subi dans les premiers mois la dégénérescence qui la frappe à la fin de la grossesse.

Causes. — Les causes d'avortement peuvent le plus souvent être rangées sous l'une des deux étiquettes suivantes : syphilis ou traumatisme. On note ensuite comme principales causes : le placenta prævia, l'albuminurie, l'endométrite hémorragique, les malformations utérines, les infections, les intoxications.

Syphilis. — La syphilis ne produit pas à proprement parler l'avortement ; mais elle cause tout d'abord la mort du fœtus, laquelle est suivie plus ou moins rapidement de son expulsion. La syphilis est d'autant plus nocive qu'elle est plus récente ; son action s'atténue à la longue et sous l'influence du traitement.

Traumatisme. — Le traumatisme est souvent invoqué comme cause d'avortement. Il est rare qu'on n'accuse pas de l'interruption de la grossesse une chute, un coup reçu plus ou moins longtemps avant l'avortement. Or, le traumatisme ne peut avoir qu'une action immédiate, dans ce cas la femme perd aussitôt de l'eau ou du sang, et accouche dans un temps très rapproché de l'accident.

Le traumatisme le plus fréquemment observé est celui que Pinard a appelé « le traumatisme sexuel ». L'influence souvent fâcheuse des rapports sexuels se constate dans de très nombreuses observations. L'utérus gravide supporte mal la congestion et les chocs qui peuvent accompagner le coït (1).

Placenta prævia. — Brion, dans sa thèse en 1892, a démontré que sur un assez grand nombre d'avortements observés à la Clinique Baudelocque, on était arrivé à enregistrer un certain nombre de fois la cause de ces avortements. Or, parmi ces avortements à cause reconnue, on a trouvé une majorité de cas où la syphilis pouvait être incriminée ; mais immédiatement après la syphilis, il a fallu ranger, comme cause fréquente d'avortement, l'insertion basse du placenta.

(1) Il ne peut être question ici des « traumatismes criminels », dont Doléris a indiqué la formidable fréquence chez les femmes qui entrent dans les maternités de Paris pour y terminer un avortement.

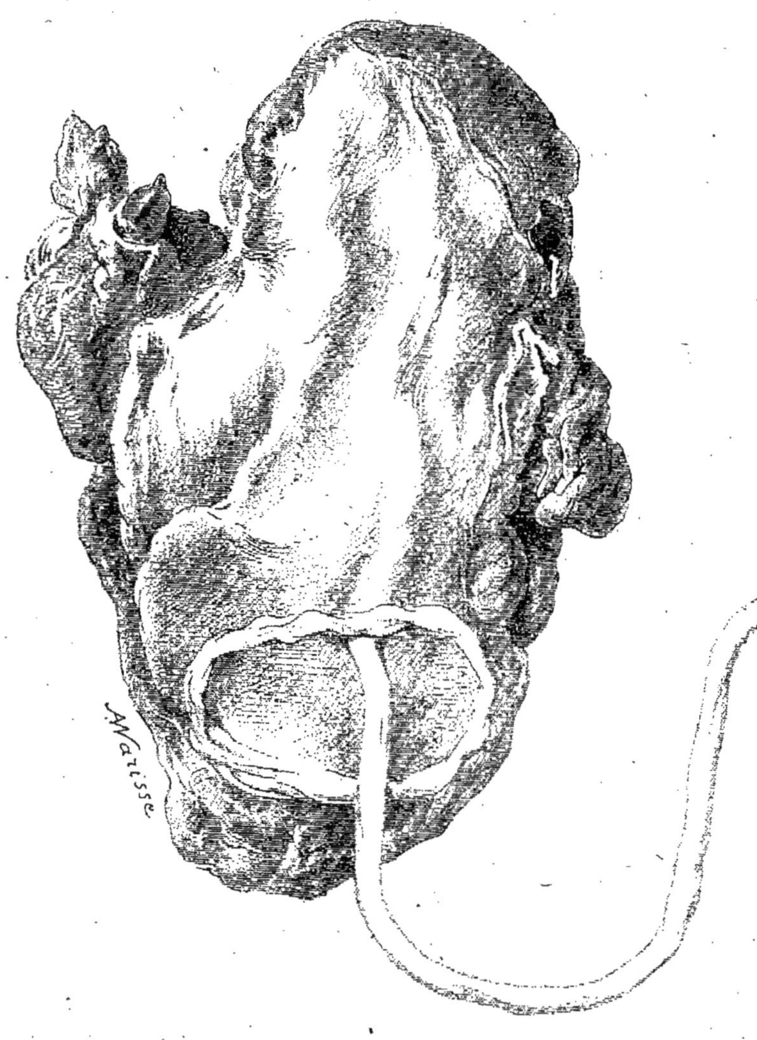

Fig. 56 bis.

Avortement par placenta prævia.
On voit le placenta débordant l'orifice des membranes (Grandeur
naturelle légèrement réduite).

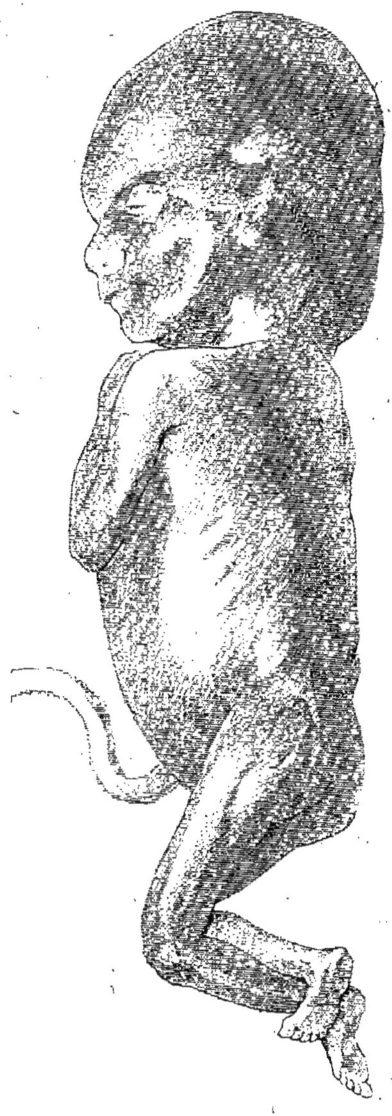

Fig. 56 ter.

Fœtus accompagnant la pièce de la figure précédente et provenant d'une femme enceinte entre 4 et 5 mois et n'ayant cessé de perdre du sang, d'une façon intermittente, depuis sa grossesse.

On voit l'*albuminurie* (par les lésions placentaires), et les *malformations de l'utérus* entraîner un certain nombre de fois l'interruption de la grossesse.

Depuis quelques années, on a remarqué assez fréquemment des traces d'hémorragies à la surface de la caduque. Ces cas sont enregistrés comme *endométrites hémorragiques*.

Telles sont les causes d'avortements les plus ordinairement observées. Ce n'est qu'à titre exceptionnel que l'on rencontre les avortements résultant *d'états infectieux*, et se produisant au milieu des symptômes fébriles.

L'action des *intoxications*, si souvent invoquée, le sera probablement de moins en moins, à mesure qu'on cherchera à mieux distinguer les autres causes d'avortement. Toutefois il faut retenir qu'on a accusé l'oxyde de carbone (cuisinières, repasseuses), le plomb, le sulfure de carbone, le mercure, le tabac, d'occasionner souvent l'interruption prématurée de la grossesse.

Description. — L'avortement, suivant qu'il comprend l'expulsion totale ou partielle de l'œuf, est dit en un temps ou en deux temps.

Le travail. — Le travail de l'avortement s'accomplit sous l'influence de contractions utérines douloureuses, qui entraînent : la dilatation du col, — le décollement ou la rupture de l'œuf, — enfin son expulsion.

Les contractions utérines douloureuses se montrent avec les mêmes caractères que pendant le travail normal à terme, le siège de ces douleurs est localisé principalement dans la région lombaire. Leur intensité paraît pourtant moins considérable que pendant la période de dilatation de l'accouchement à terme.

La dilatation du col s'accomplit juste au degré voulu pour laisser passer, soit l'embryon seul, soit l'œuf entier. Cette dilatation n'est pas toujours précédée d'effacement bien complet du col.

Le *décollement* et *la rupture* de l'œuf se traduisent, le premier, par des hémorragies, la deuxième, par une petite perte de liquide aqueux. Le décollement ou la rupture de l'œuf précèdent souvent le début du travail de l'avortement. Le décollement n'est pas toujours suivi d'un avortement immédiat, les hémorragies peuvent se répéter un certain nombre de fois, et la grossesse continuer son cours.

L'expulsion de l'œuf s'accomplit sans mécanisme, le plus souvent d'une façon inaperçue. Les contractions utérines douloureuses s'arrêtent, et on trouve dans le vagin l'embryon, accompagné ou non du reste de l'œuf. Ces produits séjournent dans le vagin, jusqu'à ce qu'ils soient expulsés au moment d'une miction ou d'une selle ; d'autres fois ils sont ramenés par le liquide d'une injection.

La délivrance. — La délivrance peut s'effectuer spontanément dans les heures qui suivent l'avortement. Mais elle peut ne se produire que plusieurs jours ou même plusieurs semaines après l'expulsion de l'embryon.

Le décollement du placenta dans l'avortement se fait souvent avec lenteur. A l'encontre de ce qu'on observe dans la délivrance à terme, le placenta d'avortement peut sans inconvénient séjourner des semaines et même des mois dans l'utérus, sans s'y putréfier. Il continue à y vivre par ses parties maternelles, comme une véritable greffe, et même après l'expulsion du placenta, une grande partie de la caduque reste le plus souvent retenue dans la cavité utérine.

Variétés. — L'avortement peut présenter une physionomie dépendant de sa cause productrice.

Avortement syphilitique. — Dans l'avortement syphilitique, l'expulsion de l'œuf s'effectue un temps plus ou moins long après la mort du fœtus, et celui-ci subit la macération.

La mort du fœtus est le premier acte de l'interruption de la grossesse dépendant de la syphilis Il arrive que les avortements se répétent chez la même femme. Ces avortements successifs se font alors à des époques de plus en plus tardives. Les produits, d'abord constamment morts et macérés, naissent ensuite à terme vivants, quelquefois malades, d'autres fois sains.

L'avortement syphilitique se produit généralement sans hémorragie ni perte d'eau, mais le produit étant mort, on doit redoubler de surveillance au point de vue de l'asepsie, et ne pas laisser traîner pendant plusieurs jours l'expulsion de l'œuf. Le placenta est le plus souvent très développé.

Avortement par placenta prœvia. — Ce sont des hémorragies répétées plus ou moins abondantes, ou une perte d'eau, qui marquent le début de cet avortement, le fœtus, dans ces cas, naît vivant, ou s'il est expulsé mort, c'est qu'il a succombé au cours du travail, et il est le plus souvent expulsé avant d'avoir pu subir la macération.

Avortement par malformation utérine. — L'enfant naît aussi vivant, ou mort non macéré, cela permet de différencier cet avortement de l'avortement syphilitique. On sait, en effet, que chez les femmes ayant une malformation utérine, on peut noter des avortements successifs se faisant, comme dans la syphilis à une époque de plus en plus avancée de la grossesse, mais les enfants naissent vivants. Il est probable que c'est la tolérance croissante de l'utérus qui permet à la grossesse d'approcher progressivement de son terme naturel.

Avortement par albuminurie. — Ces avortements peuvent se faire après la mort du fœtus, tué par des hémorragies rétro-placentaires, mais aussi alors que le fœtus est encore vivant. Ces hémorragies sont parfois très abondantes.

Avortement précoce. — J'ai décrit sous ce nom l'avortement des premières semaines, confondu trop communément avec un retard des règles. En recueillant les caillots expulsés, on rencontre des œufs jeunes, qui quelquefois ne sont expulsés qu'un certain temps après la mort ou la dissolution de l'embryon (fig. 56).

Ces avortements précoces résultent généralement d'hémorragies périovulaires, causées vraisemblablement par une congestion, résultant d'excitations sexuelles dans la période prémenstruelle.

Bien des stérilités se cachent sous ces avortements précoces, qu'on peut éviter par le repos sexuel dans les six jours qui précèdent les règles à venir.

En résumé on peut, avec Fruhinsholz, grouper les symptômes d'avortement en deux types cliniques, suivant que l'œuf est mort ou vivant.

1° *Œuf mort.* — Il y a peu d'hémorragie. Le placenta peut se putréfier rapidement. La délivrance est généralement facile, mais incomplète, la caduque restant retenue dans la cavité utérine.

2° *Œuf vivant.* — Les hémorragies sont fréquentes. Le placenta est plus adhérent, et on observe souvent des délivrances tardives. Il y a parfois des phénomènes réflexes syncopaux (*avortement syncopal* de Pinard).

Conduite à tenir. — *Pendant le travail.* — *Le repos absolu* est la première prescription qui s'impose à la femme, présentant les premiers symptômes d'un avortement : douleurs utérines, hémorragie, ou perte d'eau.

Il est depuis longtemps classique d'essayer d'arrêter les contractions utérines en administrant le laudanum de Sydenham soit par la bouche, soit en lavement, à la dose de X, XX, XL gouttes et même plus dans les 24 heures.

La teinture de viburnum prunifolium a été prescrite dans un même but aux doses quotidiennes de XL, L gouttes.

Cette préparation aurait le même pouvoir calmant que le laudanum, sans entraîner la constipation.

Cette médication a pour effet de suspendre les contractions utérines, mais non de supprimer la cause même de l'avortement. Si bien que, dans la très grande majorité des cas, le laudanum ne réussit qu'à retarder, sans bénéfice marqué, l'expulsion accidentelle de l'œuf.

Il est d'usage aussi de prescrire, dans ces circonstances, les injections très chaudes, mais on peut leur reprocher d'exciter l'utérus et d'activer les contractions que l'on souhaite voir disparaître Elles ne doivent être prescrites que si l'avortement apparaît comme la terminaison nécessaire d'hémorragies incoercibles et répétées.

On peut ordonner des toilettes vulvaires et des *injections vaginales antiseptiques*, mais en recommandant que ces injections soient données *tièdes* et sous une très faible pression. en introduisant peu la canule ; on est sûr de ne provoquer de la sorte aucune excitation.

Là se bornaient récemment encore toutes les précautions prescrites chez une femme qui saigne en menace d'avortement. A la suite d'un cas que nous avons observé en commun avec P. Abrami et Levy Solal, nous pensons qu'il faut en outre pratiquer un examen du sang pour étudier le degré d'anémie et le degré de coagulabilité.

Suivant un procédé que nous avons recommandé avec P. Abrami, le *degré d'anémie* peut être mesuré par le rapport entre la diminution du nombre des globules rouges et l'intensité des réactions sanguines marqué par les modifications globulaires. Une réfection sanguine facile est exprimée par les simples modifications suivantes : « Anisocytose » ou inégalité globulaire, — « hématies granuleuses », — sensibilité à plusieurs colorants ou « polychromatophilie » même avec une forte diminution globulaire. Une réfection sanguine plus pénible comprend à côté des modifications précédentes, « la poïkilocytose » ou déformation globulaire, — à un degré de plus les éléments de réserve médullaire apparaissent avec « les myélocites » ou « les hématies nucléées » et cela même avec une faible diminution globulaire.

Le degré de coagulabilité se constate très facilement par le procédé de Düke. On fait une plaie de 2 millimètres au lobule de l'oreille, et on la sèche toutes les demi-minutes avec un papier buvard. Le temps normal de coagulabilité est de deux minutes et demie.

On pourra tirer de l'appréciation du degré d'anémie une indication soit à intervenir, soit à temporiser, et en connaissant la coagulabilité du sang, on pourra, si comme nous l'avons observé, cette coagulabilité est diminuée, la rétablir au moyen des injections sous-cutanées de peptone suivant la méthode de Nolf.

On injectera dans ces cas, 20 centimètres cubes d'une solution au 1/10 dans du sérum salé. Une injection tous les deux jours en faisant la première d'une injection de 5 centimètres cubes et une de 15 centimètres cubes, en deux fois, suivant la méthode Besredka, pour éviter les accidents anaphylactiques. Injections faites dans le tissu cellulaire sous-cutané.

On sait que le travail de l'avortement se termine, soit par l'expulsion de l'œuf entier, soit par celle de l'embryon ou du fœtus seul, l'œuf restant retenu dans la cavité utérine.

Délivrance après avortement. — La délivrance s'effectue *spontanément* assez souvent pendant les 24 ou 48 heures qui suivent l'expulsion du fœtus.

Que faut-il faire quand il y a rétention des membranes de l'œuf? Longtemps on s'est borné à l'expectation, aussi longtemps que le pouls et la température, attentivement surveillés, n'indiquaient ni fièvre ni hémorragie. On a pu de la sorte laisser longtemps dans la cavité utérine des débris d'œufs, sans qu'il se produisît aucun phénomène de putréfaction. Mais les femmes portant ces débris étaient toujours sous le coup d'une hémorragie qui pouvait les surprendre, de façon plus ou moins inopportune, et elles vivaient sous la menace constante des accidents infectieux. On préfère aujourd'hui intervenir, quand, au bout de deux ou trois jours, la délivrance ne s'est pas faite spontanément.

Le curage digital est l'intervention de choix, chaque fois qu'il s'agit d'opérer la délivrance, à quelque période de la grossesse que ce soit. Voici quel en est le manuel opératoire :

L'utérus est le plus souvent perméable au doigt. S'il ne l'est pas, il faut préalablement le dilater, soit en plaçant des tiges de laminaire, soit en dilatant avec les bougies de Hegar, soit en plaçant, si on le peut, un ballon Champetier de Ribes (petit modèle).

La dilatation étant suffisante pour le passage d'un ou deux doigts, la femme est endormie. On introduit alors une main dans le vagin et un ou deux doigts dans l'utérus. De l'autre main, on saisit cet organe à travers la paroi abdominale et on le maintient solidement, en le présentant au travail des doigts intra-utérins. Les ongles se mettent alors à gratter la cavité utérine dans toute son étendue. On extrait les débris, puis on donne une injection intra-utérine. Il est prudent, si l'on soupçonne l'infection, de laisser dans la cavité utérine jusqu'au lendemain une mèche de gaze iodoformée.

On a objecté au curettage avec la curette de morceler par places le placenta, ce qui aurait comme conséquence une mauvaise rétraction utérine, et des hémorragies plus ou moins graves. On a aussi accusé la curette d'avoir fait des perforations utérines, et d'avoir négligé de décoller de volumineux morceaux de placenta.

En réalité dans un utérus des deux premiers mois bien dilaté préalablement aux bougies de Hegar, comme le recommande Doléris, la curette peut agir rapidement et sûrement. Il n'en est pas de même dans les utérus de trois ou quatre mois où la masse placentaire se décolle incontestablement mieux par l'action des doigts.

J Lucas-Championnière a obtenu de très bons résultats en touchant la cavité utérine, après son évacuation, avec des tampons imbibés d'eau oxygénée

En cas d'infection, la curette mérite d'être utilisée, même après le curage digital, soit immédiatement après ce curage, soit au moment où paraissent les accidents infectieux.

3º ACCOUCHEMENT PRÉMATURÉ

L'accouchement est dit prématuré, quand l'expulsion du fœtus et de l'œuf se produisent avant le terme à partir du sixième mois de la grossesse.

Causes. — Ce sont les mêmes que celles de l'avortement. Il y a lieu cependant d'insister sur l'action fréquente du traumatisme sexuel, et sur l'influence de la fatigue chez les femmes surmenées dans les derniers mois de la grossesse.

Description. — *L'accouchement prématuré* ressemble en tous points à l'accouchement à terme. Le travail comprend les mêmes périodes d'effacement, de dilatation et d'expulsion. Il est souvent plus rapide, le fœtus étant moins volumineux.

La délivrance s'accomplit, et doit s'accomplir dans les mêmes conditions qu'à terme, c'est-à-dire dans les heures qui suivent l'accouchement prématuré. Il serait très dangereux d'abandonner le placenta dans l'utérus.

Le placenta se décolle, descend et se dégage, mais, d'une façon presque constante, il y a *rétention de la caduque.*

Cette caduque s'élimine généralement d'une façon spontanée, mais en cas d'infection avec rétention de caduque, il vaut mieux recourir au curettage pour l'élimination de cette caduque.

Le prématuré. — C'est sous ce nom qu'on désigne l'enfant né prématurément.

Bien que le Code fixe à six mois (1) le terme minimum de la viabilité légale, il y a peu d'enfants nés à cette époque de la grossesse qui réussissent à survivre. Rien, du reste, n'est plus difficile à établir que l'âge d'un prématuré, puisqu'une erreur d'un mois peut se faire sur l'appréciation de la durée de la grossesse.

Le prématuré présente une physionomie spéciale, toute question de poids et de volume mise à part. Ses téguments sont roses ou rouges, laissant voir par transparence les vaisseaux superficiels, la face est ridée, donnant à l'enfant un air vieillot. Le cri est faible, la température au-dessous de la normale. Malgré cet ensemble débile, les fonctions respiratoires et la digestion paraissent parfois s'accomplir de façon normale et régulière.

De nombreux dangers menacent cette existence fragile. La naissance la plus naturelle, ainsi que j'ai eu occasion de le démontrer dans de nombreuses autopsies, est pour eux l'occasion de traumatismes et d'hémorragies mortelles. Couvelaire a constaté que ces hémorragies étaient plus fréquemment céré-

(1) Exactement à 180 jours.

brales que médullaires chez les prématurés. Après la naissance, ils sont exposés à toutes les infections, et, comme Delestre l'a établi, ils ne sont susceptibles que de faibles réactions. Si après avoir traversé toutes ces difficultés, ils se développent et grandissent, que deviennent-ils plus tard ? Pinard a observé un grand nombre de ces prématurés, et a recherché avec soin toutes leurs tares : infériorité intellectuelle, déchéance physique, retard dans le développement, hernies variées, mictions involontaires, maladie de Little. J'ai démontré qu'ils contribuaient à constituer pour la plus grande part le chiffre élevé de la mortalité infantile dans le premier mois de la vie.

La couveuse et le gavage. — Tarnier s'est efforcé de lutter contre les difficultés de l'élevage des enfants nés prématurément, au moyen de la couveuse et du gavage.

La couveuse. — La couveuse est un appareil dans lequel on place le nouveau-né, pour qu'il se trouve dans un milieu soumis à une température constante maintenue aux environs de 35 degrés centigrades. L'enfant ne subit de la sorte aucune action de refroidissement au contact de la température ambiante.

Les couveuses sont chauffées par des boules d'eau chaude, ou par un système de circulation d'eau chauffée soit à l'alcool, soit au gaz. Les modèles les plus récents sont susceptibles d'être stérilisés. Une vitre formant couvercle permet d'observer l'enfant

Toutes les couveuses doivent être l'objet d'une surveillance attentive, en ce qui concerne le chauffage, la ventilation, l'asepsie, et l'on comprend à quels dangers peut exposer la négligence de ces différentes précautions.

La couveuse présente l'inconvénient majeur d'exposer l'enfant à des différences marquées de température chaque fois qu'on le sort de la couveuse pour l'alimenter ou pour le changer. Cet inconvénient est évité si l'on place le prématuré dans une chambre où l'on maintient une température d'une trentaine de degrés. L'enfant, les membres et le tronc enveloppés de ouate, est entouré de boules chaudes, il conserve ainsi plus aisément une température suffisante

Le gavage. — On désigne sous ce nom l'opération par

laquelle on introduit, à l'aide d'une sonde, du lait dans l'estomac du nouveau-né.

Ce procédé est destiné aux prématurés qui n'ont ni la force de téter, ni celle d'avaler. On introduit par une des narines une sonde urétrale en caoutchouc souple, et on la fait pénétrer par ce chemin dans l'arrière-gorge, puis de là dans l'œsophage jusqu'à l'estomac. Cela fait, on adapte à l'extrémité libre de la sonde un petit entonnoir en verre, dans lequel on verse du lait tiède.

J'ai réussi souvent à faire avaler du lait aux prématurés en le leur faisant administrer lentement à l'aide d'un compte-gouttes préalablement stérilisé.

La plupart des prématurés, qui succombent dans les premiers jours de la vie, meurent des conséquences de la pénétration dans les voies aériennes des liquides déglutis.

Il est donc essentiel que la personne chargée d'alimenter ces enfants soit avertie de ce danger, qui peut être évité en ne donnant à boire à l'enfant que par quantités très restreintes, et pour ainsi dire par gouttes.

DEUXIÈME PARTIE

L'ACCOUCHEMENT PATHOLOGIQUE
OU DYSTOCIE

CHAPITRE PREMIER

DYSTOCIE D'ORIGINE FŒTALE
PRÉSENTATIONS VICIEUSES

SOMMAIRE. — 1° **Présentation de la face** : Causes, mécanisme de l'accouchement, signes, diagnostic, pronostic, conduite à tenir, variété frontale ou présentation du front. — 2° **Présentation du siège** : Causes, mécanisme de l'accouchement, attitude des membres inférieurs (siège complet, siège décomplété, mode des fesses, etc., etc.), signes, diagnostic, pronostic, traitement. — 3° **Présentation de l'épaule** : Attitude du fœtus, causes, signes, pronostic, conduite à tenir.

La qualification de « présentations vicieuses » ne peut indiquer que des présentations irrégulières, anormales, et par conséquent pathologiques. Il est de règle pourtant de décrire ces présentations avec la grossesse et l'accouchement normal, sans doute parce que certaines de ces présentations permettent un accouchement spontané. Il est peut-être plus juste de considérer comme pathologiques ces présentations qui créent des difficultés, tout au moins au moment de l'accouchement, et de les décrire dans les chapitres de la dystocie. Les présentations vicieuses peuvent être ramenées à trois types : présentation de la face, présentation du siège, présentation de l'épaule.

1° PRÉSENTATION DE LA FACE

Dans la présentation de la face l'extrémité céphalique est défléchie, comme dans l'attitude que l'on prend pour regarder au-dessus de sa tête. De la sorte, la face occupe la place occupée par le sommet dans la présentation normale et le menton descend le premier. C'est le menton qui est le repère de position.

On définit les présentations de la face par les expressions : mento iliaque droite ou gauche : variétés antérieures, postérieures ou transversales. Suivant que le menton se trouve en rapport avec l'éminence iléo-pectinée (antérieures), l'articulation sacro-iliaque (postérieures), les extrémités du diamètre transverse (transversales).

(En abrégé : MIDP, MIGA, MIDA ou MIGP, etc.). Ces variétés de position sont ainsi rangées par ordre de fréquence.

Causes. — La présentation de la face est la plus rare des présentations (1/250 environ d'après les statistiques). La déflexion ne peut se constituer que sous l'influence des contractions énergiques de l'utérus au cours du travail, et elle ne s'observe pas, pour ainsi dire, pendant la grossesse. Ce qu'on trouve pendant la grossesse, c'est une tête située dans un état intermédiaire entre la flexion et l'extension.

D'une façon générale, la présentation de la face est favorisée par un défaut d'accommodation de la tête au niveau du détroit supérieur. Ce défaut d'accommodation a des causes variables : excès de volume général de la tête, grandes dimensions antéro-postérieures du crâne, étroitesse relative du bassin, obstruction du détroit supérieur, placenta bas, obliquité de l'utérus.

Contrairement à ce qui a été longtemps admis, il faut reconnaître que la présentation de la face s'observe surtout avec de gros enfants.

Mécanisme de l'accouchement. — L'accouchement est possible à une condition, c'est que le menton vienne se placer sous le pubis. La tête défléchie s'engage, tourne et se dégage par une circonférence maxima, passant par le sous-menton en avant, par l'occiput en arrière, par les bosses pariétales sur les côtés; c'est la circonférence sous-mento-occipitale.

1° *L'engagement* s'effectue, comme celui du sommet, par pénétration successive des bosses pariétales ;

2° *La rotation* du menton se fait en avant, et il vient se placer sous le pubis. Cette rotation en avant est indispensable pour permettre le dégagement ;

3° *Le dégagement* s'opère par un mouvement de *progression* et de *flexion* de la tête. Ce mouvement s'accomplit autour du pubis

PRÉSENTATION DE LA FACE

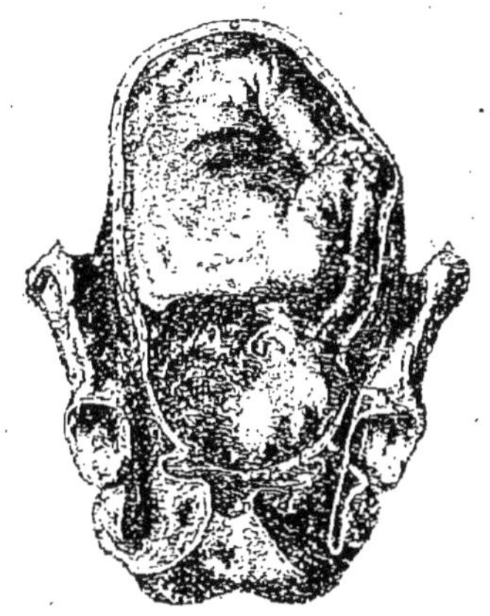

Fig. 57. — Smellie.

Dépression en coup de hache entre l'occiput et le dos.

La déflexion n'est pas complète.

___

avec le menton comme centre et l'occiput comme point le plus éloigné.

Si le menton reste en arrière, en variété *mento-sacrée*, la tête s'enclave et ne peut plus descendre, se trouvant augmentée de l'épaisseur du thorax.

La bosse séro-sanguine occupe la face, qu'elle rend difforme et hideuse. Le crâne subit au cours de l'accouchement une déformation plastique caractéristique. Il se trouve allongé dans le sens antéro-postérieur, suivant un type décrit sous le nom de type « dolichocéphale ». On a prétendu, mais cela reste difficile à prouver, que cette dolichocéphalie était la cause et non l'effet de la présentation de la face.

ACCOUCHEMENT PAR LA FACE

MENTO-PUBIENNE

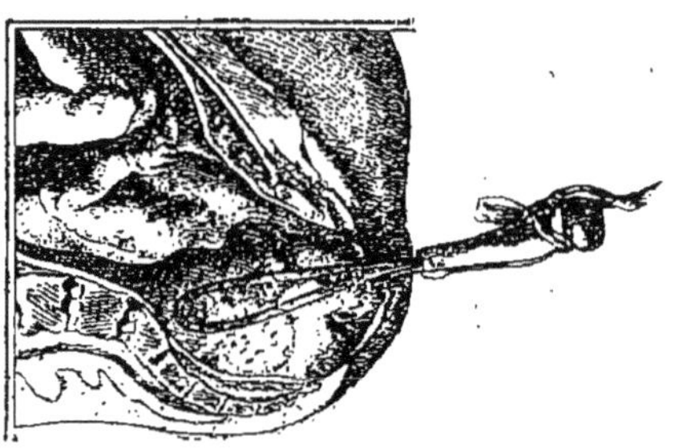

Fig. 58. — Smellie.

L'accouchement est normal.

Signes. — *Au palper*, les signes sont très caractéristiques.
On sent une dépression profonde, « le coup de hache », entre
l'occiput et le dos. On sait que, en pratiquant le palper sur les
parties inférieures de l'abdomen, lorsqu'il s'agit d'une présentation du sommet, la partie la plus saillante de la tête est le
front, qu'on trouve du côté opposé à celui où l'on sent le dos.
Dans la présentation de la face, l'occiput forme une saillie
énorme du même côté que le dos. Quand on a obtenu des
signes aussi apparents, il n'y a pas grand intérêt à découvrir
le relief en « fer à cheval » du maxillaire inférieur. Le siège se
trouve au fond de l'utérus, et l'on trouve les pieds dans son voisinage.

Au toucher, on sent avec plus ou moins de facilité les détails
de la face, suivant que celle-ci a été plus ou moins déformée
par la bosse séro-sanguine. Le menton étant très difficile à
reconnaître du bout du doigt, on arrive à définir sa situation
en recherchant les orifices des narines, qui s'ouvrent dans la
direction du menton.

ACCOUCHEMENT PAR LA FACE

MENTO-SACRÉE

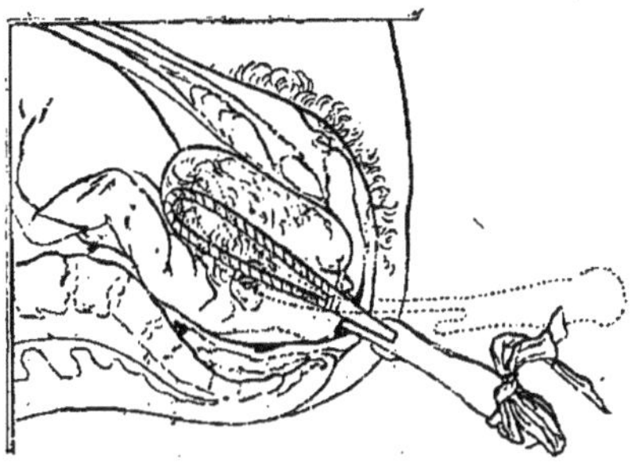

Fig. 59. — Smellie.

L'accouchement est impossible.

A l'auscultation, d'après Pinard et Cantacuzène, les foyers sont plus superficiels et s'entendent dans la région péri-ombilicale de la femme.

Diagnostic. — La présentation de la face ne peut être confondue qu'avec la présentation du siège. Au cours du travail, après rupture des membranes, la bosse séro-sanguine, amplifiant les joues, on peut ne pas sentir du doigt le relief du nez, et la bouche peut être prise pour l'anus. Il est facile de ne pas commettre cette erreur, en se souvenant que le doigt introduit dans l'anus revient toujours chargé de méconium.

Pronostic. — Pendant longtemps le pronostic des présentations de la face a été considéré comme grave. Malgré un mouvement de réaction contre cette croyance, tenté par Mme Lachapelle et par Boer au xviiie siècle, ce n'est que plus tard que Varnier et son élève Gravier ont réussi à remettre les choses au point.

Gravier a publié, dans sa thèse, la statistique de Pinard, démontrant que 57 présentations de la face se sont terminées 52 fois spontanément et 5 fois par une application du forceps, dont les indications méritaient même d'être discutées. La mortalité infantile a été de 3,5 pour 100, alors que celle de la présentation du sommet est de 2,76 pour 100 pour les variétés antérieures et 3,28 pour 100 pour les variétés postérieures (chiffres de Bataillard).

Le pronostic de la présentation de la face n'est donc aggravé pour le fœtus, ni par l'extension du cou, ni par la compression des circulaires du cordon, pincé entre l'occiput et le dos.

Les présentations de la face se terminent spontanément et le pronostic est bon, à une condition toutefois, c'est que le bassin soit normal. Les difficultés peuvent au contraire être très grandes quand le bassin est vicié.

Conduite à tenir. — Il faut savoir ne rien faire. Toutes les interventions proposées pour transformer la face en sommet peuvent exposer à la rupture utérine. De plus, suivant le précepte de Tarnier, il faut rarement employer le forceps. Les mento-sacrées ont été souvent le résultat de manœuvres faites au cours d'une application de forceps.

Variété frontale ou présentation du front. — Si la déflexion de la tête n'est pas complète, le front peut former le centre de la présentation. Deux choses sont alors possibles : — l'une banale, la tête se défléchit (en face) u se fléchit (en sommet), c'est la présentation *transitoire*, — l'autre, exceptionnelle, la tête reste orientée en présentation du front, c'est la présentation *persistante* du front. Cette dernière seule mérite d'être étudiée spécialement.

Mécanisme de l'accouchement. — Il a été très discuté. Il paraît, en effet, au premier abord très difficile à comprendre, parce que la tête orientée en présentation du front s'offre au bassin par ses plus grands diamètres, par sa circonférence occipito-mentonnière.

Pour les uns, Mangiagalli, Blanc, Devars, la tige occipito-mentonnière (13 cent. 1/2) plonge obliquement dans le bassin par son extrémité mentonnière, — pour d'autres, Fochier, Polloson, c'est l'extrémité occipitale de cette même tige qui pénètre la première dans l'excavation. Avec Pinard, on peut expliquer par la malléabilité et la déformation typique de la tête la possibilité de l'accouchement en présentation du front.

Par cette déformation, qu'on retrouve sur toutes les têtes sorties en présentation persistante, le front est devenu pointu et l'occiput énorme. Le grand diamètre antéro-postérieur de la tête n'est plus l'occipito-mentonnier *réduit*, mais un diamètre occipito-frontal *augmenté*.

La circonférence occipito-mentonnière ainsi réduite *s'engage, tourne*, puis se *dégage* à travers l'orifice coccy-pubien et la vulve.

Le dégagement se fait autour d'un point *sous-nasal* ou *sous-maxillaire* fixe au-dessous du pubis. Cela veut dire que le fœtus met en contact sa lèvre supérieure ou sa bouche ouverte avec le pubis, comme s'il mordait la symphyse, pendant que son occiput évolue en arrière, refoule le coccyx, et franchit la commissure postérieure de la vulve.

Signes et diagnostic. — Dans la présentation persistante du front, on trouve, *au palper*, le front et l'occiput également accessibles. On constate, par *le toucher*, que la fontanelle antérieure losangique occupe le centre de la présentation, la bouche et le menton ne peuvent être atteints par le doigt.

Comme pour la présentation de la face, les causes sont difficiles à établir, et paraissent résider dans un défaut d'accommodation de la tête fœtale, généralement volumineuse, par rapport au bassin.

Pronostic. — Il dépend des proportions relatives de la tête et du bassin.

J'ai publié dans un relevé, portant sur la statistique de 20 ans dans le service de Pinard, la terminaison observée dans les présentations persistantes du front. Pour les mères, avant la symphyséotomie, la mortalité a été de 2 pour 100, elle est tombée à 0, depuis que l'on a eu recours à cette opération dans les cas d'enclavement de la tête. Pour les enfants, la mortalité est tombée de 0,58 à 0,28 pour 100, grâce à la symphyséotomie. On pourra arriver à de meilleurs résultats pour l'enfant par l'opération césarienne qui n'oblige pas, comme la symphyséotomie, à attendre pour intervenir que la dilatation soit complète.

Conduite à tenir. — Comme dans la présentation de la face, en vue des dangers de rupture utérine, on devra s'abstenir des manœuvres de transformation qui sont inutiles et dangereuses.

On ne devra pas oublier que la transformation en face ou en sommet s'accomplit très souvent spontanément. Quand la

PRÉSENTATION DU FRONT

DÉFORMATION DE LA TÊTE

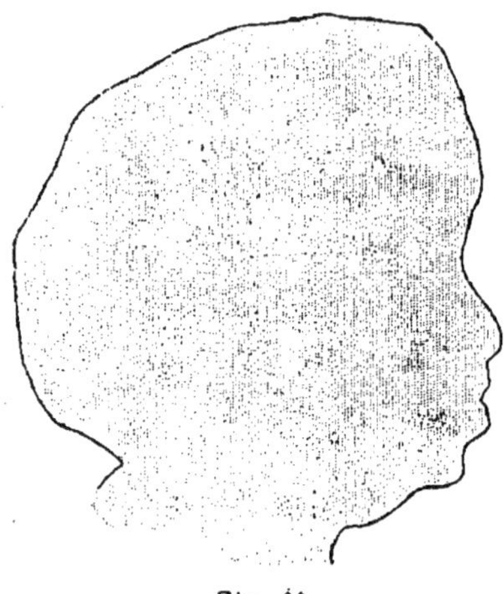

Fig. 60.

Ombre chinoise prise immédiatement après la naissance. —
Le diamètre occipito-mentonnier est réduit, et passe.

---

présentation du front sera persistante, il sera bon d'attendre
que la tête se déforme pour s'accommoder au bassin, néanmoins, surtout chez les grandes multipares, il sera prudent,
dans la crainte d'une rupture utérine, de ne pas trop prolonger
la durée de cette expectation. Ce n'est que lorsqu'il sera
démontré que la tête est enclavée, qu'elle n'avance plus et ne
se réduit pas, que l'on devra recourir à la symphyséotomie ou
à l'opération césarienne.

2⁰ PRÉSENTATION DU SIÈGE

Dans cette présentation, le fœtus est placé longitudinalement, le siège, en bas, en rapport avec le détroit supérieur.

Causes. — La présentation du siège se produit quand la forme de l'ovoïde fœtal ou celle de la cavité utérine subissent certaines modifications.

On sait que la cavité utérine-normale est piriforme : large dans la partie supérieure, étroite dans la partie inférieure. D'autre part, l'ovoïde fœtal, à l'état normal, présente une grosse extrémité (le siège et les membres inférieurs pelotónnés), et une petite extrémité (la tête). La grosse extrémité, le siège, est beaucoup plus réductible que la tête.

Lorsque la cavité utérine est déformée dans sa partie inférieure par la présence d'un fibrome ou d'un placenta sur le segment inférieur, cette région de l'utérus se trouvant dépourvue d'élasticité, ne peut plus admettre la tête, résistante, non réductible, mais loge très bien au contraire le siège plus dépressible, moins volumineux, surtout s'il se trouve séparé des membres inférieurs, relevés au devant du tronc. Dans ces conditions, la tête remonte naturellement dans la partie supérieure de l'utérus.

Cette explication du mode de production des présentations du siège répond aux constatations cliniques. On sait, en effet, que la très grande majorité des présentations du siège s'observe chez des femmes ayant le placenta inséré bas, 80 fois sur 100 cas d'après Néret.

Cette explication pathogénique est donc plus en rapport avec les faits que celle qu'on a l'habitude de donner et qui consiste à dire que la présentation du siège s'observe quand la tête devient la partie la plus volumineuse de l'ovoïde fœtal. Or ces conditions ne sont véritablement réalisées, et encore d'une façon très inconstante, que dans les cas très exceptionnels d'hydrocéphalie fœtale.

J'ai fait relever par Marchand dans les registres de la clinique Baudelocque tous les cas de présentation du siège en 10 années. Sur plus de 600 observations il a pu établir que environ deux tiers des cas relevaient du placenta prævia.

PRÉSENTATION DU SIÈGE

SIÈGE AU DÉTROIT SUPÉRIEUR

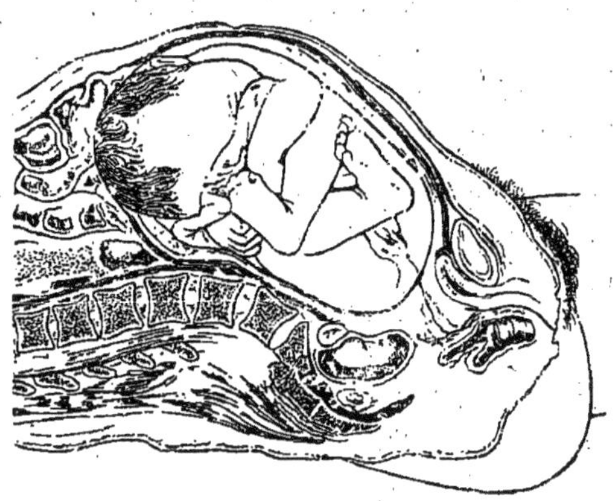

Fig. 61. — Waldeyer.

Le siège est incliné sur la fesse postérieure.

Le tiers restant est formé, pour une partie, de cas attribuables à des causes diverses, telles que malformation utérine, rétrécissement du bassin, fibromes, tumeurs pelviennes, hydramnios, hydrocéphalie. Les autres cas sont de causes difficiles à préciser. Il s'agit soit de multipares à paroi utérine et abdominale très lâches, soit de primipares, chez lesquelles l'enfant a pu être surpris en siège décomplété.

Il est à noter que dans la catégorie des placentas prævias le mode des fesses est signalé dans 2 cas sur 3. Il semble donc bien que c'est la déformation du segment inférieur de l'utérus qui lui fait refuser d'admettre la tête *irréductible*, pour recevoir le siège *malléable*, en se diminuant des membres inférieurs relevés.

La présentation du siège est de toutes les présentations anormales la plus fréquente, 1 cas sur 62 accouchements, d'après un relevé fait par Pinard.

Mécanisme de l'accouchement. — Dans la présentation du siège il y a lieu de distinguer l'accouchement de trois parties fœtales : le siège, les épaules, la tête.

Accouchement du siège. — Il s'agit d'examiner comment s'effectuent : — l'engagement, — la rotation, — le dégagement du siège.

L'engagement du siège est identique à celui de la tête première. Le siège est au détroit supérieur, incliné sur la fesse postérieure (comme la tête dans la présentation de l'extrémité céphalique est inclinée sur son pariétal postérieur).

Le siège pénètre aussi par un mouvement « en battant de cloche », et vient loger la fesse postérieure dans la concavité du sacrum.

Il y a lieu pourtant de noter une différence avec l'engagement de la tête, c'est que le siège peut, grâce à ses petites dimensions, pénétrer dans le bassin et descendre en plaçan son plus grand diamètre, le bi-trochantérien, dans le diamètre antéro-postérieur du bassin, le dos étant tourné directement à droite, ou directement à gauche.

La rotation se trouve donc toute faite quand le siège est descendu, avec le dos placé directement à droite ou à gauche.

Le dégagement du siège s'effectue ensuite à travers l'orifice coccy-pubien et l'orifice vulvaire : une fesse antérieure se plaçant sous le pubis, pendant que la fesse postérieure parcourt le sacrum, surmonte la résistance du coccyx pour paraître finalement à la fourchette.

Ce dégagement s'effectue par une sorte d'évolution, d'inflexion, d'enroulement latéral du fœtus autour du pubis. Le siège, d'abord dirigé en bas, avance ensuite horizontalement, et finalement pointe vers le plafond pour franchir l'orifice vulvaire (1).
Il y a, comme l'ont bien indiqué Farabeuf et Varnier, un mouvement de *progression* et d'*inflexion* du tronc.

Accouchement des épaules. — Les épaules forment la partie la plus large du tronc, elles obéissent aussi à un mouvement : d'engagement, de rotation, de dégagement.

L'engagement des épaules au détroit supérieur se produit au moment du dégagement du siège à travers les parties molles du périnée ; leur grand diamètre, dit « bis-acromial »,

---

(1) Dans cette description la femme est supposée couchée dans le décubitus dorsal.

ACCOUCHEMENT DU SIEGE

L'ENGAGEMENT

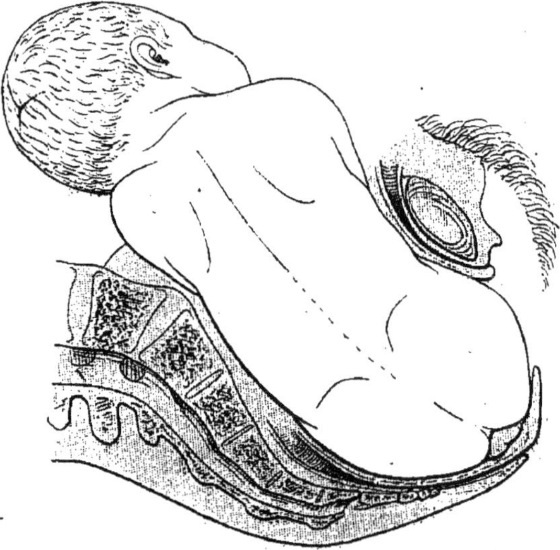

Fig. 62. — Farabeuf et Varnier.

Le siège engagé est descendu à fond.

Le siège s'engage transversalement et n'a pas de rotation à faire, il ne lui reste qu'à se dégager.

---

occupe soit le diamètre oblique, soit, en se tassant, le diamètre antéro-postérieur du bassin.

La rotation des épaules a pour résultat de mettre le diamètre bis acromial dans le sens de la fente coccy-pubienne.

Le dégagement se produit de la façon suivante : une épaule apparaît, en avant sous le pubis, indiquée par la légère saillie de l'angle inférieur de l'omoplate, pendant que l'autre épaule parcourt la partie inférieure du sacrum, le coccyx, le périnée, pour se montrer enfin à la commissure postérieure de la vulve.

Les bras du fœtus sont croisés sur la poitrine.

L'ACCOUCHEMENT DU SIÈGE

LE DÉGAGEMENT

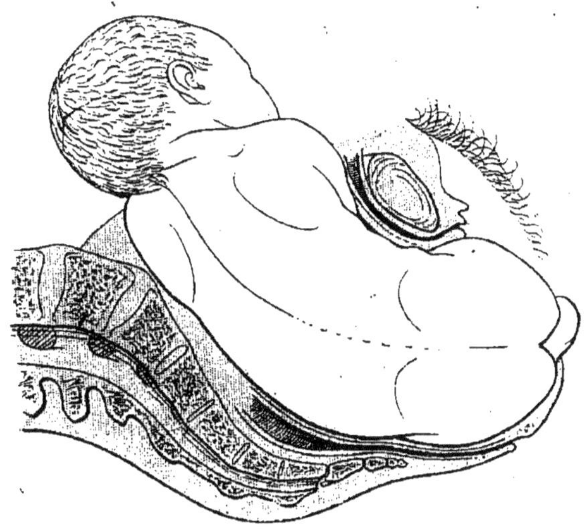

Fig. 63. — Farabeuf et Varnier.

Le siège traverse l'orifice coccy-pubien

Le redressement des bras, le long de la tête, se produit lorsqu'on a exercé des tractions sur le tronc. Ce redressement doit être corrigé par une manœuvre spéciale, qui est difficile et parfois longue à exécuter. Le fœtus au cours de cette manœuvre court les plus grands dangers (v. Opérations, Extraction du siège).

Accouchement de la tête (dernière). — La tête dernière sort parfois spontanément, quand le fœtus est petit, les parties molles très souples, comme cela peut se rencontrer chez les grandes multipares. Mais il est dangereux pour l'enfant d'attendre cette expulsion spontanée de la tête, alors que le tronc est déjà au dehors, et que le cordon se trouve comprimé.

L'ACCOUCHEMENT DU SIÈGE

LE DÉGAGEMENT

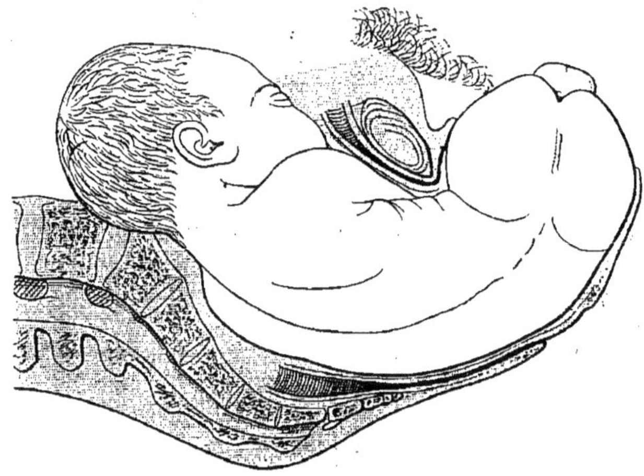

Fig. 64. — Farabeuf et Varnier.

Le siège traverse l'orifice vulvaire.

Il s'enroule autour du pubis et pointe en haut.

La manœuvre de Mauriceau a pour but l'extraction artificielle de la tête dernière. Celle-ci, au moment de l'intervention,
est entrée dans le bassin, où elle a été entraînée pendant que
les épaules se dégageaient. Si aucune manœuvre maladroite ou
intempestive n'a été commise, la bouche du fœtus est dirigée
directement à droite ou à gauche, quelquefois en arrière, quand
la rotation s'est déjà effectuée spontanément, ce qui est véritablement rare.

Il s'agit donc de faire que la tête dernière descende au fond
de l'excavation, c'est *l'engagement*.

Il faut obtenir qu'elle mette ses grands diamètres antéropostérieurs dans le sens de la fente coccy-pubienne, c'est *la rotation*.

Il faut enfin extraire cette tête à travers la fente coccy-pubienne et la vulve, c'est *le dégagement*.

On introduit, dans la bouche du fœtus (située à droite ou à gauche), un ou deux doigts de la main, regardant de sa' face palmaire le plan antérieur du fœtus. On place le fœtus à cheval sur l'avant-bras de cette main.

Cela fait, on place l'index et le médius de l'autre main, disposés en fourche, sur la nuque et le haut du dos du fœtus.

Ces dispositions prises on peut commencer la manœuvre qui comprend trois mouvements :

Un mouvement de *descente* ;

Un mouvement de *rotation* ;

Un mouvement de *dégagement*.

— Le premier mouvement (descente) a pour but de faire descendre la tête au fond de l'excavation suivant sa circonférence sous-occipito-frontale, il s'obtient en provoquant la flexion de la tête au moyen d'une traction exercée sur le maxillaire inférieur par les doigts placés dans la bouche.

— Le deuxième mouvement (rotation) a pour but de ramener *la bouche en arrière*, afin de placer la tête dans le sens de la fente coccy-pubienne. Les doigts cherchent à entraîner vers la partie postérieure la bouche et le maxillaire inférieur.

— Le troisième mouvement (dégagement) s'obtient en faisant d'abord descendre suffisamment l'occiput sous l'angle du pubis, il faut, suivant le conseil de Pinard, faire apparaître *les deux tiers de l'écaille de l'occipital* ; après quoi on attire la bouche d'arrière en avant, pour lui faire parcourir le périnée, et l'amener à la commissure postérieure de la vulve. Ce mouvement est une véritable flexion de la tête. Il ne pourrait être exécuté, si le tronc du fœtus pendait à la vulve. Il faut donc que l'opérateur, pour faire de la place, soulève de plus en plus le tronc avec son avant-bras, pour arriver, à la fin de l'extraction, à appliquer le dos du fœtus contre le ventre de sa mère (1).

Cette intervention demande à être exécutée avec rapidité, jusqu'à l'arrivée de la bouche du fœtus à l'extérieur, à la commissure postérieure de la vulve. A partir de ce moment, il faut agir avec lenteur et dilater progressivement le périnée. Le fœtus, en effet, peut dès lors respirer librement, tandis que jusque-là son cordon était comprimé depuis le moment où l'ombilic avait paru à la vulve.

(1) Ce manuel opératoire diffère considérablement des conseils rudimentaires donnés par Mauriceau pour extraire la tête dernière. La description précédente est faite, d'après l'enseignement clinique de Pinard et sur les données expérimentales de Farabeuf et Varnier. C'est justice de dénommer désormais cette manœuvre du nom de Mauriceau-Pinard.

MANOEUVRE DE MAURICEAU-PINARD

L'ENGAGEMENT (PREMIER MOUVEMENT)

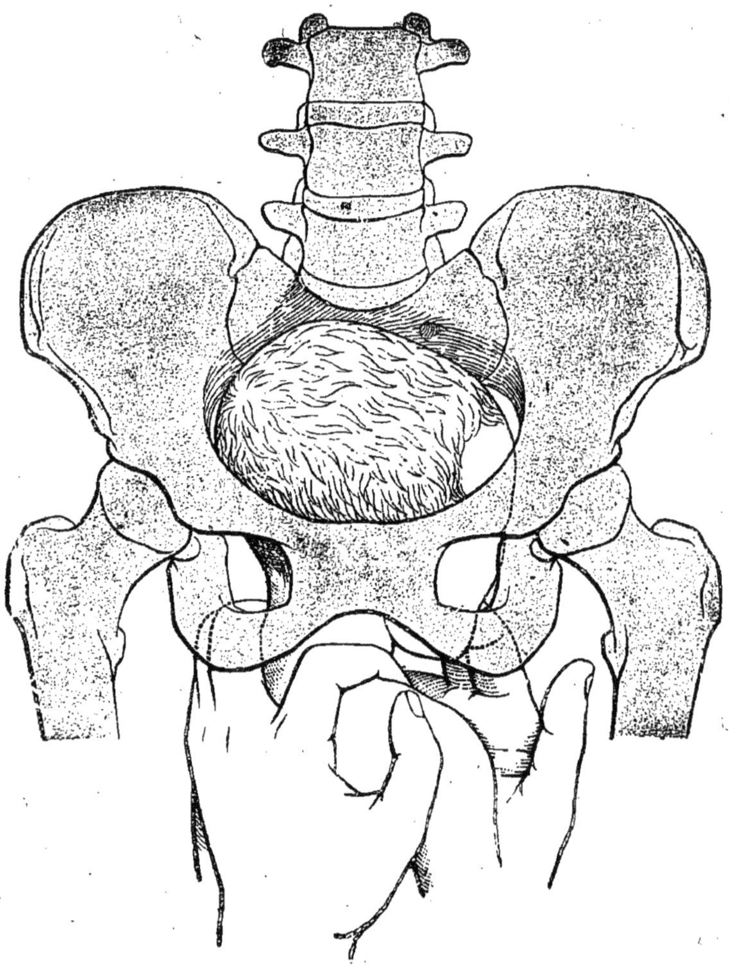

Fig. 65. — Farabeuf et Varnier.

*Flexion de la tête pour accomplir l'engagement, la bouche
étant à gauche de la femme.*

MANOEUVRE DE MAURICEAU-PINARD

LA ROTATION (DEUXIÈME MOUVEMENT)

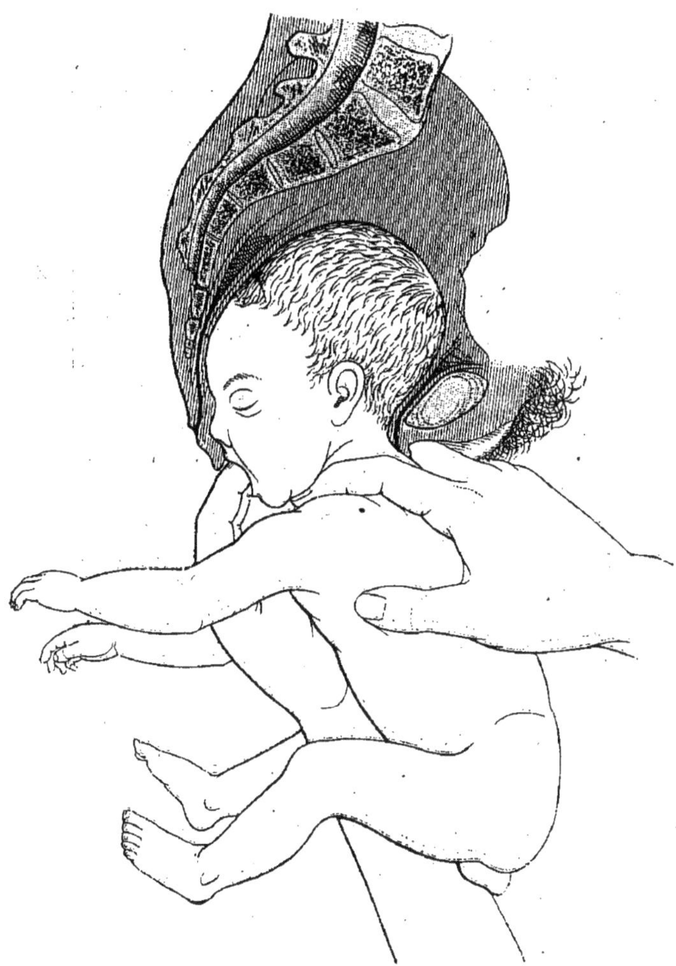

Fig. 66. — Farabeuf et Varnier

Le fœtus est à cheval sur l'avant-bras.

MANOEUVRE DE MAURICEAU-PINARD

DÉGAGEMENT (TROISIÈME MOUVEMENT)

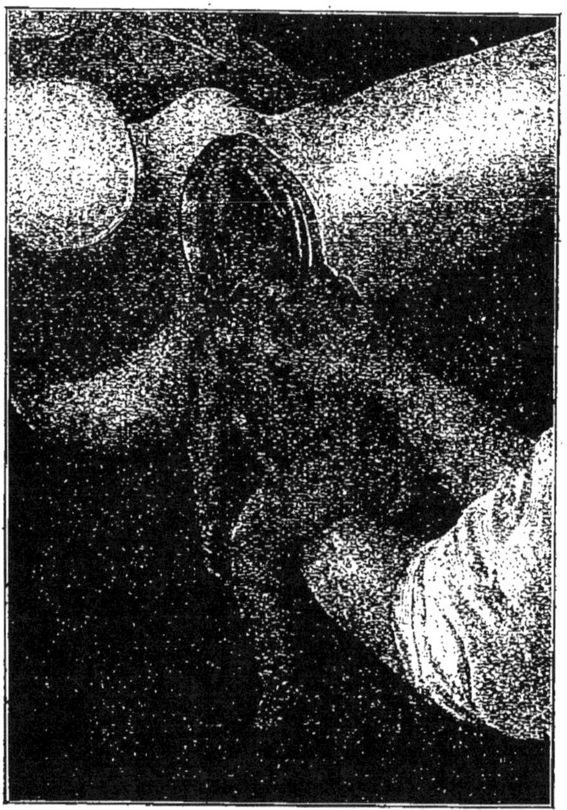

Fig. 67.

Abaissement.

Le dégagement est représenté ici sur le mannequin de Pinard et Budin.

MANOEUVRE DE MAURICEAU-PINARD

. DÉGAGEMENT (TROISIÈME MOUVEMENT)

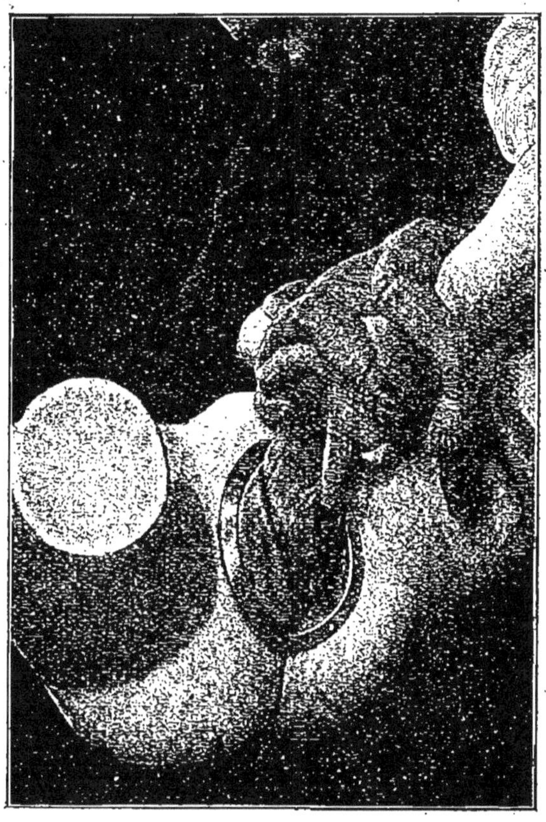

Fig. 68.

Relèvement (1).

(1) L'opérateur s'est mis un voile noir devant lui pour que le contour du
fœtus soit plus apparent.

Attitudes des membres inférieurs. — Tout en se présentant par le siège, le fœtus peut placer ses membres inférieurs de différentes façons, qui ont fait distinguer diverses catégories de présentation du siège, appelées : « mode complet », « mode décomplété » (des fesses, — des genoux, — des pieds).

Dans le *mode complet*, le fœtus se présentant par le siège a les membres inférieurs repliés, comme s'il était assis à la turque.

Dans le *mode décomplété, mode des fesses*, le fœtus a les membres inférieurs relevés au-devant du tronc, les pieds au voisinage de la tête. C'est le mode le plus fréquent.

Dans le *mode des genoux*, ou le *mode des pieds*, les genoux ou les pieds du fœtus forment la partie la plus basse de la présentation. Cela ne peut se produire, étant donné la longueur ordinaire du fœtus à terme (0m30), et les dimensions habituelles de la cavité utérine (0m25), qu'au cours de l'expulsion du fœtus, par suite du déploiement des membres inférieurs. Il y a véritablement peu d'utilité à conserver ces deux derniers modes dans la nomenclature des présentations du siège.

Signes. — Les signes sont fournis par le palper, l'auscultation, le toucher.

Palper. — Par le palper, un seul signe est caractéristique, c'est la constatation du *sillon du cou*. On appelle ainsi la dépression rencontrée entre l'épaule et la tête au fond de l'utérus.

Pour bien reconnaître le sillon du cou, il faut soigneusement, à petits coups, explorer toute la surface du dos, de bas en haut. Vers la partie supérieure, on sent, suivant que le dos est plus ou moins antérieur, une dépression plus ou moins accentuée entre la tête et l'épaule.

Les autres signes fournis par le palper sont loin d'être aussi caractéristiques. Le ballottement que donne presque toujours la tête au fond de l'utérus, et les caractères de mollesse du pôle fœtal inférieur (le siège), peuvent induire en erreur.

Par le palper il est souvent possible de distinguer *le mode* de présentation.

Dans le mode complet, on sent le dos sur un des côtés de l'utérus, l'autre côté est souple, dépressible, puisqu'il correspond au plan antérieur du fœtus. On peut sentir aussi dans la partie inférieure de petites saillies formées par les genoux et les pieds.

Dans le mode des fesses, le palper permet de constater de la résistance dans les deux parties latérales de l'utérus. D'un côté la résistance est fournie par le dos, de l'autre côté elle résulte de la présence des membres inférieurs, relevés comme des attelles au-devant du ventre et du thorax. On peut parfois sentir au fond de l'utérus, au voisinage de la tête, de petites saillies qui sont les pieds.

Auscultation. — On peut trouver à l'auscultation un signe caractéristique de la présentation du siège, c'est *la propagation de haut en bas* des bruits du cœur du fœtus.

Lorsque le fœtus a le siège en bas, le foyer d'auscultation, correspondant au cœur, se trouve assez elevé, et situé dans le voisinage de l'ombilic de la mère, mais cela seul n'est pas caractéristique et peut se rencontrer aussi quand la tête est en bas. non engagée.

Ce qui est particulier a la présentation du siège, c'est que, si on ausculte au-dessus du foyer, on n'entend rien (le stéthoscope se trouvant alors placé sur la tête ou sur le cou du fœtus), — si. au contraire, on ausculte au-dessous du foyer d'auscultation, on entend les bruits du cœur, même à la partie inférieure de l'abdomen de la mère, parce qu'ils se propagent en descendant le long du dos du fœtus (voir AUSCULTATION).

Au cours du travail, l'auscultation seule renseigne sur l'état de santé du fœtus, car celui-ci rend toujours du méconium pendant l'expulsion du siège, sans que cette apparition du méconium soit, comme dans les autres présentations, un signe indiquant que le fœtus souffre ou a souffert, elle résulte simplement de la compression directe subie par l'abdomen au cours de l'expulsion.

Toucher. — Le toucher ne fournit que des renseignements vagues pendant la grossesse, le siège étant le plus souvent assez élevé, et difficile à reconnaître à travers les parties molles.

Pendant le travail, au contraire, le toucher peut renseigner sur la présentation, la position, la variété de position.

Il est convenu que le repère de position est *la crête sacrée*. Celle-ci donne au doigt la sensation d'une série de petites saillies osseuses. Suivant le point du bassin avec lequel la crête sacrée est en rapport, on détermine l'attitude exacte du fœtus : en sacro-iliaque position droite ou gauche (variété : antérieure, postérieure ou transversale) (1).

(1) En abrégé : SID ou SIG, — A, P ou T, suivant la variété de position.

PRÉSENTATION DU SIÈGE

SIÈGE COMPLET

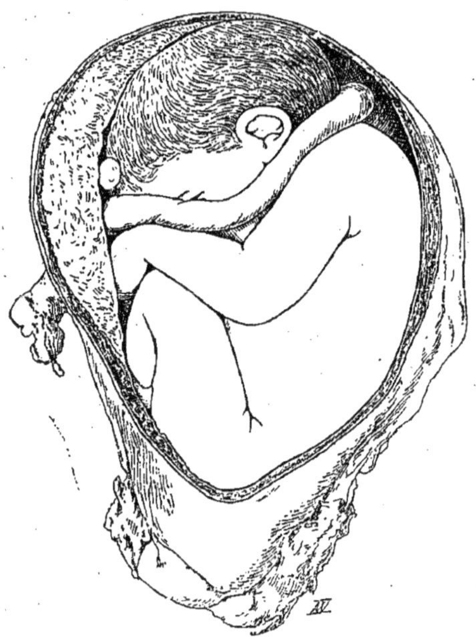

Fig. 69. — D'après Varnier.

Vue de face. — On a enlevé la paroi antérieure de l'utérus.

On voit la dépression entre la tête et le cou, « le sillon du cou »,
signe caractéristique de cette présentation, obtenu par le palper.

Le doigt peut reconnaître, même à travers l'épaisseur de la bosse
séro-sanguine, la pointe du coccyx du fœtus, les fesses, le sillon
inter-fessier, et l'orifice de l'anus. Le doigt revient toujours de cette
exploration teinté en vert par le méconium.

Diagnostic. — Pendant la grossesse, le diagnostic doit être
fait surtout au moyen du palper et confirmé ensuite par l'aus-

PRÉSENTATION DU SIÈGE

SIÈGE DÉCOMPLÉTÉ MODE DES FESSES

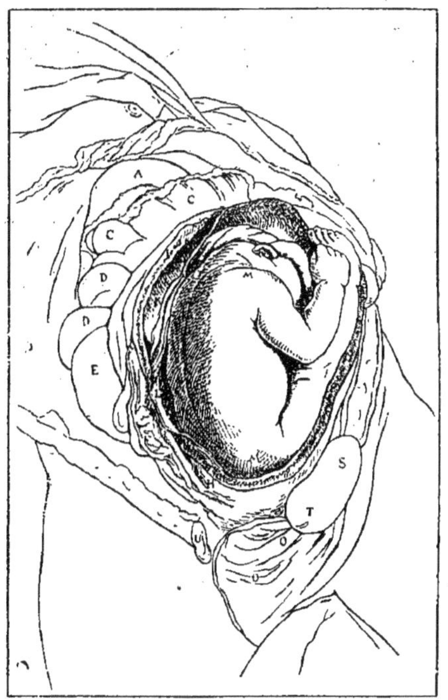

Fig. 70. — Jenty.

On voit les membres inférieurs relevés en attelle au-devant
du plan antérieur du fœtus.

---

cultation. Il faut, d'une part, trouver le sillon du cou, et, d'autre part, constater la propagation de haut en bas des bruits du cœur. Ces signes ne peuvent être rencontrés que dans une présentation de l'extrémité pelvienne.

Au cours du travail, pendant la dilatation ou l'expulsion, le diagnostic est souvent fait par le toucher. Quand le doigt peut pénétrer dans l'anus et revient teinté de méconium, il n'est plus de confusion possible avec une présentation de la face, même quand le visage est déformé par une volumineuse bosse séro-sanguine.

Remarque. — Il est prudent d'être très réservé au point de vue du diagnostic du sexe. On commet facilement des erreurs en explorant les organes génitaux tuméfiés par la bosse séro-sanguine.

Pronostic. — La présentation du siège, considérée comme n'appartenant pas au cadre de la dystocie, a donné pourtant une mortalité infantile de 40 pour 100, dans une statistique réunie par Hegar à la campagne.

On voit, d'après les chiffres obtenus par Cocagne et Sifflet, que les résultats sont meilleurs dans les maternités. Suivant Cocagne, à la clinique Baudelocque, la mortalité pour les enfants est de 3,5 pour 100 comme dans la présentation de la face (au lieu de 2,76 pour 100 dans les variétés antérieures et 3,28 pour 100 dans les variétés postérieures de la présentation du sommet). La durée du travail ne présenterait pas de véritable prolongation, la période d'expulsion même étant abrégée par de fréquentes interventions, dans plus de la moitié des cas, d'après Néret.

Les interventions sont nombreuses, parce qu'il faut toujours extraire artificiellement la tête dernière, et que souvent il faut pratiquer l'abaissement des bras, dans plus d'un quart des cas d'après Néret. Cet abaissement des bras est pratiqué, lorsque le fœtus asphyxie, par suite de la compression subie par le cordon, à partir du moment où l'ombilic se trouve à la vulve.

On considère le mode complet comme plus favorable, le siège augmenté des membres inférieurs présentant un volume plus considérable, et formant par suite un meilleur dilatateur. On a pensé aussi que les membres inférieurs, relevés dans le siège décomplété mode des fesses, gênaient le mouvement d'inflexion latérale que le tronc accomplit pendant le dégagement du siège. Enfin il est évident que si une extraction artificielle s'impose, elle est plus facile dans le siège complet, où l'on n'a qu'à saisir un pied et tirer. D'après la statistique de Bloc à la clinique Tarnier, la mortalité fœtale dans le mode des fesses aurait atteint 7 pour 100.

La cause de la présentation mérite d'être classée elle-même parmi les circonstances pouvant agir sur le pronostic, principalement en cas de placenta prævia. Le fœtus peut alors avoir à souffrir de la compression directe du placenta ou du cordon, ainsi que des lenteurs de la dilatation, consécutives à une rupture prématurée des membranes, laquelle s'observe, d'après Néret, dans presque un quart des cas (22 pour 100). Pour toutes ces raisons, la présentation du siège constitue un cas de dystocie qu'on doit chercher à prévenir, chaque fois que cela est possible.

Traitement. — Il comprend la prophylaxie de la présentation du siège et la conduite à tenir.

Prophylaxie. — Il faut faire la version par manœuvres externes (v. Opérations), vers sept mois et demi, huit mois de grossesse, puis fixer la présentation à l'aide de la ceinture eutocique. Malheureusement la version est parfois impossible, surtout chez la primipare, à cause de la résistance de la paroi abdominale et de la paroi utérine ; de plus quand le siège est décomplété mode des fesses, l'évolution du fœtus est gênée par les membres inférieurs empêchant toute incurvation du tronc. D'autres fois la version est entreprise trop tard, le fœtus est devenu trop volumineux pour pouvoir évoluer dans la cavité utérine. Il ne reste alors qu'à bien diriger l'accouchement par le siège.

Conduite à tenir. — Celle-ci est à examiner dans les trois périodes du travail.

Dans *les périodes d'effacement et de dilatation*, il n'y a rien de particulier à faire, et l'on doit, jusqu'à la dilatation complète, conserver précieusement la poche des eaux, qui est un meilleur dilatateur que le siège. A la dilatation complète, on pratique comme d'ordinaire la rupture artificielle des membranes, quand elle ne se produit pas spontanément.

On a adopté à la clinique Baudelocque une excellente pratique, qui consiste à dilater à l'aide d'un ballon les parties périnéo-vulvaires. Sauvage a démontré qu'on obtient ainsi chez les primipares une extraction du fœtus plus rapide et plus facile.

Saxe a réuni 372 cas de présentation du siège observés à la clinique Baudelocque pour en dégager la valeur de la dilatation préfœtale du vagin à l'aide du ballon Champetier de Ribes, qu'on applique au moment de la dilatation comme une petite paume de main.

	Sans dilatation préfœtale : 155 cas.	Avec dilatation préfœtale : 172 cas
Durée de l'expulsion.	1 heure 5	30 minutes
Déchirures du périnée	40 0/0	25 0/0
Mortalité fœtale	1/9	1/21

Dans *la période d'expulsion*, il faut être prêt à intervenir. Dès le début de cette période, la femme est placée en travers du lit, les membres inférieurs sur deux chaises, ou maintenus par deux aides. L'opérateur, les mains et les avant-bras stérilisés, doit s'imposer de ne pas toucher au fœtus pendant l'expulsion naturelle du siège. Il n'a pas à le maintenir, ni le plus souvent à extraire les membres inférieurs Toutes ces manœuvres étant des excitations cutanées, qui, par actions réflexes, amènent le fœtus à faire des mouvements respiratoires prématurés dans les voies génitales. Il ne suffit pas de s'imposer de ne pas toucher au fœtus, il faut encore s'abstenir de tirer sur lui, afin de ne pas provoquer le relèvement des bras. On doit se borner, au cours de cette expulsion, à faire pousser la femme avec énergie. Quand le siège est dehors, et l'ombilic à la vulve, on fait une *anse au cordon*, afin que l'insertion ombilicale du cordon ne subisse pas de tiraillements. La femme est alors invitée d'une façon pressante à pousser, le fœtus ne pouvant rester sans danger dans cette situation. A mesure que le tronc se dégage, on doit soutenir, recevoir dans une main, le fœtus jusqu'à ce que les épaules aient accompli leur dégagement naturel, les bras restant croisés sur la poitrine.

On pratique ensuite *la manœuvre de Mauriceau-Pinard*, en agissant très rapidement, jusqu'au moment où la bouche est amenée à la commissure postérieure de la vulve.

3º PRÉSENTATION DE L'ÉPAULE

Le fœtus est longitudinalement placé, quand il se présente par le sommet, la face, ou le siège. Lorsqu'il se présente par l'épaule, c'est-à-dire lorsque l'épaule est en rapport avec le détroit supérieur, s'y engage ou tend à s'y engager, suivant la définition, le fœtus est, dit-on, transversalement placé.

Attitude du fœtus. — Il faudrait que le fœtus soit d'un très petit volume pour qu'il puisse être, d'une façon exacte, transversalement placé : la tête dans une fosse iliaque, le siège dans l'autre fosse iliaque. Quand le fœtus présente l'épaule au détroit supérieur, sa tête se trouve bien au niveau d'une fosse iliaque, mais le siège est plus élevé, il est dans l'hypocondre du côté opposé. L'attitude n'est donc pas rigoureusement transversale, mais à la fois *transversale et oblique* (1).

Pendant la grossesse, le dos du fœtus est *toujours* en avant, dans la présentation de l'épaule. L'explication de ce fait se trouve dans l'accommodation naturelle de la convexité du dos du fœtus. Cette convexité ne pourrait se maintenir en arrière, contre la convexité de la colonne vertébrale de la mère. Il faut les contractions énergiques de l'utérus, au cours du travail, pour que le dos du fœtus puisse rester en arrière.

Le point de repère de position est l'acromion. Suivant que l'acromion est dans la partie droite ou gauche du bassin, on distingue une position *acromio-iliaque* droite ou gauche.

Il n'est pas question pour les présentations de l'épaule de variétés de position.

Causes. — Pour que l'utérus puisse subir un développement transversal, il faut qu'il soit *sans tonicité* ou qu'il soit *déformé*.

Le manque de tonicité, non seulement de l'utérus, mais aussi de la paroi abdominale, se trouve réalisé chez les femmes ayant eu des grossesses nombreuses. C'est chez ces *grandes multipares* qu'on rencontre, et même que l'on doit rechercher, la présentation de l'épaule.

Chez la primipare, la présentation de l'épaule est tout à fait exceptionnelle et ne s'observe que lorsqu'il y a une *malformation utérine*, donnant à la cavité de cet organe un développement plus accentué dans le sens transversal.

---

(1) On ne fait pas une catégorie à part pour une attitude du fœtus aussi *transversale et oblique*, mais dans laquelle c'est le siège, qui se trouve dans la fosse iliaque, alors que la tête se place dans l'hypocondre opposé. Cette attitude se désigne en clinique par les termes suivants : « siège mobile ».

A côté de ces deux causes principales : multiparité et malformations utérines, on peut considérer comme causes adjuvantes toutes les conditions qui gênent l'accommodation de la tête dans la partie inférieure de l'œuf : bassin étroit, placenta prævia, tumeur basse de l'utérus ou de son voisinage, mobilité exagérée du fœtus dans un excès de liquide.

La présentation de l'épaule est devenue très rare, depuis qu'on la diagnostique par le palper pendant la grossesse, et qu'on la corrige par manœuvres externes.

La présentation de l'épaule, non diagnostiquée avant le travail, est imputable à la négligence ou de la femm, si elle ne s'est pas fait examiner, ou du médecin, si ce dernier n'a pas reconnu et corrigé la présentation ; d'où l'expression très justifiée de *présentations de l'épaule négligées.*

Signes. — La physionomie du ventre est particulière. Il présente à la simple inspection un étalement transversal. Mais pour reconnaître la présentation de l'épaule, il faut recourir aux procédés d'exploration habituels.

Palper. — Par le palper, on sent le détroit supérieur libre, la *tête* forme une masse volumineuse, dure, lisse, mobile dans une des fosses iliaques.

Suivant le degré de relâchement que présentent l'utérus et la paroi abdominale, la tête est plus ou moins éloignée du détroit supérieur. On peut parfois constater simplement *une tête très mobile*, ayant une tendance à glisser dans une fosse iliaque. Il y a lieu de redouter alors de voir ce fœtus mobile se présenter franchement par l'épaule au moment du travail.

On trouve *le dos* toujours en-avant (pendant la grossesse). On le reconnaît à ses caractères habituels Il forme un plan résistant, convexe et s'étend obliquement de la tête, qui est dans la fosse iliaque d'un côté, *au siège* accompagné des membres inférieurs, que l'on rencontre dans l'hypocondre du côté opposé.

Auscultation. — La tête étant dans une fosse iliaque, le cœur se trouve toujours situé sur la ligne médiane. Le foyer d'auscultation est situé près de l'ombilic, si l'épaule droite est au détroit supérieur ; il est près du pubis, si l'épaule gauche est en bas.

Les bruits de propagation s'entendent à peu près transver-

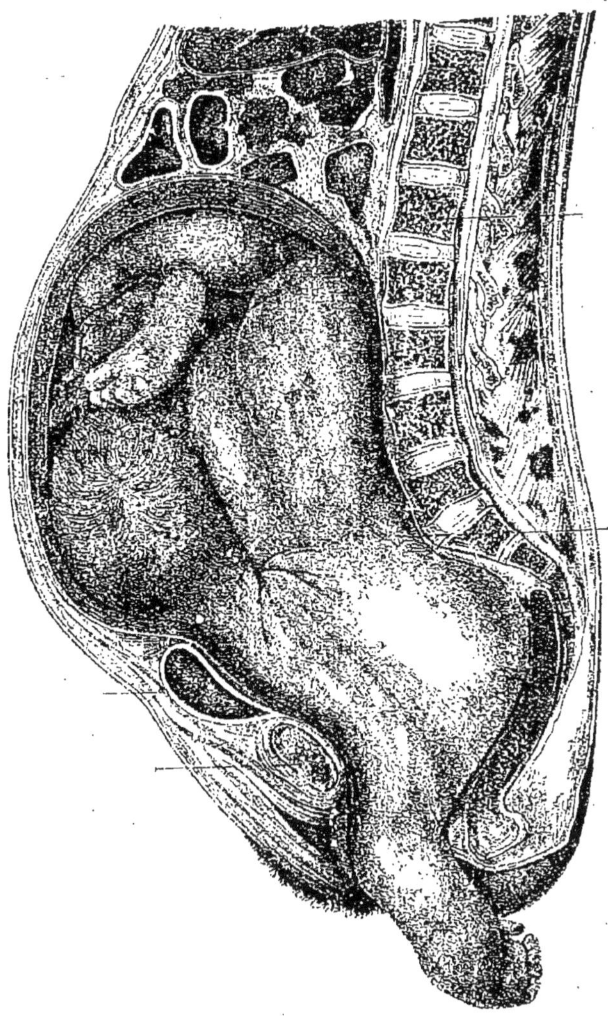

Fig. 71. — Chiara.

*Noter dans ce cas les difficultés pour atteindre le cou
et le sectionner dans les cas d'embryotomie.*

salement, en suivant le dos depuis le foyer jusqu'au siège (voir Auscultation).

Toucher. — Le toucher est sans intérêt pendant la grossesse, l'épaule est haut située, hors de portée. « On sent qu'on ne sent rien », disait Pajot.

Pendant le travail, le toucher renseigne très utilement et fournit un *signe caractéristique* de la présentation, dans la constatation des côtes, du « gril costal ». Ce signe seul permet d'identifier l'épaule, qui ne peut être reconnue ni par l'acromion, difficile à distinguer, ni par la présence du bras ou de la main, lesquels sont parfois procidents, sans que l'épaule se présente.

C'est par le toucher qu'on peut déterminer la *situation du dos*, lequel, au cours du travail, peut être situé en avant ou en arrière.

Il est capital de faire cette recherche du dos avant de procéder à la version par manœuvres internes, puisque la main, introduite dans l'utérus à la recherche d'un pied, doit passer par le plan antérieur ou ventral du fœtus, et ne jamais suivre le dos, sous peine de rendre la version impossible ou de tordre la colonne vertébrale du fœtus.

Le diagnostic de la situation du dos s'obtient de la façon suivante :

On attire à la vulve la main procidente dans le vagin (on l'entoure d'un lac pour la faire maintenir par un aide, de façon à avoir un bras de moins à abaisser au cours de l'extraction). Cela fait on dispose cette main du fœtus la paume regardant en haut, vers le plafond. Dans cette attitude, le pouce de cette main désigne la cuisse de la mère de même nom, c'est-à-dire, la cuisse droite si c'est une main droite, — la cuisse gauche si c'est une main gauche. On pratique le toucher, en suivant le bras jusqu'au niveau de son attache sur le tronc. On découvre ainsi à nouveau le gril costal, signe caractéristique de la présentation, et l'on tombe dans la cavité de l'aisselle. Le sommet de cette cavité se trouve forcément dirigé du côté de la tête. C'est ainsi que, si le sommet de l'aisselle est dirigé à droite, la tête se trouve dans la fosse iliaque droite, — si le sommet de l'aisselle est dirigé à gauche, la tête se trouve dans la fosse iliaque gauche.

Quand on connaît le nom de la main procidente et la situation de la tête on peut, en imagination, se placer dans l'attitude occupée par le fœtus. Par exemple, s'il s'agit d'une tête à gauche, le bras droit étant procident, le dos est en avant. — S'il s'agit d'une tête à droite, le bras droit étant procident, le dos est en arrière, etc.

Pronostic. — Le pronostic est celui que comportent les

interventions nécessaires : version par manœuvres internes ou embryotomie, dans les présentations de l'épaule *négligées*. Au contraire, dans les présentations de l'épaule *transformées*, le pronostic est celui de la nouvelle présentation, sommet ou siège. La présentation de l'épaule est devenue de plus en plus exceptionnelle dans la pratique, depuis qu'on a appris à la diagnostiquer par le palper, à la transformer par manœuvres externes pendant la grossesse, et à maintenir la nouvelle présentation au moyen de la ceinture eutocique de Pinard (voir VERSION PAR MANŒUVRES EXTERNES).

Conduite à tenir. — L'accouchement est impossible dans la présentation de l'épaule. Le fœtus à terme, normalement développé, ne peut sortir sans être rendu longitudinal par des manœuvres externes ou internes, c'est-à-dire par la version, si le fœtus est vivant ; quand le fœtus est mort, il ne reste qu'à pratiquer sur lui l'embryotomie rachidienne.

On a décrit pourtant deux modes de terminaison spontanée, sur lesquels on ne doit pas compter, ce sont « la version spontanée » et « l'évolution spontanée ».

La version spontanée n'est autre chose que la transformation naturelle de la présentation transversale en présentation longitudinale. Il est très exceptionnel de la voir se produire, et on ne doit pas compter sur cette transformation ; il faut corriger la présentation par manœuvres externes, et la maintenir corrigée, ce qui se fait sans difficultés.

L'évolution spontanée n'est autre chose qu'une inflexion latérale du fœtus pour traverser les voies génitales. Cette terminaison ne s'observe qu'avec des fœtus nés avant terme, très peu volumineux, et, la plupart du temps, morts et macérés. On ne doit jamais compter non plus sur cette terminaison.

En résumé, dans la présentation de l'épaule, il ne faut pas compter sur une terminaison spontanée, et il est toujours indispensable d'intervenir soit par une version externe, chaque fois que cela est possible, soit par une version interne, si la femme est en travail et le col complètement dilaté ou dilatable.

CHAPITRE II

DYSTOCIE D'ORIGINE FŒTALE *(Suite)*
ANOMALIES DE NOMBRE
ET DE VOLUME

SOMMAIRE. — 1° **Gémellité** : Etiologie, accommodation des fœtus, signes, diagnostic, pronostic, conduite à tenir. — 2° **Dystocie par excès de volume** : Gros enfants, hydrocéphalie, ascite, rétention d'urine, tumeurs, putréfaction.

1° GÉMELLITÉ

Dans l'espèce humaine, l'œuf ne contient ordinairement qu'un seul fœtus. La grossesse multiple s'écarte véritablement par ses symptômes du type normal ; d'autre part, l'accouchement multiple présente, tout au moins certaines particularités, et il nécessite quelques interventions. Pour toutes ces raisons on peut, contrairement à l'usage habituel, faire entrer l'étude de la gémellité dans celle de la dystocie.

Etiologie. — Les grossesses triples et quadruples sont des raretés, mais la grossesse double est d'observation courante. Sa fréquence varie suivant les statistiques entre 1/80 et 1/60. Il est fréquent de dépister dans ces cas l'influence héréditaire, et de relever des exemples de gémellité dans les antécédents de famille, aussi bien du côté maternel que du côté paternel.

On cite l'exemple de ce bourgeois de Paris dont l'influence personnelle fut démontrée le jour où, après plusieurs grossesses triples de son épouse, la servante devint aussi enceinte et accoucha de trois enfants.

GROSSESSE GÉMELLAIRE

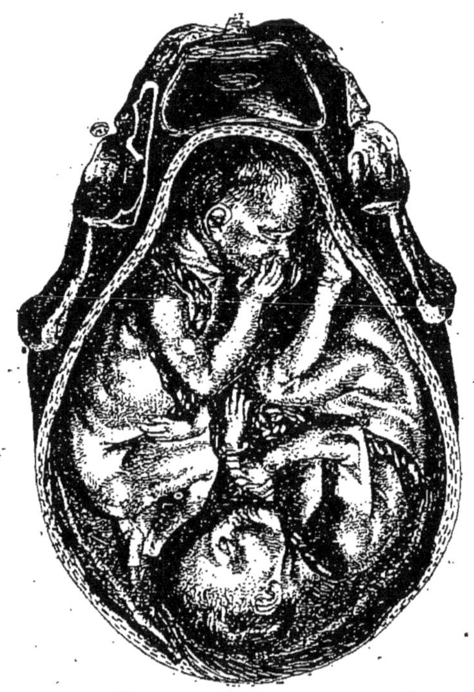

Fig. 72. — Smellie.

Quant au mécanisme intime de la production de la gémellité, il est plus difficile à éclaircir. On a invoqué d'une part, la fécondation de deux ovules, ou d'un ovule à deux germes, d'autre part « la superimprégnation » ou fécondation répétée à court intervalle, et la « superfœtation » ou fécondation répétée à long intervalle, cette dernière est appuyée d'observations plus que douteuses. La pénétration de plusieurs spermatozoïdes dans l'ovule paraîtrait plutôt être l'origine de monstruosités.

GROSSESSE GÉMELLAIRE

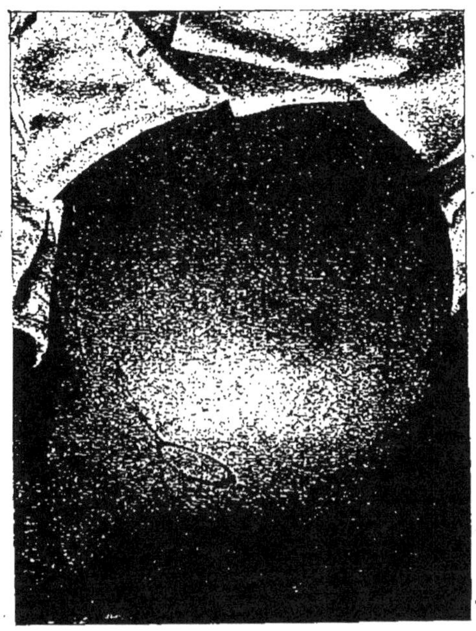

Fig. 73.

Attitude des fœtus indiquée par le palper et par l'auscultation.

Au milieu de toutes ces incertitudes on a dégagé pourtant deux types de grossesses doubles : la grossesse univitelline, et la grossesse bivitelline.

Bar et son élève Eleuterescu se sont attachés à définir les caractères de ces variétés de grossesse double.

Dans la *grossesse univitelline* la cavité de l'œuf est unique, le placenta forme une masse unique, ne présentant pas de différences de coloration, et dans laquelle la circulation est commune aux deux fœtus. Ceux-ci sont du même sexe. Le chorion est commun, mais l'amnios est généralement double, très exceptionnellement unique

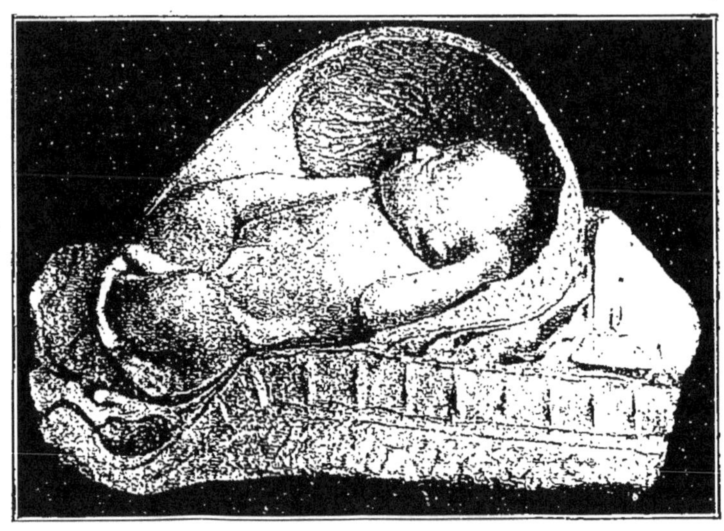
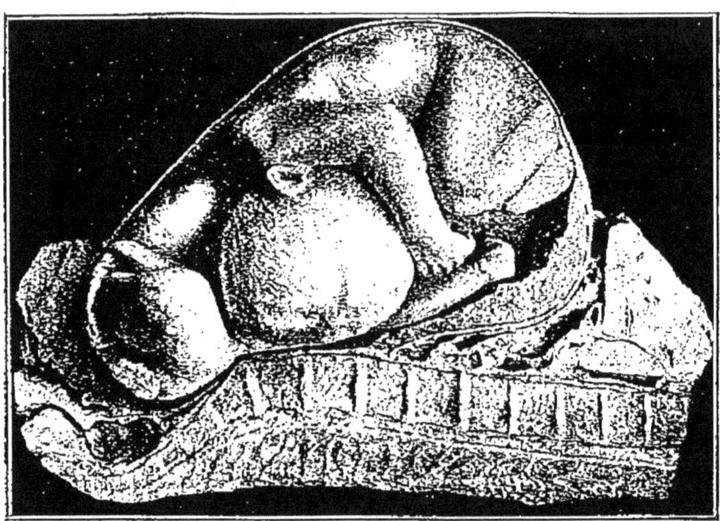

Fig. 73 bis.

Coupes montrant sur le cadavre la disposition vraie des fœtus
dans la grossesse gémellaire.

H. Füch (*Medianer Gefrierschnitt durch den Rumpf einer in der
Eröffnungs-periode an Eklampsie gestorbenen Erstgebärenden
mit Zwillingen*) 1918.

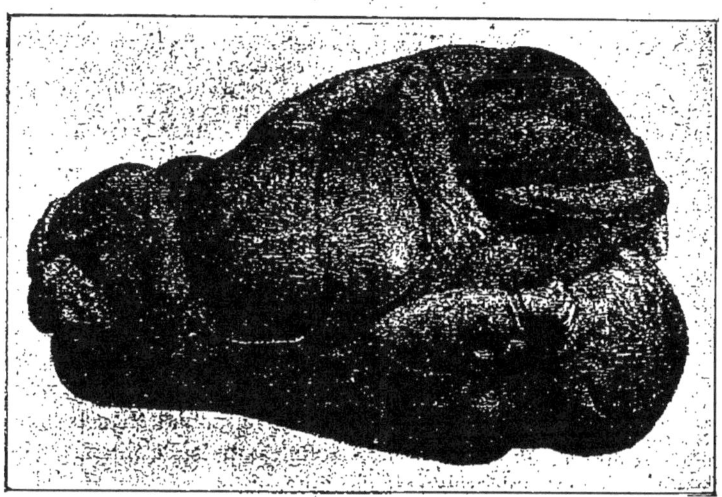

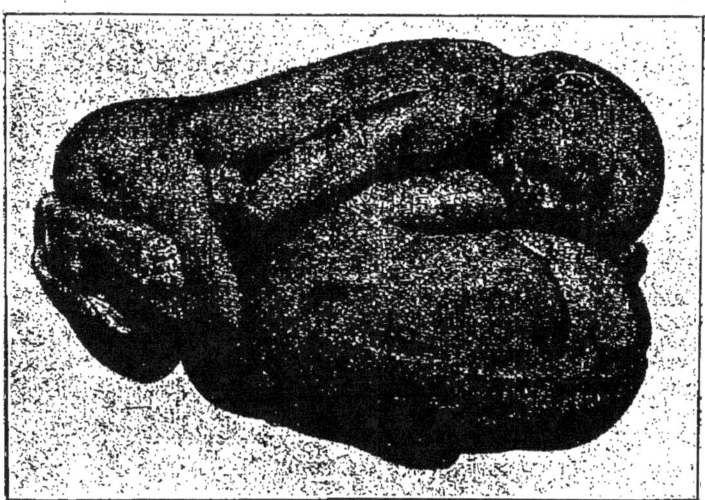

Fig. 73 ter.

Situation respective des fœtus extraits de l'utérus.
(Clichés d'après nature. H. Fücʜ).

Dans la *grossesse bivitelline*, il y a deux œufs accolés, et séparés par une cloison formée de l'amnios, du chorion, de la caduque.

Au point d'accolement, les caduques se trouvent souvent confondues, d'autres fois elles sont résorbées, et il ne reste à ce niveau que les deux chorions et les deux amnios. Les placentas peuvent être plus ou moins éloignés l'un de l'autre. Les fœtus ont un développement indépendant et parfois très différent entre eux. On les trouve avec une égale fréquence de même sexe, ou de sexes différents.

Il est des cas où un seul des fœtus accomplit son développement normal, l'autre subissant des compressions vasculaires peut succomber et se momifier.

Accommodation des fœtus. — La cavité utérine, même quand elle est accidentellement surdistendue, présente un plus grand développement dans le sens longitudinal. Il est donc naturel que les œufs s'orientent longitudinalement dans cette cavité. C'est ce qu'enseigne la clinique.

D'après Budin, un des fœtus ou même les deux fœtus affectent exceptionnellement une direction transversale, si l'on en juge par la disposition, *in vitro*, d'œufs examinés après leur expulsion. Il est à remarquer que ces reconstitutions ne reproduisent pas d'une façon certaine la disposition réelle des œufs dans l'utérus.

Les deux fœtus sont donc longitudinalement placés, l'un d'eux étant un peu antérieur à l'autre. Ils ont avec une égale fréquence : ou tous les deux la tête en bas, ou tous les deux le siège en bas, ou l'un la tête en bas, l'autre le siège en haut.

Quelle que soit l'attitude des deux fœtus, un seul est *en présentation*, c'est-à-dire au sens de la définition du mot présentation, « en rapport avec le détroit supérieur, s'engageant, ou tendant à s'y engager ».

Cette remarque est très importante à retenir, car un seul fœtus se présentant, il devient nécessaire, au cours de l'accouchement, de s'assurer de la présentation du second enfant, après la sortie du premier.

Signes. — Il est naturel de constater dans les cas de grossesse gémellaire le volume exagéré du ventre. Cet *excès de volume* a pour conséquence des compressions exercées sur les vaisseaux et sur les organes voisins. Le fond de l'utérus peut remonter jusqu'à 40 centimètres ou plus au-dessus du pubis.

Il est commun d'observer, dans ces circonstances : l'*œdème sus-pubien*, dont on a voulu à tort faire un signe caractéristique, car il peut se rencontrer dans tous les cas de volume exa-

géré de l'utérus ; *l'œdème des membres inférieurs* est fréquent; enfin les femmes ayant une grossesse double présentent
souvent de *l'albuminurie* mise sur le compte de la compression subie par les organes urinaires. Mais tous ces signes ne
sont pas spéciaux à la grossesse double ; il faut établir la multiplicité des fœtus par le palper, l'auscultation et le toucher.

Palper. — Le palper abdominal permet de constater la présence de *trois* ou *quatre pôles fœtaux*. Il est fréquent d'en
trouver un au niveau du détroit supérieur ou dans l'excavation, c'est ce pôle fœtal seul, qui est *en présentation* au sens
propre de ce terme. Les autres pôles peuvent se rencontrer en
différents points de l'utérus, soit au niveau du fond, soit dans
les bas côtés vers les fosses iliaques, ou dans la région de l'hy-
pogastre, suivant que l'utérus présente plus ou moins de tonicité, et se montre plus ou moins étalé.

Outre ces signes, on peut fréquemment constater une différence
de consistance entre les deux œufs, marquée par une ligne de
séparation, quelquefois apparente au regard pendant une contraction.

Auscultation. — Après avoir déterminé l'attitude du fœtus
par le palper, on recherche les deux foyers d'auscultation. Les
bruits du cœur se propagent en suivant la direction du tronc
de chaque fœtus, et l'on ne peut jamais ausculter d'un foyer à
l'autre, sans trouver une zone silencieuse. Les bruits ne se
propagent donc pas d'un foyer à l'autre.

On peut remarquer aussi que les pulsations fœtales sont en
nombre différent pour chaque foyer, ce qui se constate lorsque
deux personnes pratiquent simultanément l'auscultation.

Toucher. — Le toucher permet d'atteindre parfois un pôle
fœtal engagé et profondément descendu, masqué au palper par
un autre pôle fœtal situé au-devant de lui.

On peut aussi constater du doigt que le col de l'utérus est
déhiscent, pendant la grossesse, c'est-à-dire largement ouvert,
comme chaque fois que l'utérus est surdistendu. Mais il faut se
garder de prendre cette déhiscence pour un début de travail,
et l'on doit ne croire à ce début que si le col a subi un effacement réel.

Diagnostic. — Le diagnostic est parfois très difficile, surtout en cas d'hydramnios d'un ou des deux œufs, ou bien au cours du travail, alors que les contractions utérines gênent le palper.

Dans une des salles de la Charité, Pajot, alors jeune accoucheur, essayait un jour par l'auscultation de découvrir la présence de deux jumeaux dans le ventre d'une femme enceinte. Capuron, déjà vieux praticien à cette époque, le voyant occupé à cette besogne, lui dit : « il n'y a qu'un moyen de reconnaître les deux jumeaux, c'est lorsque après la naissance du premier, on en voit sortir un deuxième ».

Le palper permet dans la presque totalité des cas, d'éviter la surprise du diagnostic à la façon de Capuron.

La confusion peut être faite avec la *grossesse unique*. On ne trouve alors au palper que deux pôles fœtaux. On a surtout à faire ce diagnostic dans les cas de *gros œuf*, quand l'enfant est volumineux et le liquide amniotique abondant. Le diagnostic est parfois très difficile en cas de grossesse compliquée, soit de *fibromes* faisant corps avec l'utérus, soit de *kystes de l'ovaire* accolés à cet organe. Il est des cas où l'on est obligé de rester dans le doute et d'avouer un diagnostic indécis.

La radiographie elle-même peut induire en erreur, comme cela s'est produit dans un cas de grossesse unique, où la colonne vertébrale du fœtus avait deux fois impressionné la plaque dans ses mouvements.

Pronostic. — Le pronostic est subordonné aux difficultés qui peuvent survenir pendant le travail. Il faut aussi tenir compte de la très fréquente interruption prématurée de la grossesse.

L'accouchement prématuré s'observe d'une façon particulièrement précoce, d'après Bachimont fils, chez les femmes qui se fatiguent et travaillent debout. D'autre part, Pinard insiste beaucoup dans son enseignement, sur l'influence qu'a le développement de la taille, chez les femmes ayant une grossesse gémellaire. Les femmes de petite taille ont plus de chances que les grandes femmes d'accoucher prématurément.

La dystocie est le plus souvent peu importante. Elle consistera en un peu plus de lenteur dans le travail, l'utérus surdistendu se contractant moins énergiquement.

Toutefois Monteiro a contesté cette cause de dystocie ; d'après ses chiffres, il n'y aurait pas de prolongation dans la durée de la période de dilatation et de la période d'expulsion, chez les primipares aussi bien que chez les multipares. D'autres fois la dystocie, au cours de l'accouchement, résulte, après la sortie du premier fœtus, d'une présentation du siège ou de l'épaule du second fœtus, ou d'une rotation en occipito-sacrée de la tête de ce second fœtus. Toutes ces difficultés peuvent être le plus souvent facilement vaincues, les fœtus étant petits, et les parties maternelles largement dilatées par le passage du premier enfant. Quant à ces dystocies, dont la description est classique, faites d'accrochages plus ou moins bizarres d'un fœtus à l'autre, elles sont absolument exceptionnelles.

Conduite à tenir. — Il n'y a rien de particulier à faire avant la sortie du premier fœtus ; on agit comme si le fœtus était unique. La conduite ne devient spéciale qu'après la sortie du premier enfant.

Il est prescrit de couper le cordon *entre deux ligatures,* afin de ne pas exposer à une hémorragie le second fœtus, s'il y a communication entre les circulations des deux fœtus dans le placenta.

La main et l'avant-bras aseptisés, on pratique le toucher manuel pour s'assurer de la présentation du second fœtus, puisqu'il est totalement impossible de la prévoir avant la sortie du premier enfant.

Quand la présentation est longitudinale, on rompt la poche des eaux, si elle n'est pas rompue, et on laisse l'accouchement se terminer spontanément.

Lorsque la présentation est transversale, on rompt aussi la poche, et on va aussitôt chercher un pied pour faire la version par manœuvres internes, à moins toutefois qu'on ait pu transformer la présentation par manœuvres externes avant de rompre les membranes.

La durée de la période de délivrance est souvent un peu prolongée, l'utérus se contractant avec moins d'énergie après avoir été surdistendu. De plus, le placenta, volumineux et irrégulier, paraît se décoller et descendre plus péniblement. Si la femme perd du sang, on peut être conduit à pratiquer une délivrance artificielle.

2º DYSTOCIE PAR EXCÈS DE VOLUME DU FŒTUS

Gros enfants. — Le volume de l'enfant peut, à lui seul dans un certain nombre de cas, créer de la dystocie et entraîner des interventions plus ou moins importantes.

Il arrive qu'un bassin normal se trouve trop petit pour le passage d'un enfant dont le volume est exagéré.

Le volume des enfants se trouve le plus souvent en rapport avec la taille des parents, mais on rencontre de gros enfants ayant des parents de petite taille. On a constaté que le volume des enfants augmentait avec le nombre des grossesses. Le repos et la bonne alimentation entraînent aussi une augmentation de volume du fœtus, mais cette augmentation porte surtout sur le tissu adipeux.

Au point de vue des difficultés de l'accouchement, c'est surtout le volume de la tête qui est intéressant à considérer. On voit assez souvent un enfant volumineux ayant une petite tête et quelquefois un enfant petit possédant une tête volumineuse dont le diamètre bi-pariétal atteint ou dépasse 10 centimètres.

Une femme normalement conformée peut donc avoir un accouchement dystocique par le volume exagéré de son enfant. Parfois tout est gros dans l'œuf : le placenta, l'enfant, le liquide amniotique est abondant, il y a suivant l'expression de Pinard, « un gros œuf ». Dans ces conditions, le pronostic en ce qui concerne l'enfant doit être réservé et l'on peut soupçonner la syphilis d'un ou des deux parents.

L'excès de volume de la tête fœtale a dans certaines circonstances nécessité la symphyséotomie chez une femme ayant un bassin normal.

Hydrocéphalie. — On désigne sous ce nom un état pathologique du fœtus, dans lequel le liquide céphalo-rachidien se produit de façon exagérée et atteint un litre, deux litres ou même davantage.

Le volume de la tête devient alors considérable. Les os, repoussés par le liquide, sont amincis, et les sutures étalées.

La face se trouve petite par rapport au développement du crâne. La tête ainsi augmentée de volume est irréductible, le liquide qu'elle renferme étant incompressible.

La rupture utérine est la conséquence fréquente de la distension du segment inférieur de l'utérus, surtout quand, poussée par les contractions, la tête butte contre le bassin qu'elle ne peut traverser.

D'après A. Herrgott, le fœtus hydrocéphale se présente très rarement par l'épaule, le plus souvent par le sommet, quelquefois par le siège. On pourrait croire que la tête, devenant la plus grosse partie de l'ovoïde fœtal, irait le plus souvent se loger dans la partie la plus spacieuse, c'est-à-dire dans le fond de l'utérus et que l'enfant se présenterait fréquemment par le siège. Il n'en est rien, car d'après les statistiques, les présentations du sommet dominent.

Signes et diagnostic. — Le diagnostic peut se faire pendant la grossesse ou au cours du travail.

Par le palper on constate une tumeur énorme, formée par la tête surplombant le pubis.

Quand la tête est au fond de l'utérus, le diagnostic est beaucoup plus difficile.

Par l'auscultation, on peut constater le signe indiqué par Blot, c'est-à-dire l'élévation du foyer d'auscultation qui se trouve au voisinage de l'ombilic, alors même que la tête est en bas. On sait que cette élévation du foyer d'auscultation se rencontre normalement dans la présentation du siège.

Pendant le travail, il faut poser le diagnostic le plus tôt possible, sous peine de voir se produire une rupture utérine avec ses graves conséquences. A ce moment le diagnostic se fait surtout par le toucher.

Au toucher, si c'est l'extrémité céphalique qui se présente, on constate que les sutures sont étalées et le doigt pourrait les confondre avec une poche d'eau.

On évite cette confusion en remarquant que ces surfaces membraneuses sont limitées par le rebord des pariétaux ou des frontaux, qui, même amincis, restent perceptibles.

Il est plus difficile de poser le diagnostic quand la tête est dernière. Dans ces circonstances, il peut arriver que le diagnostic ne soit fait qu'au cours de l'expulsion, alors que le tronc.

HYDROCÉPHALIE

TÈTE DERNIÈRE (retenue au détroit supérieur)

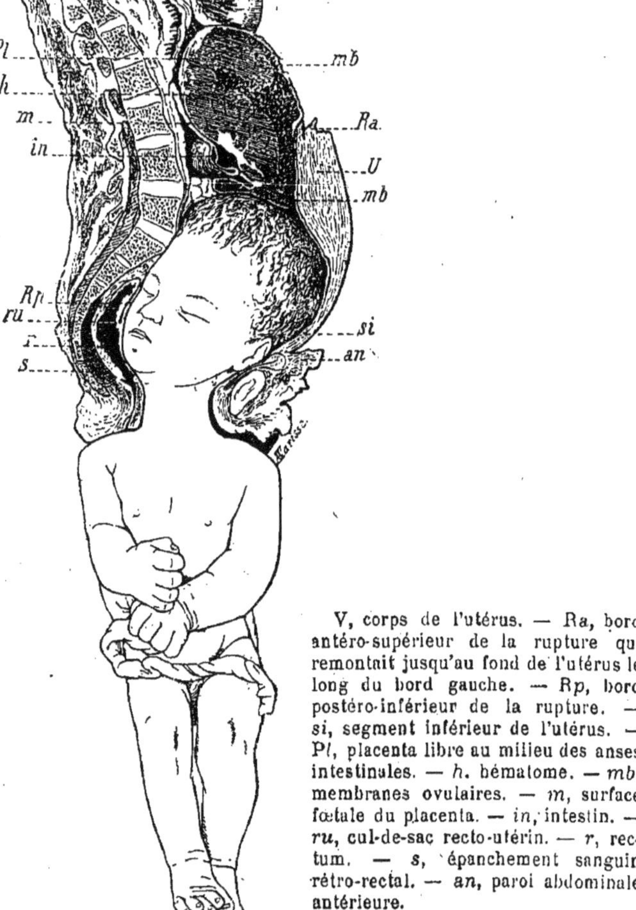

V, corps de l'utérus. — Ra, bord antéro-supérieur de la rupture qui remontait jusqu'au fond de l'utérus le long du bord gauche. — Rp, bord postéro-inférieur de la rupture. — si, segment inférieur de l'utérus. — Pl, placenta libre au milieu des anses intestinales. — h. hématome. — mb, membranes ovulaires. — m, surface fœtale du placenta. — in, intestin. — ru, cul-de-sac recto-utérin. — r, rectum. — s, épanchement sanguin rétro-rectal. — an, paroi abdominale antérieure.

Fig. 74. — A. Couvelaire.

HYDROCÉPHALIE

TÊTE DERNIÈRE

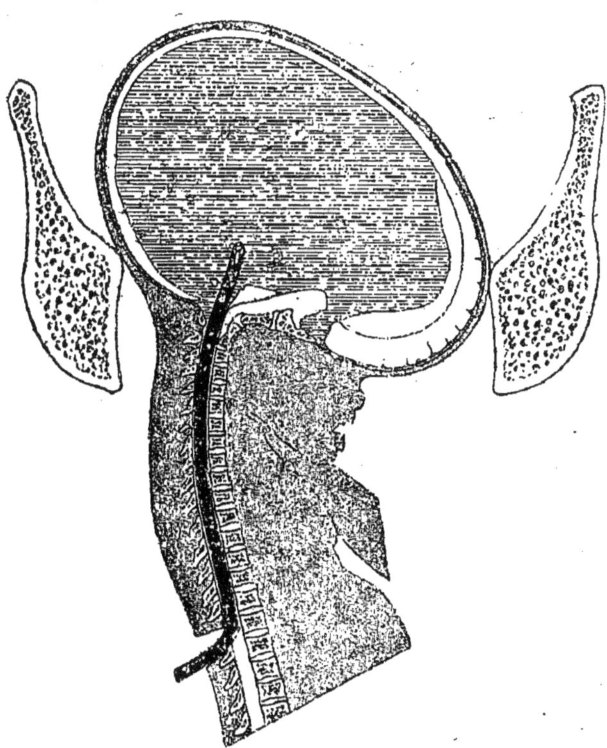

Fig. 75. — Schéma de Varnier.

Sonde introduite par le canal vertébral.
Procédé dit de Van Huevel.

étant sorti, la tête ne peut être extraite et reste retenue dans les voies génitales. On trouve alors par le palper que la tête forme une énorme tumeur au-dessus du pubis.

Pronostic. — L'accouchement est le plus souvent impossible et la rupture utérine se produit très fréquemment dans ces circonstances. Il ne faut donc pas compter sur la possibilité d'extraire un enfant vivant, quand le diagnostic d'hydrocéphalie est posé. Les rares enfants extraits vivants, au prix de dangers considérables pour la mère, sont morts peu après leur naissance, ou, quand ils ont survécu, n'ont jamais pu mener qu'une existence d'infirmes.

Traitement. — Au cours du travail, il faut sans hésiter évacuer le liquide céphalo-rachidien. Si la tête se présente, rien n'est plus simple, on pratique une ponction du crâne à l'aide d'un trocart de trousse. Le liquide s'écoule, la tête se dégonfle et descend facilement.

Dans les cas de présentation du siège, alors que le tronc a déjà été expulsé, il est difficile d'arriver à faire la ponction. La tête étant retenue au détroit supérieur, la base du crâne est très élevée, difficile à atteindre et à perforer. Quant à la voûte du crâne et ses parties membraneuses, elles sont, on le comprend, complètement inaccessibles.

Van Huevel a proposé de tourner la difficulté en sectionnant la colonne vertébrale et en introduisant dans le canal vertébral une sonde avec un mandrin, qu'on pousse vers le crâne. On retire alors le mandrin, le liquide s'écoule et la tête peut être extraite sans violence. Ce procédé indiqué par Van Huevel a été mis en pratique pour la première fois par Tarnier.

Ascite. — Il peut se produire au cours de la vie intra-utérine des épanchements de liquide dans le péritoine du fœtus. L'ascite, dans certains cas, est considérable et atteint 2, 3, 4, 5 litres : le ventre du fœtus forme une poche énorme, constituant un obstacle absolu à l'accouchement.

Le diagnostic est très difficile, surtout s'il s'agit d'une présentation du sommet, on ne soupçonne alors la difficulté qu'au moment où la tête étant sortie, le ventre se trouve arrêté au détroit supérieur.

Le diagnostic posé, le traitement nécessaire est de pratiquer une ponction de l'abdomen. On peut être obligé de morceler le fœtus avant de réussir à vider son abdomen.

Rétention d'urine. — Par suite de malformations de l'urètre ou de la vessie, l'urine peut s'accumuler dans ce dernier organe, au point de donner un volume exagéré au ventre. Celui-ci forme une tumeur liquide qui ne peut traverser les parties maternelles qu'après avoir été vidé par ponction. Ces cas sont très exceptionnels, mais il faut savoir les diagnostiquer et les traiter.

Tumeurs. — Le fœtus peut être atteint de tumeurs viscérales. Le foie et le rein polykystiques, en augmentant d'une façon considérable le volume de l'abdomen, créent de grosses difficultés au moment de l'accouchement. On peut rencontrer aussi sur le tronc des tumeurs sacro-coccygiennes. Il faut, dans ces cas exceptionnels, faire le toucher manuel et s'inspirer des circonstances. On est le plus souvent réduit à terminer l'accouchement en morcelant le fœtus, ou en excisant les parties anormales qu'il présente (1).

Putréfaction. — Quand l'œuf est ouvert et l'enfant mort, si la femme reste longtemps en travail, le fœtus se putréfie dans la cavité utérine.

Dans ces circonstances, il se dégage des parties génitales une odeur des plus fétides, qui peut envahir la maison et se répandre même au dehors dans le voisinage. Varnier avait conservé un utérus ayant contenu un fœtus putréfié. Cet utérus, après six mois de séjour dans l'alcool, avait encore une odeur très prononcée.

Il peut se faire une accumulation de gaz dans l'utérus constituant « la physométrie » ; dans ces cas la femme est rapidement empoisonnée par les produits septiques.

Les tissus du fœtus putréfié subissent certaines modifica-

---

(1) On voit se produire une dystocie particulière au cours de l'accouchement des monstres doubles. Il est difficile de tracer à l'avance une ligne de conduite précise concernant ces cas. On peut se trouver dans la nécessité de traiter ces monstres comme de véritables tumeurs et de les morceler s'ils font obstacle à l'accouchement, mais il est bien rare que dans ces circonstances le diagnostic ait pu être établi avant la naissance.

tions, ils perdent de leur consistance et de leur résistance et présentent une augmentation de volume plus ou moins marquée par le fait de l'infiltration gazeuse.

L'utérus n'a plus qu'une médiocre tendance à se rétracter et à se contracter ; il en résulte des hémorragies au cours de la délivrance. En pratiquant une injection intra-utérine dans ces cas, il faut redouter de voir se produire des accidents résultant de la pénétration du liquide dans les vaisseaux non rétractés de l'utérus qui a perdu toute tonicité. On voit donc combien il est important d'éviter la rupture intempestive des membranes et l'ouverture prématurée de l'œuf, quand le fœtus mort est retenu dans la cavité utérine.

CHAPITRE III

DYSTOCIE D'ORIGINE OVULAIRE

La dystocie d'origine ovulaire peut comprendre les procidences du cordon, l'insertion basse du placenta, ou placenta prævia, les décollements du placenta, et les difficultés ou la dystocie de la délivrance.

1º PROCIDENCES DU CORDON OMBILICAL

Définition. — La procidence du cordon est la chute du cordon au-devant de la partie fœtale qui se présente. Cette procidence est *simple*, ou *compliquée* de la procidence d'un des membres du fœtus (1).

On désigne sous le nom de *procubitus*, la chute du cordon,

---

(1) Inversement on peut observer la procidence d'un membre seul, sans procidence du cordon.

non pas au-devant, mais au niveau de la présentation. Dans ce cas, le cordon ne précède pas, il accompagne la présentation. Comme on le voit, il n'y a en somme entre procubitus et procidence qu'une différence de degrés (1)

Causes. — La procidence du cordon ne peut se produire que lorsqu'il y a un défaut d'accommodation entre la tête et le segment inférieur de l'utérus : défaut d'accommodation ayant pour conséquence la formation d'espaces libres, où le cordon peut se loger et descendre. Ces conditions se trouvent réalisées dans des circonstances très variées, tenant : soit aux parties maternelles, soit au fœtus, soit à l'œuf lui-même.

Du côté de *la mère*, la procidence est favorisée par la déformation du segment inférieur, qui se trouve réalisée en cas de tumeur basse de l'utérus ou du voisinage de l'utérus, telles que des fibromes, des kystes, ou encore quand, par suite de rétrécissements du bassin, la tête reste élevée. et appuie mal sur le segment inférieur de l'utérus

Du côté du *fœtus*, le volume exagéré de la tête, rendant difficile son engagement, favorise la procidence. — Il en est de même dans les présentations, sur lesquelles le segment inférieur se moule difficilement, comme dans les présentations de la face, du front, de l'épaule, ou même quand il se produit une procidence d'un membre.

Du côté de *l'œuf*, l'insertion basse du placenta gêne la pénétration, l'accommodation du fœtus, et favorise par suite la procidence. A cette insertion vicieuse se joint souvent, ainsi que le fait remarquer Pinard dans son enseignement oral, l'insertion vicieuse du cordon, c'est-à-dire son insertion en raquette dans la partie la plus déclive de l'œuf, et par suite au voisinage de l'orifice de rupture des membranes. La longueur exagérée du cordon crée une prédisposition à la procidence ; enfin l'hydropisie de l'amnios est une cause fréquente de procidence, en particulier au moment de la rupture d'une poche d'eau volumineuse.

---

(1) C'est ce que Budin et Démelin désignent sous le nom de *latérocidence*, réservant le terme de procubitus pour la procidence. alors que les membranes sont intactes.

PROCIDENCE DE LA MAIN

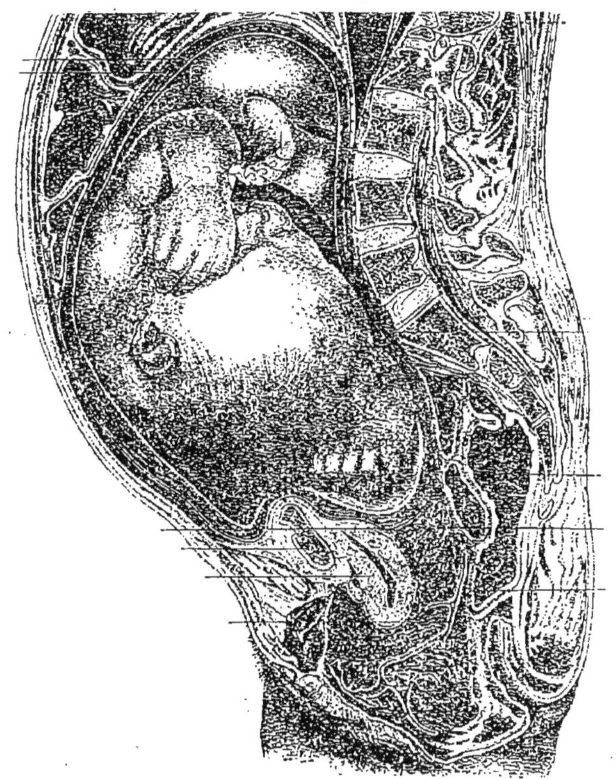

Fig. 76 — Braune.

Signes. — La procidence ou le procubitus du cordon peuvent
se manifester, au cours du travail, dans deux circonstances
distinctes : alors que les membranes sont intactes, ou alors
que les membranes sont rompues.

Membranes intactes. — C'est par hasard, en pratiquant le
toucher qu'on trouve dans la poche d'eau, ou sur les parties

latérales de la présentation, des portions du cordon, mobiles, fuyantes, sur lesquelles on perçoit des battements. Quand les membranes sont encore intactes, il est rare que l'enfant ait à souffrir, la compression subie par le cordon procident est dans ce cas atténuée par l'interposition du liquide amniotique.

Membranes rompues. — Ici le diagnostic s'impose, le cordon est dans le vagin, ou même il fait issue à la vulve, animé de battements, violacé, épaissi, œdémateux, — ou d'autres fois pâle, affaissé, sans battements.

Complications. — La procidence du cordon est assez souvent compliquée de *la procidence d'un membre* du fœtus. Pour que ce membre soit considéré comme procident, il faut qu'il ne fasse pas partie de la présentation. Ainsi un pied dans une présentation du siège n'est pas considéré comme procident, mais la main, accompagnant ou précédant une tête, est procidente.

Cette complication, créée par la procidence d'un membre, n'est pas une circonstance aggravante, au contraire. Le membre procident sert, en effet, de protecteur au cordon et empêche sa compression entre la partie fœtale qui se présente et le segment inférieur de l'utérus, doublé de la paroi résistante du bassin.

La compression du cordon est le gros accident à redouter, comme conséquence de la procidence ou du procubitus du cordon. Cette compression a pour résultat, cela se comprend, l'interruption de la circulation dans le cordon, d'où asphyxie et mort du fœtus.

La procidence des membres, bien qu'elle puisse empêcher la compression du cordon, crée néanmoins une véritable *dystocie*.

En effet, il est impossible à la tête, augmentée d'un membre procident, de pénétrer dans le bassin.

Traitement. — Il faut réduire le cordon ou les membres procidents, mais aucun instrument ne doit être employé pour cette opération. La main seule doit être chargée de cette besogne. Il est parfois nécessaire de donner du chloroforme.

La réduction doit avoir pour but de reporter, aussi haut que possible, le cordon procident. Il faut donc, pour exécuter cette réduction, introduire la main dans le vagin ou dans l'utérus, ce qui suppose les membranes rompues. On saisit le cordon et on le refoule, comme on peut, dans la cavité utérine, en cherchant à l'accrocher à un relief des parties fœtales.

Si les membranes sont intactes, elles doivent être conservées précieusement jusqu'à la dilatation complète, puisqu'elles constituent le plus parfait des dilatateurs, et qu'en outre, le liquide évite, dans la mesure du possible, les inconvénients de la compression du cordon. Aussi avant la rupture des membranes, avant la dilatation complète, est-il préférable de ne pas faire de tentatives de réduction.

En cas de procidence compliquée du cordon et des membres, il convient de réduire d'abord le cordon, puisque les membres procidents servent de protecteur à ce cordon.

Il arrive fréquemment après les manœuvres de réduction, de voir se reproduire à plusieurs reprises la procidence, parce que la non-accommodation, cause de la procidence, persiste.

Dans ces circonstances trois issues sont possibles :

1° *Si la dilatation est complète,* il faut extraire immédiatement le fœtus par la version, de préférence au forceps, avec lequel on s'expose plus que jamais à pincer le cordon, et aussi parce qu'il est nécessaire, dans ce cas, de faire une application de cet instrument, au détroit supérieur, ce qui crée encore des difficultés et des dangers.

2° *Si la dilatation n'est pas complète,* il faut placer dans l'utérus un ballon Champetier de Ribes, qui dilatera le col, et obturera le segment inférieur, empêchant tout retour de la procidence.

3° *A défaut de ballon,* il faut introduire sa main dans l'utérus et protéger le cordon, aussi longtemps que cela sera nécessaire, quelquefois pendant de longues heures (sept heures dans une observation de Tarnier). Cette main aura aussi l'avantage, par sa simple présence, de dilater l'orifice utérin.

La césarienne conservatrice a été proposée par Couvelaire quand l'enfant souffre en cas de procidence, alors que la dilatation est incomplète. Mais cela ne peut être entrepris que dans une maternité où il est possible d'opérer quelques minutes après avoir posé l'indication.

2° PLACENTA PRÆVIA

Définition. — C'est le placenta inséré sur le segment inférieur de l'utérus, au-devant (præ) de la route (via) du fœtus.

On a établi des distinctions suivant que le placenta siège

plus ou moins bas dans la cavité utérine. Le placenta *latéral* est situé sur les parties latérales de l'utérus, empiétant sur le segment inférieur, — le placenta *marginal* arrive au bord de l'orifice utérin, — le placenta *central* est défini de façons différentes ; placenta dont le centre correspond au centre de l'orifice utérin, ou, d'après Démelin, placenta recouvrant l'orifice utérin complètement dilaté.

Au point de vue pratique, une seule chose est intéressante à retenir, c'est de savoir si le fœtus peut ou ne peut pas sortir de l'œuf sans traverser le placenta.

A cette question, Pinard et ses élèves répondent que dans leur pratique les membranes se sont jusqu'ici *toujours* trouvées accessibles, quoique parfois difficilement, et qu'on a pu, dans tous les cas, les atteindre, les rompre, puis extraire le fœtus à travers cette trouée des membranes, sans perforer le placenta.

Etiologie. — L'insertion basse du placenta est extrêmement fréquente, si l'on pose ce diagnostic, comme cela est enseigné, chaque fois que l'on trouve moins de 10 centimètres de distance entre les bords de l'orifice de rupture des membranes et le bord du placenta. Pinard a démontré que l'insertion du placenta se fait habituellement sur les parties latérales de l'utérus et non pas, comme on l'a cru si longtemps, sur le fond de cet organe. Il n'est donc pas extraordinaire que le bord inférieur du placenta empiète plus ou moins sur le segment inférieur, sans qu'il résulte la plupart du temps de ce fait aucune conséquence pathologique.

On ne sait rien concernant les causes de l'insertion basse. On a invoqué l'endométrite, on a noté une assez grande fréquence de cette insertion chez les femmes atteintes de fibromes utérins, mais on ne connaît pas la raison qui fait insérer le placenta sur le segment inférieur.

Hofmeier a proposé une théorie élégante, qui ferait résulter le placenta prævia de son développement, non plus comme normalement au niveau de la sérotine ou *caduque inter-utéro-placentaire*, mais sur un point inférieur de la caduque réfléchie.

Signes. — Le plus souvent le diagnostic est fait, d'une façon rétrospective, par l'examen des pièces de la délivrance et la mensuration des membranes.

On a pensé que l'on pouvait parfois, *au palper*, reconnaître

PLACENTA PRÆVIA

COUPE ANTÉRO-POSTÉRIEURE

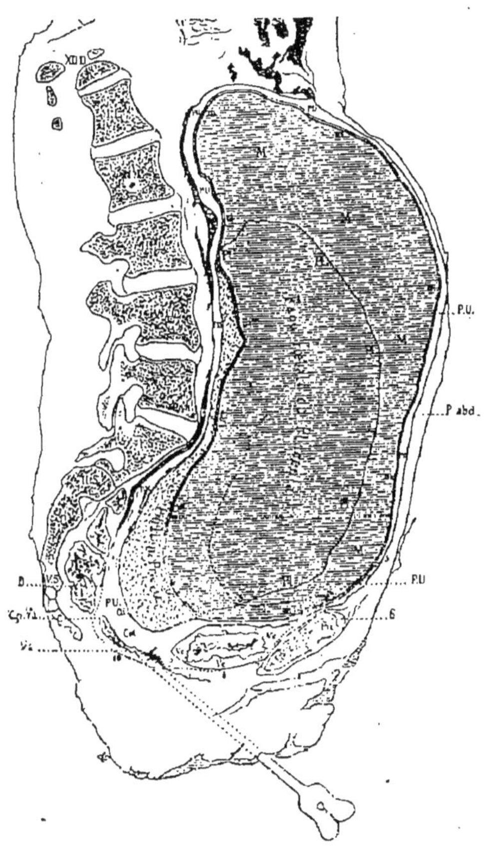

Fig. 77. — Champetier de Ribes et Varnier.

Pu, Pu, paroi utérine. — Cp, Va, cul-de-sac postérieur du vagin. — D, cul-de-sac de Douglas. — R, rectum. — Va, vagin. — Ve, vessie. — G, pubis.

que la tête poussée contre le bassin reposait sur une surface molle et comme matelassée. — On a pu quelquefois, *au toucher*, sentir une surface épaisse et molle interposée entre la tête et le doigt qui touche. Mais, en réalité, il est exceptionnel de faire ces constatations et de pouvoir établir ainsi un diagnostic précis.

Le placenta prævia ne se reconnaît, chez la femme enceinte ou en travail, que par l'apparition des complications qu'il entraine.

Complications. — Parmi ces complications, il en est une, déjà signalée plus haut : *la procidence ;* ce n'est pas la plus fréquente.

Les autres complications sont les hémorragies, la rupture prématurée des membranes, les présentations vicieuses, l'accouchement prématuré.

Les hémorragies. — Les hémorragies sont la conséquence du décollement placentaire. Elles s'observent d'une façon fréquente principalement chez les primipares, en raison directe de la tendance que montre la tête du fœtus à pénétrer dans le bassin.

La tête en descendant appuie sur les membranes, lesquelles tirent sur le placenta et peuvent le décoller. Tel est le mécanisme du décollement indiqué à la fois par Schrœder et par Pinard.

Ces hémorragies dépendent, soit d'un décollement, entamant simplement le tissu de la caduque et quelques petits vaisseaux, soit de la rupture d'un sinus utérin, comme dans la pièce étudiée par Champetier de Ribes et Varnier (1). Dans ce dernier cas l'hémorragie fut pour ainsi dire foudroyante.

Dans les cas légers la formation d'un caillot est suivie d'arrêt de l'hémorragie, mais celle-ci peut se reproduire à des moments divers sous l'influence de nouveaux décollements (2).

(1) Cette pièce est intéressante en ce que la rupture du sinus utérin est visible au niveau du placenta encore en place sur l'utérus.

(2) Après Jacquemier et Duncan, Budin s'appuyant sur des examens de placenta après la délivrance signale une variété d'hémorragie non plus par décollements placentaires, mais par « déchirure du sinus circulaire ». Toutefois ces déchirures ne se manifestent sur les pièces que par la présence d'un caillot ; le sinus circulaire étant un vaisseau qui n'a pas un trajet continu, présente d'une façon constante des solutions de continuité, il n'est pas extraordinaire qu'on l'ait rencontré constitué « par deux, trois ou quatre portions », alors que « entre ces différentes portions il faisait totalement défaut ».

Ces hémorragies sont *intermittentes* ; elles surviennent sans cause appréciable, d'une façon inattendue, surprenant souvent la femme dans son sommeil. Elles se répètent avec plus ou moins de fréquence au cours de la grossesse, et peuvent se montrer dans toutes ses périodes.

Brion a démontré que, après la syphilis, la cause la plus fréquemment relevée, parmi les causes d'avortements, était le placenta prævia. Ces hémorragies ne sont donc pas observées exclusivement dans les derniers mois de la grossesse comme on l'a longtemps cru. Il est bon de retenir aussi qu'elles manquent souvent, et qu'elles ne sont pas comme on l'enseignait autrefois, « inévitables ». Le placenta peut être inséré sur le segment inférieur sans qu'il se produise d'hémorragie.

Rupture prématurée des membranes. — C'est Pinard qui a démontré que la rupture prématurée des membranes, accompagnée de pertes d'eau, était le résultat habituel de l'insertion basse du placenta. A côté de cette remarque, il en faisait une seconde, c'est que « la femme qui perd de l'eau ne perd pas de sang ».

Les tiraillements exercés par le pôle fœtal inférieur sur les membranes, quand ils n'ont pas pour résultat le décollement du placenta, peuvent entraîner la rupture des membranes. Cette rupture faite, c'est la fin des tiraillements sur le placenta, la fin des décollements de cet organe, la fin des hémorragies, et l'on comprend que la femme qui perd de l'eau ne perde plus de sang

Présentations vicieuses. — Le placenta prævia est la cause la plus commune des présentations du siège, on le retrouve aussi à l'origine d'un certain nombre de présentations de la face, du front et de l'épaule.

Le placenta occupant le segment inférieur, l'obstruant, augmentant son épaisseur partielle ou totale, on comprend que la tête fœtale s'y accommode moins bien et aille se loger ailleurs, soit en haut dans le fond de l'utérus, soit sur les parties latérales dans la fosse iliaque, chez les grandes multipares.

Accouchement prématuré. — L'accouchement prématuré s'observe généralement à la suite des hémorragies ou de la rupture prématurée des membranes, mais il peut se produire aussi sans être précédé de ces accidents, particulièrement dans les cas où le fœtus, très descendu dans l'excavation, appuie beaucoup sur le segment inférieur de l'utérus. Il est à remarquer que ces différentes complications surviennent d'une façon plus fréquente chez les primipares que chez les multipares, parce que l'engagement de la partie fœtale se fait généralement d'une façon plus précoce chez les primipares.

Thérapeutique. — Il n'y a pas de moyens pour prévenir l'insertion basse du placenta. Il n'y a de traitement que pour les complications.

Traitement des présentations vicieuses. — Les présentations vicieuses, causées par l'insertion basse du placenta, doivent être corrigées chaque fois que cela est possible, surtout en ce qui concerne la présentation du siège. Les présentations de la face et du front ne sont pas, quoi qu'on ait dit à ce sujet, facilement et sans dangers modifiables. Quant aux présentations de l'épaule, elles doivent toujours être corrigées, rectifiées, puis maintenues.

Traitement de la rupture prématurée des membranes. — Pour la prévenir, on peut recommander à la femme, chez qui on soupçonne un placenta bas, d'éviter les longues stations debout, ou la fatigue de la marche, qui ont pour résultat de faire appuyer le fœtus sur le pôle inférieur de l'œuf. Il faut qu'elle ne s'expose à aucune fatigue physique, ni aux cahots, ni aux chocs, ni surtout aux traumatismes et à la congestion qui peuvent résulter des rapports sexuels.

La rupture produite, il arrive que le travail ne commence que plusieurs jours, ou même plusieurs semaines après cette rupture. Mais l'œuf ouvert peut s'infecter, alors même qu'il contient un produit vivant. Il faut donc, dans ces circonstances, maintenir la femme au lit et obtenir toute l'asepsie possible du vagin et de la vulve, au moyen de toilettes, injections et pansements.

Il vaut mieux, dans ces cas, ne pas recourir au sublimé trop rapidement irritant, mais au permanganate de potasse ou à l'aniodol, mieux supporté pendant longtemps.

On doit aussi, dans les cas de rupture prématurée des membranes, ausculter quotidiennement le cœur de l'enfant, pour provoquer l'accouchement dans le cas où il viendrait à succomber. Il faut enfin surveiller l'état du pouls et de la température.

Prophylaxie de l'accouchement prématuré. — Il faut recommander d'éviter toute fatigue, et même prescrire le repos absolu au lit, parfois pendant des mois. En cas de menaces de travail prématuré, on doit pratiquer des injections de morphine, qui arrivent quelquefois à arrêter un travail commençant.

Traitement des hémorragies. — On a cherché, depuis longtemps et par de nombreux moyens, à lutter contre ces hémorragies. Il ne faut pas, en présence d'une hémorragie, perdre un temps précieux à essayer tel ou tel procédé de traitement, il faut agir suivant une méthode, savoir ce que l'on doit faire et à quelle heure on doit le faire.

Pinard recommande le traitement méthodique suivant :

1º Repos absolu au lit.

2º Injections vaginales chaudes à 48 ou 50 degrés centigrades, mesurés au thermomètre.

3º Rupture *large* des membranes, dès que le pouls se maintient, d'une façon permanente, au-dessus de 100 pulsations à la minute.

4º Si l'hémorragie persiste, introduction dans l'œuf, après la rupture large des membranes, d'un ballon Champetier de Ribes, pour faire la dilatation et comprimer le placenta décollé.

5º Si l'on ne dispose pas d'un ballon, il ne reste qu'à faire la version mixte de Braxton-Hicks.

6º Examiner l'opportunité du traitement chirurgical.

Repos. — Il doit être absolu. La femme ne doit ni se lever, ni même s'asseoir dans son lit. Le but est d'obtenir, au niveau du point saignant, la formation d'un caillot dont l'adhérence, au début très faible, peut céder au moindre mouvement.

Injections chaudes. — Ces injections à 48 ou 50 degrés centigrades sont devenues classiques, et pourtant, dans la circonstance, on peut leur reprocher d'exciter l'utérus à se contracter, et par ce fait, d'accentuer le décollement placentaire.

Rupture des membranes. — Cette rupture n'a d'effets que si elle est pratiquée *largement*, afin de supprimer la corde (formée par les membranes), qui tire sur le placenta et le décolle. Cette rupture large, indiquée par Pinard, diffère totalement de la simple ouverture, recommandée autrefois par Puzos, dans le but de provoquer l'accouchement. Il peut arriver que les membranes soient difficilement accessibles. Il est possible aussi que l'on soit obligé pour les atteindre d'aller les chercher, par le toucher manuel, très haut en avant, derrière le pubis. Pinard et ses élèves n'ont pas noté jusqu'ici dans leur pratique d'observation où les membranes, ainsi cherchées, n'aient pu être atteintes ou rompues largement ; en aucun cas il n'a été besoin de passer au travers du placenta pour extraire le fœtus. Il est bon d'ajouter que, chez les femmes présentant de l'hémorragie, la perméabilité du col de l'utérus est toujours suffisante pour admettre un ou deux doigts. La rupture sera facilitée par l'emploi du perce-membranes.

L'hémorragie s'arrête le plus souvent après la rupture des membranes, néanmoins elle peut continuer. Dans ces cas, elle ne résulte plus des tiraillements exercés par les membranes ; puisque celles-ci ont été détruites par la rupture, mais elle est la conséquence du décollement, directement provoqué par la partie fœtale repoussant devant elle le placenta. C'est alors qu'il faut introduire dans l'orifice de rupture des membranes le ballon Champetier de Ribes.

Ballon Champetier de Ribes. — Ce ballon, fait de tissu inextensible en soie caoutchoutée, est incompressible, il fait la dilatation et comprime la surface saignante. Si, après l'application du ballon, le suintement sanguin persiste, on n'a qu'à exercer quelques tractions sur le ballon, pour l'appuyer sur les parties décollées et produire ainsi l'arrêt de l'hémorragie. Il faudra toujours dans ces circonstances employer un ballon suffisamment gros pour qu'il provoque, lors de son complet gonflement, la dilatation nécessaire au passage du fœtus.

Quand on n'a pas de ballon Champetier de Ribes à sa disposition, on peut tenter la dilatation manuelle, mais celle-ci expose à de nouveaux décollements placentaires et à des hémorragies. En somme, à défaut du ballon, il ne reste qu'à recourir au procédé de Braxton-Hicks.

Méthode de Braxton-Hicks, ou version par manœuvres mixtes. — Cette méthode a rendu de très grands services. Elle comprend des manœuvres externes et internes combinées (voir OPÉRATIONS), ayant pour but de saisir un pied du fœtus et de ramener le siège en bas.

Les tractions sur le pied permettent d'appuyer le siège du

fœtus sur la surface saignante et sur l'orifice du col, ce qui a deux conséquences avantageuses · l'arrêt de l'hémorragie et la dilatation du col.

D'après l'historique fait par Varnier dans ses cours, ce procédé, proposé par Braxton-Hicks en Angleterre, vers 1864, fut peu répandu jusqu'au jour où il fut vulgarisé, près de 20 ans après, par Schrœder, Martin, Hofmeier, Lœhmer, en Allemagne. La mortalité maternelle dans les hémorragies par placenta prævia tomba alors aux environs de 3 pour 100, au lieu de 30 à 35 pour 100 ou plus comme on l'avait vu jusque-là. Malheureusement la mortalité fœtale restait élevée, entre 75 ou 80 pour 100. Cela se comprend, le fœtus subissait, au cours de ces manœuvres, de nombreuses excitations, l'incitant à faire des inspirations prématurées.

L'idéal était d'arriver à remplacer le fœtus tamponnant et dilatant par un corps étranger intra-utérin. Barnes proposa ses sacs hydrostatiques en tissu élastique, et enfin, en 1888 Champetier de Ribes inventait son nouveau ballon, dont la première application pour placenta prævia était faite dans le service de Pinard en 1890. En 1895, la statistique générale donnait à la clinique Baudelocque, pour les hémorragies par placenta prævia une mortalité maternelle de 3 à 4 pour 100 (comme la méthode de Braxton-Hicks), mais une mortalité fœtale de 30 pour 100 environ, au lieu de 78 à 80 pour 100 (résultats de la version mixte).

Une statistique de 1897 à 1906 recueillie dans le service de Bar à la Maternité de Saint-Antoine par Bourretère, donne une mortalité de 72,8 pour 100 pour les enfants, et de 9,7 pour 100 pour les mères. Il est vrai qu'un certain nombre de ces femmes étaient arrivées dans ce service très anémiées par des hémorragies antérieures.

En résumé, la méthode de traitement, recommandée ci-dessus, comprend comme interventions contre les hémorragies par placenta prævia : la rupture large des membranes, l'introduction du ballon Champetier de Ribes, ou à son défaut, la version mixte. Par ces moyens de 1882 à 1905 inclusivement, sur un total d'environ 40.000 accouchements, je n'ai relevé dans les statistiques de Pinard que huit cas de mort par hémorragie consécutive à l'insertion vicieuse du placenta. Sur ces huit cas, six femmes avaient été amenées exsangues dans le service (1).

---

(1) Les autres procédés de traitement sont à peu près abandonnés. Tels sont :

1° *Le tamponnement vaginal* qui consistait à bourrer le vagin d'une grande quantité de tampons d'ouate ou de gaze, « plein un chapeau haut de forme », disait Pajot. Ce tamponnement a été longtemps en France le procédé le plus employé. Il ne servait qu'à dissimuler l'hémorragie dans la profondeur du vagin, sans rien faire contre sa cause ; le décollement. Il a eu de plus, avant la

Couvelaire a chiffré dans les cliniques françaises la mortalité générale par hémorragie à environ 4 pour 100, alors que la mortalité infantile oscillerait dans différents services entre 45 et 65 pour 100. Cette mortalité fœtale est surtout liée au degré de prématuration du fœtus.

Ces résultats sont obtenus par les moyens thérapeutiques indiqués, et qu'on peut réunir sous le nom de « traitement obstétrical » par opposition à la nouvelle méthode de « traitement chirurgical ».

Traitement chirurgical des hémorragies par placenta prævia. — Il a été proposé en 1908 par les gynécologistes allemands (Seilheim, Krœnig, Baisch). Ce traitement chirurgical est constitué par la césarienne, soit vaginale, soit supra-symphysaire, soit conservatrice, soit par le procédé de Porro.

Ce moyen de traitement a été très discuté, repoussé en Allemagne même, principalement par Veit, Bumm et Thies, Kustner, et en France surtout par Pinard, Mouchotte, Couvelaire. Il résulte de ces travaux que le traitement chirurgical, s'il n'est pas appelé à remplacer le traitement obstétrical des hémorragies, peut du moins dans certaines circonstances être appliqué avec avantage.

Les indications du traitement chirurgical se trouveront surtout posées, suivant Couvelaire, dans les cas de dystocie complexe (bassin vicié et placenta prævia, fibrome et placenta prævia), dans les cas d'insuffisance de dilatabilité du col, et dans les cas d'infection des voies génitales chez des femmes anémiées. Dans ces circonstances, c'est l'opération de Porro, qui, par sa rapidité d'exécution, par l'ablation de l'utérus et l'exclusion du moignon, semble le mieux répondre aux nécessités de la situation.

Traitement des suites de l'hémorragie. — La femme, qui a perdu une grande quantité de sang, présente des symptômes

période antiseptique, le grave inconvénient de provoquer l'infection chez la femme qui échappait à l'hémorragie.

2° *L'arrachement du placenta* avant la sortie du fœtus, conseillé par Simpson qui avait vu l'hémorragie s'arrêter dans un cas où le placenta avait été chassé devant le fœtus.

3° *L'accouchement forcé* recommandé au xvii° siècle par Louise Bourgeois, puis par Mauriceau, constituait avant les procédés actuels, un moyen désespéré et plein de dangers, par lequel, en perforant le placenta et en forçant l'orifice du col, on visait à l'évacuation immédiate de l'utérus.

d'anémie aiguë. Elle est pâle, les muqueuses sont décolorées, elle éprouve une sensation d'étouffement, réclame de l'air, et présente des phénomènes syncopaux au moindre mouvement. Le pouls est faible, très mou, à peine comptable, mais quand on peut le percevoir, il est très accéléré.

Il faut, en pareille circonstance, que la femme ne quitte sous aucun prétexte le *décubitus dorsal*, et reste la tête basse, sans oreiller ni traversin. On peut même faire en sorte que la tête soit très basse en cas de phénomènes syncopaux. On a conseillé de faire *la ligature des quatre membres*, après avoir, par un bandage compressif, fait refluer le sang vers la région des membres. On obtiendrait de la sorte un reflux vers les parties centrales d'une quantité de sang, évaluée à 300 grammes environ par membre lié.

Il faut sans perdre de temps *recourir aux injections de sérum salé*, qui constituent une ressource thérapeutique des plus simples et des plus efficaces.

Le **manuel opératoire** de l'injection de sérum mérite d'être exposé dans tous ses détails. *Le liquide* à injecter est de l'eau bouillie, pendant dix à quinze minutes, contenant 7 grammes de sel de cuisine, pour un litre d'eau. Ce liquide sera injecté à la température de 37 degrés centigrades.

L'injection peut être faite dans le tissu cellulaire ou dans les veines. L'injection intra-veineuse pénètre plus rapidement, mais elle présente certaines difficultés pour la recherche de la veine et la nécessité de s'être exercé à cette intervention. Aussi vaut-il mieux donner la préférence à *l'injection dans le tissu cellulaire*, en particulier au niveau de la fesse. Cette injection met à peu près un quart d'heure pour être résorbée.

On badigeonne la région à piquer de teinture d'iode, puis on pique profondément, parallèlement à la surface de la fesse, avec une longue aiguille de l'aspirateur de Potain, soigneusement stérilisée ou, à défaut de celle-ci, avec un petit trocart de trousse. L'aiguille peut être réunie à un appareil Potain, à l'aide duquel on injectera le liquide de l'injection. En cas de nécessité, on peut, ainsi que Varnier l'a conseillé, adapter le trocart de trousse au tuyau du bock à injection. Celui-ci étant élevé à 1 mètre de hauteur, on met un quart d'heure pour faire pénétrer dans le tissu cellulaire 250 grammes de liquide.

On peut injecter d'un coup 250 grammes de sérum dans une fesse, 250 grammes dans l'autre, et répéter ces injections quelques heures après. Il n'est pas exceptionnel d'injecter ainsi un litre, 1.500 grammes de sérum ou plus, dans les 24 heures.

Sous l'influence de ces injections, le pouls remonte, les malaises diminuent, la vie semble revenir. Néanmoins, on les a accusées d'élever la pression sanguine, et de donner lieu du côté des reins à des phénomènes irritatifs se traduisant par de l'albuminurie.

En même temps on pourra prescrire des *inhalations d'oxygène*, et donner sans hésiter de *l'alcool* comme excitant. Ce dernier est toléré, dans ces circonstances, d'une façon tout à fait particulière.

On a mis récemment en usage d'autres moyens thérapeutiques pour lutter contre les hémorragies, tels sont : la ligature de Momburg, la position inclinée de Fieux. Ces procédés seront décrits à propos des hémorragies de la délivrance, car ainsi que la compression directe de l'aorte, ils ont surtout leur application après l'évacuation de l'utérus.

Transfusion sanguine. — Elle a été remise en honneur par Carrel, Crile, Tuffier, et a fourni en France au point de vue obstétrical quelques succès inespérés à Oui, Lepage, Jeannin, Sauvage à une époque, où l'on ne prenait aucune précaution préalable, au sujet des réactions pouvant résulter du mélange des sangs. Cette question nous avait personnellement préoccupé, dès 1914.

Nous avions (Wallich et Levaditi), constaté, en confrontant le sang des couples, qui venaient à l'Institut Pasteur se soumettre à la réaction de Wassermann, qu'il se produisait souvent une réaction agglutinante, marquant une certaine incompatibilité sanguine, réaction pouvant s'obtenir même en ville, au moyen de quelques manipulations, en une demie heure de temps.

Depuis, cette confrontation s'effectue en quelques instants par l'épreuve de Moss-Vincent (V. plus loin, note complémentaire). Tout praticien doit donc aujourd'hui s'organiser pour avoir à sa disposition une série de donneurs à réactions connues, et avoir la prudence de faire établir la classe sanguine de chaque femme au cours de la grossesse.

3º DÉCOLLEMENT DU PLACENTA NORMALEMENT INSÉRÉ

Etiologie. — Le placenta peut subir des décollements, alors qu'il n'est pas inséré sur le segment inférieur. Ces décolle-

DÉCOLLEMENT DU PLACENTA NORMALEMENT INSÉRÉ

Brièveté accidentelle du cordon

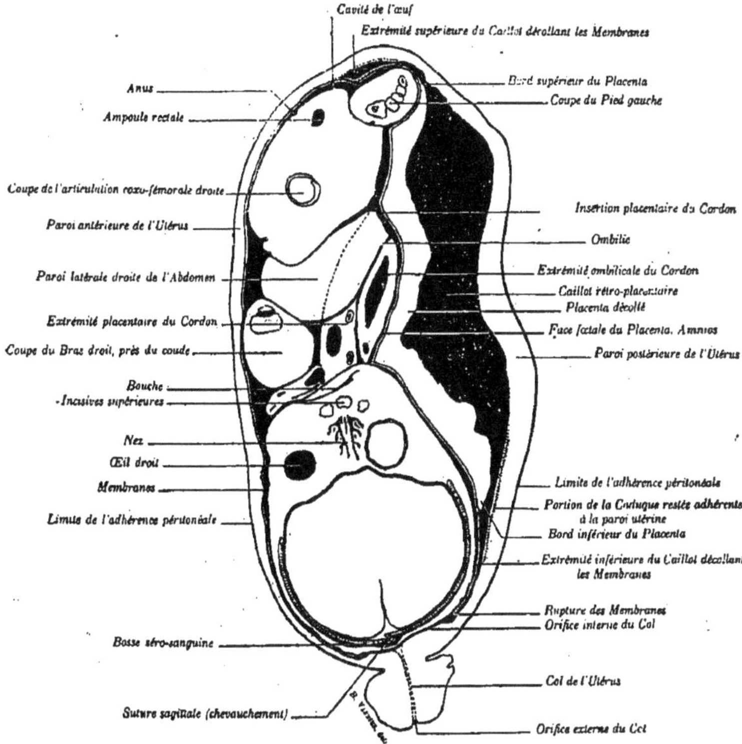

Fig. 78. — Pinard et Varnier.

Le fœtus, dont le cordon était en sautoir autour du tronc,
avait, dans un mouvement brusque, décollé son placenta.

ments se trouvent réalisés dans deux circonstances ; d'une part, à la suite d'hémorragie intra-placentaire chez les albuminuriques, et, d'autre part, sous l'influence de tiraillements exercés par le fœtus sur le cordon.

L'hémorragie dans le *placenta albuminurique* peut se produire à des degrés divers ; tantôt elle se limite, et on trouve à la surface du placenta une dépression en cupule plus ou moins étendue. Cette hémorragie entraine parfois la mort du fœtus sans causer de grands dommages à la mère ; mais d'autres fois, le placenta se trouve complètement décollé, l'hémorragie se fait abondante, à la fois au dedans et au dehors, et la femme succombe. C'est là une complication très redoutable de l'albuminurie de la grossesse.

Sous le nom *d'apoplexie utéro-placentaire*, Couvelaire a décrit une infiltration hémorragique occupant la surface de l'utérus et l'épaisseur du tissu musculaire, en même temps que l'hémorragie utéro-placentaire.

La brièveté du cordon, à la suite d'enroulement, du cordon autour du corps et des membres du fœtus a pour conséquence possible des décollements placentaires. Dans un cas de Pinard et Varnier, on trouva le cordon en sautoir autour du tronc. Dans un autre cas des mêmes auteurs, le fœtus avait son pied pris dans le cordon comme dans un étrier, et il avait pu, d'un mouvement de son membre inférieur, décoller le placenta.

Symptômes. — Les signes du décollement placentaire ont été longtemps confondus avec les hémorragies du placenta prævia.

Ce sont surtout des signes *d'hémorragie*.

Ces hémorragies sont *internes*, *externes* ou *mixtes*, suivant que le sang s'épanche dans l'utérus en décollant l'œuf, ou gagne en même temps l'extérieur. On peut dans ces circonstances être frappé de l'intensité des symptômes généraux, hors de proportion avec l'importance d'une hémorragie externe, parfois légère. La femme, plus ou moins rapidement, souvent brusquement, pâlit, éprouve une sensation de faiblesse et d'oppression ; le visage se couvre de sueur, le pouls s'accélère et devient parfois imperceptible. Tels sont les phénomènes généraux qui sont en rapport avec l'abondance de l'hémorragie.

Localement, on rencontre au palper un signe indiqué par Pinard, et auquel il attache une grande valeur au point de vue du diagnostic, c'est *la dureté ligneuse de l'utérus* L'utérus est véritablement dur comme du bois, tétanisé, contracturé, parfois augmenté de volume, soit par le fait de l'hémorragie interne, soit comme conséquence de l'apoplexie utéro placentaire. Le fœtus succombe dans la plupart des cas.

Ces signes se produisent généralement d'une façon foudroyante, et il n'est pas rare que la femme meure avant que l'on ait pu lui porter secours. Rousseau-Dumarcet a publié une statistique de 5 morts sur 13 cas.

Traitement. — Il faut, en présence de pareils symptômes, songer à vider le plus rapidement possible l'utérus de son contenu. On doit chercher à pénétrer dans le col avec les doigts et rompre le plus largement possible les membranes. On devra faire ensuite la dilatation avec la main, car le ballon Champetier de Ribes ne saurait être introduit sans danger dans un utérus tétanisé. C'est en somme l'accouchement forcé. Toutes ces manœuvres, quelque rapidement qu'elles soient exécutées, peuvent être encore trop longues, et laisser la femme mourir de son hémorragie. On peut donc se trouver dans certains cas foudroyants n'ayant comme ressource que l'évacuation immédiate de l'utérus par *opération césarienne* suivie d'amputation utéro-ovarique, dans les cas d'apoplexie utéro-placentaire. L'opération de Porro présente du reste dans tous les cas le grand avantage de la rapidité d'exécution.

4° DYSTOCIE DE LA DÉLIVRANCE

La dystocie ou les difficultés de la délivrance peuvent être étudiées dans les différentes périodes de ce phénomène physiologique, c'est-à-dire au moment du décollement, de la descente, et de l'expulsion du placenta.

Dystocie du décollement placentaire. — Le placenta ne se décolle pas naturellement dans deux circonstances principales :

lorsque son adhérence est anormale ou lorsque la contraction est insuffisante.

Adhérences normales — On a attribué un certain nombre de ces adhérences à une métrite antérieure à la grossesse, se continuant peut-être au cours de celle-ci ; mais ces faits ne sont pas rigoureusement démontrés. On a remarqué, d'autre part, que le placenta paraissait plus adhérent, ou ce qui revient au même, plus difficile à décoller dans les cas de placenta larges, étalés, à contours irréguliers, possédant un ou plusieurs cotylédons accessoires.

En prévision de ce dernier cas, on ne devra pas manquer de toujours examiner la périphérie du placenta, afin de voir s'il ne se dessine pas sur les membranes étalées des vaisseaux émanant du placenta indiquant la présence d'un cotylédon accessoire retenu dans la cavité utérine.

Lorsque le décollement est imparfait, il semble que la contraction utérine enchatonne moins énergiquement le placenta et l'énuclée avec plus de difficulté. Ce décollement imparfait s'accompagne le plus souvent d'hémorragie. En effet, le décollement étant partiel, les vaisseaux, sur les points de l'utérus où le décollement est effectué, ne se trouvent pas obstrués par l'effet de la rétraction utérine qui peut être affaiblie, et ils restent plus ou moins béants dans l'intervalle des contractions. Cette situation ne peut durer sans danger, il faut en venir au décollement artificiel, à la délivrance artificielle.

Si on s'acharne à tirer sur le cordon, alors que le décollement du placenta n'est pas effectué, il peut se produire : soit une rupture du cordon, soit une inversion utérine.

La rupture du cordon est un accident sans gravité. On se trouve tout si : plement privé d'un tracteur naturel pour faire l'extraction du placenta décollé. Il suffit alors de faire la délivrance par expression, ou par extraction manuelle, lorsque le décollement est véritablement effectué.

L'inversion utérine est un accident beaucoup plus important, mais il est devenu d'une rareté extrême depuis qu'on ne tire plus sur le cordon avant le complet décollement du placenta. Dans cet accident, l'utérus se retourne en doigt de gant. La cavité utérine est attirée plus ou moins bas : soit au niveau du col, — soit dans le vagin, — soit à l'extérieur, à la vulve.

L'inversion se manifeste par des signes locaux et par des signes généraux. Ce sont généralement ces derniers qui appellent tout d'abord l'attention.

La femme éprouve une sorte de malaise, de défaillance, en même temps qu'elle signale une sensation toute particulière, comme si son ventre se vidait. Le pouls devient petit, le visage se grippe. Il y a des phénomènes de « shock », qui, comme dans un cas de Bar. peuvent entraîner la mort. Il peut se produire une hémorragie plus ou moins abondante, hémorragie veineuse, croit-on, par gêne de la circulation en retour, ou aussi par inertie totale de l'organe.

On doit, par l'examen local, reconnaître l'utérus inversé. On voit à la vulve une tumeur coiffée du placenta. Lorsqu'on a décollé ce placenta, l'utérus inversé se présente sous l'aspect d'une masse charnue, comparée par Pinard à un gros ananas. Si l'inversion est à un degré moins prononcé, c'est au toucher que l'on reconnaît dans le vagin la tumeur formée par l'utérus inversé. Au palper, on constate en même temps l'absence du globe utérin dans la région hypogastrique.

L'inversion utérine a donné lieu aux erreurs de diagnostic les plus graves, l'utérus ayant été pris pour un fœtus ou pour un fibrome. On a vu dans ces cas des tentatives d'extraction aboutir à la rupture et à l'arrachement de l'utérus, et même de l'intestin.

Le traitement doit viser d'abord à décoller le placenta, ensuite à réduire par pressions digitales l'utérus dans le vagin. On peut tenter la réduction lente, en gonflant dans le vagin un ballon Champetier de Ribes, comme dans les observations de Pinard et dans celle de Mantel. Dans certains cas accompagnés de menaces de sphacèle et de phénomènes infectieux, l'hystérectomie. soit par la voie vaginale, soit par la voie abdominale peut se trouver indiquée. Néanmoins, en cas de réduction impossible, et de difficultés matérielles à pratiquer une intervention importante, on doit se souvenir que l'inversion peut devenir chronique, et que l'on peut entreprendre ultérieurement le traitement nécessaire.

Contractions utérines insuffisantes. — C'est ce que l'on décrit souvent sous le nom d' « inertie utérine ». L'utérus se contracte mal ou faiblement, soit pour des raisons inconnues, soit à la suite d'une intoxication, comme pendant l'ivresse alcoolique, ou à la suite d'absorption plus ou moins considérable de chloroforme. L'utérus se contracte aussi moins énergiquement, quand il a été très distendu, comme dans les cas d'hydramnios, de gros œufs, de grossesse multiple, ou encore quand il est déformé par la présence de fibromes volumineux. Dans ces circonstances, il se produit *une hémorragie* plus ou moins abondante.

Le diagnostic de cette hémorragie doit être fait sans retard La femme accuse alors une sensation de faiblesse, d'oppression, elle pâlit, son pouls s'accélère d'une façon très marquée. L'utérus devient mou et augmente de volume. Si, à ce moment, on découvre l'accouchée, on trouve sur les draps une plus ou moins grande quantité de sang. Mais il peut aussi se faire qu'il n'y ait point de sang répandu au dehors. Dans ce dernier cas, il y a rétention de sang dans l'utérus lequel se trouve considérablement distendu par des caillots.

L'utérus est, au contraire, dur, rétracté, formant « le globe de sûreté », si l'hémorragie provient d'une autre source, c'est-à-dire d'une plaie du col ou d'une déchirure vulvo-vaginale

Ces symptômes d'hémorragie apparaissent dans les heures qui suivent la délivrance, soit par le fait du manque de rétraction et de contraction de l'utérus, soit à la suite, et il faut toujours y penser, de la rétention d'un cotylédon.

En cas d'*hémorragie post partum*, il faut d'abord donner une injection vaginale à 48°, puis, si l'hémorragie persiste, introduire la main aseptisée dans l'utérus, afin d'extraire les caillots et de rechercher s'il n'a pas été oublié de cotylédon adhérent. Même dans le cas où rien n'est resté dans l'utérus, l'introduction de la main provoque une excitation salutaire de cet organe. Si l'utérus persiste à ne pas se contracter, on doit recourir aux injections intra-utérines à 48° ou 50°, et en dernier ressort, mais dans ce cas toujours après évacuation complète de l'utérus, on peut donner une injection sous-cutanée d'ergotine.

Il peut se faire que le sang coule très abondamment, il faut alors, pendant qu'on se lave les mains ou qu'on prépare des injections chaudes, faire pratiquer *la compression de l'aorte*. On fait appuyer avec le poing fermé sur ce vaisseau qu'on sent battre dans la profondeur de l'abdomen, à droite ou à gauche de l'utérus. L'aorte étant de la sorte comprimée contre la colonne vertébrale, l'hémorragie se trouve provisoirement suspendue.

INVERSION UTÉRINE

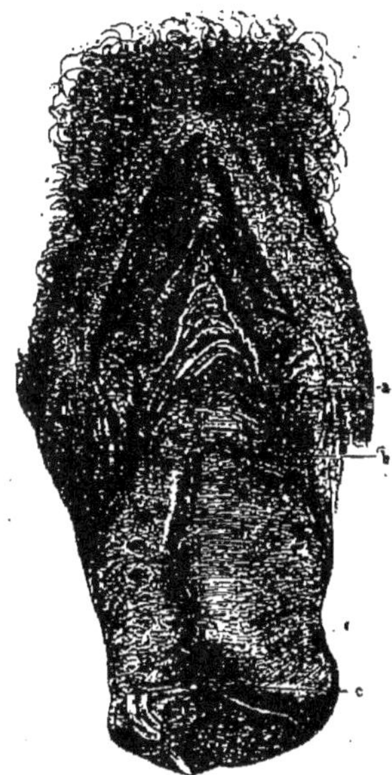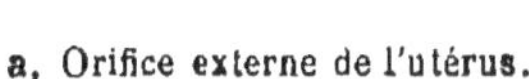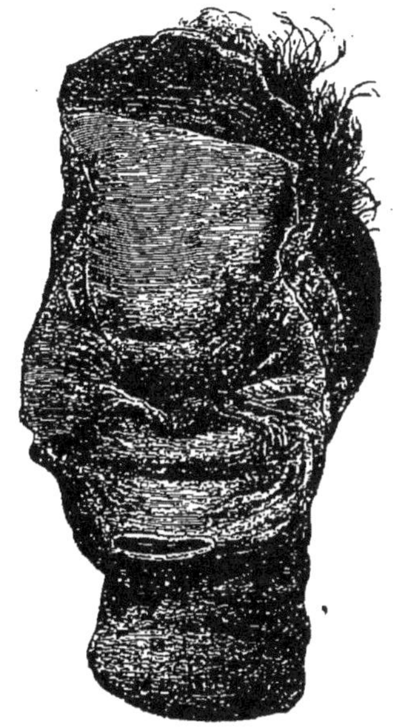

Fig. 79. — Ruge.

L'utérus a la vulve.

Fig. 80. — Ruge.

La même pièce vue par l'abdomen.

a, Orifice externe de l'utérus.
b, Anneau de contraction.

On aperçoit la lumière du rectum et l'entonnoir d'inversion dans lequel disparaissent les trompes et un ovaire.

Dans les cas d'hémorragies avant la délivrance, il faut sans retard faire la délivrance artificielle.

Si ces moyens ne se montrent pas suffisants on peut recourir au procédé indiqué par Fieux tout récemment, qui consiste à placer la femme en *position inclinée* à 45 degrés, comme dans la position de Trendelenburg. On peut réaliser cette inclinaison, soit en élevant de la quantité nécessaire les pieds du lit, soit en plaçant la femme sur une chaise renversée les jambes attachées aux barreaux, attitude déjà antérieurement indiquée par Démelin.

Le procédé de Momburg qui consiste à enserrer la taille dans un lien de caoutchouc, un tuyau de bock, ou d'appareil à gaz, a permis de réaliser l'hémostase dans un certain nombre d'hémorragies graves, mais la constriction extrêmement violente n'est pas sans inconvénients, et on peut lui imputer des lésions intestinales ou des suffusions sanguines viscérales constatées tant au point de vue clinique, qu'au point de vue expérimental.

Délivrance artificielle. — C'est le décollement artificiel du placenta pratiqué avec la main introduite dans l'utérus.

Il a été longtemps de règle, au point de vue *des indications* de la délivrance artificielle, de pratiquer cette opération avant que deux heures se soient écoulées depuis la naissance de l'enfant, afin, disait-on, de ne pas trouver au moment de l'intervention, le col utérin refermé. Il suffit de constater l'état de mollesse et de dilacération du col, après l'accouchement, pour comprendre que cette crainte est illusoire. Toutefois on peut ne pas attendre ce délai de deux heures pour décoller un placenta qui, environ une heure après l'accouchement, ne s'est pas décollé naturellement. Il faut opérer plus tôt, si une hémorragie rend cette intervention nécessaire.

Le manuel opératoire comprend : l'introduction de la main, le décollement du placenta, et son extraction.

L'introduction de la main se fait sans difficultés dans l'utérus qui vient d'expulser un fœtus. On n'a qu'à suivre le cordon qui conduit au niveau du placenta, sur un des bords de cet organe, et on procède au décollement. L'utérus doit être solidement maintenu.

Le décollement du placenta s'opère avec la pulpe des doigts, pendant que l'autre main placée extérieurement fixe l'utérus, et présente, pour ainsi dire, à la main interne les points où doit se faire le décollement. Le rôle de cette main externe est très utile, non seulement elle fixe l'utérus, mais elle empêche les tiraillements du segment intérieur, ainsi que sa déchirure. On peut, suivant la pratique classique, faire le décollement avec les doigts, coiffés des membranes, c'est une garantie de douceur dans la manœuvre du décollement, et c'était surtout une garantie contre l'infection, au temps où l'on ne connaissait pas la nécessité de se nettoyer les ongles et de s'aseptiser les mains, avant de les introduire dans les voies génitales. L'opération peut s'exécuter, du reste, avec la main gantée d'un gant de caoutchouc.

L'extraction du placenta, après son décollement, se fait sans difficulté, il n'y a qu'à l'entraîner en dehors, en recueillant les membranes avec le plus de soin possible. Cette extraction doit toujours être suivie d'une exploration de la cavité utérine et d'injection intra-utérine antiseptique.

La délivrance artificielle pratiquée complètement est devenue, depuis l'antisepsie, une opération sans danger.

Dystocie de la descente et de l'expulsion. — Elle est généralement produite par des placentas volumineux, qui restent retenus dans le segment inférieur ou dans le vagin. Souvent cet accident se produit par suite de la réplétion vésicale. Cette rétention placentaire peut ne pas s'accompagner d'hémorragie.

Il suffit, en pareille circonstance, de penser à pratiquer le cathétérisme, après quoi il ne reste plus qu'à aller cueillir le placenta avec la main dans le vagin, c'est ce qu'on appelle l'*extraction manuelle*.

D'autres fois, il s'agit d'*insertion vélamenteuse* du cordon, c'est-à-dire d'insertion du cordon sur les membranes. Dans ces cas, le cordon peut se rompre au niveau de son insertion qui est moins solide. Il suffit de s'arrêter dans les tractions au moindre craquement, à la première menace de rupture, et de terminer l'extraction du placenta par expression, ou par extraction manuelle.

5° ANOMALIES DU CORDON

Les anomalies observées sur le cordon sont : la longueur ou la brièveté exagérées, les circulaires, les nœuds, les insertions vicieuses sur le placenta, les ruptures.

Dimensions anormales. — La longueur normale du cordon est de 0ᵐ40 à 0ᵐ50. Exceptionnellement, on le trouve plus long ou plus court. Les cordons longs peuvent atteindre ou dépasser un mètre de longueur, ils sont plus prédisposés à tomber en procidence au moindre défaut d'accommodation. Les cordons courts le sont par brièveté naturelle ou par brièveté acciden-telle.

La brièveté naturelle peut avoir pour conséquence le décollement placentaire au cours de l'expulsion du fœtus, quand celui-ci descend dans les voies génitales. *La brièveté acciden-telle*, résultant d'enroulements du cordon ou de circulaires, peut conduire aux décollements placentaires les plus graves, comme dans les exemples cités plus haut (voir Décollement du placenta normalement inséré). Elle peut au cours du travail marquer un temps d'arrêt ou un défaut de progression dans la descente du fœtus au cours de la période d'expulsion, ce qui peut expliquer la nécessité d'une application de forceps.

Circulaires. — Les circulaires du cordon peuvent se produire autour du cou, autour du tronc, autour des membres du fœtus.

Les circulaires autour du cou sont extrêmement fréquents, et l'on doit les rechercher dans tous les cas, dès que, au cours de la période d'expulsion, la tête est au dehors et accomplit son mouvement « de restitution », pour placer son occiput latéralement.

On explore le cou avec le doigt pour reconnaître s'il y a des circulaires. Dans ce cas, on accroche le cordon en arrière, et on cherche à le faire passer au-dessus de l'occiput et du sommet. Si l'on ne fait pas cette manœuvre, la sortie du fœtus peut éprouver un retard très préjudiciable, ou bien il peut se produire des décollements placentaires.

En cas de résistance des circulaires, si on ne peut pas les réduire, il faut sectionner le cordon entre deux pinces, puisqu'on ne connaît pas quel est, après la section, le bout ombilical. Il faut, dans ce but, avoir toujours à sa disposition dans la période d'expulsion deux pinces à forcipressure, afin de ne pas se trouver obligé de sectionner le cordon sans pinces, ce qui peut entraîner pour le fœtus une hémorragie importante. Néanmoins il faut se résoudre à cette section, à défaut de pinces, en faisant une extraction rapide

Quant aux circulaires du tronc et des membres, on a vu qu'ils entraînaient parfois les accidents les plus graves de décollement placentaire.

Nœuds. — Par suite des mouvements de totalité du fœtus, le cordon peut subir des enroulements aboutissant à la formation de véritables nœuds. Il est très exceptionnel que les nœuds provoquent une constriction complète des vaisseaux du cordon et la mort du fœtus. Le plus souvent ces nœuds n'occasionnent aucun accident, et les vaisseaux restent perméables.

Insertions vicieuses du cordon sur le placenta — L'insertion du cordon sur le placenta est généralement centrale, — elle peut se faire sur les bords, en raquette, suivant l'expression classique, — ou être vélamenteuse, c'est-à-dire sur les membranes.

L'insertion en raquette prédispose à la procidence, surtout quand le cordon s'insère sur le bord inférieur d'un placenta, lui-même, inséré bas. Il s'agit bien dans ces cas, suivant l'expression de Pinard, d' « insertion vicieuse du cordon ».

L'insertion vélamenteuse se fait quelquefois à une distance assez éloignée du placenta. On voit, dans ces cas assez rares, les vaisseaux du cordon s'épanouir sur les membranes, parfois à la surface de la poche des eaux. La rupture de la poche longe ordinairement ces vaisseaux sans les déchirer. L'insertion vélamenteuse n'a le plus souvent d'autres conséquences que la fragilité du cordon, qui peut se rompre au cours des tractions. Cet accident sera évité en pratiquant l'expression à la manière française, dans l'intervalle des contractions utérines.

Rupture du cordon. — Ces ruptures sont la conséquence de tractions intempestives, ou résultent de la chute de l'enfant, quand la femme accouche debout, par surprise. Ces ruptures peuvent ne pas porter sur la totalité du cordon, et n'intéresser qu'un des vaisseaux de cet organe ; il se produit alors *un hématome du cordon*. Les tiraillements subis par les vaisseaux, au moment de la rupture, ont généralement pour résultat la rétraction des tuniques vasculaires et l'oblitération de ces vaisseaux, ceux-ci saignent rarement après la rupture accidentelle du cordon.

NOTE COMPLÉMENTAIRE

Etant donné la fréquence et l'importance des hémorragies, d'origine obstétricale, tout praticien devrait avoir à sa disposition, en cas de besoin urgent, une série toute prête de donneurs, ayant leur sang classé par catégories. Chaque femme devant accoucher, que ce soit en ville, ou dans une Maternité, devrait être classée, au point de vue de ses réactions sanguines. Malgré tout, à défaut de pareilles précautions, il est encore possible de s'organiser extemporanément, et de trouver, au moment utile, dans l'entourage de la parturiente, un sang convenable.

On sait aujourd'hui que l'humanité entière se divise en quatre familles sanguines et que chaque famille peut mutuellement échanger le sang de ses membres. Mais de plus :

La famille I peut tolérer les globules de tous.

La famille IV peut donner ses globules à tous.

Ceci posé, il est facile avec des échantillons des familles II et III de déterminer le groupe sanguin précis de chaque sujet, et disposer, au moment voulu d'une équipe de donneurs robustes du groupe IV, qui sont des donneurs universels.

Il est bon toutefois de ne pas ignorer qu'en cas d'urgence, il suffit tout simplement de faire sur lame de verre la confrontation des sangs du malade et du futur donneur. En deux minutes, l'épreuve est faite. Le mélange des deux sangs doit rester homogène, s'il se granite, on ne peut pas transfuser.

Les doses de sang à injecter sont généralement de 3oo centimètres cubes, quitte à augmenter la masse sanguine de 5oo centimètres cubes de sérum salé intraveineux, ou de 1.000 à 1.500 centimètres cubes en goutte à goutte rectal. Le sang doit être citraté à 4 o/o, pour rester incoagulable pendant une heure, ou comme le demande Rosenthal, qui exclut les tubes de caoutchouc, traverser des tubes paraffinés.

CHAPITRE IV

DYSTOCIE D'ORIGINE MATERNELLE

La dystocie d'origine maternelle peut être due à la résistance des parties molles ou des parties osseuses. Il ne sera question dans ce chapitre que de la résistance des parties molles, col ou corps de l'utérus, vagin, tumeurs des ligaments larges.

1° DYSTOCIE PROVENANT DU COL DE L'UTÉRUS
LES RIGIDITÉS

On décrit sous le nom de rigidité du col l'état de cette région de l'utérus, alors qu'elle est privée de son élasticité, de sa dilatabilité. On a distingué trois sortes de rigidités : la rigidité anatomique, la rigidité spasmodique, la rigidité pathologique.

Ces distinctions ne méritent pas d'être conservées, car il n'existe, en réalité, que des rigidités pathologiques. Ces rigidités peuvent être causées par différentes lésions du col, telles que l'infiltration séro-sanguine, constituant « la rigidité par infiltration », — la rigidité due aux tissus fibreux des cicatrices, « rigidité cicatricielle », — la rigidité consécutive à certaines néoplasies, « rigidité syphilitique », « rigidité cancéreuse ».

Rigidité par infiltration. — C'est la rigidité que l'on avait décrite sous le nom impropre de « rigidité anatomique ».

Dans l'examen histologique d'un cas de ce genre, j'ai pu observer en 1890 une énorme infiltration séro-sanguine dans le col, laquelle n'avait pas été décrite jusque-là. Cette infiltration donnait l'explication de la rigidité, de la non-dilatabilité du col, et de sa rupture dans ces circonstances. L'infiltration était dans ce cas sanguine, au niveau même de l'orifice, et, séreuse ou œdémateuse, dans les parties où se produisit la rupture. Les éléments du col dissociés étaient incapables de la moindre élasticité, et il devenait légitime de dénommer cette rigidité : rigidité par infiltration.

Couvelaire a depuis donné la description histologique de cols rigides cliniquement, qui présentaient, avec ou sans infiltration séro-sanguine, une infiltration leucocytaire des plus accentuées, qu'il considère comme l'effet d'une réaction locale contre un état infectieux du col. Potocki et Sauvage ont voulu voir dans ces infiltrations leucocytaires une réaction contre l'infection microbienne du col de l'utérus.

L'infiltration leucocytaire est peut-être une simple infiltration séreuse, résultant d'une stase de la circulation lymphatique, qui tout comme la circulation sanguine a le droit dans ces circonstances de subir des troubles.

Symptômes. — Quelle que soit sa nature séreuse, sanguine ou leucocytaire, l'infiltration du col se caractérise par une modification très marquée de cet organe. Le col, suivant la comparaison classique, prend la consistance du « cuir bouilli », du « cuir imbibé de graisse ». A la vue, il est parfois noirâtre, violacé. Il ne se dilate plus, il ne peut que se rompre : soit latéralement, soit circulairement. Dans ce dernier cas, le col est expulsé comme une calotte, au-devant de la partie fœtale qui se présente.

Tous ces signes, décrits sous le nom de rigidité anatomique, sont bien ceux que présentait le col dans lequel j'ai signalé l'infiltration séro-sanguine. Il s'agit donc bien d'une rigidité réelle, mais cette rigidité ne résulte pas d'une disposition anatomique naturelle, primitive, d'ailleurs nulle part démontrée, elle est la conséquence d'une lésion, d'une infiltration consécutive à une violente congestion ou, si l'on veut, parfois de

RIGIDITÉ DU COL DE L'UTÉRUS

RIGIDITÉ PAR INFILTRATION

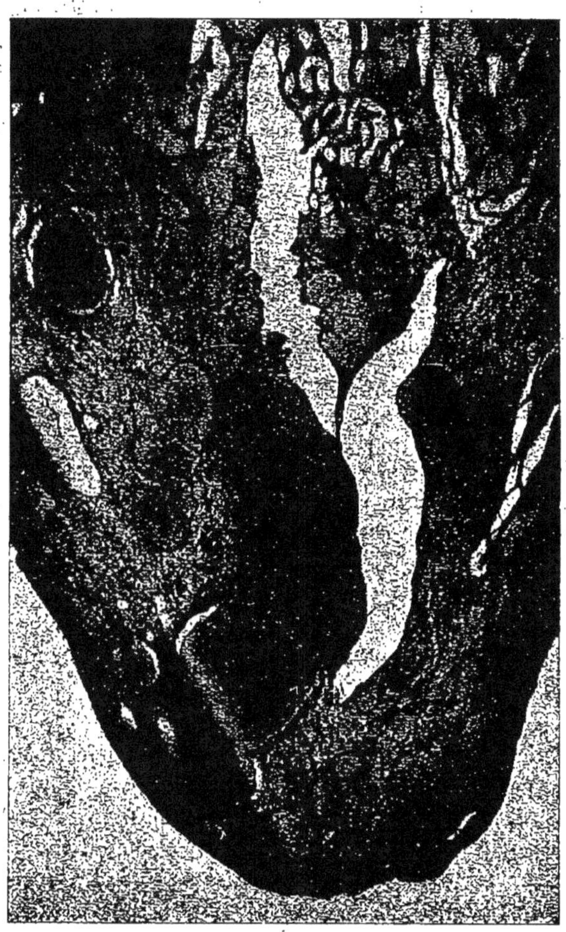

Fig. 81.

Photographie d'une préparation histologique où l'on voit en gris les masses sanguines infiltrées, et en clair les dissociations produites par l'œdème.

réaction, mais développée secondairement et en tout cas de nature pathologique. Cela est si vrai, que ces rigidités s'observent fréquemment chez des multipares n'ayant pas eu d'accidents analogues lors d'accouchements antérieurs.

Diagnostic. — Il doit être fait avec les *fausses rigidités*. On peut considérer comme fausses rigidités les cas dans lesquels le col résiste, non pas parce qu'il n'est pas dilatable, mais parce qu'il ne subit pas de dilatation.

La dilatation peut être stationnaire dans les cas de *tension exagérée et permanente* de la poche des eaux. La poche des eaux constitue dans ces cas un dilatateur médiocre, puisqu'il suffit de la rompre, pour voir le col se dilater. Il arrive aussi que la dilatation ne progresse pas, par suite de *rupture prématurée ou précoce* des membranes.

Tolédo, sous mon inspiration, a démontré dans sa thèse que, dans tous les cas publiés de rigidité, dite anatomique, il y avait eu rupture prématurée de l'œuf, c'est-à-dire défaut du dilatateur normal : la poche des eaux.

Doléris, depuis 1883, a appelé l'attention sur les arrêts de la dilatation, provenant, non pas de la résistance ou de la rigidité du col, mais de *l'inertie de l'utérus*.

On peut aussi considérer comme fausse rigidité la prétendue *rigidité spasmodique*, qui s'explique difficilement au point de vue physiologique, depuis que Fieux a démontré la rareté des fibres musculaires dans le col, par rapport à l'abondance des éléments conjonctifs.

La dilatation stationnaire, observée dans des cas où la partie fœtale, retenue élevée, par son volume, par un placenta bas, ou par l'étroitesse du bassin, et qui cesse, comme je l'ai démontré, dès que la tête s'engage, doit être aussi distinguée de la rigidité par infiltration. Très exceptionnellement il peut se former un œdème aigu du col, au cours de la grossesse, mais alors comme dans un cas rapporté par Varnier, le col apparaît à la vulve. Cet accident s'observe en dehors de tout travail.

Traitement. — Il faut essayer de prévenir l'infiltration, principalement en conservant autant que possible la poche des eaux, qui, sauf exception, comme en cas de tension constante de la poche, doit être considérée comme le plus parfait dilatateur. On pourra par des injections très chaudes, à 48 ou 50 degrés, essayer de réveiller et d'activer les contractions utérines, mais il sera préférable de s'abstenir de donner des bains généraux, au point de vue de l'antisepsie, comme du reste chez toute femme en travail, surtout quand l'œuf est rompu.

L'infiltration étant produite, on ne peut plus compter sur la dilatation, il ne reste dès lors qu'à attendre la rupture de ce col, ou à la provoquer par des incisions. On a songé à pratiquer une ou deux incisions latérales. Le danger est de ne pas pouvoir limiter la déchirure, qui prend son point de départ dans une incision. Néanmoins si, ainsi que l'a recommandé Potocki, on pratique aux ciseaux deux incisions latérales alliant des bords de l'orifice à l'insertion vaginale sans l'entamer, on peut sans grands dégâts obtenir le passage de la partie fœtale. Ce qui est essentiel, c'est de ne se décider à cette intervention que si la tête fœtale est engagée et profondément descendue dans le bassin.

Cette intervention plus simple que la césarienne vaginale, semble être suffisante le plus souvent.

Rigidité cicatricielle. — Le col présente parfois des indurations fibreuses, cicatricielles, plus ou moins étendues. Celles-ci sont consécutives, soit à des traumatismes chirurgicaux ou obstétricaux, soit à des brûlures ou à des cautérisations.

Les cicatrices chirurgicales, résultant des opérations pratiquées sur le col (opérations d'Emmet, de Schrœder, etc.), ne sont pas toujours sans inconvénients au moment de l'accouchement. On peut les rendre responsables, tout au moins, de retards dans la dilatation du col, et parfois de ruptures utérines.

Les cicatrices obstétricales s'observent à des degrés très divers. A côté de la cicatrice latérale, que l'on rencontre d'une façon constante chez les multipares, il en est d'autres, qui peuvent remonter plus ou moins haut sur le segment inférieur, et qui parfois obturent véritablement le col ainsi que le vagin. Ces cicatrices s'observent surtout chez les femmes ayant subi des interventions intra-utérines. Au moment de l'accouchement, ces cicatrices peuvent se rompre, en provoquant des ruptures utérines plus ou moins étendues. Il faut savoir, en cas de dystocie d'origine cicatricielle chez les multipares, ne pas pousser trop loin l'expectation, et intervenir avant que la rupture utérine se soit produite.

Les cicatrices par brûlures ou cautérisations peuvent entraîner des atrésies, des occlusions plus ou moins complètes et résistantes de l'orifice du col. La connaissance de ce fait doit imposer une certaine réserve dans la thérapeutique des métrites par les caustiques.

Rigidité syphilitique. — Cette rigidité succède au chancre du col, ou à une manifestation scléreuse quelconque de la maladie. On peut observer des indurations considérables du col, qui arrive à prendre, suivant les comparaisons des auteurs, une consistance cartilagineuse ou osseuse. On comprend que, dans ces conditions, la dilatation soit impossible, et qu'il devienne nécessaire de pratiquer la section césarienne, avant que l'utérus se soit rompu.

Rigidité cancéreuse. — Le cancer de l'utérus, quelle que soit sa forme anatomique (ulcéreuse, végétante, ou infiltrée), modifie profondément la texture du tissu utérin. Il siège le plus souvent sur les parties inférieures de l'utérus, sur le col ou le segment inférieur, en se propageant plus ou moins au vagin et à la vessie. Malgré les lésions parfois très profondes, fréquemment la grossesse évolue jusqu'à son terme naturel, mais il est admis que l'évolution de cette grossesse entraîne plutôt une aggravation du cancer.

C'est au moment de l'*accouchement* que les difficultés se montrent. Les parties inférieures de l'utérus et le col ne présentent plus aucune aptitude à se dilater, elles sont en outre extrêmement friables, et se rompent au passage du fœtus sur une étendue plus ou moins considérable.

La conduite à tenir est des plus délicates. On a depuis longtemps unanimement conseillé, le cancer étant diagnostiqué dans les mois de la grossesse, de pratiquer l'hystérectomie dans l'intérêt de la mère, afin d'éviter l'aggravation du cancer par la grossesse. La ligne de conduite classique s'est profondément modifiée dans ses idées directrices, au cours de ces dernières années, à la faveur des perfectionnements réalisés dans le traitement chirurgical du cancer utérin, quelle que soit l'époque de la grossesse, par l'opération de l'hystérectomie abdominale totale élargie (méthode de Wertheim). Actuellement, c'est la mère qu'il faut essayer de sauver avant tout, suivant la formule défendue, dès 1901, en France par Legueu et Pozzi.

En se basant sur l'étude des 250 observations, publiées en 1912, Levant a bien résumé la pratique à suivre dans ses grandes lignes :
Pendant la grossesse, dans les cas nettement opérables, l'enfant doit toujours être sacrifié à la mère.
Au moment du travail, l'intervention devra être aussi précoce que possible.
Pendant le post partum, le moment le plus favorable à l'hystérectomie totale semble être dans les heures qui suivent l'accouchement.

Il est néanmoins évident que vers la fin de la grossesse, on est en droit de temporiser de quelques semaines pour intervenir afin d'augmenter les chances d'existence de l'enfant.

Au moment de l'intervention, le fœtus étant viable, il y a intérêt à faire précéder immédiatement l'hystérectomie d'une section césarienne. L'ablation en bloc de l'utérus fermé, faisant courir de grands dangers au fœtus vivant.

Cette nouvelle pratique a permis, sans sacrifier beaucoup d'enfants, de sauver incontestablement une certain nombre de femmes, dont il est difficile de chiffrer le pourcentage, étant donnée la variété dans la gravité des cas à comparer. Néanmoins on pourra, si l'on est appelé d'urgence, au cours du travail, et si l'on se trouve dans de mauvaises conditions opératoires, recourir encore, comme en un premier temps opératoire à la pratique de l'amputation utéro-ovarique avec extériorisation du moignon (opération de Porro).

2⁰ DYSTOCIE PROVENANT DU CORPS DE L'UTÉRUS

Fibromes utérins. — Les fibromes de l'utérus sont très fréquents et se rencontrent d'une façon presque constante, chez les primipares âgées. On les observe aussi chez les femmes qui, suivant Pinard, ne subissent pas de « fertilisations » assez fréquentes, et passent de longues périodes à rester stériles.

Au point de vue obstétrical, ces fibromes ne présentent d'intérêt que s'ils sont volumineux ou s'ils siègent sur les parties inférieures de l'utérus, sur la route du fœtus, s'ils sont *prævias*.

Le fibrome peut aussi en se développant déformer la cavité utérine, ce qui entraîne des *présentations vicieuses*. Cette déformation par le fibrome a encore parfois pour conséquence des *difficultés de la délivrance*, l'utérus malformé se contractant mal ou irrégulièrement. Enfin, par suite de la présence des fibromes dans sa cavité, l'utérus est anfractueux, l'écoulement lochial se fait après l'accouchement avec moins de facilité, le drainage utérin est moins parfait, ce qui prédispose aux *suites de couches pathologiques*.

Les plus graves difficultés peuvent être créées par les *fibromes prævias*. Les fibromes siégeant sur le segment inférieur ou dans le ligament large opposent parfois un obstacle invincible au passage du fœtus, à moins que, ce qui est très exceptionnel, ils possèdent un pédicule suffisamment long, permettant leur réduction dans l'abdomen.

Il est de toute évidence qu'il faut se garder d'interrompre la grossesse, laquelle évolue normalement. Doit-on faire l'ablation du fibrome pendant la grossesse ? La question ne mérite d'être posée que si le fibrome est prævia, et fait craindre des difficultés sérieuses au moment de l'accouchement. On a, dans ces dernières années, réussi, dans un certain nombre de cas, à pratiquer l'ablation des fibromes chez des femmes dont la grossesse a continué son évolution normale. Mais comme ces interventions portent directement sur l'utérus, cet organe se trouve plus exposé que dans d'autres interventions abdominales à être irrité, excité, invité à se contracter et à chasser son contenu. Aussi semble-t-il plus rationnel, puisqu'il s'agit de prophylaxie, de s'abstenir, si possible, de ces interventions au cours de la grossesse, et de n'agir qu'au moment du travail, alors que la dystocie est démontrée. On pratique alors l'opération césarienne, qui peut être suivie, suivant les circonstances, d'ablation du fibrome, ou de l'utérus lui-même par opération de Porro, par hystérectomie totale ou subtotale.

3o DYSTOCIE PROVENANT DE LA VULVE, DU VAGIN OU DU PÉRINÉE

La dystocie peut provenir de modifications du vagin, de la vulve, ou du périnée, qui perdent plus ou moins de leur dilatabilité. Le plus souvent ces lésions ne sont pas exactement limitées, mais communes à ces diverses régions. On peut distinguer une dystocie cervico-vaginale et une dystocie périnéo-vulvaire.

Dystocie cervico-vaginale. — Il s'agit généralement de cicatrices obstétricales, communes au col et au vagin, résultant de déchirures faites au cours d'accouchements difficiles. D'autres fois il s'agit de brûlures de cette région ou de malformations congénitales du vagin, telles que cloisons, diaphragmes, résultant d'arrêts de développement.

Il peut se faire que le fœtus, poussé par la contraction utérine, vienne assez facilement à bout de ces différents obstacles, mais il arrive aussi que les cicatrices résistent et qu'il se produise une rupture utérine, comme j'en ai publié un cas avec Hartmann.

Quant aux cloisons du vagin, il suffit le plus souvent de les inciser entre deux pinces, mais on peut se trouver en présence des dystocies les plus graves comme dans le cas de Guillemet (de Nantes). Il y a donc des circonstances où les résistances soit cervico-vaginales, soit vaginales, nécessitent une intervention abdominale. Il faut arriver à pratiquer la césarienne, avant que l'utérus ne soit rompu.

Dystocie périnéo-vulvaire. — On peut trouver au niveau du périnée et de la vulve des obstacles à l'accouchement, tels que : l'œdème du périnée, la persistance de l'hymen.

L'œdème périnéal est parfois très prononcé, en particulier chez les albuminuriques.

Il devient nécessaire dans ces circonstances de pratiquer des mouchetures aseptiques, afin de prévenir le sphacèle de la région. Le périnée infiltré ne se dilate pas, il se rompt quand le fœtus le traverse. La réunion de ces tissus est souvent difficile à obtenir, mais elle doit néanmoins être tentée.

L'hymen intact peut exceptionnellement être rencontré chez une femme en travail, et créer quelques difficultés au passage du fœtus, qui finit ordinairement par rompre cet orifice.

Budin a signalé la résistance opposée par une sorte de contracture du releveur de l'anus. On sait, d'autre part, que les primipares âgées ont un périnée moins souple, nécessitant fréquemment des applications de forceps (dans 25 pour 100 des cas d'après Varnier).

Il peut enfin se rencontrer une *étroitesse vulvaire* rendant assez lent le dégagement de la tête pour mettre le fœtus en danger. Dans ces circonstances exceptionnelles, on est autorisé à pratiquer « l'épisiotomie », c'est-à-dire à pratiquer deux incisions latérales sur la partie postérieure de la vulve de façon à éloigner la déchirure inévitable de la partie médiane et de l'anus.

4° DYSTOCIE D'ORIGINE PÉRI-UTÉRINE
KYSTES DE L'OVAIRE, TUMEURS DU BASSIN

Kystes de l'ovaire. — Les kystes de l'ovaire ne gênent en rien l'évolution de la grossesse. Toutefois ils peuvent créer des difficultés par leur volume, leur siège, et la torsion qu'ils subissent dans quelques cas.

Le volume des kystes de l'ovaire est plus ou moins considérable, il se trouve généralement accru du fait de la grossesse. Le volume du kyste, se surajoutant à celui de l'utérus gravide, donne lieu à des phénomènes de compression sur les viscères abdominaux et thoraciques, ce qui entraîne de la dyspnée, de l'ascite, des œdèmes.

Le siège des kystes de l'ovaire, dans la région pelvienne qu'ils obstruent, peut créer au moment de l'accouchement un obstacle absolu au passage du fœtus.

La torsion du kyste se produit, soit pendant la grossesse, soit pendant les suites de couches, donnant lieu à des sphacèles, à des hémorragies, à des ruptures de la tumeur, ou tout au moins à des phénomènes péritonitiques, analogues à ceux qui ont été décrits à propos de la torsion des salpingites.

L'ablation de ces tumeurs s'impose. On a pu dans certaines circonstances se borner à la ponction du kyste par le vagin, au moment de l'accouchement, mais cette intervention, si elle met fin à la dystocie, expose à l'infection du kyste. L'ablation du kyste, au cours de la grossesse, peut se faire sans inconvénients, en observant la règle indiquée par Pinard, de soumettre l'opérée aux injections de morphine préventives, à la dose de un centigramme, matin et soir, pendant la semaine qui suit l'opération.

Tumeurs pelviennes. — Il est des tumeurs ayant pour point de départ le bassin : kystes hydatiques, sarcomes, chondrosarcomes. Ces tumeurs peuvent servir de transition entre l'étude de la dystocie provenant des parties molles maternelles, et celle provenant de la conformation du bassin osseux lui-même. Ces tumeurs, obstruant le bassin, rendent nécessaire l'opération césarienne.

CHAPITRE V

DYSTOCIE D'ORIGINE MATERNELLE
(*Suite*)

BASSINS VICIÉS

Sommaire. — **1º Bassins rachitiques (symétriques)** : 1° Anatomie pathologique, signes et diagnostic, accouchement, pronostic, traitement. — **2º Bassins viciés non rachitiques (symétriques)** : Bassin ostéomalacique, bassin cyphotique, bassin vicié par luxation congénitale double, bassin vicié par spondylolisthése, bassin vicié par spondylizème. — **3º Bassins non symétriques** : Bassin oblique ovalaire de Nœgele, bassin vicié par lésion unilatérale d'un membre inférieur, bassin vicié par scoliose.

On désigne sous le nom de bassins viciés des bassins de conformation anormale, qui provoquent de la dystocie, quand ils se trouvent modifiés dans leurs formes et leurs dimensions au point de ne plus admettre la tête du fœtus. La dystocie provenant des parties osseuses maternelles dépend donc de la disproportion qui peut exister entre les dimensions de la tête fœtale et celles du bassin maternel (1).

L'étude des bassins viciés est plus compliquée en apparence qu'en réalité.

Varnier, dans ses cours, réunissait devant ses auditeurs les principaux types de bassins, puis, devant eux il procédait à un premier triage, plaçant d'un côté les bassins symétriques, de l'autre côté les bassins asymétriques. On voyait de la sorte que les symétriques

____

(1) On comprend difficilement une dystocie créée par « l'excès d'amplitude du bassin », comme cela a été indiqué dans la plupart des traités d'accouchements. Cette prétendue dystocie ne se rencontre pas en clinique.

dépassaient de beaucoup en nombre les asymétriques. Ensuite, il procédait à un second triage parmi les bassins asymétriques, et montrait que la très grande majorité de ceux-ci était constituée par des bassins compliqués de rachitisme. Il en est ainsi dans la pratique.

On peut donc d'après leur configuration grouper les bassins viciés en : bassins rachitiques (symétriques), — bassins non rachitiques (symétriques), — bassins asymétriques (non symétriques).

1º BASSINS RACHITIQUES (SYMÉTRIQUES)

Le rachitisme a pour effet de diminuer la résistance du tissu osseux. Celui-ci se déforme sous l'influence des pressions qu'il subit par l'action de la pesanteur. Il en résulte des courbures des membres inférieurs, et la ceinture osseuse du bassin, affaiblie dans sa résistance, s'aplatit d'avant en arrière.

Anatomie pathologique. — Le bassin rachitique présente comme modifications essentielles :

Au détroit supérieur : un rétrécissement du diamètre antéro-postérieur.
Au détroit inférieur : un élargissement du diamètre transverse.

L'excavation est ou n'est pas rétrécie, suivant que le sacrum est plat, ou qu'il est excavé. Si le sacrum est plat ou même saillant, le rétrécissement se continue du détroit supérieur dans l'excavation. Dans ce cas, le rétrécissement prend la forme d'un canal, il s'agit d'un bassin *canaliculé*. — Si le sacrum est excavé, le rétrécissement ne porte que sur le détroit supérieur, et il affecte la forme d'un anneau, d'où le nom de *bassin annelé*.

On comprend que le mécanisme de l'accouchement s'effectue plus aisément dans le bassin annelé que dans le bassin canaliculé. En effet, la tête première ou dernière arrive difficilement à engager sa bosse pariétale postérieure dans un bassin canaliculé, dont le sacrum est plat ou même parfois convexe.

Indépendamment de l'aplatissement du détroit supérieur,

certains bassins rachitiques se trouvent diminués dans toutes leurs proportions, ils sont, suivant l'expression classique, des bassins *généralement rétrécis*.

En pratique, la distinction entre ces deux classes de bassins rachitiques, annelés et canaliculés, est utile à établir, tant au point de vue du pronostic que de la conduite à tenir (1).

Signes et diagnostic. — Il faut recourir à l'examen général de la femme et, d'autre part, à l'examen local du bassin.

Examen général. — Souvent la rachitique offre une physionomie spéciale, « un air de famille », suivant l'expression de Pajot. La taille est petite, les membres inférieurs sont plus ou moins arqués, avec des articulations volumineuses. Le faciès est intelligent, mais spécial, le front est haut, bombé, « front olympien », la face petite, les dents sont mauvaises, crénelées, « dents d'Hutchinson ».

Le squelette des membres inférieurs présente une convexité externe, qui parfois se complique d'une convexité antérieure : « tibias en lame de sabre » de Lannelongue. La courbure porte non seulement sur les tibias, mais aussi sur les fémurs. — Les membres supérieurs sont généralement rectilignes, mais les articulations sont grosses, « nouées », suivant l'expression populaire. — Le thorax est bombé, en « carène », les articulations chondro-sternales sont volumineuses, saillantes, constituant « le chapelet rachitique ». La colonne vertébrale peut être droite, sans déformations.

A ce tableau d'ensemble, il convient d'ajouter que la femme a eu du *retard dans la marche*, qu'elle n'a commencé à marcher qu'à deux ans, ou plus tard. D'autres fois après avoir commencé à marcher, elle a subi une interruption, et n'a plus marché jusqu'à un âge assez tardif dans son enfance.

Il ne faut pas oublier toutefois que cet examen général peut être négatif. Il arrive que la femme est seulement petite, ou même qu'elle a une taille moyenne, parfois même au-dessus

---

(1) Il y a peut-être un moins grand intérêt à conserver les nombreuses variétés établies par Michaëlis, puis par Litzmann, et qui compliquent la nomenclature des viciations pelviennes : bassins généralement et régulièrement rétrécis, bassins aplatis, simplement aplatis ou aplatis et généralement rétrécis, rachitiques et non rachitiques, sans parler des subdivisions, ni des noms latins...

BASSIN SYMÉTRIQUE

RADIOGRAPHIE D'UN BASSIN NORMAL

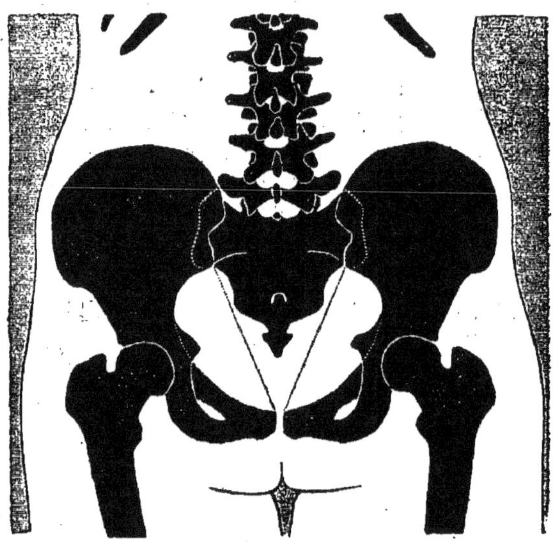

Fig. 82. — H. Varnier.

de la moyenne ; il peut aussi se faire qu'elle paraisse bien conformée des pieds à la tête, et malgré cela on découvre chez elle un bassin plus ou moins rétréci, dont l'état n'est révélé que par l'examen local (1).

Examen local. — Cet examen se fait au moyen de la pelvimétrie et de la pelvigraphie.

La pelvimétrie ou mensuration du bassin est **externe** ou interne.

____

(1) Ce sont les « bassins plats non rachitiques » des auteurs.

BASSIN SYMÉTRIQUE

RADIOGRAPHIE D'UN BASSIN RACHITIQUE

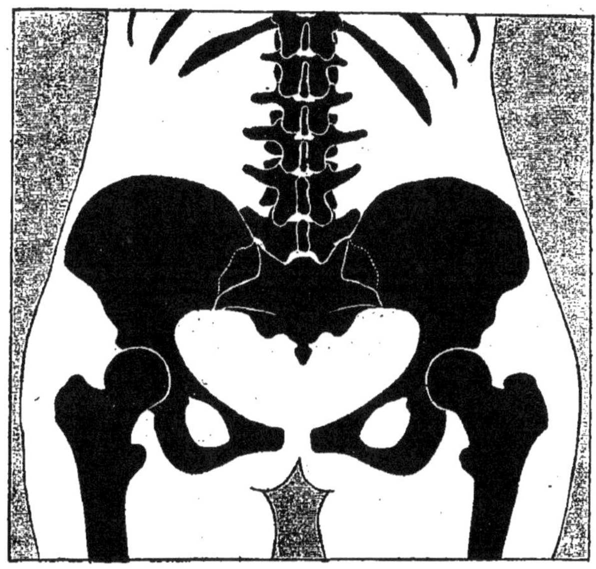

Fig. 83. — H. Varnier.

Au détroit supérieur le diamètre antéro-postérieur est aplati. Au détroit inférieur le diamètre transverse, entre les deux ischions, est élargi.

La pelvimétrie externe, très employée en Allemagne, est peu usitée en France. On mesure la distance comprise entre différents points de la périphérie du bassin : d'une épine iliaque à l'autre, d'une crête iliaque à l'autre, etc., et on cherche à en déduire les dimensions approximatives de l'intérieur du bassin.

La pelvimétrie interne permet d'obtenir plus directement certaines mensurations. Parmi ces mensurations, il en est une qui présente une précision relative, c'est la mensuration du diamètre promonto-sous-pubien.

Mensuration du diamètre promonto-sous pubien. — On introduit l'index et le médius dans le vagin, et on les dirige profondément en haut et en arrière, en appuyant fortement avec le coude sur le matelas. On peut faciliter cette recherche, en faisant soulever le siège de la femme, ou plus simplement en lui demandant de glisser sous son siège ses deux poings fermés.

Le promontoire ou angle sacro-vertébral se reconnaît à sa saillie, et aux deux surfaces latérales planes des ailerons du sacrum entre lesquelles il se trouve situé. Ces surfaces font défaut, si, au lieu du *promontoire vrai*, on atteint un *faux promontoire* formé par l'articulation de deux vertèbres sacrées.

Quand le médius a atteint le promontoire, il faut fixer, avec le plus de précision possible, le contact de l'index avec le sous-pubis. Pour cela, il faut chercher avec la pulpe de l'index de l'autre main le sous-pubis, puis retourner cet index qui marquera de l'ongle sur l'index de la main qui touche le point en contact avec le sous-pubis.

Ensuite, on retire la main hors du vagin, et on mesure la distance comprise entre l'extrémité du médius et la marque faite sur l'index.

Cette mensuration, la seule qu'on puisse prendre directement, peut donner lieu à des divergences d'interprétation, suivant que les doigts de l'opérateur sont plus ou moins flexibles, suivant aussi que ces doigts sont plus ou moins fléchis ou étendus. Quoi qu'il en soit, on obtient ainsi, d'une façon approximative, les dimensions du diamètre promonto-sous-pubien.

Or, ce diamètre n'est à aucun moment utilisé par la tête au cours de l'accouchement. Il n'a d'intérêt à être connu que parce qu'il reflète d'une façon plus ou moins exacte l'état du diamètre antéro-postérieur du bassin, le diamètre promonto-pubien, le *diamètre utile*. Ce dernier diamètre s'étend du promontoire, non pas à un point quelconque du pubis, mais, ainsi que l'a indiqué Pinard, à la partie la plus saillante de la face postérieure du pubis (1).

⌣

(1) On a beaucoup parlé, depuis 1889, de la « position de Walcher », par laquelle on prétendait agrandir le diamètre antéro-postérieur du bassin d'environ un centimètre, en plaçant le siège de la femme au bord du lit avec les cuisses pendantes. Il a été démontré que l'agrandissement réel du diamètre antéro-postérieur du bassin, obtenu au moyen de cette attitude, se chiffrait non pas à 12 ou 13 millimètres, mais à 2 ou 3 millimètres. La différence d'un centimètre n'est qu'apparente, elle n'existe que si on compare les dimensions du bassin, pendant l'hyperflexion des cuisses sur le ventre, à celles que ce même bassin présente, pendant l'hyperextension des membres inférieurs ou position de Walcher. Or cet agrandissement ne serait réel, et par suite utilisable, que s'il se produisait en faisant passer la femme de la position obstétricale à la position de Walcher, ce qui n'est pas, ainsi que cela a été démontré par Klein, Pinard et Varnier, Bonnaire et Bué.

BASSINS VICIÉS

PELVIMÉTRIE DIGITALE

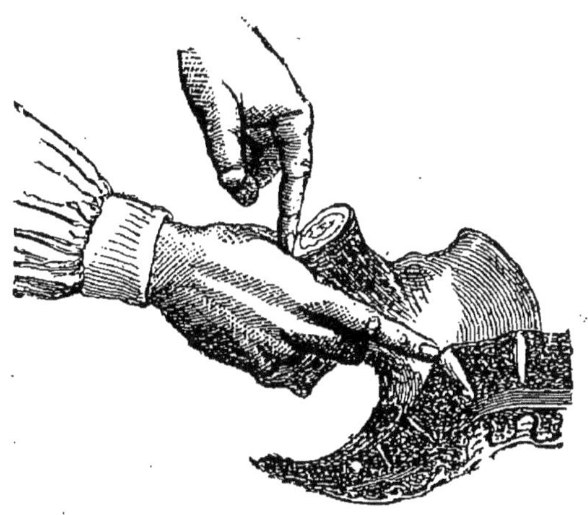

Fig. 84. — Cazeaux.

Mensuration du diamètre promonto-sous-pubien.

Il est classique d'évaluer les dimensions du diamètre promonto-pubien, en déduisant 1 centimètre et demi de la mensuration du diamètre promonto-*sous*-pubien.

Pinard a démontré dans sa thèse que l'on trouve, entre le diamètre promonto-pubien et le diamètre promonto-sous-pubien, des différences variant de 1 à 4 centimètres ou plus, suivant l'inclinaison plus ou moins prononcée du pubis, suivant aussi sa hauteur plus ou moins considérable. C'est la moyenne de ces différences qui se chiffre à 1 centimètre et demi.

La déduction classique peut donc être vraie d'une façon générale, mais elle est forcément inexacte dans les cas particuliers.

On a proposé un grand nombre d'instruments, dits « pelvimètres », pour mesurer le diamètre promonto pubien, soit d'une façon directe, soit d'une façon indirecte. L'un des plus ingénieux a été proposé par Farabeuf : il est formé de deux parties, dont l'une s'introduit dans la vessie au contact du pubis, tandis que l'autre suit le doigt qui touche pour atteindre le promontoire. Aucun de ces instruments n'a pu entrer jusqu'ici dans la pratique.

La pelvigraphie par les rayons X a fait naître certains espoirs qui ne sont pas réalisés On obtient, par ce moyen, quelques notions sur la forme du bassin, sur sa symétrie, sur ses dimensions transversales, mais le diamètre antéro-postérieur du détroit supérieur reste toujours impossible à mesurer, au moment où il serait le plus intéressant de le connaître, c'est-à-dire pendant la grossesse.

Nombre de méthodes très ingénieuses ont été mises en œuvre, telles que la radiographie à longue portée de Varnier, par laquelle en reculant la source lumineuse on parvient à réduire au minimum la déformation des images ; — le procédé de Bouchacourt, qui consiste à placer dans le vagin l'ampoule, source des rayons , — les procédés de Fabre, de Contremoulins, qui donnent en même temps que l'image du bassin celle d'un appareil à divisions déterminées. Mais par aucun de ces moyens, il n'est possible de mesurer exactement le bassin.

Ed Levy Solal vient d'utiliser la stéréoscopie à l'aide des rayons X (méthode stéréothésimétrique de M. Paris) pour déterminer expérimentalement et cliniquement les dimensions du bassin, en mettant préalablement en contact avec le promontoire « un index métallique sacro-vertébral ». Par ce moyen, d'une application simple, après un peu d'exercice, on peut obtenir avec précision, paraît-il, les diamètres antéro-postérieur et transverse du bassin, même à une époque voisine du terme de la grossesse.

Accouchement. — Chez les femmes à bassin rachitique l'accouchement se produit quand le terme est parfaitement atteint, parfois même presque tardivement. Cette particularité est vraisemblablement due au défaut d'engagement de la tête, qui n'appuie pas sur le col ni sur le segment inférieur de l'utérus.

Les premières périodes du travail, *l'effacement* et *la dilatation* du col, ne présentent rien de spécial, quand les membranes sont intactes. Il n'en est pas de même si accidentellement il y a rupture prématurée des membranes. La partie fœtale, retenue dans une situation élevée par le bassin plus étroit, n'appuie pas ou appuie mal sur le col pour le dilater, et la dilatation reste stationnaire. Il y a dans ce fait une preuve manifeste de la passivité du col de l'utérus dans le phénomène de la dilatation.

La période d'expulsion peut se montrer très prolongée, par suite des difficultés qu'éprouve la tête à pénétrer dans le bassin. La tête retenue au détroit supérieur, ainsi que cela avait été figuré par Smellie et démontré par Farabeuf, Pinard et Varnier, est inclinée sur son pariétal postérieur. Dans ces conditions, en pratiquant le toucher, on trouve la suture sagittale rapprochée du bord supérieur du pubis. Quand l'engagement de la tête se produit, lorsque la bosse pariétale postérieure vient se loger dans la concavité du sacrum, la suture sagittale s'éloigne du pubis, mais cet éloignement est associé à un mouvement de descente. La suture sagittale a alors changé de niveau, elle est plus basse.

Il arrive, au contraire, que sans changer de niveau, en restant au détroit supérieur, la suture sagittale s'éloigne du pubis pour se porter vers le promontoire, réalisant l'asynclitisme antérieur, vu par Nœgele. Dans ce cas exceptionnel, la tête se trouve inclinée sur son pariétal antérieur, parce qu'elle a buté contre l'orifice du bassin, sans pouvoir y pénétrer, mais elle ne peut s'engager qu'en se redressant, en s'inclinant sur le pariétal postérieur. Aussi cette inclinaison accidentelle, sur le pariétal antérieur, indique-t-elle une dystocie assez prononcée.

La tête peut pénétrer spontanément, quoique avec difficulté, à travers le détroit supérieur rétréci. Il est fréquent de constater, dans ces circonstances, un chevauchement des pariétaux très accentué, pouvant, suivant la remarque de Budin, faire perdre à la tête un centimètre de ses dimensions transversales. Parfois, outre ce chevauchement, on peut noter un enfoncement d'un des pariétaux.

Si l'accouchement ne se produit pas spontanément, et que l'on tarde à intervenir, le fœtus souffre et succombe ; quant à la femme, surtout si elle est multipare, elle se trouve particulièrement exposée à la rupture utérine.

Pronostic. — Porter un pronostic à propos d'un bassin vicié par le rachitisme, c'est chercher à résoudre le problème suivant : étant donné un bassin de dimensions inconnues, dire si une tête de dimensions inconnues pourra traverser ce bassin.

Pendant longtemps, à la suite de l'enseignement de Paul Dubois, on a trompé les apparences sur cette question. Voici comment on s'y prenait pour fixer les dimensions du bassin, ainsi que celles de la tête, pour en déduire une ligne de conduite :

Dimensions du bassin. — On mesurait le diamètre promonto-sous-pubien, puis si on lui trouvait 9 c. 5, par exemple, on déduisait 1 c. 5, et on disait que le diamètre promonto-pubien mesurait 8 centimètres. Voilà pour le bassin.

Dimensions de la tête. — On disait que les dimensions du diamètre transverse le plus large, le bi-pariétal, étaient de 6 centimètres à six mois, de 7 centimètres à sept mois, 8 centimètres à huit mois, 9 centimètres à neuf mois.

Conclusion : Dans un bassin de 7 c. 5, on provoquait l'accouchement à sept mois et demi, puisque à ce moment la tête de l'enfant mesurait *en moyenne* 7 c. 5, et ainsi de suite.

Le pronostic dans les bassins viciés comporte, en pratique. beaucoup moins de précision, puisqu'on ignore la déduction réelle à faire entre le diamètre promonto-sous-pubien et le diamètre promonto-pubien « utile », et aussi parce qu'on ne connaît pas les dimensions de la tête fœtale.

On doit néanmoins, en présence d'un bassin rachitique, pour établir un pronostic, recourir au toucher mensurateur et au palper mensurateur. On peut évidemment tenir compte de l'histoire des accouchements antérieurs, tout en sachant que le volume des enfants varie, au cours des grossesses successives. avec une tendance à s'accroître. D'autre part, on a remarqué que les garçons sont généralement plus volumineux et qu'ils ont une tête plus grosse que les filles.

Le toucher mensurateur permettra de reconnaître si le bassin est annelé ou canaliculé et renseignera sur l'étendue du diamètre promonto-sous-pubien. Le pronostic est plus favorable pour les bassins annelés, dans lesquels la tête peut en s'engageant profiter de la concavité sacrée. Quant aux dimensions du diamètre promonto-sous-pubien, elles peuvent être considérées en elles-mêmes, en dehors de la déduction classique de un centimètre et demi, que l'on sait inexacte. Ces dimensions sont parfois si restreintes que l'on ne peut admettre la possibilité du passage d'une tête de fœtus à terme.

Le palper mensurateur permet mieux que la mensuration

externe de la tête de juger des proportions de cette tête par rapport au bassin. Si la tête déborde, l'accouchement peut encore se faire spontanément, bien que cela soit exceptionnel ; mais on peut porter un pronostic favorable et compter sur l'accouchement spontané, quand la tête ne surplombe pas au-dessus du pubis.

En somme, en dehors des cas extrêmes où l'opération césarienne trouve des indications absolues, on ne peut, au point de vue du pronostic, faire que des conjectures, et il faut compter sur toutes les surprises, aussi bien dans le bon que dans le mauvais sens (1).

Traitement. — En présence d'une femme dont le bassin est rétréci dans le sens antéro-postérieur par le rachitisme, quelle est la ligne de conduite à suivre ? Faut-il provoquer chez elle l'accouchement prématuré ? Faut-il, au moment du travail, pratiquer une application de forceps, une version, une symphyséotomie ou une opération césarienne ?

Accouchement prématuré provoqué. — L'accouchement prématuré provoqué a eu une longue période de vogue facile à comprendre. Avant l'antisepsie, le forceps et la version, tout en étant des opérations redoutables pour le fœtus, étaient suivies presque constamment d'infection puerpérale. Il en était de même pour le broiement de la tête du fœtus par la céphalotripsie, opération difficile, exigeant des manœuvres prolongées. A la même époque on ne pratiquait pas la symphyséotomie et il n'était question que d'opération césarienne *post mortem.*

On comprend qu'à ce moment les préférences se soient dirigées vers la méthode qui aboutissait à l'accouchement spontané d'un fœtus, souvent trop prématuré, gélatineux, inapte à vivre, mais dont la naissance n'avait pas entraîné la mort de la femme.

Il était, en effet, fort difficile de choisir le moment pour pro-

---

(1) Toutes réserves étant faites sur le volume inconnu de la tête fœtale, quand le promonto-sous-pubien est aux environs de 10 centimètres on sait que l'accouchement spontané est fréquent. Ce dernier est encore possible, avec ou sans symphyséotomie, quand le promonto-sous-pubien est entre 9 et 10 centimètres. Mais au-dessous de ces dimensions, il faut intervenir par la voie abdominale, si l'enfant est vivant.

voquer l'accouchement. Les règles de P. Dubois, citées plus haut, s'appuyaient sur des dimensions inconnues du bassin et sur des diamètres ignorés de la tête fœtale. Si on ajoute à cela que l'évaluation de l'âge de la grossesse expose à des erreurs d'un mois, on voit quelles imprécisions comportait une telle méthode.

Le palper mensurateur, introduit dans la pratique par Pinard, permit d'appuyer les indications de l'accouchement provoqué sur une notion plus positive, l'appréciation du rapport entre les dimensions de la tête et celles du bassin. Malgré tout, on arrivait même par ce procédé à provoquer l'accouchement parfois trop tôt, d'autres fois trop tard.

Il reste encore à l'heure actuelle des défenseurs de l'accouchement prématuré provoqué, mais ils ne le pratiquent, pour ainsi dire, que chez la femme à terme (voir ACCOUCHEMENT PROVOQUÉ).

Forceps. — Le forceps au détroit supérieur a été, à un moment donné, l'intervention préférée.

La prise régulière pariéto-malaire était recommandée par Pinard, et les résultats se trouvent publiés dans la thèse de Lepage. Si, par ce moyen, on ne réussissait pas à extraire le fœtus, on pratiquait une basiotripsie sur la tête première Cette opération faite dans de bonnes conditions, laissait toute sécurité au sujet de la mère

Par ce procédé, le résultat en 6 ans, dans le service de Pinard, fut de 35 enfants morts sur 114 applications de forceps au détroit supérieur.

Plus tard Farabeuf démontra que la tête est pincée sous forte pression dans le forceps, alors que le bassin rétréci joue le rôle de l'anneau qu'on pousse dans un porte-crayon (comparaison de Pajot). Dans ces conditions, la tête subit une pression égale à la force employée multipliée par 10, c'est-à-dire qu'une traction de 10 kilogrammes entraîne sur la tête une pression de 100 kilogrammes (1).

À côté des morts il était plus difficile de faire un compte exact des enfants blessés par le forceps et atteints ultérieure-

---

(1) C'est pour éviter ces pressions que Farabeuf a proposé son « levier prehenseur mensurateur ». Cet instrument appliqué permet de mesurer les dimensions transversales de la tête, et de faire descendre celle-ci par le mécanisme naturel « en battant de cloche », en mettant à profit ce qui ne peut être réalisé avec aucun forceps, la concavité du sacrum. Cet instrument a été, en pratique, peu employé, son application ayant été considérée comme difficile et pouvant exposer aux procidences ou aux pincements du cordon.

ment de maladies de Little, d'incontinence d'urine, devenant de médiocres sujets, tant au point de vue physique qu'intellectuel, à la suite de lésions mal déterminées des centres nerveux (voir FORCEPS).

Version. — La version défendue par Leopold en Allemagne, par Tarnier, par Budin, par Bar en France, donnait des résultats à peu près semblables. Les statistiques fournissaient une mortalité fœtale aux environs de 40 pour 100.

L'extraction de la tête dernière dans les bassins rétrécis se faisait peut-être par un mécanisme plus naturel que celui que l'on obtenait à l'aide du forceps ; mais elle ne s'exécutait pas toujours sans brutalité et sans fracture du crâne, au moyen de la manœuvre de Champetier de Ribes. En cas d'échec de cette manœuvre, il ne restait à pratiquer que la basiotripsie, plus difficile à exécuter sur la tête dernière, et par suite plus dangereuse pour la mère (voir VERSION).

Basiotripsie. — L'invention du basiotribe par Tarnier en 1883, et l'apparition de l'antisepsie en obstétrique sous l'impulsion de J. Lucas-Championnière et de Tarnier permirent, en simplifiant le manuel opératoire du broiement de la tête, de réduire considérablement les risques courus par la femme atteinte de rétrécissement du bassin. Il restait pourtant à chercher autre chose que la basiotripsie sur l'enfant vivant (voir BASIOTRIPSIE).

Symphyséotomie. — L'agrandissement momentané du bassin par section de la symphise pubienne permit de réaliser un très grand progrès et supprima la basiotripsie sur l'enfant vivant.

La symphyséotomie fut inventée en France par Sigault en 1777, abandonnée pendant près d'un siècle, elle fut reprise par Morisani en Italie et par Pinard, Farabeuf et Varnier à Paris en 1892.

Grâce à la renaissance de cette opération, on put extraire sans traumatisme un grand nombre d'enfants vivants, et surtout il fut permis, en se réservant la ressource d'agrandir le bassin, de demander à l'expectation tout ce qu'elle pouvait donner.

Il a été objecté que la symphyséotomie n'était pas sans dangers pour la mère et que cette opération pouvait entraîner une mortalité maternelle chiffrée, lors des premières opérations pratiquées, aux environs de 10 pour 100.

Cette objection n'est pas justifiée parce qu'on ne doit pas mettre au passif de la symphyséotomie toutes les morts par infection puerpérale. Un certain nombre de femmes avaient succombé à une infection contractée avant l'opération.

Les bienfaits de la symphyséotomie, suivant l'expression de P. Farabeuf fils dans sa thèse, se firent surtout sentir dans les cas très nombreux où l'on se trouva dispensé d'intervenir, parce qu'on avait la possibilité d'attendre, en sachant qu'on pourrait, si cela devenait nécessaire, faire une symphyséotomie. On arriva de la sorte à restreindre de plus en plus le nombre des interventions (voir Symphyséotomie).

Opération césarienne. — L'opération césarienne, soit conservatrice, soit suivie d'amputation utéro-ovarique (opération de Porro), soit d'hystérectomie totale et sub-totale, peut trouver des indications diverses dans le traitement des bassins rachitiques. La césarienne trouve ses indications, non seulement quand on prévoit que l'agrandissement du bassin porté à ses limites de 7 centimètres ne pourra pas laisser passer l'enfant, mais aussi lorsque l'état des parties molles, insuffisamment dilatées, ou même peu aptes à se dilater, peu étoffées, comme cela s'observe chez certaines primipares, semble annoncer une grande résistance au passage du fœtus (voir Opération césarienne).

La césarienne présente le très grand avantage de permettre d'intervenir dans des conditions favorables pour le fœtus, avant qu'il ait souffert, sans être obligé d'attendre, comme pour la symphyséotomie, que la dilatation soit complète. La question même d'intervenir avant le début du travail est discutée.

En résumé, il n'y a à l'heure actuelle qu'un désaccord apparent entre les opinions des accoucheurs sur la conduite à tenir chez les femmes ayant un bassin rachitique, ou même, à un point de vue plus général, une viciation pelvienne quelconque.

— L'accouchement prématuré est pour ainsi dire abandonné, ses derniers partisans n'y recouraient plus que dans le courant du neuvième mois de la grossesse.

— Le forceps au détroit supérieur est un procédé de nécessité, auquel on ne recourt que quand la vitalité de l'enfant paraît compromise, soit par la longueur du travail, soit par des violences antérieures, au cours de tentatives infructueuses d'applications de forceps.

La version par manœuvres internes peut être tentée dans des conditions analogues.

— La basiotripsie, quoi qu'on ait dit à ce sujet, ne se pratique plus sur l'enfant vivant.

La thérapeutique actuelle s'appuie, d'une façon générale, sur la *possibilité* d'intervenir dans de bonnes conditions par la symphyséotomie ou par l'opération césarienne.

L'accouchement spontané dans les bassins rachitiques a remplacé nombre des interventions qu'on pratiquait autrefois dans ces circonstances.

L'expectation, aujourd'hui permise par le recours possible à la symphyséotomie ou à la césarienne suivie ou non d'hystérectomie, demande à être judicieusement observée ; elle peut être prolongée plus longtemps chez la primipare que chez la multipare, dont l'utérus est plus aminci et moins résistant. Il faut attendre, voir l'effet des forces naturelles, laisser, pour ainsi dire, la tête elle-même mesurer le bassin, mais il ne faut pas dans cette attente laisser se produire *la mort du fœtus ou la rupture de l'utérus*. L'art, qui ne peut être enseigné par aucune théorie, consiste à éviter ces deux écueils.

Cette pratique implique le parti de n'intervenir par la voie haute, qu'au moment du travail. Il y a lieu d'opposer à cette pratique celle des partisans de l'intervention en dehors du travail, qui, si elle a l'inconvénient d'exposer l'enfant à une naissance prématurée, présente en revanche au point de vue opératoire des conditions incontestablement meilleures.

La question des interventions par la voie haute au cours ou en dehors du travail sera discutée à propos de l'opération césarienne (voir Accouchement chirurgical).

2° BASSINS VICIÉS NON RACHITIQUES
(SYMÉTRIQUES)

Les bassins viciés non rachitiques, symétriquement disposés, ne sont pas nombreux, ils comprennent : « les bassins ostéomalaciques », — les bassins viciés par cyphose pure, « les bassins cyphotiques », — « les bassins viciés par luxation congénitale double de la hanche », — « les bassins viciés par spondylolisthèse », — « les bassins viciés par spondylizème ».

Bassin ostéomalacique. — L'ostéomalacie est une maladie très rare, caractérisée par une sorte d'ostéite aboutissant au ramollissement de tout le squelette. Le bassin subit des déformations considérables, les fémurs dépriment les cavités cotyloïdes, qui tendent à se rejoindre, pendant que le promontoire se rapproche d'elles, comme si le bassin était en caoutchouc. — A la suite de ces déformations, l'accouchement peut devenir impossible.

On ne sait rien sur les causes de l'ostéomalacie, attribuée, soit à un vice de la sécrétion interne de l'ovaire, soit même, ce qui a été reconnu faux, à un microbe dont les produits détruiraient les substances calcaires de l'os. Ce qui semble moins contestable, c'est l'influence salutaire de l'ablation des ovaires, découverte par Fehling, qui avait remarqué l'amélioration des femmes ayant subi l'opération de Porro lors de leur accouchement. L'ostéomalacie est extrêmement rare en France, mais s'observe plus souvent, quoique exceptionnellement en Allemagne et dans certaines régions de l'Italie. La maladie paraît se développer de préférence pendant la grossesse, néanmoins elle peut être observée chez la femme en dehors de la puerpéralité, et même chez l'homme.

En dehors des déformations constatées sur le bassin, les signes sont constitués par des douleurs osseuses, des déformations dans la continuité des membres, une diminution de la taille.

Lors de l'accouchement, l'opération césarienne devient nécessaire, on la complète par l'amputation utéro-ovarique, celle-ci a une action thérapeutique, qui paraît bien dépendre de l'ablation des ovaires, et non pas, comme on a voulu le croire, de la simple administration du chloroforme au cours de l'opération.

Bassin cyphotique. — Ces bassins ont une forme en *entonnoir*, ils sont *agrandis* au détroit supérieur dans le diamètre antéro-postérieur, *rétréci* au détroit inférieur dans le diamètre transverse.

Cette déformation est inverse de celle qu'on rencontre sur les bassins rachitiques, lesquels sont *rétrécis* dans le sens antéro-postérieur au détroit supérieur, et *agrandis* au détroit inférieur dans le diamètre transverse. La conséquence de ce fait est que le rachitisme passe pour compenser les effets de la cyphose, et que la femme qui est à la fois cyphotique et rachitique, peut avoir un bassin normal.

La cyphose a d'autant plus d'action sur le bassin qu'elle siège plus bas, qu'elle est plus accentuée, et qu'elle s'est montrée à un âge plus précoce.

Tout ce qui précède concerne la cyphose pure, absolument exceptionnelle. Ce qui se rencontre le plus souvent, c'est la cyphose compliquée de scoliose et de rachitisme, donnant lieu à une viciation complexe dont il sera question à propos des bassins asymétriques viciés par scoliose.

Signes. — On comprend que dans ces bassins « en entonnoir » la présentation soit engagée en même temps que profondément descendue, et l'on comprend aussi qu'on puisse, à un examen superficiel, poser à tort un diagnostic de bassin normal.

C'est le détroit inférieur qui est rétréci, et la dystocie causée par ce rétrécissement ne se révélera qu'au cours du travail.

L'examen du bassin ne permet pas de faire des mensurations au détroit inférieur beaucoup plus précises que celles qu'on peut obtenir au détroit supérieur. *Le diamètre antéro-postérieur* ou coccy-pubien se mesure directement sans difficultés. Mais pour l'évaluation du *diamètre transverse*, les parties molles, dont l'épaisseur est très variable suivant les femmes, constituent une cause d'erreur. Un certain nombre de procédés ont été indiqués pour mesurer le diamètre transverse du détroit inférieur. Aucun n'est absolument supérieur aux autres.

Un procédé consiste à appliquer un ruban métrique, ou un compas pelvimètre (compas dont les pointes portent des boules) sur chaque ischion, et on déduit 1 centimètre de chaque côté pour l'épaisseur des téguments.

Un autre procédé consiste à introduire transversalement quatre doigts entre les ischions, puis on note sur les doigts le point où la pénétration est arrêtée, on mesure ensuite à ce niveau l'épaisseur des quatre doigts.

BASSINS SYMÉTRIQUES

BASSIN CYPHOTIQUE, BASSIN EN ENTONNOIR

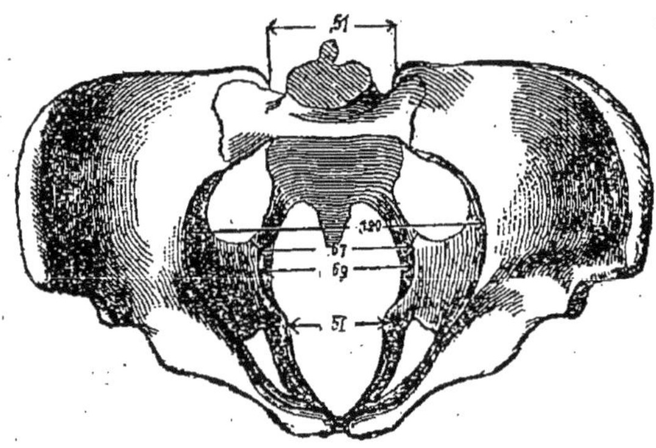

Fig. 85. — Chantreuil.

Bassin vu d'en haut.— Agrandissement antéro-postérieur du détroit supérieur, rétrécissement du diamètre transverse au détroit inférieur. C'est le contraire du bassin rachitique.

On comprend la difficulté d'établir un pronostic sur de telles données, surtout si on ajoute que les dimensions de la tête ne peuvent être évaluées.

Pronostic. — Il y a lieu de ne plus tenir compte des anciennes statistiques, qui ont donné des résultats désastreux, avant l'emploi des moyens de traitement dont on dispose à l'heure actuelle (1).

Traitement. — La symphyséotomie est *théoriquement* l'opération de choix, puisque le bassin peut être agrandi directement dans la partie rétrécie (diamètre transverse du détroit inférieur), et que chaque centimètre d'écartement agrandit

(1) Un diamètre bi-ischiatique de 6 centimètres (y compris les parties molles) passe pour permettre l'accouchement à terme.

BASSINS CYPHOTIQUES

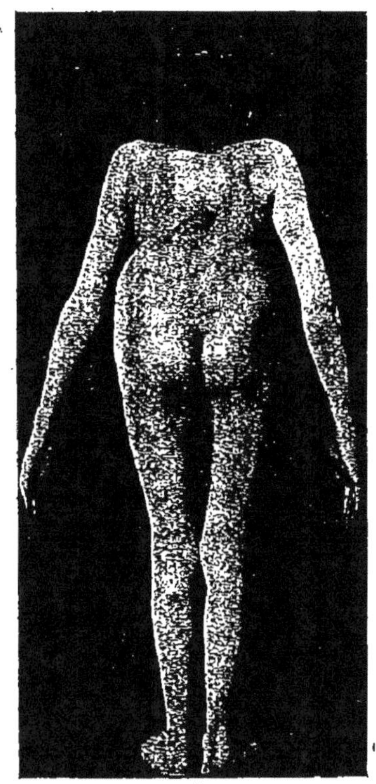

Fig. 86.

Cyphose haute, région dorsale.
Accouchement spontané.

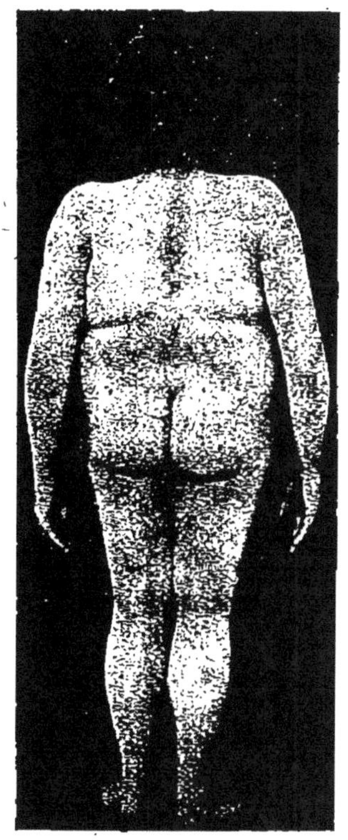

Fig. 87.

Cyphose basse, région lombaire.
Opération de Porro.

d'un centimètre le diamètre transverse. Mais *pratiquement* la cyphotique, quand elle est primipare avec un col insuffisamment dilaté, des parties molles peu étoffées, se présente souvent dans des conditions défavorables pour subir une symphyséotomie. Il ne reste dans ces circonstances, si l'enfant est vivant et si la tête première ne peut passer, qu'à pratiquer une césarienne ou une hystérectomie.

Bassin vicié par luxation congénitale double. — Ces bassins offrent comme déformations caractéristiques d'être rejetés en avant, *en antéversion*, et aussi de subir une sorte d'agrandissement transversal, d'être *étirés transversalement*. Il est fréquent aussi de voir ces bassins diminués de hauteur, comme si l'étirement transversal avait retenti sur la hauteur de la ceinture pelvienne.

Ces différentes modifications peuvent ne pas provoquer de dystocie, l'agrandissement transversal du bassin n'ayant pas pour conséquence obligée la diminution de ses autres diamètres. En pratique, on voit le plus souvent les femmes atteintes de cette infirmité accoucher d'une façon normale. Les difficultés ne se montrent que si la viciation se complique de rachitisme. Dans ce cas, la dystocie est en raison directe de la déformation rachitique du bassin, et aussi, comme toujours, en rapport avec les proportions relatives de la tête fœtale.

Bassin vicié par spondylolisthèse. — L'étymologie du mot spondylolisthèse est la suivante : σπονδυλος, vertèbre, — λισθεσις, glissement. Le bassin par lui-même est normal, mais il est obstrué par le glissement du corps de la dernière vertèbre lombaire au devant du promontoire, par suite de l'élongation des arcs vertébraux.

Signes. — Le bassin est en rétroversion, et il semble qu'il y ait pénétration plus profonde que normalement de la colonne vertébrale dans le bassin. Les crêtes iliaques sont plus saillantes. Au toucher manuel, on peut percevoir directement la saillie de la 5e lombaire.

Traitement. — La symphyséotomie a pu donner dans un cas à Pinard un agrandissement suffisant, mais d'une façon générale, cette viciation relève plutôt de l'opération césarienne.

BASSINS SYMÉTRIQUES

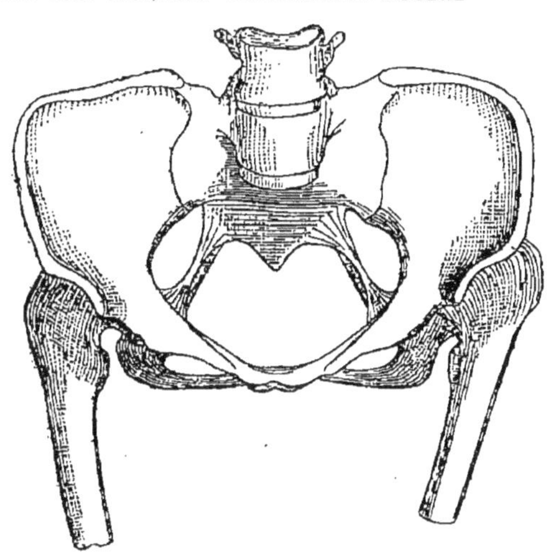

Fig. 88.
Lefeuvre.

Le bassin est
étiré
transversalement.
L'écartement
des ischions
est considérable

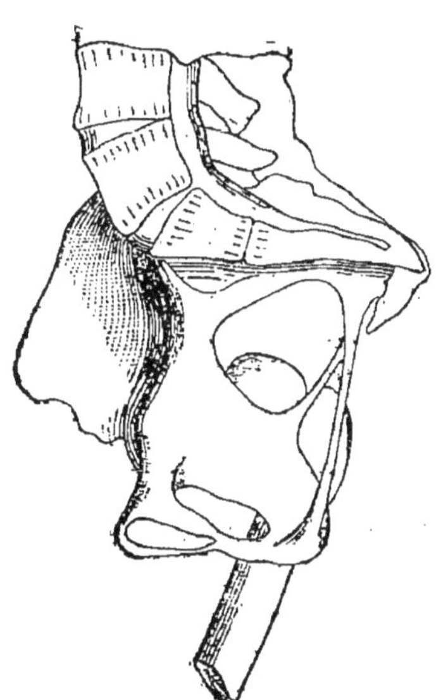

Fig. 89. — Lefeuvre.
Vue de profil du même bassin.
L'antéversion est manifeste.

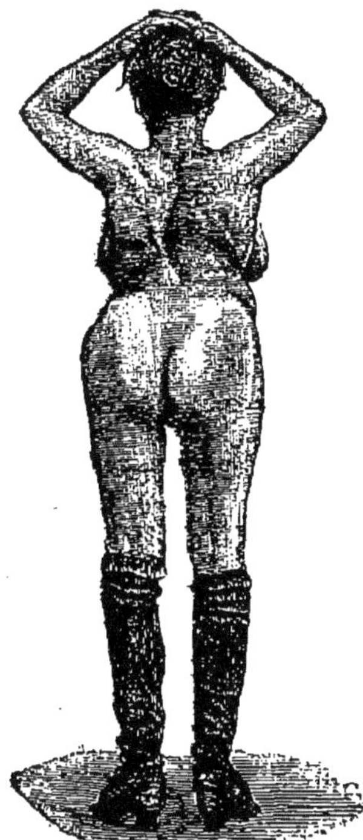

Fig. 90. — Neugebauer.

BASSINS SYMÉTRIQUES

BASSIN VICIÉ PAR SPONDYLOLISTHÈSE

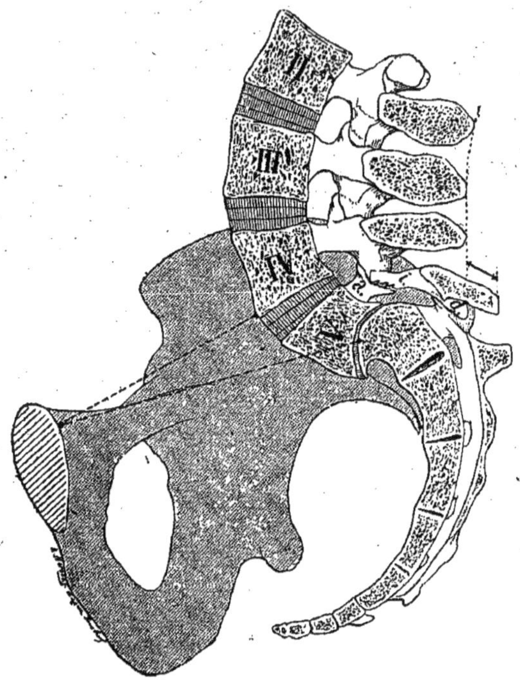

Fig. 91. — Farabeuf.

Vue de profil. La partie inférieure de la colonne vertébrale obstrue l'aire du détroit supérieur, par suite du glissement de la cinquième vertèbre lombaire au-devant du sacrum.

Bassin vicié par spondylizème. — Ce bassin a été distingué du précédent par Herrgott père. Le bassin vicié par spondyli-zème est recouvert par la colonne vertébrale, celle-ci ayant subi une inflexion en avant, consécutive à la carie, à la dispa-rition des corps vertébraux. C'est un bassin tout à fait excep-tionnel, qui, lors de l'accouchement, nécessiterait une opéra-tion césarienne.

BASSINS SYMÉTRIQUES

BASSIN VICIÉ PAR SPONDYLOLISTHÈSE

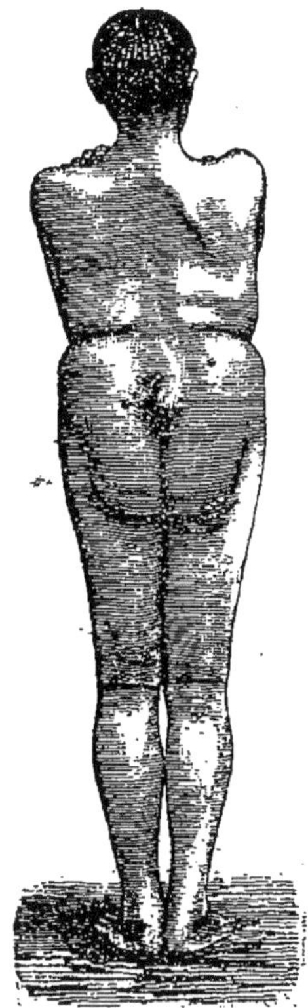

Fig. 92. — Neugebauer.

3° BASSINS NON SYMÉTRIQUES

Les **bassins** *non* symétriques, sont : « le bassin oblique ovalaire de Nœgele », — « le bassin vicié par lésion uni-latérale d'un membre inférieur », — « le bassin vicié par scoliose ».

Bassin oblique ovalaire de Nœgele. — C'est un bassin qui présente une *atrophie* d'un des ailerons sacrés, et *une soudure*, ou « synostose·», de l'articulation sacro-iliaque correspondante. Ce bassin a été décrit pour la première fois par Nœgele, en 1839.

Le côté du bassin où se trouve l'aileron sacré atrophié est plus petit que l'autre côté, de plus la symphyse pubienne déplacée n'est plus en face du promontoire. La forme intérieure du bassin est celle d'un ovale obliquement dirigé.

Si la tête fœtale vient mettre en contact son diamètre bi-pariétal avec le côté rétréci du bassin, elle se trouve arrêtée, tandis que d'autres fois elle peut passer quand elle s'oriente dans la partie large du bassin. La dystocie peut être *alternante*.

On ne connaît pas la cause des lésions du bassin oblique ovalaire.

Signes. — Le bassin oblique ovalaire se rencontre parfois chez des femmes paraissant bien conformées, ne présentant rien qui appelle l'attention sur leur squelette, et elles sont quelquefois de grande taille. La viciation pelvienne n'est souvent soupçonnée que par la dystocie qui se manifeste au cours de l'accouchement.

L'examen externe a ici une grande importance. On constate, aussi bien en avant qu'en arrière dans la région pelvienne, un défaut de symétrie, un côté paraît plus développé que l'autre. Si l'on cherche à préciser, on peut trouver en avant que la distance, comprise entre la dépression de la symphyse pubienne et l'épine iliaque antérieure et supérieure, est moindre d'un côté que de l'autre. On fait, en arrière, la même constatation entre la crête épineuse et les épines iliaques postérieures ou supérieures.

En regardant la femme de dos, on constate qu'une hanche est plus petite que l'autre, comme aplatie, la saillie du trochanter se trouvant sur le même plan que la crête iliaque. De ce même côté le pli fessier s'abaisse vers la ligne médiane, au lieu d'être transversal, et le sillon interfessier se dirige obliquement, au lieu d'être vertical.

On peut aussi recourir au procédé de diagnostic dit du *fil à plomb*. Il consiste à placer deux fils à plomb, l'un au-devant de la symphyse pubienne, l'autre au niveau de la crête sacrée. En cas de bassin oblique ovalaire, les deux fils à plomb ne se trouvent plus dans le plan médian du corps.

L'examen interne, par le toucher digital, permet difficilement d'apprécier à lui seul le défaut de symétrie du bassin, les doigts les plus exercés peuvent s'y tromper. Le toucher manuel, au contraire, peut renseigner utilement, et permettre de constater directement l'atrophie de l'aileron sacré, ainsi que la petite anfractuosité qui marque l'union de la ligne innominée et du sacrum dans le côté atrophié du bassin.

Pronostic. — Il est impossible à établir à l'avance, étant donnés les exemples de dystocie alternante. Il n'y a pas, au sujet de ces bassins, lieu de tenir compte des statistiques antérieures à la thérapeutique actuelle, par la symphyséotomie, l'ischio-pubiotomie, la césarienne conservatrice, etc.

Traitement. — C'est pour ce bassin que Farabeuf a proposé l'ischio-pubiotomie, pratiquée depuis une seule fois par Pinard. Cette opération a pour but de donner au bassin le maximum d'agrandissement, en sectionnant latéralement la région ischio-pubienne du côté atrophié, de façon à profiter du jeu de l'articulation sacro-iliaque saine, et de la mobilité de l'articulation symphysienne, qui permet à la tête d'écarter le pubis comme un volet. La symphyséotomie ne pourrait profiter que du jeu d'une seule articulation sacro-iliaque, ce qui dans certaines circonstances est insuffisant. Il reste enfin la césarienne, suivie ou non d'hystérectomie.

Bassin vicié par lésion unilatérale d'un membre inférieur. — C'est le bassin des boiteuses, le bassin des femmes ayant une tumeur blanche du pied, du genou, ou de la hanche, ou bien une fracture d'un des membres inférieurs, survenue dans le jeune âge, ou enfin une luxation unilatérale de la hanche. Ce bassin est dénommé aussi « bassin de Litzmann » ou « bassin de Lenoir », il comprend « les bassins coxalgiques ».

Anatomie pathologique. — Tous ces bassins sont asymétriques, ils ont une lésion commune, *l'aplatissement* du côté du bassin correspondant au membre inférieur sain. Cet aplatissement provient de ce que la femme, en marchant, s'appuie beaucoup plus sur le membre sain que sur le membre malade.

BASSINS NON SYMÉTRIQUES

BASSIN OBLIQUE OVALAIRE DE NŒGELE

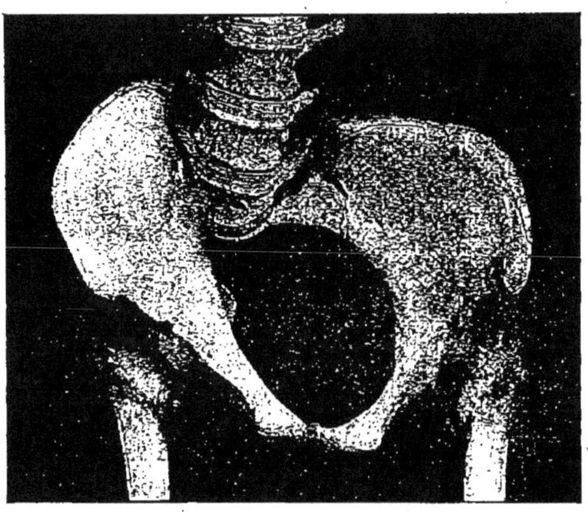

Fig. 93. — Pièce du Musée de la Clinique Baudelocque

*Il manque un aileron du sacrum. Soudure ou synostose du sacrum
et de l'os iliaque de ce côté* (côté droit)

Il se produit aussi une certaine *atrophie*, mais elle porte sur
le côté du bassin correspondant au membre inférieur du
malade.

Signes. — L'asymétrie pelvienne, dans ces circonstances,
est très difficile à reconnaître, aussi bien par la mensuration
externe que par l'exploration interne. Au toucher digital, en
effet, même pratiqué successivement avec une main puis avec
l'autre, il est difficile, sinon impossible, de relever le défaut
de symétrie du bassin qui est généralement *très peu marqué*.

La pelvigraphie par les rayons X a permis pourtant d'enregistrer nettement ces lésions d'asymétrie et d'atrophie. Par ce

BASSINS NON SYMÉTRIQUES

BASSIN OBLIQUE OVALAIRE DE NŒGELE

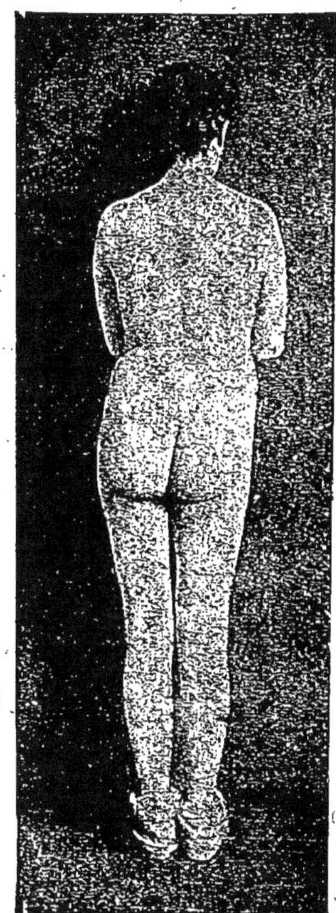

Fig. 94. — Photographie faite par Ribemont-Dessaignes,
représentant la femme T... opérée par Pinard d'ischio-pubiotomie.

*On remarque l'aplatissement de la hanche droite et la déviation
du pli interfessier.*

BASSIN OBLIQUE OVALAIRE A VICIATION COMPLEXE
(COXITE DROITE ET LUXATION)

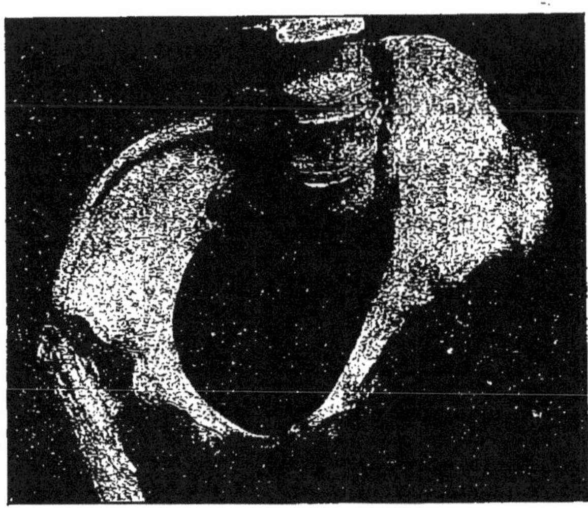

Fig. 95. — Pièce du Musée de la Clinique Baudelocque.

*La tête et le col du fémur ont été détruits du côté droit. L'aplatis-
sement se trouve sur le côté gauche du bassin, correspondant à
l'articulation saine. Tout le poids du corps se portait de ce côté.
Le fémur gauche (sain) n'est pas représenté.*

BASSIN VICIÉ PAR COXALGIE

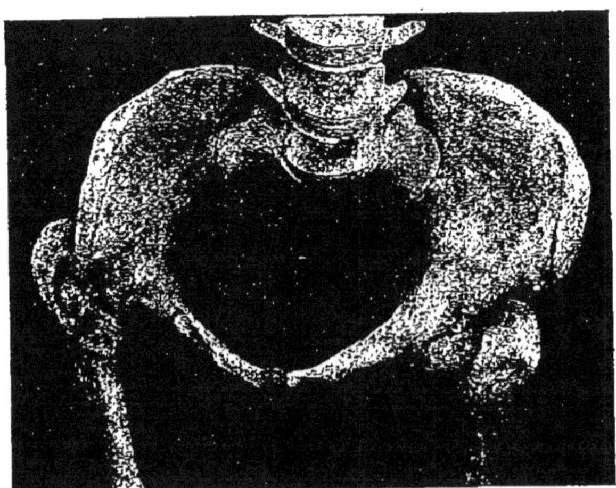

Fig. 96. — Pièce du Musée de la Clinique Baudelocque.

*La coxalgie est à droite, l'os iliaque de ce côté est atrophié. Le côté
gauche (correspondant à l'articulation saine) est aplati.*

BASSINS NON SYMÉTRIQUES

BASSIN VICIÉ PAR COXALGIE

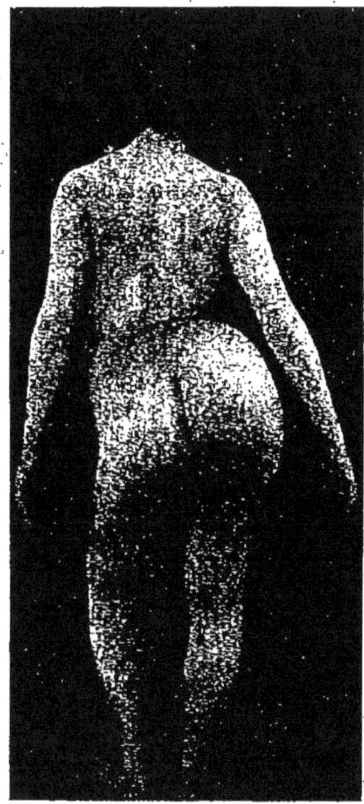

Fig. 97.

La coxalgie est à droite. Pas de rachitisme, accouchement spontané.

procédé, on a une fois de plus la preuve que, si le bassin n'est pas lui-même malade, *ces lésions sont insignifiantes* tant elles sont légères, et qu'elles ne gênent en rien l'accouchement, à la condition que *le bassin ne soit pas rachitique.*

Pronostic. — Le pronostic de l'accouchement dans les bassins de boiteuses doit être nettement différent, suivant que la femme est ou n'est pas rachitique. Le rachitisme surajouté à une lésion pelvienne, conséquence de boiterie, crée au niveau du bassin *une viciation complexe*, proportionnée à l'intensité de la lésion rachitique (1). Ainsi que Bruneau l'a démontré dans sa thèse, les plus communes des boiteuses, les coxalgiques, accouchent spontanément si elles ne sont pas rachitiques.

Traitement. — C'est celui auquel on a recours en cas de dystocie dans les bassins rachitiques : expectation d'abord, puis, ou symphyséotomie, ou césarienne suivant les circonstances. Mais dans la très grande majorité des cas non compliqués, la terminaison est heureuse, l'accouchement se fait spontanément.

Cleisz étudiant les bassins du musée de la clinique Baudelocque a noté dans les cas de coxalgie datant de l'enfance que *l'atrophie ne frappe pas la ligne innominée* dans le côté malade du bassin, mais intéresse surtout l'aile iliaque ou la région ischiatique. La ligne innominée du côté atrophié est d'une étendue égale ou supérieure à celle du côté sain.

Bassin vicié par scoliose. — La scoliose est formée de deux courbures latérales de la colonne vertébrale, l'une principale, plus saillante, — l'autre dite courbure de compensation. La courbure principale entraîne une modification de l'équilibre, de sorte que le poids du corps porte plus sur le côté du bassin correspondant à la convexité de la déviation principale. La conséquence de ce fait est *l'aplatissement* du côté du bassin correspondant à la convexité de la scoliose. Mais, comme pour les bassins de boiteuses, *cet aplatissement est insignifiant* si la femme n'est pas rachitique. Il ne prend d'importance que si le rachitisme se trouve surajouté. Il est malheureusement très fréquent de rencontrer du rachitisme chez les femmes atteintes de scoliose. Le plus souvent il s'agit d'un mélange de scoliocy-

____

(1) Il faut aussi rechercher si les lésions ont suppuré pour, dans ce cas, redouter les saillies osseuses du bassin.

phose et de rachitisme. Cet ensemble constitue alors *une viciation complexe*, entraînant de la dystocie.

Au point de vue *du diagnostic*, ces viciations sont, dans les cas légers, difficiles à reconnaître au toucher. Toutefois comme le défaut de symétrie du bassin n'a d'importance que par les complications rachitiques, c'est surtout les lésions rachitiques, c'est-à-dire l'étendue du rétrécissement antéro-postérieur qu'il convient de rechercher et de noter.

Au point de vue *du traitement*, l'importance des interventions est donc en raison directe du degré de rachitisme.

NOTE COMPLÉMENTAIRE

Quelques remarques sont à ajouter à la double question du diagnostic et de la thérapeutique des viciations pelviennes.

Diagnostic des viciations pelviennes. — *Le radio-diagnostic, qui, pendant longtemps, ne renseignait d'une façon précise que sur le fait de savoir si un bassin était ou n'était pas symétrique, s'est augmenté de moyens nouveaux, basés sur la radio-stéréoscopie, pour établir les dimensions exactes du bassin, aussi bien au détroit supérieur que dans l'excavation et au détroit inférieur. Cette recherche peut s'effectuer sans inconvénients, chez la femme enceinte, au cours et même à la fin de la grossesse. On ne peut encore, à l'heure actuelle, bénéficier des mêmes informations précises en ce qui concerne les dimensions de la tête fœtale, appelée à traverser un bassin mesuré avec tant de précision, ce qui, comme autrefois, laisse de graves inconvénients dans la solution du problème thérapeutique.*

Thérapeutique des viciations pelviennes. — *Si les données du problème thérapeutique manquent encore de précisions, les moyens de solution se sont incontestablement multipliés. Il ne s'agit plus de savoir, si une des trois hypothèses suivantes se réalisera : accouchement prématuré, ou broiement du fœtus, ou mutilation maternelle ? Il ne reste à l'heure actuelle qu'à hésiter entre l'accouchement spontané, ou le genre d'intervention* sur la mère (césarienne ou pelvitomie). Le sort de l'enfant est, dans ces circonstances, pour ainsi dire en principe assuré, et celui de la mère peut être considéré comme peu compromis.

Quant au mode d'intervention, il variera suivant que le bassin a ou n'a pas des dimensions extrêmes, suivant l'état des parties molles maternelles, suivant que la femme est primipare ou multipare, suivant que le travail est commencé ou non, ou qu'il est prolongé, avec ou sans rupture des membranes. Toutes ces circonstances conditionnent la césarienne haute ou basse, ou extériorisée, l'hystérectomie, la pubiotomie ou la moderne symphysiotomie.

Le progrès accompli est de ne plus exposer l'enfant soit à être broyé, soit à naître prématurément, soit à avoir le crâne fracturé dans les branches d'un forceps — trop haut placé — soit par l'effet des brutalités d'une extraction tête dernière. De son côté, la femme bénéficie aussi largement de cette nouvelle thérapeutique, par la césarienne, avant le travail ou au début du travail, qui sous cette forme offre peu de chances d'insuccès. Elle ne reste en outre que peu exposée même par les opérations pratiquées au cours d'un travail plus ou moins prolongé, telles que césariennes basses, césariennes extériorisées (opération de Portes), qui tendent à remplacer la vieille opération de Porro et l'hystérectomie, qui privaient à jamais les femmes de leur utérus.

En résumé, la thérapeutique moderne des viciations pelviennes peut prétendre, dans les conditions actuelles, à sauver presque tous les enfants, et à conserver presque toutes les mères, sans les mutiler d'une façon définitive, et cela malgré que l'on ne puisse encore établir autrement que par un vieux procédé clinique, le palper mensurateur, les proportions réciproques de la tête fœtale et du bassin que celle-ci est appelée à traverser.

CHAPITRE VI

ACCIDENTS RÉSULTANT DE LA DYSTOCIE

Sommaire. — 1° Ruptures du périnée : Causes et mécanisme, traitement. — 2° Thrombus puerpéral : Causes et pathogénie, signes, traitement. — 3° Ruptures utérines : Anatomie pathologique, étiologie, symptômes, diagnostic, traitement. — 4° **Rupture de la symphyse.** — 5° **Emphysème sous-cutané.** — 6° **Phénomènes de shock.** — 7° **Traumatismes du fœtus** : Hémorragies viscérales (céphalématome, hématome du sterno-mastoïdien, paralysies obstétricales, fractures).

1° RUPTURES DU PÉRINÉE

Les ruptures du périnée se divisent en ruptures *complètes*, intéressant l'anus et le rectum, et en ruptures *incomplètes*, n'atteignant pas ces derniers organes.

Elles peuvent aussi être distinguées en *superficielles* ou *profondes*, suivant qu'elles intéressent seulement la muqueuse et la peau, ou en même temps les plans profonds musculaires. Les ruptures de la région siègent généralement *au niveau de la commissure postérieure* de la vulve, exceptionnellement sur les parties latérales, ou sur la commissure antérieure. *La rupture centrale* est la rupture du centre du périnée, la commissure postérieure restant intacte, cette forme est exceptionnelle.

Causes et mécanisme. — Les ruptures du périnée sont plus fréquentes chez les primipares. Certaines femmes y sont particulièrement exposées, ce sont celles qui ont des tissus moins résistants, présentant beaucoup de vergetures sur le ventre, sur les cuisses et sur les seins. Chez ces femmes, on peut à l'avance annoncer les risques de déchirure au moment de l'accouchement.

L'infiltration œdémateuse du périnée rend cette région plus friable. La rupture se produit au passage des parties fœtales les plus volumineuses, la tête et les épaules. Elle peut être produite aussi par la main ou le bras de l'opérateur introduits dans le vagin ou dans l'utérus.

La tête peut rompre le périnée au moment où sa grande circonférence sous-occipito-frontale (SOF), traverse l'orifice vulvaire. Il faut faire en sorte de régler la sortie de cette circonférence, et veiller à ce qu'elle passe sans brusquerie, en faisant dégager une bosse pariétale après l'autre, dans l'intervalle des contractions, et en dehors des poussées.

Les épaules peuvent rompre le périnée qui a résisté au passage de la tête, si elles sont mal dirigées, entraînées simultanément, de champ à travers l'orifice vulvaire. On sait que les épaules doivent être dégagées successivement : on amène d'abord l'épaule antérieure sous le pubis, puis on relève le sens des tractions, pour conduire l'épaule postérieure à travers le périnée et la commissure postérieure de la vulve, en invitant la femme à ne pas pousser.

Il est extrêmement exceptionnel que l'on soit obligé de sectionner le périnée aux ciseaux dans le but de prévenir une rupture ; cette intervention est décrite sous le nom d' « épisiotomie ». Dans ces circonstances on peut recourir à l'incision en Λ renversé, recommandée par Tarnier. Cette incision part de la fourchette et se dirige par ses deux branches au pourtour de l'anus, afin d'éviter la lésion du sphincter.

Traitement. — La rupture du périnée expose d'une façon immédiate, à l'infection, et, d'une façon tardive, aux prolapsus ou aux déviations de l'utérus, le plancher périnéal étant un solide soutien de l'utérus.

La déchirure du périnée doit être suturée immédiatement après la délivrance. Il n'y a que des inconvénients à temporiser, à remettre à plus tard la réparation du périnée, et à laisser

RUPTURE DU PÉRINÉE

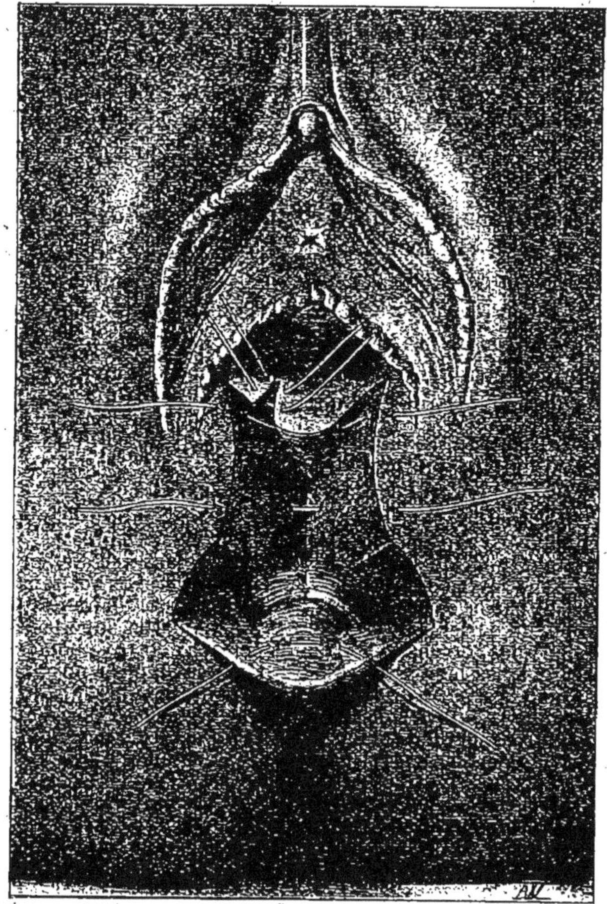

Fig. 98. — H. Hartmann.

Déchirure complète.

dans une région difficile à maintenir aseptique des portes ouvertes à l'infection, ou des solutions de continuité douloureuses au moindre contact.

La réparation immédiate ne s'obtient pas toujours facilement, il est vrai, dans des tissus dilacérés, contusionnés, mais de ce fait aussi, moins sensibles. Les femmes supportent avec assez de résignation, après les douleurs de l'accouchement, la souffrance occasionnée par la suture.

La suture doit être faite avec une aiguille courbe et longue, afin qu'elle puisse comprendre dans son trajet une assez grande épaisseur de tissus.

Une grande aiguille courbe, comme celle de Roux, est facile à tenir en main et répond à ces indications. On emploie aussi l'aiguille d'Emmet, montée sur manche.

La suture se fait avec des fils d'argent, ou des crins de Florence, mais le catgut semble préférable, parce que les fils n'ont pas besoin d'être enlevés et tombent spontanément. La réunion par suture est plus solide que celle qu'on obtient à l'aide d'agrafes dites « serres fines ». Celles-ci tiennent mal et provoquent des douleurs au moindre contact.

Manuel opératoire. — Il faut pratiquer une suture à plusieurs plans, quand il s'agit de remédier à la *déchirure complète*.

Un premier plan de sutures doit fermer la paroi rectale, en adossant les deux lèvres de la plaie par leur partie externe, sans faire passer le fil par la cavité du rectum. On peut alors faire des points séparés ou un surjet, en commençant par la partie supérieure. Au niveau de l'anus, on cherche à réunir par deux ou trois points séparés au catgut, les lèvres du sphincter déchiré. On place ensuite deux ou trois points séparés profonds, dont on ne liera les fils qu'après avoir terminé la suture superficielle. Si le périnée est épais, on peut faire un surjet supplémentaire dans l'épaisseur de la plaie, et terminer par un dernier surjet superficiel, en commençant toujours par la partie supérieure.

La déchirure incomplète se réunit de même par un ou deux plans de sutures, suivant l'épaisseur des tissus déchirés.

Après la suture du périnée, il est nécessaire que les points de suture ne soient pas exposés au contact des matières fécales; aussi est-il préférable, dans ces circonstances, que la femme soit constipée pendant les trois ou quatre jours qui suivent l'accouchement.

Quand l'anus lui-même a été rompu et suturé, il convient d'adopter un des deux procédés suivants : ou bien il faut constiper la femme, ou bien il faut la purger. Dans le premier cas, on lui administre de l'opium, dans le second un purgatif quotidien. Si on constipe, il faudra, au bout de six à sept jours, donner un lavement, et morceler avec un doigt introduit dans le rectum les matières fécales durcies, afin de faciliter leur expulsion. La purgation quotidienne évite cette manœuvre, elle a l'avantage de n'exposer l'anus à aucune dilatation, mais les points de suture sont fréquemment baignés par des selles liquides, ce qui est une mauvaise condition pour la réunion par première intention. Aussi la constipation artificielle est-elle plus souvent préférée.

Si la suture immédiate n'est pas suivie de réunion, on peut voir s'établir, en cas de déchirure complète, *l'incontinence* des matières fécales, à travers la paroi recto-vaginale. Il faut dans ces cas remettre l'intervention à plus tard, à l'époque où la femme sera tout à fait sortie de la période dite puerpérale, quand trois ou quatre mois se sont écoulés après son accouchement.

2° THROMBUS PUERPÉRAL

On désigne sous ce nom un épanchement sanguin, qui se produit dans l'épaisseur des tissus, au niveau de la vulve et du vagin en général au cours de l'accouchement, très exceptionnellement pendant la grossesse. Le sang épanché peut s'infiltrer dans le tissu cellulaire pelvien et, en suivant les gaines cellulaires pelviennes et abdominales, remonter très haut jusque dans la région rénale.

Suivant leur siège, les thrombus ont pu être divisés en thrombus vulvaire, vaginal, périnéal, périnéo-vulvaire, pelvien.

Causes et pathogénie. — Le thrombus est un accident très rare. Il paraît résulter d'une effraction vasculaire produite, soit par le passage à frottement d'un fœtus volumineux, soit par un traumatisme extérieur sur la vulve ou le vagin.

Perret a démontré par une expérience restée classique, que le sang de l'épanchement provient de capillaires déchirés. Il put constater le fait, en pratiquant des injections sous pression dans le sys-

THROMBUS VULVO-VAGINAL

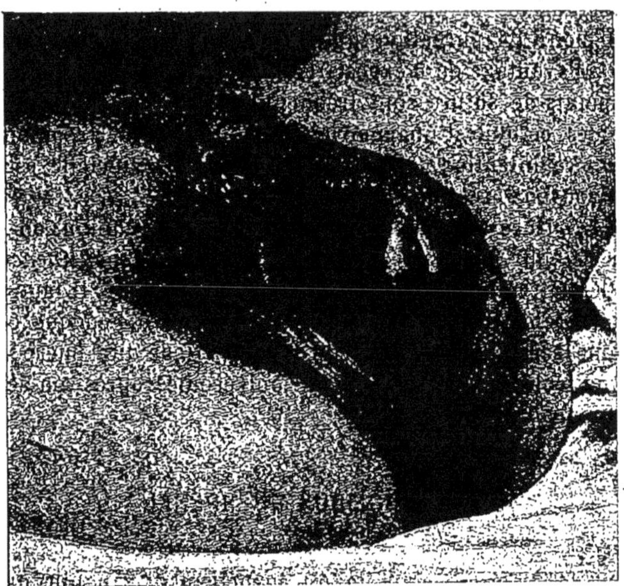

Fig. 99. — G. Lepage.

tème vasculaire d'une femme morte d'hémorragie. Au niveau d'un thrombus, le liquide de l'injection ne s'échappait ni par une artère, ni par une veine, mais par les capillaires.

Signes. — C'est au cours de la délivrance, ou après que celle-ci s'est effectuée, que les premiers symptômes du thrombus se manifestent le plus souvent. La femme accuse *une douleur* plus ou moins vive dans la région périnéo-anale, et se plaint d'éprouver *des envies de pousser.* Si alors on pratique le toucher, on peut trouver une *tuméfaction vaginale* plus ou moins considérable. Celle-ci, constituée par l'épanchement sanguin, se prolonge plus ou moins haut dans la profondeur, soulevant la paroi vaginale correspondante, aplatissant la cavité du vagin, au point de gêner la sortie du placenta, lorsque la délivrance n'a pas encore été effectuée. Ce n'est que plus tard que la tuméfaction se montre dans la région vulvaire.

L'hémorragie est parfois assez importante pour donner lieu à des signes d'*hémorragie interne* : malaises, faiblesse, sentiment d'oppression, sueurs froides, pouls fréquent et petit. Mais ces signes généraux sont plutôt exceptionnels et semblent indiquer une propagation profonde et lointaine de l'infiltration sanguine. Celle-ci peut s'avancer dans le tissu cellulaire pelvien, et remonter jusque dans le voisinage des reins.

Le plus souvent, l'hémorragie se limite, s'enkyste, et l'épanchement sanguin se résorbe. On a cité des cas de suppuration de l'épanchement, mais ils appartiennent à une époque déjà lointaine, antérieure à l'application de la méthode antiseptique, et ils s'observaient à la suite d'incisions inopportunes. Il est aussi des cas où le thrombus s'est ouvert spontanément.

Traitement. — Il a pour objectif de comprimer la surface saignante vaginale ou vulvaire. Ce résultat s'obtient à l'aide du *tamponnement vaginal.*

Pour pratiquer ce tamponnement, après avoir placé un spéculum ou des valves, on introduit dans le vagin de la gaze stérilisée, ou à défaut de celle-ci, des tampons d'ouate stérilisée, reliés les uns aux autres par un fil préalablement bouilli pour former ce qu'on a appelé une « queue de cerf-volant ».
On bourre le vagin le plus possible avec des tampons, puis on applique sur la vulve un large morceau d'ouate que l'on maintient par un bandage en T bien serré, autant **dans sa partie horizontale** qui serre l'abdomen, que dans sa partie verticale.

On peut, s'il y a des signes d'anémie aiguë, administrer de l'alcool, et pratiquer des injections sous-cutanées de sérum salé.

Si le thrombus est ouvert ou menace de se sphacéler, il faut l'inciser, le vider, le sécher à l'aide de compresses et le bourrer d'un pansement à la gaze.

3° RUPTURES UTÉRINES

Le tissu utérin est exposé à se rompre surtout dans ses parties des plus faiblement musclées, le col et le segment inférieur.

La rupture, limitée à l'orifice du col, est généralement sans conséquence : telles sont les ruptures latérales, dont on trouve la cicatrice chez toutes les multipares. Très exceptionnellement, on peut voir le col non dilatable se déchirer circulairement et être expulsé comme une calotte au-devant du fœtus, sans que cet accident comporte de suites fâcheuses (voir Rigidité du col).

La rupture de l'utérus ne prend les allures d'un accident grave que lorsqu'elle s'étend au segment inférieur de l'organe ou, ce qui arrive très rarement, aux parties supérieures. Elle est alors dite *complète*, si elle intéresse le péritoine, — *incomplète* si elle est sous-péritonéale.

Anatomie pathologique. — La rupture siège généralement sur le segment inférieur, soit que celui-ci subisse comme un éclatement, soit que la rupture prenne son point de départ dans une déchirure du col. La rupture s'étend plus ou moins haut, pouvant intéresser le ligament large dans une assez grande étendue, occasionnant l'ouverture des branches de l'artère utérine : d'où la production d'hémorragies, qui se font jour à l'extérieur, ou se collectent en hématomes sous-péritonéaux. La rupture suit quelquefois le trajet d'une cicatrice ancienne. L'orifice de rupture dans certains cas est suffisamment large pour laisser passer le fœtus dans la cavité abdominale.

Étiologie. — La rupture utérine est un accident rare, qu'on observe plus particulièrement chez les femmes ayant eu de nombreux accouchements. C'est dans les présentations de l'épaule négligées, dans les présentations de la face, et surtout du front, avec bassin rétréci, dans les cas d'hydrocéphalie fœtale, que l'on voit se produire la rupture de l'utérus. Elle peut être observée aussi à la suite d'interventions intra-utérines, telles que : version, forceps, basiotripsie, embryotomie cervicale.

Les ruptures de l'utérus au cours de la grossesse sont exceptionnelles ; elles résultent d'un traumatisme direct, ou de la rupture d'une cicatrice d'opération césarienne.

Les bassins viciés, par la dystocie qu'ils occasionnent, constituent des causes indirectes de rupture, mais certains d'entre eux, dits « bassins épineux », présentant des arêtes osseuses aiguës et tranchantes, peuvent être directement la cause de ruptures sur des régions de l'utérus pincées entre la tête fœtale et le bassin. Enfin les malformations utérines prédisposent parfois aux ruptures de l'utérus.

D'une façon générale, on peut dire que les ruptures utérines sont devenues moins fréquentes, depuis que la dystocie ne se complique plus de l'emploi du seigle ergoté, qui en tétanisant l'utérus favorisait les ruptures de cet organe. Le nombre des ruptures utérines s'est trouvé diminué aussi depuis qu'on diagnostique et qu'on corrige les présentations de l'épaule pendant la grossesse.

A côté de ces causes variées, il est bon de retenir que la rupture utérine peut s'observer, en dehors de toute dystocie apparente, avec un enfant peu volumineux; alors que le bassin est normal.

Symptômes. — Ce sont ordinairement *les phénomènes généraux* qui appellent les premiers l'attention, bien qu'ils puissent exceptionnellement n'apparaître que tardivement. Ces phénomènes généraux sont le plus souvent assez accentués. Le facies devient rapidement grippé, pâle, couvert de sueurs froides, les yeux sont cernés et enfoncés. La malade signale une sensation d'oppression, quelquefois, mais pas toujours; elle se plaint de souffrir du ventre, en particulier dans la région lombaire, et cela non plus, comme pendant les contractions, d'une façon intermittente, mais constamment, sans rémission. Le pouls devient petit, filant, extrêmement fréquent, les extrémités se refroidissent. La femme est véritablement en état de « shock ».

Les *phénomènes locaux* sont différents, suivant que le fœtus est encore dans la cavité utérine, ou qu'il a passé dans la cavité abdominale.

Dans le cas où *le fœtus reste dans l'utérus*, on trouve, comme signes locaux, de la sensibilité du ventre, du ballonnement, et parfois dans la région inférieure de l'abdomen, une zone de matité, au niveau de laquelle, on a, par le palper, une sensation d'empâtement, et comme une sorte de crépitation neigeuse. Tous ces signes sont fournis par l'infiltration sanguine. On peut aussi percevoir, dans la même région, de la crépitation gazeuse, de l'emphysème, constitué par de l'air qui s'est infiltré dans les tissus, au niveau du point rupturé. Les contractions utérines douloureuses sont le plus souvent arrêtées et l'on peut voir s'écouler à la vulve un sang noirâtre, sirupeux « sirop de cassis », suivant la comparaison de Tarnier.

Dans les cas où le *fœtus passe dans la cavité abdominale*, les signes locaux sont plus caractéristiques. On trouve généralement, en plus des signes précédents et des phénomènes généraux, la présence de tumeurs dans l'abdomen : l'une formée par l'utérus, l'autre par le fœtus. Celui-ci succombe toujours dans ces circonstances.

Les parties fœtales paraissent quelquefois très superficielles, n'étant plus séparées de la main qui palpe que par la paroi abdominale. Enfin, dans ces circonstances, il est possible d'avoir tous les doutes levés par le toucher manuel, quand on parvient à constater directement l'orifice de rupture, ce qui est souvent très difficile.

Diagnostic. — Le diagnostic doit être fait le plus tôt possible, car la rupture utérine exige immédiatement un traitement chirurgical.

Quand on soupçonne la rupture alors que le fœtus est encore dans la cavité utérine, il faut au plus tôt procéder à son extraction, et après la délivrance, examiner avec la main toute la cavité utérine.

On peut avoir à diagnostiquer la rupture utérine, *après l'évacuation de l'utérus*. Ce diagnostic ne peut être fait que par le toucher manuel. On explore de la main l'utérus, surtout dans ses parties inférieures, afin de voir si on n'y découvre pas de solution de continuité ; mais celle-ci n'est pas toujours facile à reconnaître sur la surface interne irrégulière de l'utérus.

J'ai pratiqué un curetage de l'utérus, suivi d'injection intra-utérine et de pansement à la gaze iodoformée, chez une femme qui avait, sans que l'on s'en doutât, une rupture utérine, produite au cours d'une version. Cette rupture ne fut reconnue qu'à l'autopsie.

Il est des cas douteux dans lesquels, après un examen intra-utérin négatif, on peut être conduit par la gravité des symptômes à pratiquer une laparotomie exploratrice, plutôt que de laisser la femme exposée aux dangers d'une rupture non traitée.

Pronostic. — Il est des plus graves. L'enfant meurt constamment et il est exceptionnel que la femme, si elle n'est pas traitée, ne succombe pas. Il est difficile d'établir le chiffre de la mortalité par rupture utérine. Il y a lieu, à ce sujet, de faire la part du mode d'intervention, et aussi de la date précoce ou tardive de cette intervention. Les anciennes statistiques, comme celle réunie par Jolly en 1870, ne peuvent plus entrer en ligne de compte.

Varnier a donné la statistique du service de Pinard de 1883 à 1901. Dans une première série, dans laquelle les femmes n'avaient pas été traitées, sur 11 cas, 10 femmes étaient mortes. Dans une deuxième série de 6 cas laparotomisés, 3 femmes avaient guéri.

Traitement — La rupture utérine diagnostiquée, le traitement chirurgical s'impose. Il faut pratiquer la laparotomie, mais en se gardant de recourir à la position inclinée de Trendelenburg. Ceci est capital, afin de ne pas diffuser dans toute la cavité abdominale le sang qui peut se trouver répandu autour de l'utérus. Le plan incliné ne peut être employé qu'après exploration, et surtout nettoyage des parties inférieures de l'abdomen.

Le ventre ouvert, si le fœtus est dans l'abdomen, on l'extrait tout d'abord, — si au contraire, ce qui est plus exceptionnel, il est encore dans l'utérus, on sectionne l'utérus pour l'extraire. Cette section de l'utérus est sans conséquence, puisque dans la très grande majorité des cas, la rupture utérine doit aboutir à l'ablation totale ou subtotale de l'organe.

A quel mode d'intervention recourir pour remédier à la rupture elle-même ? On ne songe plus à faire la suture de la déchirure, on recourt soit à l'opération de Porro, soit à l'hystérectomie. Il est bien difficile d'établir à l'avance des règles de conduite.

La suture, quand on la pratiquait, portait sur des tissus œdématiés ou infiltrés très peu aptes à une réunion, qui, d'autre part, ne pouvait s'effectuer que difficilement dans une cavité péritonéale le plus souvent déjà infectée. En outre, même en cas de réussite, cette cicatrice de suture constituait un point faible, au niveau duquel il restait une menace de rupture lors des accouchements ultérieurs. Suivant l'expression de Varnier, on laissait dans le ventre de la femme « une bombe à renversement », qui menaçait son existence à une prochaine grossesse. C'est en vue de prévenir ces dangers que Zweifel rendait stériles les femmes ayant subi ces sutures, en sectionnant les trompes au thermo-cautère.

L'opération de Porro, par la simplicité de son manuel opératoire, par l'extériorisation de l'utérus, semble dans ces circonstances l'intervention idéale. Malheureusement elle ne permet pas, le plus souvent, d'atteindre et d'enlever les parties rompues dans le segment inférieur de l'utérus.

Il reste *l'hystérectomie abdominale*. D'après l'examen des cas réunis par Sauvage, il semble que l'hystérectomie subtotale expose à moins de dangers que l'hystérectomie totale.

En réalité, on sera, dans la plupart des cas, obligé de faire ce qu'a fait H. Hartmann à plusieurs reprises, c'est-à-dire des hystérectomiés subtotales atypiques, dans lesquelles le moignon constitué par la partie inférieure de la solution de continuité utérine, sera extériorisé et fixé à l'angle inférieur de la plaie abdominale, laquelle sera drainée.

On voit par ce qui précède la gravité du pronostic de la rupture utérine, et pour la mère et pour l'enfant. Il faut, en prévision de tels accidents, faire dans la mesure du possible *la prophylaxie* de la rupture. On devra redouter les dangers de l'expectation, quand la dystocie se montre chez des femmes multipares, surtout quand elles ont subi des interventions intra-utérines lors d'accouchements antérieurs.

4° RUPTURE DE LA SYMPHYSE

C'est un accident très exceptionnel. Il se produit en cas de disproportion entre une tête très résistante et bassin trop étroit. La rupture peut s'accompagner de plaie vaginale ou vésicale. Le diagnostic n'est posé généralement qu'au moment de l'accident. Il y a lieu de réparer les solutions de continuité des parties molles, et de maintenir par une ceinture ou un bandage approprié les os iliaques qui ont été disjoints.

5⁰ EMPHYSÈME SOUS-CUTANÉ

Il s'agit encore d'un accident très rare. Sous l'influence des efforts abdominaux, grâce à une effraction d'un point quelconque des voies aériennes, l'air s'infiltre dans le tissu cellulaire. L'infiltration se constate principalement au niveau du cou et du thorax, mais elle peut s'étendre au delà de ces régions. L'attention est attirée par le gonflement des parties, qui crépitent sous le doigt. Le diagnostic n'est posé d'ordinaire qu'après l'accouchement. Cet emphysème est à distinguer des infiltrations gazeuses septiques. Il n'y a aucune prescription à faire, l'air se résorbe spontanément et le gonflement disparaît.

6⁰ PHÉNOMÈNES DE SHOCK

J'ai décrit sous ce nom des accidents rappelant les symptômes des hémorragies graves, ou des ruptures utérines : pâleur, angoisse, dyspnée, pouls petit accéléré. Ces accidents apparaissent plus ou moins brusquement dans la période qui suit la délivrance Ils sont parfois très fugaces et disparaissent sans laisser de traces.

Au point de vue du *diagnostic*, il faut d'abord rechercher s'il ne s'agit pas réellement d'une hémorragie utérine, soit externe, soit surtout interne, avec du sang retenu dans la cavité utérine. Il faut explorer manuellement l'utérus et le vider des caillots qu'il peut contenir. On doit explorer la région vagino-vulvaire, afin de s'assurer qu'il ne s'agit pas d'un thrombus.

Si l'on ne trouve aucune de ces causes, il est possible qu'on soit conduit, si les accidents persistent, à rechercher par laparotomie exploratrice, s'il ne s'agit pas d'une rupture de l'utérus.

Le *diagnostic de la cause* de ces phénomènes de shock est difficile à établir. Dans les observations que j'ai réunies avec mon élève Montel, nous avons noté plusieurs fois ces accidents à la suite d'expulsion de gros enfants. Il est donc naturel de penser que ces phénomènes de shock peuvent se développer comme conséquence de déchirures peu étendues, éraillures, fissures du tissu utérin. J'ai aussi noté ces phénomènes de shock dans des cas où les enfants étaient peu volumineux, mais il s'agissait dans ces circonstances d'expulsion brusque, suivie de déchirures cervicales.

J'ai cherché récemment à établir un raporochement de ces phénomènes de shock obstétrical avec les nouvelles conceptions sur le shock chirurgical.

P. Delbet a expérimentalement démontré qu'un lien existait entre les destructions muscullaires des plaies, la diffusion des toxines qui s'en dégageaient et l'apparition des phénomènes de shock. Quénu a groupé cliniquement sous le nom de *toxénie traumatique dépressive* ces différents phénomènes. La plaie utérine est en somme une plaie muscullaire faite du dedans au dehors par le fœtus. Au niveau de cette plaie des résortions toxiques peuvent se produire avec les mêmes conséquences rencontrées dans les plaies musculaires par les physiologistes et les chirurgiens.

Le traitement comprendra la mise en œuvre de tous les moyens existants usuels : injections sous-cutanées d'éther, de caféïne, d'huile camphrée, injections de sérum, inhalations d'oxygène.

Localement, on devra à tout hasard vider la cavité utérine et veiller à ce que l'utérus se maintienne dur et contracté.

7° TRAUMATISMES DU FŒTUS

Il peut arriver que le fœtus subisse, au cours d'un accouchement dystocique, certains traumatismes, dont les conséquences peuvent être groupées en trois catégories : les hémorragies, les paralysies, les fractures.

Hémorragies. — Les hémorragies sont des hémorragies viscérales, ou des infiltrations sanguines comme le céphalématome, et l'hématome du sterno-mastoïdien.

Hémorragies viscérales. — Elles sont très fréquentes (j'ai pu les rencontrer dans un tiers des cas sur une série de 150 autopsies de nouveau-nés). Elles sont surtout *méningées*, constituées par des épanchements plus ou moins considérables.

Les hémorragies *cérébrales* sont exceptionnelles, et se mon trent, d'après Couvelaire, principalement chez des prématurés, tandis que les hémorragies *médullaires* s'observent plutôt chez des fœtus à terme. Quant aux *hémorragies des viscères-abdominaux ou thoraciques*, telles que celles du foie ou de la rate, les hémorragies intestinales, elles sont très rares. On trouve en revanche, avec une assez grande fréquence, des taches ecchymotiques sur les différentes séreuses, sur la plèvre, sur le péricarde, sur le péritoine.

Céphalématome. — Le céphalématome est d'observation assez fréquente. Il est constitué par une infiltration sanguine sous-périostée, siégeant sur les parties latérales et supérieures des pariétaux.

Au point de vue *des causes et de la pathogénie*, on croit, d'après Féré, que le céphalématome résulte de la rupture de petits vaisseaux crâniens sous-périostés, mal protégés par la table externe du pariétal, qui est parfois développée d'une façon insuffisante. Pinard a signalé la coïncidence du céphalématome avec l'abondance et la longueur des cheveux du fœtus. Peut-être faut-il voir dans ce fait la raison des tiraillements aboutissant à la rupture de petits vaisseaux. La mère est le plus souvent dans ces circonstances une primipare.

Les signes du céphalématome sont absolument caractéristiques : on trouve une, quelquefois plusieurs tumeurs, siégeant sur les pariétaux, mais toujours sans dépasser la limite des sutures osseuses. La tumeur a une consistance demi-molle, constamment limitée à sa base d'implantation par un rebord osseux, caractéristique. Le céphalématome fait son apparition, ou plutôt est découvert, au cours de la première semaine, quelquefois plus tard. On doit toujours le rechercher chez les nouveau-nés à la chevelure abondante. Le céphalématome se résorbe lentement ; souvent plusieurs mois s'écoulent avant sa disparition complète.

Le diagnostic avec la bosse séro-sanguine, diffuse, dépassant les sutures, intéressant tous les tissus, est assez simple à établir. Il n'y a aucune difficulté à distinguer le céphalématome, tumeur superficielle d'une tête bien conformée, d'anomalies telles que la méningocèle, et l'encéphalocèle, qui ont une consistance liquide ou demi-molle, s'accompagnant d'arrêts de développement des os crâniens.

CÉPHALÉMATOME DOUBLE

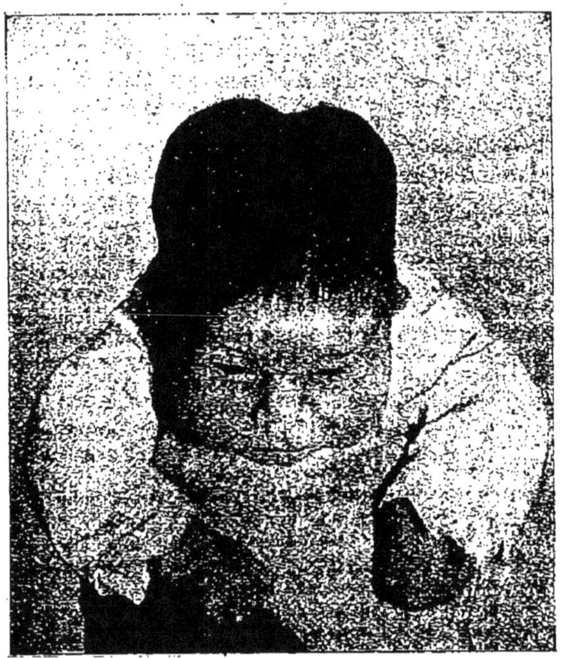

Fig. 100.

*Il faut remarquer la dépression médiane et la longueur
des cheveux.*

Il n'y a pas de *traitement* à conséiller. Le céphalématome
disparaît spontanément.

Hématome du sterno-mastoïdien. — Cet hématome, constitué par une collection sanguine, localisée sur la partie
moyenne du muscle sterno-mastoïdien, s'observe parfois à la
suite de violences exercées au cours de l'extraction du fœtus.
L'hématome a été observé associé aux paralysies brachiales,

relevant de la même cause productrice. Il peut se résorber simplement, ou s'accompagner de torticolis, inexactement qualifié de congénital, quand il succède à un traumatisme survenu lors de la naissance.

Paralysies obstétricales. — C'est ainsi qu'on désigne les paralysies observées chez le nouveau-né. Ce sont généralement des paralysies périphériques, dans les parties innervées par le nerf facial ou dépendant du plexus brachial. Ce n'est que très exceptionnellement qu'il se produit des paralysies d'origine centrale, par lésions cérébrales ou médullaires.

Paralysies faciales. — Elles sont faciles à reconnaître ; le nouveau-né a une physionomie particulière, on constate qu'un œil se ferme mal ; de plus, au moment du cri, un côté du visage reste immobile, sans plis, et comme attiré vers l'autre côté, le côté sain qui est contracté. La paralysie faciale du nouveau-né guérit le plus souvent spontanément et assez vite. Elle peut être due à une compression exercée par la cuillère du forceps à l'émergence du facial. C'est le cas le plus fréquent. Exceptionnellement, elle résulte de la compression de la joue contre l'épaule dans une attitude vicieuse intra-utérine.

Paralysies du plexus brachial. — Ces paralysies se développent sous l'influence d'un traumatisme exercé sur les branches du plexus brachial, contenant des nerfs pour le deltoïde, le biceps, le coraco-brachial et le long supinateur. On a cru, avec Erb, que ces paralysies résultaient de la compression directe des branches du plexus, au niveau des apophyses transverses des vertèbres cervicales. Ce point de compression a été dénommé point de Erb. Cette théorie a été défendue par Budin et par son élève Roulland. Fieux a opposé à cette manière de voir la théorie de l'élongation des racines.

Pour cet auteur, les paralysies du plexus brachial proviennent uniquement des tiraillements plus ou moins violents, subis par les racines supérieures de ce plexus, quand la tête est violemment écartée latéralement du tronc. Ce mouvement est réalisé quand, au cours de l'extraction d'une tête première, on abaisse et on tire très en arrière pour dégager l'épaule antérieure. Ce tiraillement peut être encore produit, quand, au cours de l'extraction de la tête dernière dans la présentation du siège, on relève le tronc du fœtus verticalement, alors que la tête est encore orientée en transversale dans les voies génitales.

ÉLONGATION OU RUPTURE DU PLEXUS BRACHIAL

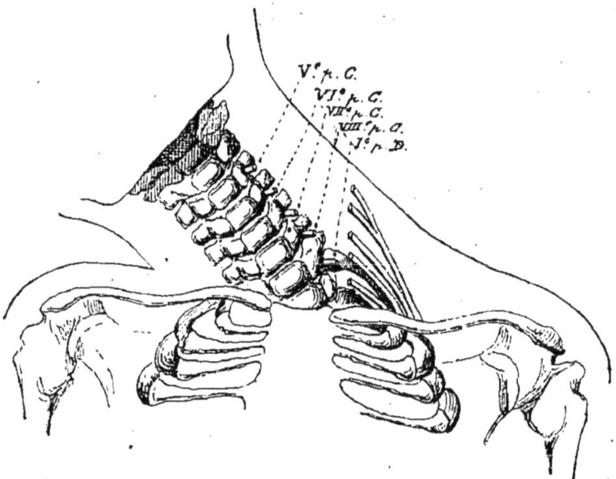

Fig. 101. — G. Fieux.

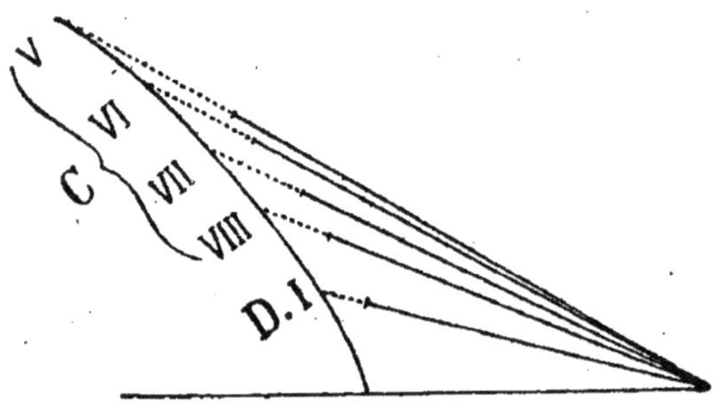

Fig. 102. — C. Fieux.

PARALYSIE BRACHIALE

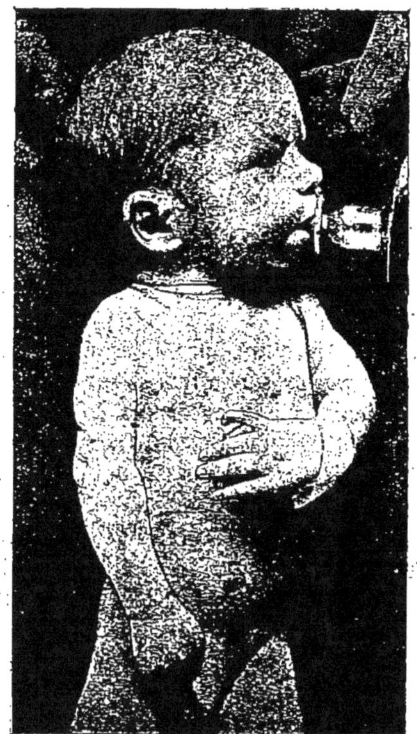

Fig. 103.

Le bras droit est pendant, la main en pronation.

Dans ces tiraillements, ce sont les parties supérieures du plexus brachial qui subissent le maximum d'étirement, et de fait, ce sont elles qui sont le plus souvent atteintes.

Les fibres nerveuses du plexus subissent une simple élongation ou sont rompues. On comprend que le *pronostic* soit variable, suivant l'une ou l'autre de ces éventualités.

Le traitement chirurgical pourrait, dans les cas à réaction de dégénérescence, comme dans la thérapeutique des sections nerveuses traumatiques, donner l'espoir d'une restauration fonctionnelle, par l'avivement des nerfs et leur suture.

Au point de vue *des signes*, la paralysie du plexus brachial se montre sur une région plus ou moins étendue. Le deltoïde est toujours paralysé. Par suite, le nouveau-né ne peut, ni élever son bras, ni l'écarter du corps, mais au moyen de son muscle grand pectoral, il peut ramener ce bras au tronc, quand il a été écarté passivement. Il y a aussi paralysie du brachial antérieur et du long supinateur. Le traitement électrique est le seul moyen thérapeutique auquel on puisse recourir, bien qu'il donne peu de résultat quand les fibres nerveuses ont été totalement rompues.

Fractures. — Les fractures produites au cours de l'accouchement peuvent porter sur le crâne, sur le maxillaire inférieur, sur la clavicule, sur les membres.

Fractures du crâne. — Ce sont des fractures siégeant le plus souvent sur les pariétaux, parfois sur le temporal. Elles prennent la forme, soit d'enfoncements, soit de fissures. Ces fractures s'accompagnent généralement d'hémorragies méningées, et entraînent d'une façon assez fréquente la mort de l'enfant. Toutefois on voit résister et guérir des enfants porteurs d'enfoncements énormes. On peut observer plus tard, chez ces enfants, un développement intellectuel médiocre, de l'incontinence d'urine, ou les accidents de la maladie de Little. Il y a donc grand intérêt à prévenir ces traumatismes, en évitant de faire lutter, ou de laisser lutter trop longtemps la tête contre les résistances osseuses, opposées par un bassin trop petit.

A. Brindeau à propos de 4 observations personnelles avec 2 guérisons, recommande la trépanation pour les enfoncements crâniens, et même pour les hémorragies méningées, révélées par des phénomènes graves, et n'ayant pas été améliorées par la ponction lombaire.

Le simple redressement des enfoncements a été tenté avec succès par Tapret en 1877 à l'aide d'un tirefond. Commandeur en signale 19 observations avec 17 succès.

Lorsqu'il existe une solution de continuité, on peut profiter de la brèche osseuse et redresser l'enfoncement à l'aide d'une sonde cannelée. S'il n'y a pas de fracture, on peut pratiquer une incision au niveau de l'arête osseuse, loin de la zone du sinus et relever l'os déprimé à distance.

Quant aux autres interventions, craniotomie transmembraneuse, transosseuse, et craniéctomie, elles comportent un pronostic très grave, surtout étant donné l'état des sujets à opérer.

Fractures du maxillaire inférieur. — Ces fractures sont très rares. Elles se produisent au cours des tractions faites pour entraîner la tête dernière.

Fractures de la clavicule. — Ces fractures sont rares, et de plus d'un diagnostic difficile, aussi peuvent-elles passer inaperçues.

Elles se produisent, soit d'une façon directe quand, au cours de l'extraction du siège, l'opérateur tire sur le fœtus avec ses doigts accrochés sur les épaules ; soit, d'une façon indirecte par la compression forcée du diamètre bis-acromial dans les tentatives d'abaissement d'un bras. Il suffit comme traitement de maintenir le bras rapproché du thorax.

Fractures des membres. — Ce sont surtout des *fractures de l'humérus*, produites pendant la manœuvre difficile de l'abaissement des bras, au cours de l'extraction du siège. Dans certains cas, les difficultés pour l'abaissement d'un bras sont telles, qu'il vaut mieux, même au prix d'une fracture, abaisser rapidement le bras, et terminer l'extraction.

Les fractures du membre inférieur, portant sur le fémur ou sur les os de la jambe, sont très exceptionnelles, elles peuvent être produites à la suite des tractions faites sur le pied, au cours de la version par manœuvres internes. La réduction est plus difficile, et si elle est imparfaite, il en résulte un raccourcissement du membre.

Ces fractures des membres chez le nouveau-né guérissent très rapidement, et ordinairement sans laisser de déformations, ni d'impotence.

Il suffit de placer le membre fracturé, entouré d'ouate, dans des attelles de carton, maintenues par une bande souple. Pour l'humérus, on doit accoler le bras au tronc, en interposant une couche d'ouate. On place extérieurement des attelles en carton et des bandes fixant l'humérus au thorax, l'avant-bras étant placé dans la demi-flexion sur le bras. Au bout d'une quinzaine de jours, l'appareil peut être enlevé. Il ne reste qu'à assurer le jeu des articulations, qui se sont trouvées immobilisées par l'appareil, en faisant exécuter aux bras quelques mouvements provoqués, et en les massant délicatement.

NOTE COMPLÉMENTAIRE

La question de la genèse du phénomène de shock, s'est éclairée d'un jour nouveau en appliquant à ces phénomènes les nouvelles constatations tant cliniques qu'expérimentales faites par Etienne Bernard à propos de la saignée. Les phénomènes de shock accompagnant une saignée semblent être sous la dépendance moins de l'abondance que de la soudaineté de l'hémorragie. Peut-être faut-il rechercher les mêmes circonstances quand des phénomènes de shock se montrent à la suite de l'accouchement, et se caractérisent cliniquement par des phénomènes d'hémorragie, mais « sans hémorragie », pouvant les justifier.

POST PARTUM PATHOLOGIQUE

CHAPITRE PREMIER

L'INFECTION PUERPÉRALE

Sommaire. — 1° **Anatomie pathologique**. — 2° **Signes et diagnostic**. — 3° **Moyens de traitement** : Injections, curettage, traitement médical (sérothérapie, régime, médicaments), traitement chirurgical. — 4° **Indications thérapeutiques** : traitement local, traitement général. — 5° **Accidents tardifs, suppurations**. — 6° **Phlegmatia alba dolens** : Anatomie pathologique, symptômes, traitement.

1° ANATOMIE PATHOLOGIQUE

L'infection puerpérale est l'infection à porte d'entrée génitale, survenant chez une nouvelle accouchée. La surface utérine, mise à nu par le décollement de l'œuf, constitue une vaste plaie ouverte à l'infection.

C'est Pasteur qui a démontré le premier la nature microbienne de l'infection puerpérale, et signalé la présence du streptocoque dans les produits de l'infection. Doléris décrivit ensuite dans sa thèse une très grande variété de microbes comme agents pathogènes. Arloing et Chauveau revinrent au streptocoque, dont Widal démontra l'extrême fréquence et la virulence variable, pouvant produire les différentes modalités cliniques de l'infection puerpérale. On a reconnu qu'exceptionnellement d'autres microbes aérobies, surtout staphylocoques et coli-bacilles, pouvaient, seuls ou associés, être retrouvés dans les infections puerpérales. C'est encore exceptionnellement qu'on a signalé dans ces infections la présence de microbes anaérobies. D'après les plus récentes recherches l'augmentation de la virulence des bactéries serait marquée par leur faculté de s'encapsuler. Elles pourraient grâce à cette capsule échapper à l'action directe des leucocytes et à celle des anticorps, ainsi que cela avait été signalé par Metchnikoff, puis par Seraphini.

Depuis l'application de l'antisepsie aux accouchements, la physionomie de l'infection puerpérale s'est modifiée, tant au point de vue anatomique qu'au point de vue clinique.

Il est très rare aujourd'hui de rencontrer, à l'autopsie d'une femme morte d'infection puerpérale, la péritonite purulente, avec un utérus infiltré de pus et les gros vaisseaux lymphatiques purulents que décrivaient jadis tous les auteurs. Les suppurations à distance du péricarde ou de la plèvre, du tissu cellulaire sont aussi devenues très rares.

Les lésions macroscopiques se bornent à des phénomènes irritatifs et congestifs, accompagnés ou non de la production d'exsudats dans les séreuses ; dans la très grande majorité des cas, ce n'est que par l'examen bactériologique qu'on rencontre l'agent de l'infection, souvent le streptocoque, répandu partout.

L'infection puerpérale peut donner lieu à des *accidents immédiats*, c'est l'infection puerpérale proprement dite, ou à des *accidents tardifs*, se manifestant par des suppurations ou des phlébites.

2° SIGNES ET DIAGNOSTIC

Symptômes. — On n'observe plus que très exceptionnellement les accidents autrefois si fréquents de la péritonite puerpérale. L'infection actuelle ne se révèle dans la plupart des cas que par l'élévation de la température et la fréquence du pouls.

C'est généralement le soir du troisième jour après l'accouchement, mais aussi quelquefois plus tôt que les premiers symptômes font leur apparition.

Un frisson plus ou moins violent, parfois très léger, ouvre la scène. La femme éprouve du malaise, de l'inappétence, de la céphalalgie, la langue est blanche et chargée. Le thermomètre monte à 38°, 38°,5,5, 39° ou plus haut. Le pouls bat aux environs de 100 pulsations à la minute ou au-dessus. On note ordinairement des phénomènes locaux : le ventre est plus ou moins sensible, les lochies dégagent une odeur fétide, mais d'autres fois au contraire elles ne présentent aucune odeur.

Le lendemain, les phénomènes s'accentuent ou s'atténuent,

suivant les circonstances. Il y a toujours une rémission mati-
nale ; mais celle-ci est toujours plus marquée du côté de la
température que du côté du pouls. Ce dernier conserve parfois
sa fréquence, alors que la température est redevenue normale.
Cette accélération du pouls est un symptôme capital et constant de l'infection puerpérale, même dans ses formes les plus
légères.

Depuis longtemps, on avait cru devoir noter chez les femmes
infectées une sorte d'arrêt dans la régression de l'utérus. Il
était d'usage autrefois dans les maternités d'apprécier quotidiennement les étapes de cette régression, bien qu'il soit très
difficile de juger, au moyen du palper, si un utérus accomplit
plus ou moins bien son involution.

Budin recommandait d'explorer la tonicité de l'utérus, eñ
pratiquant le toucher et en cherchant à pénétrer dans l'orifice
du col; celui-ci serait mou et dépourvu de toute tonicité en
cas d'infection. Cette exploration non seulement ne renseigne
pas d'une façon aussi précise qu'elle le prétend, mais elle présente certains dangers; on peut reprocher au toucher vaginal
de raviver les excoriations de cette région et de provoquer ainsi
sans grand profit des réinoculations.

Diagnostic. — On ne doit pas mettre sur le compte de l'infection puerpérale, comme on a trop de tendance à le faire,
toutes les affections qui peuvent se montrer chez une nouvelle
accouchée. Réciproquement, il convient de ne pas attribuer à
une autre affection les manifestations de l'infection puerpérale.

On doit, chez une nouvelle accouchée qui présente une
élévation de la température et de la fréquence du pouls, rechercher si cet état fébrile n'existait pas antérieurement à l'accouchement et si la femme n'avait pas déjà une *infection grip-
pale.*

Le diagnostic de l'infection puerpérale avec la *fièvre typhoïde*
est souvent fort difficile ; dans ces cas on a recours au séro-
diagnostic.

La constipation peut s'accompagner de mouvements fébriles, avec de la sensibilité du ventre ; mais celle-ci est diffuse,
non localisée aux parties inférieures. En cas de doute, la question peut être jugée par l'administration d'un purgatif.

Les infections mammaires donnent lieu à des phénomènes fébriles, mais elles s'accompagnent toujours de sensibilité du mamelon et de la glande. Dans la lymphangite mammaire, la courbe de la température est caractéristique, elle présente une élévation en pointe, « en clocher », suivie de retour à la normale.

Il faut aussi faire le diagnostic de l'infection avec un certain nombre de maladies chirurgicales, récemment encore confondues dans le groupe des péritonites, comme l'*appendicite*, la *cholécystite*, la *pyélonéphrite*, les *torsions de kyste ou de salpingite*, etc.

Le diagnostic de la cause est très difficile à établir. L'infection est-elle venue du dehors, apportée par les mains ou les instruments ? *hétéro-infection*, suivant l'expression usitée, — ou préexistait-elle dans les organes de la femme, dans le vagin, dans les trompes : s'agit-il d'*auto-infection* ? Le plus souvent ces questions restent sans réponse.

Le diagnostic bactériologique ne peut être établi d'une façon pratique ; il n'est, dans la très grande majorité des cas, qu'une constatation d'autopsie.

V. Cathala et P. Guéniot ont essayé de faire le diagnostic bactériologique dans un certain nombre d'infections, ils ont noté l'inconstance de la constatation de l'infection sanguine, certaines femmes atteintes de streptococcie ont eu des accidents légers et ont guéri, tandis que d'autres dont l'examen bactériologique s'était montré négatif avaient succombé plus ou moins rapidement.

Sur 34 femmes infectées, 20 fois l'ensemencement du sang est resté stérile. Sur les 14 qui ont fourni une culture, il y avait 7 fois du streptocoque, 3 fois du staphylocoque, 2 fois du tétragène, 1 fois du coli-bacille, 1 fois association tétragène coli et staphylocoque.

3 femmes sont mortes parmi celles dont les ensemencements sont restés stériles. Mais il est à noter que dans les 7 streptococcies 5 femmes sont mortes.

Le pronostic de l'infection basé sur la multiplication des polynucléaires neutrophiles jeunes, méthode préconisée en Allemagne (Arneth Wolff) n'a pas paru à Guéniot et Cathala mériter une application pratique, parce qu'elle accompagne la gravité clinique, sans l'annoncer ni la faire prévoir. Il serait préférable, pour ces auteurs, d'attacher une importance pronostique à l'augmentation du nombre et à la persistance des streptocoques dans les ensemencements du sang.

Le diagnostic bactériologique de l'infection ne peut entrer en ligne de compte pour inspirer des directions à la thérapeutique. On a depuis longtemps signalé la fréquence du streptocoque dans le vagin d'accouchées, présentant des suites de couches normales.

Potocki a fait pratiquer l'hémoculture dans 196 cas, et a noté 91 cas où l'hémoculture a été positive, 105 fois négative. Le streptocoque a été rencontré 44 fois pur et 2 fois associé. Il releva une mortalité de 33 pour 100 dans les cas d'hémoculture positive et de 8,5 pour 100 quand elle est négative.
Madame Vinaver vient de constater le streptocoque au niveau du col de l'utérus. 240 fois sur 625 femmes examinées, à la clinique Baudelocque, 40 sur les 240 porteuses de streptocoques ont été considérées comme infectées; dans 4 cas seulement sur les 40 il y a eu hémoculture streptococcique positive.

Il faut retenir donc que le streptocoque reste l'agent le plus fréquent de l'infection puerpérale, que l'hémoculture quand elle se manifeste assombrit le pronostic dans une proportion difficile à préciser.

. P. Balard a récemment publié une série de 9 cas d'une forme bénigne de *diphtérie puerpérale* vraie, — vulvo-vaginale des suites de couches avec bacilles de Lœffler, guéris par le sérum antidiphtérique sous-cutané et en applications vaginales.

3⁰ MOYENS DE TRAITEMENT DE L'INFECTION PUERPÉRALE

Les moyens de traitement sont: l'injection vaginale et intra-utérine, le curettage, le traitement médical, le traitement chirurgical.

Injection vaginale et intra-utérine. — *L'injection vaginale* mérite d'être employée, dans la mesure du possible, au cours des suites de couches, bien qu'on puisse, sans grand inconvénient, s'en dispenser, sauf dans les cas de fétidité des lochies.

L'injection intra-utérine est un bon procédé de traitement qu'on doit bien savoir mettre en œuvre.

Technique de l'injection intra-utérine. — L'injection doit être faite à l'aide d'une canule intra-utérine. Il en existe plusieurs modèles dont la longueur est en rapport avec les dimensions de la cavité utérine. Telles sont les sondes de Tarnier, de Doléris, de Budin. La sonde de Tarnier est la plus simple. C'est une sonde plate, en verre ou en métal, d'un nettoyage facile.

Le liquide de l'injection sera composé d'un antiseptique actif à dose très soigneusement mesurée : le sublimé a été abandonné à cause de ses dangers dans l'injection intra-utérine. Le biiodure de mercure à 1/8000 demande à être manié avec la plus grande prudence; il est préférable de se servir de solution de permanganate de potasse à 0,25 pour 1000, ou d'aniodol à 1/4000.

L'introduction de la sonde n'est pas facile, et exige, pour être bien faite, une certaine expérience de cette intervention. Deux doigts de la main gauche sont introduits dans le vagin, puis dans l'orifice du col, aussi haut que possible, afin d'arriver à sentir la partie contractée de l'utérus. Ce n'est que, quand l'extrémité d'un doigt a pénétré dans cette partie contractée qu'on peut y conduire la sonde, dans laquelle l'écoulement du liquide a été préalablement amorcé et l'air soigneusement chassé. Il faut alors que la sonde pénètre, poussée avec la plus grande douceur, comme aspirée, pendant qu'on abaisse son pavillon en déprimant le plus possible la fourchette. Ce mouvement d'abaissement de la sonde est nécessité par la différence qu'il y a entre la direction de la cavité utérine et celle du vagin.

On élève alors le bock à 0 m. 25, au maximum, au-dessus du plan du lit, afin que le liquide s'écoule sous très faible pression.

Pour un opérateur peu entraîné, il est peut-être plus sûr de saisir la lèvre antérieure du col avec une pince de Museux guidée par le doigt ; on abaisse le col de l'utérus à la vulve, et on introduit la sonde directement dans l'utérus.

Il peut se produire, au cours de l'injection intra-utérine, des accidents plus ou moins inquiétants. Brusquement la femme se plaint de malaise, d'oppression, de sensation de froid, ou elle-perd connaissance. D'autres fois, on voit se produire des mouvements convulsifs, on cite même des cas de mort. Que se passe-t-il dans ces circonstances ? On a invoqué l'intoxication, la pénétration de l'air dans les sinus utérins, l'inhibition ; on connaît enfin des exemples de-perforation utérine avec la sonde.

Pour éviter ces accidents, il ne faut jamais faire d'injection avec trop de pression ; on doit veiller à ce que le bock soit tenu bas à 25 ou 30 centimètres de hauteur. De plus il convient de se servir de solutions non toxiques aux titres indiqués plus haut ; enfin, l'introduction de la sonde doit être pratiquée avec la plus grande douceur.

L'application intra-utérine de filtrats microbiens suivant la méthode de Besredka a donné de beaux résultats dans le service de Lévy-Solal. La méthode consiste à introduire dans l'utérus et dans le vagin de la femme infectée une mèche de gaze imbibée d'un bouillon ayant contenu diverses espèces de streptocoques puis stérilisé par la chaleur et filtré. Très rapidement on constate la chute de la température. La méthode ne comporte d'après les auteurs aucun danger.

Le curettage. — Pour pratiquer un curettage, on doit avoir à sa disposition un certain nombre d'instruments : une sonde vésicale, une pince de Museux, une sonde intra-utérine, deux pinces à pansements vaginaux, une pince à mors lisse pour pansements intra-utérins, une grande curette. Le modèle que j'ai fait construire a une tige de 28 centimètres, prolongée par un manche. L'extrémité de cette curette est large, arrondie et mousse. Il est bon de disposer d'une seconde curette, montée sur une tige aussi longue, mais dont l'extrémité, moins large que celle de la curette précédente, est un peu plus coudée et un peu plus tranchante : elle est destinée à curetter les angles de l'utérus : cette curette pénètre aussi plus facilement dans l'utérus avant terme.

Manuel opératoire. — L'opération peut très bien être pratiquée sans anesthésie. La femme est mise en travers de son lit les pieds reposant sur deux chaises. On rase les poils de la région vulvaire, en laissant ceux du pubis, qu'il est inutile d'enlever. On fait uriner la femme, puis, après toilette vulvaire, on donne une injection vaginale. Deux doigts de la main gauche vont à la recherche de la lèvre antérieure du col, on la saisit avec une pince de Museux à double mors. On attire le col lentement, doucement vers l'orifice vulvaire, et on confie la pince à un aide. Celui-ci devra maintenir le col abaissé, en tirant la pince vers l'opérateur, sans l'appliquer contre le pubis ou le clitoris, afin de ne pas écraser ces parties très sensibles. Les doigts de la main gauche dépriment la fourchette et indiquent l'orifice du col, ils dispensent parfaitement de l'emploi d'une valve ou du spéculum. On introduit alors la sonde intra-utérine, et l'on fait un lavage antiseptique de la cavité.

On peut dès lors curetter. On introduit lentement, en la poussant à peine, la grande curette, et on la conduit jusqu'au fond de l'utérus, de façon à bien reconnaître l'étendue de la cavité. On commence alors à racler de haut en bas, méthodiquement, d'abord la face antérieure, puis la face postérieure, ensuite le fond, les bords, pour terminer par les angles que l'on peut curetter avec la petite curette. La curette, maniée avec douceur, doit agir avec fermeté en grattant, et l'on peut sans danger appuyer assez pour percevoir le *cri utérin*, c'est-à-dire le bruit fait par la curette raclant la paroi utérine.

Le raclage terminé on pratique un nouveau lavage pour enlever les débris.

Il reste à faire le pansement. A l'aide d'une pince à pansement, portant un morceau de ouate enroulé et imbibé d'une solution forte d'acide phénique à 5 pour 100, on touche la surface utérine, puis, on place dans l'utérus une mèche de gaze iodoformée. Cette mèche devra être enlevée le lendemain ; on pratiquera ensuite une simple injection vaginale.

Suites du curettage. — Il est fréquent de voir se produire, dans les heures qui suivent le curettage, un frisson quelquefois très violent avec élévation de température. Puis, on peut observer, en ce qui concerne la fièvre, soit un chute brusque et définitive, soit une chute progressive, soit des réascensions.

Traitement médical. — Le traitement médical comprend tous les moyens employés pour soutenir l'organisme et lui permettre de résister à l'infection.

Sérothérapie. — *Le sérum antistreptococcique* proposé par Marmorek en 1895, a depuis cette époque subi certaines modifications. Le sérum livré par l'Institut Pasteur s'administrait à doses assez élevées, 80 centimètres cubes par jour, en injections sous-cutanées dans la fesse, 40 centimètres cubes le matin et autant le soir, pendant trois jours consécutifs. C'était la cure sérothérapique adoptée pendant longtemps à la clinique Baudelocque.

De nouveaux essais de sérothérapie ont été tentés avec du sérum de convalescentes de fièvre puerpérale par Lévy-Solal. Les résultats ont été encourageants. Mais le même auteur s'est orienté davantage depuis vers la sérothérapie locale, au moyen des pansements à la Besredka, par les filtrats stérilisés de streptocoques.

Bouffe de Saint-Blaise a été amené par l'heureuse action des arséno-benzols chez les infectées syphilitiques à prôner le même traitement chez les infectées même non syphilitiques.

Ces diverses méthodes sont encore à l'étude mais l'avantage paraît pour le moment se concentrer sur les essais de sérothérapie locale.

Régime alimentaire. — Il faut prescrire le lait, qui doit. former la base de l'alimentation à cause de ses qualités à la fois nutritives et diurétiques.

On doit dans la mesure du possible administrer des boissons abondantes, afin de favoriser la diurèse. On peut prescrire

CURETTES POUR L'UTÉRUS

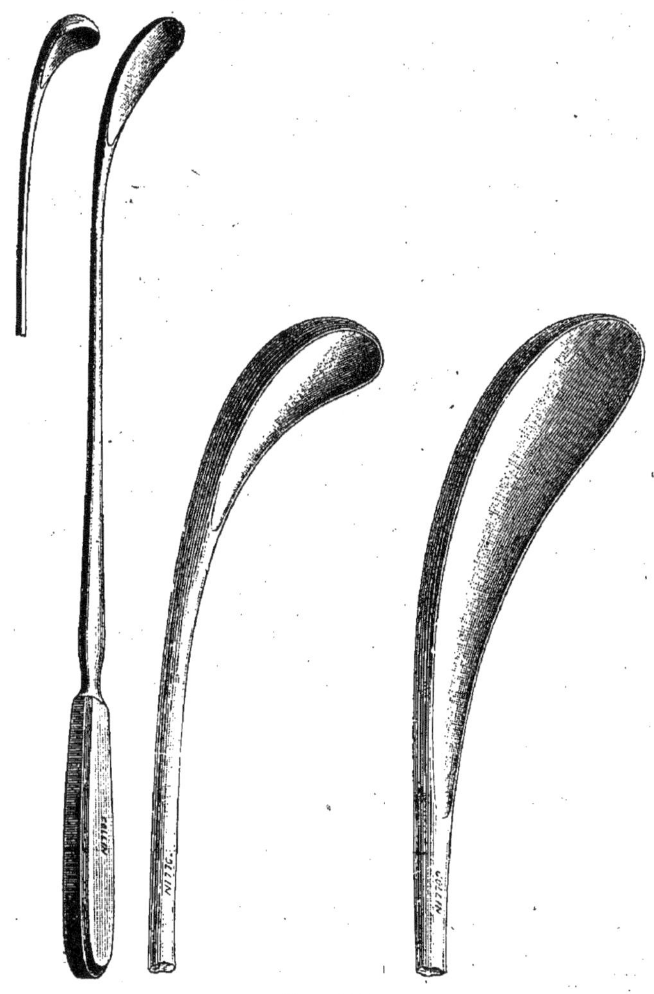

Fig. 104.

Ces curettes avec leur manche mesurent 40 centimètres de longueur. Le bec
de l'une des curettes est large de 18 millimètres, l'autre de 13 millimètres.

CURETTAGE AU COURS DU POST PARTUM

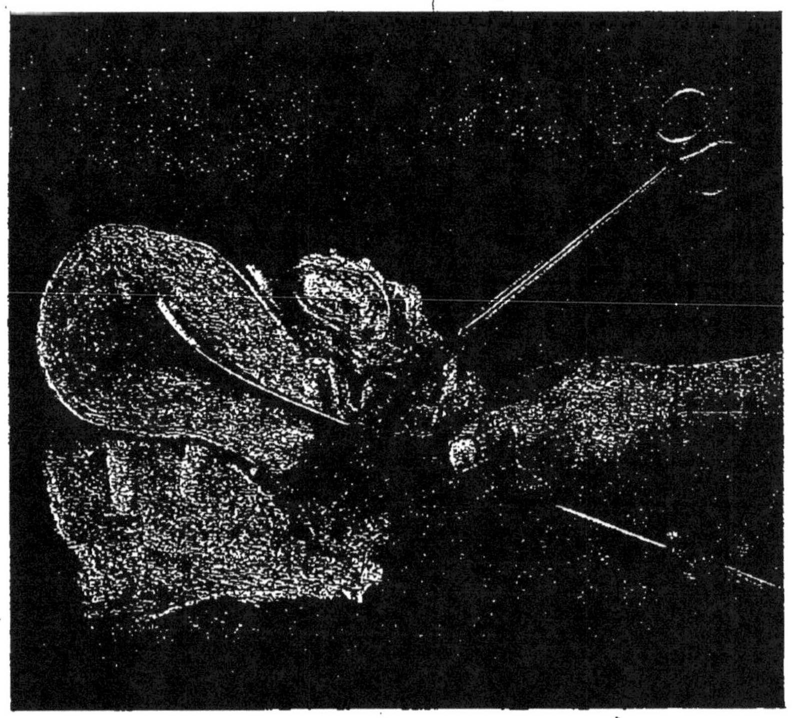

Fig. 105,

Curettage de la paroi utérine antérieure.

---

aussi de l'alcool, sous forme de vin, des grogs, mais à doses modérées.

Médicaments. — Parmi les substances médicamenteuses, la quinine était autrefois toujours ordonnée ; on prescrivait aussi des onctions mercurielles sur l'abdomen, jusqu'à l'intoxication. Ces traitements sont abandonnés. Le collargol a été

CURETTAGE AU COURS DU POST PARTUM

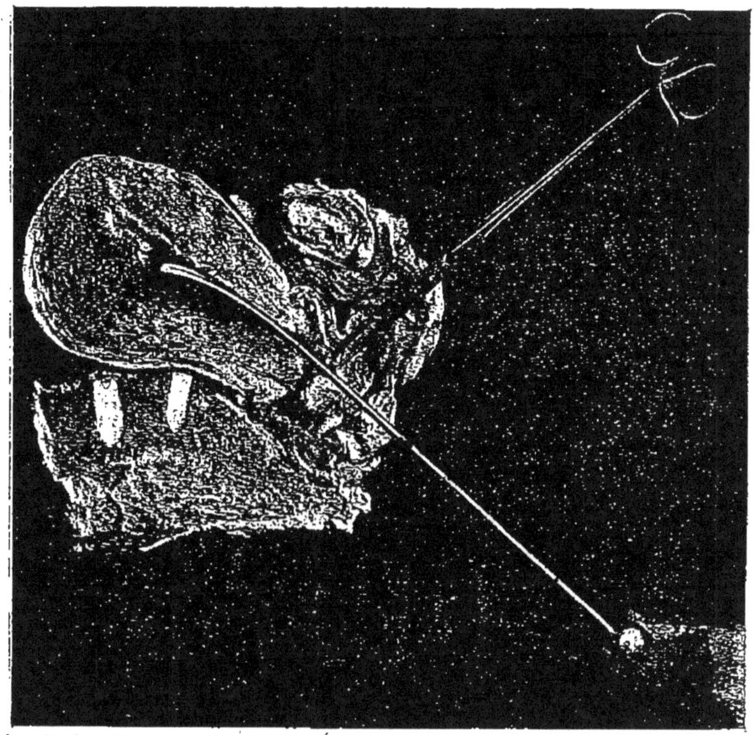

Fig. 106.

Curettage de la paroi utérine postérieure [1].

---

recommandé dans ces dernières années sous forme de frictions ou d'injections intra-veineuses.

Suivant Bonnaire et Jeannin, l'injection intra-veineuse sera de 10 à 15 centimètres cubes de la solution de collargol à 1 pour 100, conservée en ampoules scellées. L'injection se fait au moyen de la serin-

(1) Ces deux figures sont extraites de mon article infection puerpérale, *Pratique Médico-chirurgicale*. Masson, édit.

gue de Roux dans une des veines du pli du coude, de préférence la médiane céphalique.

Les préparatifs sont ceux de la saignée (lavage de la région, compression du bras), puis « l'opérateur fixe avec le pouce de la main gauche la veine, juste au-dessus du point où l'aiguille doit pénétrer. Celle-ci est présentée *le plus obliquement* possible et de bas en haut, c'est-à-dire de la main vers l'épaule ».

L'aiguille est introduite seule et doit fournir une goutte de sang avant que l'on adapte la seringue qui a été préalablement chargée et très soigneusement amorcée, sans une bulle d'air.

L'injection d'après ces auteurs peut être renouvelée tous les deux jours, et dans les cas sérieux ils associent aux injections intra-veineuses les injections intra-musculaires. Ils conseillent matin et soir une piqûre dans les muscles fessiers avec 10 centimètres cubes d'électrargol.

Madame Chauveau a aussi publié des observations du service de P. Bar, cas d'infection puerpérale, très heureusement modifiés par un traitement d'injections intra-veineuses d'or colloïdal.

On sait que Nolf, d'après les expériences de A.-G. Auld, a mis sur le compte de la peptone, introduite dans les solutions des métaux colloïdaux pour en assurer la stabilité, tout l'effet thérapeutique procuré par ces solutions. Cet effet thérapeutique a été obtenu dans divers états infectieux (fièvre typhoïde, streptococcie, staphylococcie) à la suite d'introduction de solution de peptone à 10 pour 100 dans la circulation veineuse. Ces merveilleux effets, dont on ignore le mécanisme intime, ont succédé à des chocs hémoclasiques plus ou moins violents, dont jusqu'ici il a été impossible de graduer d'une façon suffisante l'intensité.

Il est essentiel d'assurer l'évacuation de l'intestin, et même d'administrer au début des accidents un purgatif.

Traitement chirurgical. — On a proposé dans l'infection puerpérale de recourir à la laparotomie, suivie de lavage et de drainage de la cavité péritonéale.

La colpotomie ou incision du péritoine à travers le cul-de-sac postérieur du vagin, intervention faite, soit seule, soit accompagnant et complétant la laparotomie.

L'hystérectomie a été tentée, afin d'enlever de l'organisme le foyer infectieux. L'hystérectomie, pratiquée dans ces circonstances, a été l'hystérectomie totale plutôt que la subtotale. Les résultats de ce traitement chirurgical seront discutés plus loin au cours du présent chapitre. Les ligatures ou excisions des veines pelviennes ont eu dans ces dernières années une grande vogue en Allemagne et dans l'Amérique du Nord.

Tels sont les différents moyens de traitement proposés contre l'infection puerpérale, il reste à discuter leurs différentes indications.

4º INDICATIONS THÉRAPEUTIQUES

En présence d'une femme atteinte d'infection puerpérale, quelle conduite tenir ?

Traitement local. — *L'injection intra-utérine*, pratiquée à la première alerte, peut souvent mettre fin aux accidents. Mais, si après une seconde injection la température et le pouls ne subissent pas de modifications, il y a lieu de faire autre chose. Si on est arrivé au soir du troisième ou du quatrième jour, après l'accouchement, si l'on croit que la délivrance n'a pas été complète, c'est le moment de faire *un curettage* de l'utérus.

On a eu tendance dans ces dernières années à ne conseiller le curettage que si la rétention de débris de l'œuf se signale par des lochies épaisses et fétides et de proscrire ce curettage dans tous les cas où les lochies sont sanglantes et non odorantes.

L'injection intra-utérine trouve malgré tout encore ses indications dans les cas graves pendant les trois ou quatre jours qui suivent l'accouchement. Quant au curettage, il ne doit pas évidemment être précoce, dans ce cas on pratiquerait cette opération d'une façon par trop fréquente (1).

Le moment de choix pour cette intervention peut être fixé du troisième au cinquième jour. Passé ce délai, il faut renoncer à la thérapeutique intra-utérine, car l'infection a alors dépassé les limites de l'utérus ; elle est répandue dans toute l'économie, elle se trouve hors d'atteinte au niveau de la surface utérine.

(1) Nous avons, Pinard et moi, relaté l'observation d'un cas de mort subite, survenue quelques heures après un curettage précoce, pratiqué à la suite d'un avortement.

Il est commun de voir des injections intra-utérines prescrites au delà même de la première semaine, et de voir recourir au curettage dans la deuxième semaine, ou même plus tard. Ces interventions répétées ont un résultat certain, c'est d'entraîner à la suite de chacune d'elles des réinoculations, soit au niveau des excoriations vaginales, soit dans la cavité de l'utérus On arrive ainsi à entretenir véritablement des états infectieux, que l'on voit cesser presque brusquement, dès que l'on suspend cette thérapeutique intempestive.

Le traitement chirurgical, quoi qu'on ait dit, n'a pas donné jusqu'ici de résultats encourageants. L'examen attentif des éléments qui composent les statistiques, démontre seulement ce fait qu'un certain nombre de femmes ont vraisemblablement succombé à la suite de ces interventions. D'autre part, il n'est nullement prouvé que la plupart des cas, enregistrés comme succès, n'auraient pas guéri sans ces interventions.

Dans l'examen de ces statistiques, il est nécessaire d'établir une distinction absolue entre les infections traitées suivant qu'il s'agit de cas *post partum* ou *post abortum*. C'est surtout dans ces dernières circonstances que le traitement chirurgical paraît avoir fourni ses meilleurs résultats.

Les laparotomies avec double drainage inguinal, proposées contre la péritonite purulente généralisée, constituent des interventions graves, mais qui ont donné des succès dans des cas désespérés.

En ce qui concerne les ligatures ou excisions des territoires veineux infectés, il suffit d'examiner le lascis veineux pelvien, tel qu'il a été figuré par Farabeuf ou Couvelaire, pour se rendre compte de l'impossibilité de l'exclusion vraiment efficace d'un territoire veineux bien circonscrit. Ces interventions n'ont pas jusqu'ici réussi à pénétrer dans la pratique française.

La colpotomie ou incision transversale du cul de-sac vaginal postérieur paraît rationnelle en cas de collection limitée, accessible par le vagin. Elle peut aussi être associée, comme supplément de drainage, à la laparotomie.

Quant aux ablations de l'utérus, elles sont, en somme, pratiquées soit d'une façon précoce, quand l'infection est localisée dans l'utérus, — mais alors elles ne sont pas indiquées, — ou bien elles sont exécutées d'une façon tardive, et sont alors sans utilité puisqu'à ce moment l'infection est généralisée. Dans les deux cas, l'hystérectomie est faite dans de mauvaises conditions, et diminue, tout au moins par le choc consécutif, la résistance de l'organisme.

Traitement général. — Ce traitement général comprend la sérothérapie et les différents moyens médicaux proposés contre l'infection puerpérale.

La sérothérapie, à l'aide du sérum antistreptococcique de l'Institut Pasteur, aux doses sus-indiquées (80 cc. par jour, pendant trois jours), est, d'après l'expérience acquise dans le service de Pinard, au moins inoffensive, en dehors de quelques accidents sériques, tels que urticaires ou œdèmes, qui peuvent de temps en temps accompagner les injections. Cette médication mérite donc d'être tentée, bien que l'on n'ait jusqu'ici absolument démontré ni son efficacité réelle, ni sa façon d'agir.

Il sera néanmoins prudent de faire précéder tout traitement sérothérapique d'une vaccination avec une petite dose de sérum, quelques heures avant l'injection entière, — suivant la méthode préconisée par Besredka. On sait que cet auteur a réussi à éviter les accidents d'anaphylaxie en injectant sous la peau chez des animaux sensibilisés à un sérum, un vingtième de la dose totale à injecter.

On ne dispose pas toujours, sauf conditions très spéciales de sérum de convalescentes. Il est au contraire très possible de se procurer des filtrats de streptocoques à la Besredka pour faire les pansements vaginaux et intra-utérins suivant le procédé recommandé par Lévy-Solal.

Le traitement médical mérite d'être appliqué dans sa partie hygiénique : l'alimentation comprendra le lait, les toniques, un peu d'alcool. On devra assurer les évacuations intestinales, donner quelques calmants, tels que la morphine ou le chloral, en cas d'insomnie. On devra surveiller avec soin la diurèse, qu'il faudra favoriser par les boissons, réclamées le plus souvent par les malades elles-mêmes.

Il sera bon de s'abstenir des anciennes onctions mercurielles, dont l'efficacité n'est pas prouvée. La quinine peut être prescrite, et on pourra recourir à l'emploi du collargol, quel que soit son mode d'action.

Il sera préférable de ne pas provoquer, suivant la méthode de Fochier, « les abcès de fixation qui, sans donner de bénéfices évidents, augmentent sûrement les souffrances des malades. Les bains froids ne présentent pas des avantages assez certains pour mériter d'être employés.

L'expectation a le grand avantage de laisser l'organisme mettre paisiblement en action tous ses moyens de résistance ; elle s'impose, en ce qui concerne la thérapeutique locale, dès que se trouve écoulée la période des quatre ou cinq premiers jours après l'accouchement. « *Primum non nocere* ».

5º ACCIDENTS TARDIFS, SUPPURATIONS

Les suppurations localisées ou dans la région péri-utérine (phlegmons pelviens), ou sur les différentes séreuses (pleurésies, arthrites), ou dans le tissu cellulaire (phlegmons, abcès), ne se manifestent que plusieurs semaines après l'accouchement.

Ces localisations paraissent même correspondre à une détente dans la marche de la fièvre et des phénomènes généraux. C'est la constatation de ce fait qui avait inspiré à Fochier sa méthode « des abcès de fixation » ; abcès provoqués au moyen d'injections sous-cutanées d'essence de térébenthine.

Ces suppurations ne méritent pas de traitement spécial, les collections doivent être incisées, lavées et drainées. Une exception pourtant doit être faite pour celles qui doivent être attaquées à travers le péritoine : dans ces cas, il est préférable de temporiser pour l'intervention, jusqu'à ce que la collection se soit refroidie, ou qu'elle ait perdu sa virulence.

6º PHLEGMATIA ALBA DOLENS

C'est la phlébite infectieuse des suites de couches.

Anatomie pathologique. — Les discussions sur la pathogénie de cette affection se sont éteintes depuis que Widal a levé tous les doutes, en 1889, en démontrant et en figurant l'infection microbienne de l'endo-veine, ainsi que celle du caillot consécutif. Pourtant Vaney en France, à la suite de Richter et Léopold en Allemagne, a cru pouvoir établir la réalité d'une thrombo-phlébite aseptique, évoluant sans fièvre et pouvant provoquer les embolies les plus graves.

La phlébite prend son origine dans les veines utérines et se propage en suivant la paroi interne des veines. Cette propagation se fait dans les veines du bassin, et gagne ainsi la veine fémorale. Quand celle-ci est atteinte, se produit la phlébite du membre inférieur ou « phlegmatia alba dolens ». On peut voir aussi la phlébite des membres supérieurs, la phlébite de la veine faciale, celle de la veine ophtalmique.

Le caillot, développé au niveau des parties frappées d'endophlébite, peut se fragmenter et, entraîné par le courant circulatoire, aller former des embolies lointaines.

Ces *embolies* vont se localiser dans le poumon, dans le cerveau, dans le foie. Elles sont faites d'un caillot plus ou moins volumineux, suivant le vaisseau d'où il provient ; la malade peut être terrassée d'un coup et mourir subitement. D'autres fois l'embolie est moins importante et provoque des accidents sans entraîner la mort. Il arrive aussi que l'embolie soit, suivant l'expression de Widal « microbienne » et aille former, loin de son foyer d'origine, un nouveau foyer de phlébite.

La guérison se fait par obstruction de la veine malade, et rétablissement de la circulation par les veines collatérales

Symptômes. — A la fin de la deuxième semaine, ou dans le cours de la troisième semaine après l'accouchement, la femme éprouve une sensation de lourdeur dans un des membres inférieurs ; cette *impotence fonctionnelle* va aller en s'accentuant.

A l'examen, on constate d'une façon très nette une *élévation de la température locale* dans le membre atteint. Ce signe, très précoce suivant l'enseignement de Pinard, ne manque jamais, il persiste longtemps et met parfois des années à disparaître.

D'une façon aussi très précoce, avant même l'apparition de l'œdème, on constate souvent de *l'hydarthrose* du genou.

Il y a ordinairement une *légère élévation de la température générale* à **37,5** ou **38°**, mais toujours on trouve *une accélération du pouls* à **90, 100** pulsations ou au-dessus.

Ces phénomènes se manifestent souvent bien avant l'apparition des signes considérés comme classiques, tels que l'œdème blanc douloureux (phlegmatia alba dolens), ou l'induration des saphènes, qu'il est inutile et dangereux de rechercher.

L'œdème est plus ou moins accentué, il peut débuter par les malléoles, ou paraître au niveau de la racine de la cuisse ; il se montre parfois avec très peu d'intensité.

Les douleurs siègent le plus souvent dans le mollet ou au creux poplité. Elles se montrent avec plus ou moins d'acuité. Il est des cas où elles ne laissent aucun repos à la femme. D'autres fois, au contraire, elles font défaut presque complètement.

L'impotence fonctionnelle, l'élévation de la température locale, l'hydarthrose du genou, les légères élévations de la température générale et l'accélération du pouls, avec de l'œdème et des douleurs plus ou moins marqués, constituent un ensemble caractéristique du début de la phlébite. Cette période est d'autant plus dangereuse que l'affection est le plus souvent méconnue, et que les malades, non immobilisées, sont très exposées à l'embolie.

Il est encore d'autres *signes prémonitoires* de l'affection. Celle-ci doit être redoutée, avant l'apparition de la moindre manifestation sur les membres inférieurs, quand *le pouls se maintient fréquent*, alors qu'il n'y a pas eu de grandes hémorragies, surtout si les femmes accusent de la douleur ou de la *sensibilité* sur les parties latérales de l'utérus. Il est vraisemblable que la phlébite, qui va gagner les veines fémorales, est à ce moment cachée dans les veines utérines ou pelviennes. Il y a grand intérêt à dépister cette *phlébite pelvienne* sur laquelle j'ai appelé l'attention (1).

Le début de la phlébite peut être brutal, marqué par *une embolie* plus ou moins importante. Parfois la femme, en se levant, ou en s'asseyant dans son lit, meurt subitement, alors que son état avait jusque-là paru excellent.

D'autres fois l'embolie est légère, la femme est brusquement

(1) Cette dénomination conviendrait mieux que celle de phlébite utérine, puisqu'elle s'adresse aux phlébites qui ne se sont pas encore propagées jusqu'aux membres inférieurs. Vaney a avec raison appelé l'attention, en France, sur la fréquence du pouls, depuis longtemps observée dans les phlébites, et que l'on appelle en Allemagne « pouls grimpant » ou « pouls de Malher ». Ces derniers travaux de Malher, de Richter, de Vaney, ont le mérite d'insister sur la valeur du pouls accéléré, constaté souvent avec une température faiblement élevée ou même normale, dans la période où la phlébite ne s'est pas encore manifestée d'une façon apparente. Pour ces différents auteurs l'accélération du pouls serait en rapport avec l'importance du territoire veineux obstrué.

prise d'un point de côté thoracique, avec plus ou moins de dyspnée et de gêne respiratoire ; il se produit quelquefois, mais non constamment, des crachats hémoptoïques. A l'auscultation, les signes varient et conduisent aux diagnostics les plus variés. Dans les jours qui suivent, on voit apparaître la phlébite d'un des membres inférieurs.

Traitement. — Il doit avoir comme principal objectif d'obtenir l'immobilisation la plus absolue. C'est le meilleur moyen de prévenir dans la mesure du possible la redoutable embolie.

L'immobilisation doit être prescrite dans un lit mécanique. C'est le seul moyen d'éviter les mouvements du tronc et du bassin, au moment des injections et des selles. De plus, il est capital de faire le vide autour du lit, et de faire retirer : table de nuit et berceau, tout ce qui pourrait tenter un mouvement de la femme. Il est, bien entendu, absolument interdit à la malade de s'asseoir ou de se tourner dans le lit.

La durée de l'immobilisation ne doit ni être prolongée à l'excès, ni trop courte. Pinard conseille d'immobiliser pendant *un mois* après la dernière élévation de température (1).

Il est très important de ne pas prolonger, sans raison, l'immobilisation au delà de ces délais, sous peine d'exposer les femmes à des atrophies ou à des ankyloses.

Comme *topique*, on peut recourir, ainsi que le fait Pinard, à un enveloppement humide au moyen de compresses imbibées avec une solution saturée de chlorhydrate d'ammoniaque. Ces applications activent la circulation périphérique et entraînent, au bout de quatre à cinq jours, une éruption de petites pustules, indiquant qu'il faut suspendre l'usage de cette substance.

On se borne alors à faire un simple enveloppement ouaté du membre, après l'avoir saupoudré d'amidon.

On installera, dès le début des accidents, le membre malade légèrement élevé sur un coussin de balle d'avoine, dont l'usage est pré-

---

(1) On a prétendu mobiliser d'une façon précoce les phlébites. Or, en y regardant de près, cette mobilisation est fort heureusement plus apparente que réelle, puisque les mouvements passifs et très prudents ne sont tentés dans le lit que quinze jours après la chute de la température, et, suivant cette méthode, la malade n'arrive à se servir de ses membres que dans le délai d'environ un mois après la fin de la fièvre.

férable à celui de toutes les gouttières. Ce coussin présente l'avantage de se mouler très exactement sur le talon, ainsi que sur le mollet et d'éviter toute compression douloureuse. Sur ce coussin, on place un grand taffetas ciré, recouvert de compresses de tarlatane, imbriquées, comme dans l'appareil à fractures de Scultet. On ferme de bas en haut les compresses, on les arrose avec la solution de chlorhydrate d'ammoniaque, et on replie en avant les deux bords du taffetas ciré.

On conseillera comme traitement général, un régime tonique, et on prescrira de l'extrait de quinquina. La femme doit continuer à allaiter. On peut aussi, dans ces circonstances, pratiquer des injections de sérum antistreptococcique.

Pendant la convalescence, on conseillera quelques massages légers sur les masses musculaires, en évitant les régions veineuses de la partie interne de la cuisse et de la jambe, ainsi que le creux poplité, Pendant un certain temps on devra faire porter un bas élastique haut avec cuissard ; on conseillera enfin la cure hydrominérale de Bagnoles-de-l'Orne.

NOTE COMPLÉMENTAIRE

Le traitement de l'infection puerpérale dans ces dernières années a subi de notables modifications ; précocement on peut recourir à l'injection intra-utérine quand on ne dispose pas des filtrats Besredka. Si ces derniers sont inagissants on peut dans les 4 ou 5 premiers jours faire précéder les applications de filtrats, d'un curettage soigneux de la cavité utérine.

Si cette thérapeutique locale se montre insuffisante il reste à tenter la sérothérapie par le sérum antistreptococcique, ou même dans les cas désespérés, à courir les risques d'un choc colloïdoclasique : celui-ci, malgré ses dangers et ses manifestations parfois effrayantes, peut, prudemment manié et provoqué aux heures de fièvre moindre, faire tourner dans le bon sens des accidents très graves. Il restera toujours à se préoccuper de l'état général, et de la bonne diurèse. La thérapeutique moderne est donc nettement basée sur une technique défensive, par l'exaltation des moyens de défense du terrain, contrairement à la pratique ancienne qui visait le microbe, au moyen de l'antiseptique, quelque danger que ce dernier fasse courir à un organisme déjà déchu de ses qualités de résistance par l'infection.

CHAPITRE II

ACCIDENTS DE L'ALLAITEMENT

SOMMAIRE. — 1° Crevasses du mamelon : Causes et signes, traitement. — 2° Lymphangite du sein : Causes, signes, diagnostic, traitement. — 3° Abcès du sein : Signes, traitement. — 4° Galactophorite.

Ces accidents comprennent : les crevasses du mamelon, la lymphangite du sein, les abcès, la galactophorite.

1° CREVASSES DU MAMELON

Causes et signes. — Les crevasses, appelées aussi « gerçures » ou « fissures » du mamelon, sont extrêmement fréquentes. Elles apparaissent dans les premiers jours qui suivent l'accouchement, et se montrent surtout chez les femmes qui allaitent pour la première fois. Ces lésions du mamelon sont la conséquence des traumatismes produits par le nouveau-né dans ses mouvements de succion. Le peu d'abondance de la sécrétion lactée avant la montée laiteuse, et la mauvaise conformation du bout du sein, qui le rend difficile à saisir, sont les circonstances qui favorisent le plus souvent la production de la crevasse. Il y a des seins dont le mamelon fissuré, d'aspect framboisé, semble très prédisposé à se crevasser dès les premières succions, et cela au cours de plusieurs allaitements successifs.

La crevasse se manifeste, avant qu'on ne la voie, par *une*

douleur des plus aiguës chaque fois que l'enfant essaie de saisir le mamelon avec sa bouche. Dès que le mamelon est saisi et que la tetée est commencée, la douleur se calme, disparaît, pour ne plus se montrer au cours de la tetée. Elle ne reparaît, mais atténuée, qu'au moment où la tetée finie, l'enfant quitte le sein.

Quand on peut voir la crevasse, on la trouve formée d'une solution de continuité, parfois à peine perceptible, qu'il faut rechercher au fond d'un pli naturel de la peau du mamelon. Cette petite plaie, souvent unique, quelquefois multiple, ou bien rayonne de la pointe vers la base du mamelon, ou bien affecte un trajet circulaire à la base même du mamelon. La plaie est généralement très superficielle : exceptionnellement elle est anfractueuse, avec un aspect ulcéreux.

Il arrive fréquemment qu'elle saigne légèrement, et le sang, dégluti par l'enfant, se retrouve dans ses selles qui deviennent noirâtres. Il faut bien connaître ce « faux melæna ».

La crevasse guérit généralement en quelques jours, les douleurs s'atténuent, la plaie diminue de surface, la cicatrisation s'établit. Mais il peut se faire aussi qu'elle persiste d'une façon désespérante, mise à vif à chaque tetée. Les crevasses doivent être soigneusement traitées pour éviter les complications : la lymphangite et les abcès.

Traitement. — Le traitement est prophylactique ou curatif.

Le traitement prophylactique a pour but de rendre plus résistants les téguments du mamelon, et d'éviter dans la mesure du possible son traumatisme. Les lotions alcoolisées, ou même de simples lavages avec un peu de cognac, tous les matins pendant les deux derniers mois de la grossesse, peuvent être prescrits sans inconvénients, et passent pour rendre les mamelons plus résistants. D'autre part, il y a avantage à ne pas mettre l'enfant au sein d'une façon trop précoce, avant que la sécrétion mammaire soit suffisamment établie. En effet, quand le lait est sécrété en petite quantité, le nouveau-né mâchonne et traumatise le bout du sein.

Le traitement curatif a pour objet d'assurer l'asepsie de la plaie, et d'atténuer les phénomènes douloureux. De nombreux topiques ont été proposés dans ce double but. Mais deux écueils doivent être évités : d'une part, il ne faut pas se servir d'une substance toxique, dont des traces peuvent rester sur le mamelon et être absorbées par le nourrisson, — d'autre part, il ne faut pas recourir à un antiseptique par trop anodin, qui reste sans action contre les agents infectieux.

L'eau oxygénée à douze volumes, dédoublée de moitié eau bouillie, ou même en solution plus concentrée, présente de nombreux avantages, puisqu'elle a des propriétés antiseptiques très actives, sans être toxique. On peut, après chaque tetée, en cas de crevasse, faire une lotion du mamelon avec ce liquide.

L'emploi de l'orthoforme, qui a la propriété d'atténuer la douleur, ne s'est pas répandu ; il en est de même des applications de cocaïne. On doit craindre que des traces de ces substances soient absorbées par le nourrisson. Certaines spécialités pharmaceutiques ou cosmétiques, à base d'alcool, de tannin et de benjoin, n'ont pas les vertus dont le public les gratifie.

L'usage du bout de sein permet seul parfois de rendre supportables les douleurs provoquées par la prise du mamelon. Le bout de sein en verre de Bailly, simple cupule de verre terminée par une tetine en caoutchouc, est l'instrument le plus pratique. Il doit être mis à bouillir avant chaque tetée. La tetée avec le bout de sein n'est pas sans inconvénients, le lait vient avec moins d'abondance et la sécrétion diminue. Mais malgré tout il y a avantage, quand les douleurs sont trop vives, à recourir à ce procédé.

Au moyen de la succipompe, on peut entretenir la sécrétion lactée par la tetée artificielle sans que celle-ci soit aussi douloureuse que la tetée du nourrisson. On peut par ce procédé éviter les inconvénients de la suspension de l'allaitement.

Le pansement sec, fait avec de la gaze stérilisée, a sur le pansement humide le grand avantage de ne pas entraîner la macération du bout de sein. Il faut alors, à chaque pansement, décoller la gaze avec précaution, en la mouillant avec de l'eau bouillie. Cette adhérence peut être évitée en recouvrant les bouts des seins de petits capuchons métalliques, stérilisés avant chaque application.

Il est enfin un moyen radical, c'est de suspendre l'allaitement pendant **24** ou **48** heures, du côté du sein **malade**, en appliquant sur celui-ci un pansement humide et compressif, pour éviter l'engorgement. Mais ce moyen présente le gros inconvénient d'entraîner une diminution de la sécrétion lactée, qu'il est parfois difficile de ramener à son activité antérieure.

2º LYMPHANGITE DU SEIN

Causes. — La lymphangite du sein s'observe à la suite de crevasses et de fissures du mamelon, quelquefois imperceptibles. On a remarqué la coïncidence fréquente des infections du sein avec celles des yeux de l'enfant. Les produits septiques de l'œil sont entraînés avec les larmes dans le nez et la bouche du nourrisson, et celle-ci devient rapidement septique.

Signes. – La lymphangite se révèle par des phénomènes locaux et par des phénomènes généraux.

Signes généraux. — Ce sont ordinairement les premiers à paraître. La femme éprouve un frisson plus ou moins violent, avec élévation de température à 39 ou 40º. Il est commun d'observer en même temps un peu d'embarras gastrique. Ces phénomènes se montrent généralement le soir. Le lendemain matin la défervescence est complète, aussi la courbe de la température prend-elle un aspect caractéristique ; elle présente une élévation en pointe, figurant « un clocher ». Le plus souvent, cette pointe de température est unique, néanmoins on peut observer plusieurs poussées successives. Au cours des frissons, il arrive souvent que la femme ressente des douleurs dans les seins, douleurs localisées non seulement à la surface du sein, mais aussi dans la profondeur de la glande.

Signes locaux. — On voit bientôt apparaître sur le sein une rougeur caractéristique, ce sont des arborisations rougeâtres, des marbrures, rayonnant du mamelon vers la périphérie.

On trouve au niveau de ces rougeurs une très grande sensibilité de la peau. Le bout du sein est aussi particulièrement sensible au niveau de la crevasse, que l'on constate presque toujours, mais que l'on peut aussi ne pas découvrir.

Marche, durée, terminaison. — La lymphangite disparaît en 24 ou 48 heures, à moins que de nouvelles traînées ne se manifestent sur le même sein, ou sur l'autre sein. La résolution est définitive, ou bien on voit se produire, dans les semaines qui suivent, des abcès plus ou moins nombreux.

Diagnostic. — La lymphangite du sein présente des phénomènes locaux et une allure spéciale dans la courbe thermique, qui empêchent de la confondre avec l'infection puerpérale. De plus, celle-ci se manifeste dès les premiers jours qui suivent l'accouchement, tandis que la lymphangite débute généralement au cours de la deuxième semaine ou même plus tard.

Traitement. — *Les applications humides* doivent être prescrites immédiatement. On fait faire un enveloppement du sein avec des compresses de tarlatane, que l'on imbibe d'eau bouillie ou d'eau boriquée très chaude, puis on les exprime et on les applique sur le sein, en les recouvrant d'un taffetas ciré souple, dit « taffetas chiffon ». Le même résultat est obtenu à l'aide de larges cataplasmes de fécule, rendus aseptiques par l'ébullition, et que l'on recouvre aussi de taffetas chiffon. On renouvelle ces cataplasmes à chaque tetée.

La suspension de l'allaitement peut s'imposer, si les crevasses sont par trop douloureuses, et si les lymphangites se répètent continuellement.

La suppression des tetées au sein malade, pendant 24, 48 heures ou même plus, met fin aux phénomènes très douloureux provoqués par chaque succion. Malheureusement, il arrive souvent, à la suite de cette suspension de l'allaitement, que la lactation se rétablit lentement, et ne revient que difficilement à sa valeur première. Pourtant la sécrétion lactée peut aussi se rétablir d'une façon parfaite.

On pourra activer le retour de la sécrétion lactée au moyen de la succipompe. On évitera de la sorte au nourrisson les efforts de succion, inutiles et décourageants quand la sécrétion est ralentie.

Il est indispensable, quand on décide la suspension de l'allaitement, de faire maintenir les pansements humides par *un bandage compressif* que l'on renouvelle au bout de 24 heures. Cette compression a pour but d'exprimer la glande et d'éviter l'engorgement. Peut-être active-t-elle aussi les phénomènes de réaction par gêne circulatoire, comme cela est méthodiquement provoqué dans le procédé de Bier.

Cette compression sera faite à l'aide de bandes de crêpe Velpeau ou de tarlatane mouillée, que l'on applique sur une certaine épaisseur d'ouate, en faisant le bandage classique du sein.

La continuation de l'allaitement, malgré la lymphangite, doit être conseillée dans la très grande majorité des cas. En dehors des circonstances indiquées plus haut, telles que la persistance de crevasses très douloureuses, et la répétition des lymphangites, nécessitant l'interruption de l'allaitement, on peut sans inconvénients permettre à la femme de donner à teter. Cette façon de faire présente l'avantage de ne pas entraîner la diminution de la lactation, et d'éviter les engorgements de la glande. Les pansements humides sont alors maintenus par un simple bandage de corps, et les compresses ou les cataplasmes sont renouvelés après chaque tetée. On prend soin, chaque fois que l'enfant quitte le sein, de laver le mamelon avec de **l'eau oxygénée dédoublée.**

3º ABCÈS DU SEIN

Les abcès du sein ne se produisent plus que très exceptionnellement à l'heure actuelle. Néanmoins on peut assister à leur formation, quelque soin qu'on ait pris de la crevasse ou de la lymphangite qui les précèdent généralement.

Signes. — L'abcès du sein est le plus souvent multiple, il est superficiel ou profond. On voit se manifester les signes classiques de l'inflammation : tuméfaction, douleur, chaleur, mais la rougeur peut manquer. La fluctuation n'est pas toujours facile à reconnaître, étant donné le peu d'étendue des foyers suppurants.

Si ces abcès ne sont pas incisés et suffisamment drainés, ils peuvent se propager dans toute l'étendue de la glande, et s'étendre même au tissu cellulaire sous-aponévrotique. Ces complications sont très exceptionnelles.

Traitement. — Il comprend l'incision suffisante des foyers où le pus se trouve collecté (1), incision suivie du *drainage* et du lavage de toutes les cavités suppurantes. Les lavages à l'eau oxygénée à 12 volumes dédoublée sont très efficaces comme dans toutes les suppurations. On peut employer aussi l'eau phéniquée à 2 pour 100.

Dans le but de ménager la perméabilité des canaux galactophores, et d'en comprendre le moins grand nombre possible dans le tissu des cicatrices, Pinard avait autrefois conseillé de ponctionner au trocard les collections purulentes, sans se dispenser des lavages et des drainages consécutifs. Ce procédé n'était applicable qu'aux petites collections. Pour traiter les abcès plus volumineux, il faut des incisions qui, tout en étant suffisantes, sauront ménager le tissu de la glande ; elles seront avec avantage dirigées parallèlement à la direction de la plupart des canaux galactophores, c'est-à-dire en rayonnant de la pointe du mamelon vers la périphérie du sein.

On utilisera l'anesthésie locale. Le liquide sera composé de 50 centigrammes de novocaïne dans 100 centimètres cubes de sérum salé, en solution stérilisée. Au moment d'opérer seulement, *sous peine de voir l'anesthésie échouer*, on ajoute 25 gouttes d'adrénaline au millième. On injecte dans le derme sur tout le tracé de l'incision quelques centimètres cubes de la solution précédente (sans compter, puisque dans les grandes opérations on emploie sans inconvénient les doses de 30 à 40 centimètres cubes). On ne doit inciser que dix minutes après que l'injection a été faite, et lorsque la peau a blanchi. L'injection faite d'abord dans le derme est renouvelée suivant les besoins dans l'épaisseur des tissus après l'incision cutanée. On réussit ainsi à opérer sans que se produisent aucuns phénomènes douloureux.

Chirié et David ont proposé de traiter les abcès du sein sans incision, par des ponctions aspiratrices et des injections d'argent colloïdal électrique à petits grains, isotoniques.

On ponctionne l'abcès avec un trocart en argent muni d'un robinet qu'on laisse à demeure, on fait l'aspiration du pus, puis un lavage de la cavité à l'argent colloïdal dont on laisse une quantité suffisante pour distendre légèrement la poche. Cette manœuvre est répétée deux ou trois fois par jour.
La solution contient 0,25 d'argent par litre ; elle est stérilisée et rendue isotonique par addition de sérum.

(1) On enseigne d'inciser largement ces abcès : ces larges incisions ont l'inconvénient d'entraîner d'énormes et de profondes cicatrices. qui mettent à jamais la glande hors de service.

Cette méthode de traitement, quand elle est suffisante, supprime tous les inconvénients des cicatrices.

4º GALACTOPHORITE

On désigne sous ce nom l'infection et la suppuration qui se limiteraient aux canaux galactophores et aux acinis glandulaires. En réalité, dans les infections du sein, on ne peut discerner d'une façon nette la localisation exacte de l'infection. Les signes même de la galactophorite basés sur l'apparition du pus dans le lait sont peu précis. Il reste très difficile de distinguer d'avec le pus un lait jaune, plus ou moins concentré par une rétention dans la glande, et cela aussi bien au point de vue macroscopique qu'au point de vue microscopique (1).

Dans la pratique, on constate des engorgements douloureux avec induration de la glande, s'accompagnant quelquefois de petites poussées fébriles. S'agit-il dans ces cas de lymphangite profonde, de galactophorite, ou d'infection diffuse des différents tissus de la mamelle ? Il est bien difficile de résoudre la question.

Le traitement le plus efficace est l'emploi des applications chaudes et humides (compresses ou cataplasmes de fécule) qui entraînent l'évacuation du sein engorgé, et procurent un soulagement marqué. Budin avait conseillé dans ces circonstances l'expression du sein. Cette opération très douloureuse devait être pratiquée sous chloroforme. On peut reprocher à cette intervention de s'adresser à une affection peu définie, ou à de simples symptômes d'engorgement dont la résolution peut s'obtenir par des moyens beaucoup plus simples tels que les applications de compresses humides, de cataplasmes, la compression du sein, ou la tetée artificielle à l'aide de la succi-pompe.

---

(1) On sait que la rétention du lait dans le sein s'accompagne de l'apparition de nombreux leucocytes dans ce liquide, et provoque ainsi des phénomènes de réaction ayant des analogies avec les phénomènes de la suppuration.

CHAPITRE III

MALADIES DU NOUVEAU-NÉ

Sommaire. — 1° **Infections** : Ophtalmies, coryza, muguet, bronchopneumonie, érysipèle, syphilis. — 2° **Hémorragies** : Hémorragies du tube digestif, ombilicales. — 3° **Troubles digestifs** : Troubles gastriques, troubles intestinaux, troubles hépatiques. — 4° **Accidents nerveux** : Convulsions. — 5° **Débilité** : Sclérème, athrepsie, maladie de Barlow. — 6° **Conduite en présence de certaines malformations et tumeurs** : Tête, tronc, membres.

Le nouveau-né n'a pas été l'objet d'une définition très précise. Si la naissance marque la limite qui le sépare du fœtus, on s'entend moins sur les circonstances qui méritent de le distinguer du nourrisson.

La moins artificielle des définitions pourrait être la suivante :

L'état du nouveau-né est une période d'une durée très variable, qui s'étend de la naissance, jusqu'au moment, où l'enfant, par ses propres moyens d'assimilation, a repris son poids de naissance ou retrouve son développement normal.

A partir de ce moment l'être humain cesse de vivre sur ses réserves, pour commencer une vie nouvelle pleinement individuelle et devenir le nourrisson.

La pathologie du nouveau-né comprend un certain nombre d'affections développées au cours de la grossesse, pendant le travail, ou après la naissance.

En laissant de côté les traumatismes du fœtus, étudiés avec la dystocie, on peut distinguer, parmi les maladies du nouveau-né : des infections locales ou générales, — des hémorra-

gies du tube digestif ou de l'ombilic, — des troubles digestifs,
— des accidents nerveux — les manifestations de la débilité,
— des malformations et des tumeurs.

16 INFECTIONS

Les infections du nouveau-né sont fréquentes. Elles peuvent
se produire au cours de la grossesse, transmises par la voie
placentaire, ou venir de l'extérieur, quand l'œuf est ouvert
prématurément. D'autres fois ces infections se produisent, soit
au cours du travail, soit après la naissance.

Ophtalmies. — On peut comprendre sous ce nom vague
toutes les affections de l'œil, mais, en pratique, chez le nouveau-né, ophtalmie est devenu synonyme de conjonctivite.
Cette conjonctivite s'observe sous deux aspects bien caracté-
risés au point de vue clinique : la conjonctivite purulente, et la
conjonctivite catarrhale.

Conjonctivite purulente. — La conjonctivite purulente a été
trouvée d'origine gonococcique dans environ la moitié des cas.

La contagion peut se faire dans l'utérus, après la rupture
accidentelle des membranes, mais elle s'effectue surtout dans
le vagin au cours du passage du fœtus.

Le début a lieu le plus souvent du troisième au quatrième
jour. Passé le septième jour, d'après Morax, l'ophtalmie n'est
vraisemblablement pas de nature gonococcique, et elle ne résulte
pas d'une inoculation dans les voies génitales.

Les signes sont caractéristiques : les paupières subissent un
gonflement très accentué, au point que parfois l'enfant ne
peut pas ouvrir les yeux spontanément. Si on les ouvre artificiellement en écartant les paupières (1), on voit sourdre *du
pus*, franchement vert ou jaunâtre, d'autres fois roussâtre,
mélangé à un peu de sang. La conjonctive est rouge vif, gonflée, œdématiée, granuleuse sur sa surface palpébrale. Au

---

(1) Cet écartement doit être fait avec des tampons d'ouate afin que les doigts
de l'opérateur n'entrent pas en contact avec le pus. On pourra aussi se servir
de gants en caoutchouc.

niveau de la sclérotique, la conjonctive est injectée, vascularisée, formant, autour de la cornée, un bourrelet œdémateux.
La cornée est intacte, luisante, ou d'autres fois ternie sur différents points.

Morax recommande, autant que possible, de ne pas se servir
d'écarteurs pour procéder à cet examen, afin de ne pas s'exposer à
éroder l'épithélium cornéen, ce qui suffit pour entraîner l'envahissement de la cornée par l'agent infectieux. On doit aussi prendre
garde que le pus ne gicle pas, au moment de l'écartement des paupières, jusque dans les yeux de l'opérateur.

La conjonctivite purulente, même très intense, guérit sous
l'influence d'un traitement convenable, appliqué d'une façon
opportune. Mais il est des complications terribles à redouter,
telles que les ulcérations de la cornée, suivies de perforation
avec issue du cristallin et de l'humeur aqueuse. Ces accidents
peuvent avoir pour résultat la cécité définitive. Ces complications sont d'autant plus à craindre que la conjonctivite dans ces
circonstances est généralement double.

Morax préconise *le traitement* suivant : « ... lavages répétés
toutes les heures surtout les premiers jours. Ces lavages seront
faits avec de l'eau bouillie ou de l'eau boriquée tiède ». « Je n'ai
pas vu, dit cet auteur, d'avantages manifestes à l'addition de permanganate de potasse ou de chaux. L'appareil de Kalt, consistant
en un petit pavillon de verre introduit entre les paupières, est plus
dangereux qu'utile lorsqu'il n'est pas manié par des mains expertes.
Je préfère l'écartement pur et simple des paupières avec les doigts
et le lavage au moyen de tampons d'ouate hydrophile ou encore
avec une petite poire de caoutchouc que l'on aura eu soin de faire
bouillir. Au cours de ces lavages, on évitera que le pus entraîné ne
souille l'œil opposé, en cas d'ophtalmie monoculaire. Dans l'intervalle des lavages, il n'est pas utile d'appliquer un pansement. Si
l'ophtalmie était monoculaire, on pourrait cependant, après avoir
fait pendant deux jours une instillation prophylactique de nitrate
d'argent à 2 pour 100, appliquer sur l'œil sain un pansement
occlusif (1) ».
« La cautérisation au nitrate d'argent en solution au 40ᵉ constitue
la seconde partie importante du traitement. Après avoir absorbé la
sécrétion purulente avec un tampon d'ouate hydrophile, on écartera les paupières avec l'index et le pouce, et, avec un compte-gouttes, on instillera quelques gouttes de la solution argentique, de façon
à remplir le cul-de-sac et à baigner le bord libre des paupières.
Cela fait on enlèvera aussitôt le liquide avec de l'ouate hydrophile.
Ces cautérisations seront répétées deux fois par jour les premiers

(1) L'Académie de médecine a obtenu que les sages-femmes puissent prescrire et employer cette solution à titre prophylactique à la dose d'une goutte
dans chaque œil au moment de la naissance.

jours, puis espacées toutes les 24 heures. On les continuera jusqu'à cessation complète de la suppuration.

La sérothérapie antigonococcique tentée par F. Terrien et J. Paraf a donné la guérison dans 2 cas, mais a dû être abandonnée dans 5 autres cas. La question reste encore à l'étude.

Conjonctivite catarrhale. — Cette forme de conjonctivite s'observe très fréquemment. Elle se manifeste à des degrés divers, par du larmoiement simple ou par un écoulement jaunâtre séro-purulent, ou même parfois purulent, franchement vert. La conjonctive est rouge vif, les paupières sont collées par les sécrétions desséchées, mais *il n'y a pas de gonflement*. L'affection siège souvent sur un œil, ce n'est que consécutivement que l'autre œil se prend.

Ces infections ne paraissent pas dépendre d'un agent infectieux nettement défini

La maladie traîne en longueur avec des alternatives d'amélioration et d'aggravation. Les rechutes sont fréquentes

Dans les cas où la sécrétion est franchement purulente, on peut, dans le doute sur la nature de l'agent pathogène, se comporter comme dans la forme gonococcique, faire des lavages toutes les heures et employer le collyre au nitrate d'argent une ou deux fois par jour Mais ce traitement cause toujours par lui-même une certaine irritation, aussi peut-il être abandonné dans les formes légères et remplacé par des instillations au sulfate de zinc à 1/40.

On recommande aussi, dans ces cas, le cyanure de mercure à la dose de 0 gr 20 pour 1.000, que l'on peut dédoubler avec de l'eau bouillie chaude, ou même employer à ce titre, en instillations, trois ou quatre fois par jour.

Coryza. — Il est très fréquent d'observer du coryza chez le nouveau-né. Cette affection se caractérise par des éternuements fréquents et par l'obstruction des fosses nasales, résultant d'un gonflement de la muqueuse ou d'une sécrétion plus ou moins abondante. L'enfant dort la bouche ouverte ; de plus, il ne peut, pendant qu'il tette, respirer par le nez, ce qui le gêne et l'oblige à quitter le sein. Il est toutefois exceptionnel que les tétées deviennent impossibles et que l'on soit obligé d'alimenter le nourrisson à la cuillère. Ce coryza disparaît généralement sans médication, en quelques jours. Il semble préférable de s'abstenir des lavages de fosses nasales, qui peuvent être accusés d'être la cause de complications graves. Ce coryza est attribué généralement au refroidissement, mais il peut, surtout dans les cas intenses, être une manifestation syphilitique et s'accompagner de lésions de la muqueuse nasale et de l'orifice des narines.

Muguet. — Cette affection, caractérisée par l'apparition sur la langue de petites taches blanchâtres, est due à la présence d'un parasite, « l'oïdium alb'cans ». Le muguet s'observe surtout chez les enfants débilités ou nourris à l'aide de biberons malpropres. Les lavages alcalins de la bouche, faits avec de l'eau de Vichy, suffisent à faire disparaître le parasite et la maladie.

Broncho-pneumonie. — Cette maladie est exceptionnelle chez le nouveau-né. Elle comporte un pronostic des plus graves.

L'attention est appelée par l'élévation de la température ou par des mouvements convulsifs. La respiration paraît gênée et accélérée. A l'auscultation, on constate des râles fins crépitants, à la fin de l'inspiration ; ils sont plus ou moins disséminés, dans l'un, ou dans les deux poumons. La percussion révèle de la matité dans les régions malades.

Comme traitement on doit recourir aux applications sur le thorax de cataplasmes sinapisés et donner des bains.

Quand la température rectale atteint ou dépasse 39°, on plonge l'enfant quelques minutes dans un bain à 36°. On reprend la température toutes les trois heures, et en cas d'hyperthermie à 39°, on renouvelle les bains. Si ceux-ci sont sans action, on les donne plus frais à 32° ou même à 30°. Le bain à 35° ou à 32° est généralement suffisant pour faire descendre le thermomètre et aussi pour donner lieu à une véritable détente, à un soulagement très marqué chez le petit malade.

On soutiendra l'enfant en le faisant teter et, s'il refuse le sein, on lui administrera de l'eau bouillie. On pourra combattre la dépression par les inhalations d'oxygène.

Erysipèle. — L'érysipèle s'observe rarement chez le nouveau-né depuis que l'on soigne antiseptiquement la plaie ombilicale. C'est, en effet, à ce niveau que se développait le plus souvent l'érysipèle, qui, parti de cette région, pouvait rayonner sur le tronc, la face et les membres. L'érysipèle du nouveau-né n'exige pas un traitement spécial, il sera traité comme chez l'adulte, mais on devra immédiatement séparer l'enfant de la mère et l'isoler des personnes qui soignent celle-ci.

Syphilis. — La syphilis se manifeste très fréquemment chez le nouveau-né par une lésion cutanée caractéristique : le *pemphigus*. Celui-ci est constitué par de petites pustules, entourées d'une mince auréole rouge ; elles siègent principalement dans les régions plantaire et palmaire. L'enfant naît généralement bien développé, mais il est accompagné d'un placenta lourd, dont le poids s'élève notablement au-dessus de 500 grammes. Ce n'est ordinairement qu'au cours des premières semaines, ou même plus tard, que l'on voit apparaître d'autres accidents, tels que le coryza, l'onyxis, les lésions ulcéreuses de la bouche ou de l'anus, les érythèmes papuleux. Ces accidents de syphilis héréditaire précoce sont très contagieux. Ils peuvent se montrer chez un enfant ayant présenté jusque-là les apparences de la santé la plus parfaite, et alors que l'on n'a observé chez la mère aucune lésion. Mais il est rare que, dans ces circonstances, on n'ait pas noté une exagération du poids du placenta. L'apparition de ces accidents contagieux peut tarder à se produire et ne se faire que plus de deux mois après la naissance. Un enfant âgé de 3 mois semble toutefois à l'abri des manifestations ulcéreuses et contagieuses d'origine héréditaire.

Conséquences pratiques — Il est sage de ne laisser teter d'autres femmes que sa mère à l'enfant accompagné d'un placenta lourd.

Etant donné que, jusqu'à l'âge de 3 mois, on ne sait pas si un enfant présentera, ou non des lésions contagieuses de syphilis, il faut de parti pris refuser toute nourrice dont l'enfant n'a pas atteint cet âge. De même l'enfant mis en nourrice offre avant ces délais des dangers de contagion pour sa nourrice. La réaction de Wassermann peut être pratiquée chez le nouveau-né, mais elle ne renseigne que d'une façon passagère.

On sait que l'enfant atteint de syphilis héréditaire ne contagionne jamais sa mère, même quand celle-ci n'a jamais présenté d'accidents spécifiques (loi de Colles-Baumès).

La syphilis peut entraîner *la mort subite* du nouveau-né, alors que rien ne faisait prévoir semblable terminaison.

L'autopsie pratiquée dans des cas semblables ne révèle parfois aucune lésion (1)

D'autres fois, au contraire, on rencontre chez les nouveau-nés syphilitiques des lésions classiques ; le foie « pierre à fusil », les poumons indurés par « la pneumonie blanche », l'hypertrophie de la rate « ou splénomégalie », enfin, comme Levaditi l'a démontré, on peut découvrir de nombreux spirochètes envahissant le foie et l'intérieur des cellules hépatiques.

Le traitement doit être énergique. On a recommandé, soit les frictions mercurielles (gros comme un pois d'onguent mercuriel en frictions tous les jours sur une région différente), soit une demie ou même une cuillerée à café de liqueur de Van Swiéten dans du lait, répartie dans les différentes tetées de la journée (traitement employé à la clinique Baudelocque). Schwab recommande les injections de sels mercuriels solubles afin d'éviter l'intolérance gastrique et d'obtenir une action plus rapide. Nous avons vu au chapitre de la syphilis que la médication arsenicale pouvait être employée chez le nouveau-né, soit par la voie intra-veineuse, soit plus aisément par la voie sous-cutanée (voir SYPHILIS).

2° HÉMORRAGIES

Le nouveau-né peut avoir des hémorragies du tube digestif ou des hémorragies de la plaie ombilicale (2).

Hémorragies du tube digestif. — Ces hémorragies se produisent par la bouche ou par l'anus.

Hématémèses. — Si l'hémorragie se fait par la bouche, il y a lieu de rechercher si elle n'a pas une autre origine que les voies digestives et s'il s'agit véritablement d'une hématémèse. Il faudra dans ce but examiner la bouche et la langue, les fosses nasales et l'arrière-gorge, pour savoir si le sang ne provient pas de cette région. D'autre part, il est de fausses hématémèses qui sont constituées par du sang provenant d'une crevasse du

(1) Il est vraisemblable qu'on découvrira dans un certain nombre de ces cas, une infection suraiguë par les spirochètes, comme dans l'observation de Sauvage et de Levaditi.

(2) On note parfois un suintement sanguin vaginal sans importance.

sein, sang dégluti par le nourrisson, puis rejeté par lui. **Après** avoir éliminé ces différentes causes d'erreurs, la présence du sang dans les vomissements méritera d'être considérée comme une hématémèse. Ces hémorragies sont très exceptionnelles ; elles peuvent être constituées par du sang pur ou par du sang noirâtre, ayant subi un commencement de digestion. Elles sont symptomatiques d'une plaie œsophagienne ou gastrique.

Melœna. — L'hémorragie intestinale ou melæna n'est pas non plus d'observation fréquente, mais elle se rencontre plus souvent que l'hématémèse. Les selles renferment du sang ayant, soit sa coloration rouge, normale, soit une coloration noire caractéristique. Comme pour l'hématémèse, il y a lieu de rechercher si l'hémorragie ne provient pas d'un point situé **en** dehors des voies digestives (bouche, pharynx, fosses nasales ou crevasses du sein de la mère) ; en d'autres termes, il faut rechercher s'il ne s'agit pas d'un faux melæna. Dans le vrai melæna, il est possible d'observer des signes généraux d'hémorragie : pâleur, refroidissement, hypothermie. Il faudra plusieurs fois par jour prendre la température. Le pronostic sera favorable tant que la température se maintiendra normale.

Le melæna peut être la conséquence d'un traumatisme abdominal, subi au cours de l'accouchement, dans la présentation du siège, en particulier, l'abdomen éprouve parfois des compressions plus ou moins marquées.

Les compressions subies par le cordon peuvent avoir une action sur la circulation abdominale et entraîner des hémorragies intestinales. Mais le plus souvent on ne découvre pas la cause de ces hémorragies.

Dans un certain nombre de cas, on a retrouvé la syphilis chez les ascendants. Herrgott a signalé un cas avec malformation cardiaque. On a invoqué aussi les infections microbiennes et l'hémophilie. Enfin on a trouvé dans quelques cas de l'invagination intestinale.

Pronostic et traitement des hémorragies gastro-intestinales. — Le pronostic est des plus graves, il est en rapport avec la cause et l'importance de l'hémorragie. Néanmoins, la terminaison ne doit pas être considérée comme sûrement fatale, et il faut diriger le traitement avec prudence.

On s'abstiendra d'administrer au nouveau-né, comme on l'a

conseillé, des substances médicamenteuses telles que le per-chlorure de fer.

On a essayé de traiter ces hémorragies par l'adrénaline.

Champetier de Ribes et Senlecq se servent d'une solution fraîchement préparée de chlorhydrate d'adrénaline au millième, ils l'ont administrée :

Soit par voie gastrique, à la dose de 6, 10, 20, 30 et 40 gouttes dans les 24 heures, dilués dans 30 ou 60 grammes d'eau froide ou de sirop, à prendre par cuillerées à café d'heure en heure ;

Soit par voie rectale, 5, 10, 15 gouttes en lavement ;

Soit par voie sous-cutanée, 3 ou 4 gouttes de la solution mère, c'est-à-dire trois ou quatre divisions de la seringue de Pravaz.

Voron (de Lyon) s'est pourtant élevé contre les pourcentages élevés de mortalité, de 35 pour 100 (Kling) et 66 pour 100 (Runge) ; il oppose à ces statistiques une statistique personnelle de 12 cas sans un décès.

Vergnory indique le traitement suivant de la pratique de Voron :

Sérum de cheval, 2 flacons 0,10 cc., en injection hypodermique par 24 heures, ou sérum gélatiné à 1 p. 100 en ampoules stérilisées, en ingestion. Ingestions sous-cutanées de sérum artificiel, inhalations d'oxygène.

D'après Triollet, on joint au sérum, à la clinique Tarnier, dans le service de P. Bar, l'emploi du chlorure de calcium :

On pratique tous les jours dans la région scapulaire une injection sous-cutanée de 20 cc. de sérum gélatiné, convenablement stérilisé. On donne, en outre, toutes les deux heures, une cuillerée à café d'une potion à 1 pour 50 de chlorure de calcium. On arrive ainsi à faire absorber 1 à 2 grammes de chlorure de calcium par 24 heures.

On ne manquera pas dans les cas suspects de prescrire le traitement spécifique.

Il sera très important de soumettre le tube digestif à un repos aussi complet que possible. On suspendra les tétées, et on les remplacera par de l'eau bouillie, administrée par cuillerées de quart d'heure en quart d'heure. Le nouveau-né sera remué le moins possible, et jamais, au cours des toilettes on ne le placera sur le ventre. On verra, en cas d'amélioration, une teinte verdâtre corriger peu à peu le noir des selles ; on pourra alors timidement diluer dans l'eau de l'alimentation du lait de la mère ; on arrivera ainsi progressivement et très prudemment à remettre l'enfant au sein et à lui faire reprendre son régime normal.

Hémorragies ombilicales. — Ces hémorragies peuvent se manifester, soit au niveau du cordon encore en place, soit à la surface de la plaie ombilicale, après la chute du cordon.

Hémorragies du cordon. — Il est indispensable de surveiller à plusieurs reprises, dans les heures qui suivent la naissance, l'état du cordon. Il est assez fréquent, surtout avec les cordons volumineux, œdématiés, cordons dits « gras », de voir la ligature se relâcher et le cordon saigner ; il suffit dans ces cas, de placer une nouvelle ligature, avant que le nouveau-né ait eu une hémorragie importante.

Hémorragies ombilicales. — On voit exceptionnellement, après la chute naturelle du cordon, du 5e au 8e jour ou plus tard, se produire au niveau de l'ombilic des hémorragies assez persistantes, pouvant anémier sérieusement le nouveau-né. On a proposé la cautérisation des bourgeons saignants au thermo-cautère, les applications de tannin, d'antipyrine, on pourrait aussi toucher la surface saignante avec un tampon imbibé d'eau oxygénée à 12 volumes. On peut en cas d'insuccès tenter la ligature, ou même la suture de l'ombilic.

3º TROUBLES DIGESTIFS

Les phénomènes digestifs acquièrent chez le nouveau-né et le nourrisson une importance plus marquée qu'à aucun moment de l'existence. Quand on considère que le développement normal, à cette époque de la vie, se chiffre par des augmentations quotidiennes de 15, 20, 30 ou 40 grammes, on comprend quelles perturbations entraîne le moindre désordre de la nutrition.

Les troubles digestifs du nouveau-né peuvent être divisés en troubles gastriques, troubles intestinaux, troubles hépatiques.

Troubles gastriques. — Ils se manifestent par des vomissements. Ceux-ci se produisent de différentes façons : ils surviennent, soit immédiatement après la tétée, soit lorsqu'un temps notable (une heure ou deux heures) s'est écoulé depuis cette tétée. Dans ce dernier cas, le lait est caillé, il a subi un commencement de digestion, tandis qu'il n'est pas modifié dans les vomissements qui surviennent immédiatement après la tetée. Les vomissements précoces sont de simples régurgitations, témoignant d'une tetée trop abondante ou trop goulûment prise. Les vomissements tardifs sont symptomatiques d'une digestion défectueuse.

Il faut savoir réglementer l'alimentation si elle est excessive, prise sans règle, trop tôt après la tetée antérieure. D'autres fois, si l'allaitement est artificiel, il y a lieu, par tâtonnements, de recourir à des coupages plus importants. Il peut arriver, devant la persistance de ces vomissements, qu'on en soit réduit à prescrire un ou deux jours de diète hydrique.

L'enfant ne prendra alors uniquement que de l'eau bouillie, administrée tous les quarts d'heures, ou toutes les demi-heures, par cuillerées à café, puis à doses un peu plus fortes, à mesure que la tolérance augmentera. On passera progressivement de l'eau au lait, d'abord coupé de beaucoup d'eau, puis on diminuera progressivement les coupages, au fur et à mesure que l'on constatera de l'amélioration (1).

D'autres fois le vomissement se produit par l'effet de l'aérophagie. On pourra faire en sorte que la tetée soit prise lentement surtout dans les premières minutes. On pourra ensuite pencher l'enfant en avant en le soutenant par la partie supérieure du thorax, jusqu'à ce que l'éructation se produise. On est autorisé, après les vomissements par régurgitation, à remettre immédiatement l'enfant au sein, on le voit souvent conserver le lait de ce repas supplémentaire.

Troubles intestinaux. — Ils doivent être soigneusement analysés, et l'on ne doit pas prescrire un traitement sur des indications vagues. Le terme de diarrhée s'applique à tous les cas où le nombre et l'abondance des selles paraissent augmentés. Il est bon de savoir que nombre d'enfants se développant régulièrement, parfaitement bien portants, copieusement nourris, ont quatre ou cinq selles jaunes par jour. Il arrive quelquefois que les selles deviennent plus liquides, qu'elles se teintent légè-

(1) Il est préférable de recourir à l'eau, mise à bouillir peu d'instants avant d'être administrée, plutôt qu'aux différentes eaux minérales, qui toutes peuvent contenir des germes. Il serait bon de renoncer à la pratique très répandue d'administrer au moindre trouble gastrique de l'eau de Vichy ou de Vals aux nourrissons.

rement en vert, bien que le jaune domine toujours dans leur coloration, ou encore qu'elles verdissent un certain temps après leur émission. Ces différents signes indiquent des tetées un peu copieuses, et, si le développement paraît stationnaire, il y a lieu alors de rationner un peu l'enfant. A un degré de plus, il y a véritablement diarrhée, c'est-à-dire que les selles sont liquides, fréquentes, décolorées, ou un peu verdâtres. Il suffit de faire peser une ou deux tetées, ou d'observer la façon gloutonne de l'enfant à prendre sa tetée, pour être renseigné sur la cause de ces troubles gastro-intestinaux, quand ils résultent d'un excès d'alimentation (1).

La diarrhée verte infectieuse se manifeste par la multiplicité des selles liquides et vertes. Cette diarrhée ne s'observe que chez les enfants soumis à l'allaitement artificiel, ou parfois à l'allaitement mixte. L'état général change rapidement, l'enfant pâlit, maigrit, se déshydrate véritablement : son ventre se ballonne, les vomissements sont constants. Le petit malade s'affaiblit plus ou moins vite, il se refroidit et succombe parfois en peu de jours

Cette diarrhée, si meurtrière, se manifeste surtout dans la saison chaude, pendant les mois de juin, juillet, août, septembre. Elle est provoquée par les altérations que subit le lait, non stérilisé, dans la période des grandes chaleurs. L'introduction dans la pratique du lait stérilisé a permis de diminuer d'une façon très importante, le nombre de ces infections gastro-intestinales. On comprend l'intérêt qu'il y a à ne pas confondre cette diarrhée verte infectieuse avec les diarrhées dont il est question plus haut, provenant d'une alimentation excessive ou insuffisante. On a donné comme caractère particulier, dans ces diarrhées infectieuses, la réaction alcaline des selles au papier tournesol.

Le traitement par la diète hydrique s'impose d'une façon immédiate, afin de diminuer dans l'intestin la masse des substances fermentescibles. Ce n'est qu'après que cette diète a été rigoureusement établie que l'on peut songer à faire de l'antisepsie intestinale, avec les préparations de bismuth ou l'acide lactique.

(1) Variot a signalé des diarrhées survenant non pas par excès, mais par insuffisance alimentaire.

La constipation chez le nourrisson paraît souvent correspondre à un défaut d'alimentation, et il faut, dans ces cas, penser à un ralentissement de la sécrétion lactée chez la nourrice. On peut essayer une augmentation du régime, et quand l'enfant est allaité artificiellement, il y a souvent avantage à augmenter les coupages, ou mieux à offrir de l'eau bouillie après chaque biberon.

Si par ces moyens on n'obtient pas de résultats, on doit veiller à ce que l'enfant soit sollicité d'aller à la selle avant chaque tetée. On conseille de présenter le siège de l'enfant sur un vase placé à terre, afin que par son propre poids, une compression soit exercée sur l'abdomen par les cuisses fléchies. Ce simple moyen suffit souvent à provoquer la selle. Celle-ci peut encore être obtenue par l'introduction dans le rectum d'un corps étranger, tel que la boule du thermomètre, l'extrémité d'une sonde urétrale en caoutchouc rouge, ou même un suppositoire de gélatine glycérinée. On a recours enfin à l'emploi de petits lavements tièdes, introduits sous faible pression à l'aide d'une poire en caoutchouc.

Troubles hépatiques. — Ces troubles se manifestent souvent par de l'ictère, c'est *l'ictère des nouveau-nés,* qui se montre sous deux formes . l'une, la plus fréquente, tout à fait bénigne, — l'autre grave, très exceptionnelle, s'accompagnant d'hémorragies, de phénomènes généraux, et aboutissant plus ou moins rapidement à la mort.

L'ictère des nouveau-nés apparaît avec une très grande fréquence au cours de la première semaine. On a prétendu qu'il s'observait surtout chez les enfants ayant subi une ligature précoce du cordon, avant la cessation des pulsations. On a attribué cet ictère à une infection ombilicale. En réalité, on ne connaît pas la raison de ces ictères bénins.

Voron et Bué distinguent :
1° *Des ictères symptomatiques* (par obstruction biliaire, par infections intestinales ou ombilicales, par syphilis). Dans ces cas les urines renferment des pigments biliaires.
2° *L'ictère simple ou idiopathique*, bénin, tenant à la fragilité globulaire, qui aboutit à une destruction globulaire plus ou moins prononcée. C'est l'ictère hémolytique.

Au point de vue symptomatique, on constate sur les tégu-

ments et les sclérotiques une coloration jaune qui s'atténue
rapidement, et disparaît en quelques jours.

Les formes graves d'ictère sont très rares, et sont attribuées
à une infection d'origine ombilicale ou intestinale.

4º ACCIDENTS NERVEUX, CONVULSIONS

Il ne sera pas question ici des troubles du système nerveux
consécutifs aux traumatismes (voir DYSTOCIE), mais des troubles
nerveux consécutifs à un état maladif survenu chez le nouveau-né. Ces troubles sont le plus souvent constitués par des
phénomènes convulsifs.

Les convulsions apparaissent chez le nouveau-né à la suite
d'intoxications gastro-intestinales, et aussi sous l'influence de
la fièvre résultant d'une infection. Ces convulsions apparaissent par crises. Sur les membres, elles se caractérisent par des
mouvements saccadés de flexion des doigts sur la main et de la
main sur les avant-bras ; on a plus rarement occasion d'observer les caractères de ces mouvements sur les membres inférieurs, cachés dans le maillot. Sur la face, on observe des
mouvements convulsifs dans les divers muscles, en particulier
dans ceux des paupières et de la bouche, ainsi que des mouvements de latéralité des globes oculaires ou du strabisme.
A ces différentes convulsions succèdent parfois des contrac-
tures. Toutefois il ne faut pas se hâter de diagnostiquer comme
contracture la moindre résistance musculaire.

Le traitement comprendra surtout des soins hygiéniques, et
l'éloignement de toute excitation extérieure : on devra éviter la
lumière, le bruit, le mouvement. Dans les infections avec
hyperthermie, on aura recours aux bains à 35 ou 32 degrés,
quand la température rectale se maintiendra au-dessus de
39º. Il est d'usage de laisser infuser dans ces bains un sac contenant des feuilles de tilleul.

5º DÉBILITÉ

On peut comprendre sous ce terme tous les états marqués
par la déchéance de l'organisme du nouveau-né. Dans ces cas

peuvent se produire différentes manifestations telles que le sclérème, l'athrepsie de Parrot, la maladie de Barlow.

Sclérème. — Le petit malade maigrit, sa température s'abaisse, sa nutrition se fait mal, sa faiblesse devient croissante, ses tissus subissent une infiltration séreuse indurée, très spéciale, qui a reçu le nom de *sclérème des nouveau-nés*. Ces accidents s'observent surtout chez les prématurés.

Il faut envelopper le nouveau-né dans de l'ouate, l'entourer de boules d'eau chaude, et le maintenir dans une température constante soit en couveuse, soit dans une chambre chauffée.

Athrepsie. — Les phénomènes décrits par Parrot sous le nom d'*athrepsie* s'observent en général d'une façon plus tardive, et ils mettent un certain temps pour se développer. Il s'agit dans ces cas d'une déchéance générale de l'organisme, ayant son point de départ dans des troubles digestifs, consécutifs à une alimentation défectueuse. La faiblesse et l'amaigrissement se montrent d'une façon progressive, alors que le ventre subit un développement plus ou moins marqué.

D'après les conceptions les plus récentes, bien résumées par Gueit (de Montpellier), l'athrepsie paraît être l'aboutissant de l'état d'atrophie, résultant chez le nourrisson d'un métabolisme azoté insuffisant et suivant Marfan et Gillet, d'une intoxication par les protéines du lait de vache, en l'absence de diastases intestinales suffisamment actives ou des enzymes du lait maternel.

Nobécourt, Maillet et Bidot ont trouvé de l'azotémie chez les athrepsiques. Le métabolisme étant insuffisant, après une période de tolérance apparente, on voit l'enfant diminuer de poids, alors qu'on augmente les doses de lait. L'intoxication progresse, elle s'accompagne d'acidose, la salive perd son alcalinité et devient favorable au développement du muguet. L'acidose crée aussi un terrain favorable à l'infection de la peau (érythèmes, abcès, excoriations) ou du poumon (bronchite, broncho-pneumonie).

Maladie de Barlow ou scorbut infantile. — Cette affection s'observe aussi plus tard que dans les toutes premières périodes de la vie, chez les enfants soumis exclusivement à l'allaitement artificiel. La maladie est caractérisée par des phénomènes douloureux dans les membres et dans les articulations, arrachant des cris au moindre mouvement ; on voit en même temps apparaître des hémorragies sur diverses muqueuses. Le traitement doit viser à faire entrer immédiatement dans l'alimentation des aliments frais, et du jus de citron. On remplacera le lait stérilisé par du lait bouilli ou même cru, et l'on verra les accidents disparaître sous l'influence de ce traitement.

6⁰ CONDUITE A SUIVRE EN PRÉSENCE DE CERTAINES MALFORMATIONS ET TUMEURS

Certaines malformations étant compatibles avec la vie, l'accoucheur peut avoir à prescrire des soins spéciaux, ou à poser les indications d'une intervention opératoire. Ces malformations seront examinées dans les différentes régions, la tête, le tronc, les membres.

Tête. — Il ne sera pas question ici des *anencéphales*, ou des enfants atteints de *méningocèle*, qui généralement lorsqu'ils naissent vivants, ne tardent pas à succomber.

Bec-de-lièvre. — Le bec-de-lièvre, constitué par un défaut de réunion d'une ou des deux parties latérales de la lèvre supérieure est *unique* ou *double* ; on le dit *simple*, c'est-à-dire limité aux téguments, ou *compliqué*, quand il intéresse le maxillaire supérieur et se prolonge sur la voûte palatine, ainsi que sur les fosses nasales.

L'intervention chirurgicale peut être pratiquée à la fin du premier mois, mais elle est souvent remise à plus tard. Parfois l'enfant ne peut exercer les mouvements de succion, il faut alors traire du lait et le lui faire couler peu à peu dans la bouche.

J'ai publié avec André probablement le premier cas de bec de-lièvre, dans lequel l'enfant a pu être allaité par sa mère. Au moyen de la succipompe nous avons pu obtenir quotidiennement des quantités de lait variant de 500 à 900 grammes, quantités supérieures aux besoins de l'enfant.

Il est nécessaire de recourir aux mêmes moyens pour alimenter les enfants atteints d'hypertrophie congénitale de la langue ou *macroglossie*.

Filet. — On désigne sous ce nom le frein de la langue, quand il se prolonge mince et membraneux jusqu'à la pointe de cet organe. On a prétendu, à tort, que le filet empêchait les enfants de teter, et occasionnait plus tard de la gêne pour parler. Il a été longtemps classique de le sectionner aux ciseaux. La fente du pavillon de la sonde cannelée a été établie en vue de loger le frein, pendant qu'on soulevait la langue pour cette section. On sait aujourd'hui qu'on peut se dispenser de cette petite intervention, qui a pu, paraît-il, donner lieu à des hémorragies sérieuses chez des hémophiles.

Tronc. — Certaines malformations intéressent le tube digestif ; ce sont principalement la sténose du pylore, les hernies et l'imperforation rectale.

La sténose du pylore. — Cette sténose par hypertrophie musculaire a été décrite chez les nourrissons par P. Fredet en 1908.

Il s'agit d'une malformation congénitale « caractérisée par l'hypertrophie des deux couches musculaires du pylore, de la circulaire en particulier, ce qui transforme l'organe en une véritable tumeur, ayant la forme et les dimensions d'une olive, et présentant une rigidité et une dureté tout à fait remarquables ».

Le petit malade vomit les aliments qui ne peuvent franchir l'obstacle pylorique. Ces vomissements ne contiennent jamais de bile et se produisent après chaque tetée, avec une force telle, qu'on les a qualifiés *d'explosifs*. L'enfant non alimenté, a des selles très réduites, qui reprennent le caractère méconial, il ne sécrète que quelques gouttes d'urine, perd progressivement de son poids, se cachectise et meurt.

Les cas réunis par Fredet ne sont qu'au nombre de onze, mais leur nombre s'accroîtra quand l'affection sera mieux connue. Le traitement est chirurgical ; on a renoncé à la pylorotomie extra-muqueuse, pour lui préférer la gastro-entérostomie (6 guérisons sur les 7 opérations de ce genre dans la statistique de Fredet).

Hernie ombilicale. — La hernie peut être très développée, au point que, par arrêt de développement, la paroi abdominale se trouve insuffisante pour recouvrir le sac. Il devient nécessaire de tenter d'une façon immédiate, dans les jours qui suivent la naissance, la cure radicale de cette hernie, malgré le peu de chance de réussite. Ces cas sont très exceptionnels.

La hernie dite *congénitale* apparaît plus tard, dans les premiers mois chez les prématurés. Elle se voit surtout au moment des efforts ou des cris, quand l'enfant est debout. Il suffit dans ces cas de faire porter une bande de flanelle avec une pelote d'ouate, ou un bandage élastique avec une pelote à air.

Hernie inguinale et crurale. — Ces hernies peuvent être plus ou moins prononcées, elles sont surtout apparentes au moment des cris. La hernie crurale est la plus rare.

Ces variétés de hernies s'opèrent ordinairement dans la première enfance ou plus tard. Chez le nouveau-né, on se borne à appliquer un bandage qui pourtant a une action moins efficace que pour les pointes de hernies ombilicales.

Les hernies s'observent avec une assez grande fréquence chez les enfants nés avant terme. Ces hernies peuvent s'étrangler. Mais cet accident est rare, et s'observe plutôt dans les premiers mois.

Il n'a pas été ici question de la *hernie diaphragmatique*, laquelle est, en général, incompatible avec la vie extra-utérine.

On rencontre des anomalies importantes à la partie inférieure du tube digestif, le rectum peut être imperforé ou s'aboucher d'une façon anormale dans la vessie, dans l'urètre, ou dans le vagin.

Imperforation rectale. — On doit toujours s'assurer que le nouveau-né rend du méconium ; s'il n'en a pas expulsé pendant le travail, ni pendant les 24 premières heures, il faut explorer l'anus avec une sonde.

L'imperforation rectale nécessite un traitement chirurgical immédiat.

L'enfant étant chloroformé, on incise la région périnéale ou l'anus, quand il existe, sur la ligne médiane postérieure.

On recherche du doigt, introduit dans la plaie, le bout supérieur du rectum, qu'on ne confondra pas chez les garçons avec la vessie, dans laquelle on aura placé une sonde. Quand le rectum est découvert, on l'attire au niveau de la plaie, et on l'incise en croix pour donner issue au méconium. La muqueuse rectale doit être suturée à la peau, c'est par l'affrontement exact de la muqueuse et de la peau qu'on évitera la réascension de l'ampoule rectale et la formation d'un rétrécissement secondaire.

Si l'on ne découvre pas le bout supérieur du rectum, on doit établir un anus artificiel dans la fosse iliaque gauche.

Les imperforations du rectum avec abouchement dans les

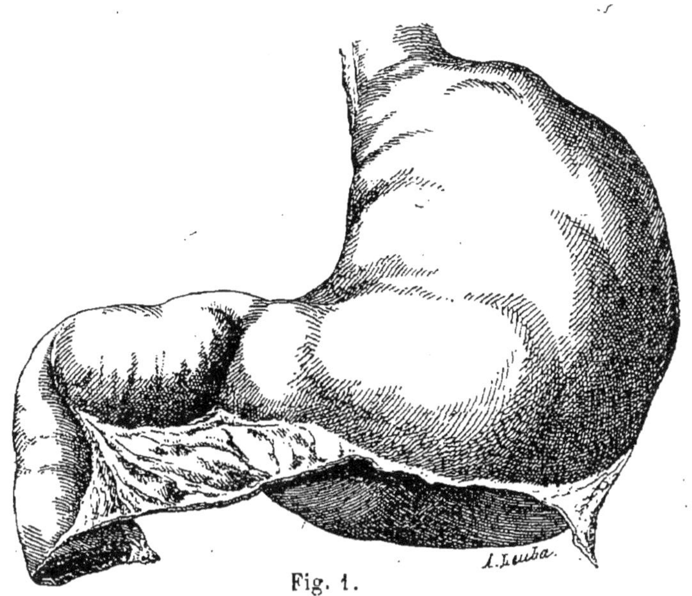

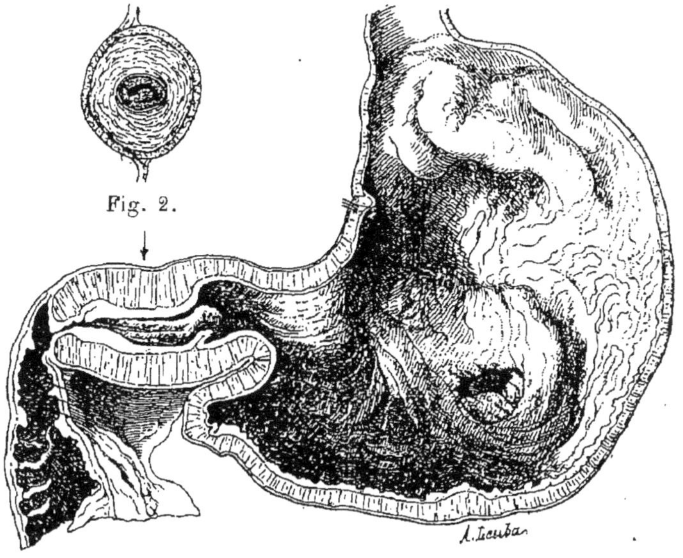

Fig. 106 *bis.* — P. Fredet.

Fig. 1. — Face antérieure de l'estomac, de la tumeur pylorique et du duodénum.

Fig. 2. — Coupe transversale, par le milieu du canal pylorique (au niveau de la flèche dessinée sur la fig. 3).

Fig. 3. — Coupe frontale, suivant le grand axe de l'estomac, du canal pylorique et du duodénum.

organes voisins peuvent souvent n'être l'objet d'une intervention qu'à une époque plus tardive. Néanmoins, on doit redouter les infections ascendantes des voies urinaires, quand il s'agit d'abouchements du rectum dans l'urètre ou dans la vessie.

Les différentes *malformations génito-urinaires*, telles que l'hypospadias, l'épispadias, l'hermaphrodisme, n'exigent aucuns soins spéciaux, ni des interventions immédiates. L'exstrophie de la vessie peut être l'objet d'un traitement chirurgical précoce, mais celui-ci ne s'impose pas d'une façon urgente.

Les malformations testiculaires, telles que l'ectopie inguinale, crurale ou scrotale, ne sont opérables que plus tard. Néanmoins il est souvent utile, par quelques légers massages, de favoriser la descente du testicule dans le canal inguinal.

L'hydrocèle assez fréquente, guérit presque toujours spontanément ; il est rare qu'on ait à en faire la ponction.

La fente anormale du canal vertébral, avec ou sans issue des méninges et de la moelle, constituant *le spina bifida*, mérite souvent un traitement chirurgical immédiat. On doit, en attendant, appliquer sur la tumeur un pansement aseptique, en évitant d'exercer la moindre compression.

Membres. — Les malformations du côté des membres ne méritent pas de traitement chirurgical immédiat. *Les doigts surnuméraires* ne seront amputés que plus tard. *Le pied bot* pourra être traité par des massages, mais le traitement chirurgical ne sera entrepris qu'ultérieurement.

Tumeurs. — Les tumeurs du nouveau-né entraînant de la dystocie auront parfois été entamées au cours des interventions nécessaires pour l'extraction du fœtus. En dehors de ces circonstances, il ne sera pas nécessaire de procéder à leur ablation immédiate.

Les nævi sont les tumeurs le plus fréquemment observées. On a essayé de les modifier par la vaccination pratiquée à leur niveau, afin de substituer à leur tissu propre un tissu de cicatrice. Le traitement par la cautérisation au fer rouge, la radiumthérapie ou l'ablation peuvent s'imposer d'une façon urgente, quand les nævi affectent une allure hypertrophique.

LIVRE TROISIÈME

OPÉRATIONS

PREMIÈRE PARTIE

LES OPÉRATIONS D'EXTRACTION

FORCEPS, INDICATIONS, PRONOSTIC

SOMMAIRE. — 1° **Description du forceps** : Forceps de Levret, forceps de Tarnier. — 2° **Indications du forceps** : Indications tirées de l'état de l'enfant, indications tirées de l'état de la mère, fréquence des applications de forceps. — 3° **Pronostic** : Variétés d'applications de forceps, pronostic du forceps au détroit supérieur ; pronostic du forceps dans l'excavation.

Le forceps est un instrument destiné à **saisir** et à **extraire** la tête du fœtus.

Il y a lieu d'étudier successivement : l'instrument lui-même, — la façon de saisir la tête, de faire « une prise », — les règles à suivre pour « l'extraction ».

1° DESCRIPTION DU FORCEPS

Le forceps est une pince formée de deux branches excavées, destinées à s'adapter sur les surfaces convexes de la tête fœtale. Cette partie excavée est appelée *courbure céphalique*.

Varnier dans des leçons faites en 1901 à la Faculté de Médecine a démêlé les obscurités qui entouraient l'histoire du forceps.

Le forceps a été inventé au xvii° siècle par un barbier anglais nommé Chamberlen. Il tint son procédé secret, n'opérant que les bras cachés sous des couvertures. Ce secret n'avait d'autre but que l'exploitation de sa découverte, qui resta près d'un siècle l'apanage de sa famille. Le dernier des Chamberlen mourut en 1728, sans livrer son secret ; il avait fait murer ses forceps dans une cachette où on ne les retrouva qu'en 1813.

Le forceps fut pourtant vulgarisé au xviii° siècle, parce qu'il fut inventé à nouveau par un honnête homme cette fois, Palfyn (de Gand), qui le fit connaître à toute l'Europe et mourut pauvre.

On a inventé un nombre incalculable de forceps, mais, au milieu de tous, deux modèles méritent d'être retenus et étudiés : le forceps de Levret, et celui de Tarnier.

Forceps de Levret. — Ce forceps est formé de deux branches articulées et croisées. L'articulation est obtenue au moyen d'un pivot reçu dans une encoche. La branche à pivot s'appelle *branche mâle*, la branche à encoche *branche femelle*.

La branche mâle est le plus communément désignée sous le nom de *branche gauche*, et la branche femelle sous le nom de *branche droite*.

La branche à pivot, branche mâle, s'articule au-dessous de l'autre branche. Elle est destinée à se mettre en contact avec la partie gauche de la tête du fœtus, elle s'introduit sur le côté gauche de la vulve, dirigée par la main gauche de l'opérateur.

« Tout est gauche, sauf l'opérateur », disait Pajot.

Inversement, la branche femelle s'articule au-dessus de la branche mâle, elle est destinée à se mettre en contact avec la partie droite de la tête du fœtus, elle s'introduit sur le côté droit de la femme, dirigée par la main droite de l'opérateur.

Si l'on veut articuler l'instrument démonté, en prenant une branche dans chaque main, il est très difficile de faire cette articulation, si on ne tient pas la branche gauche de la main gauche et la branche droite de la main droite (1).

Dans chaque branche on distingue deux parties : *le manche* et *la cuillère*.

La cuillère est la partie prenante, excavée, elle est fenêtrée.

Le manche est formé par l'autre extrémité de la branche ; il se termine par une partie recourbée en dehors (quand le forceps est articulé), formant *crochet*.

Ce crochet a pour but d'offrir à la main un point résistant pour l'extraction.

Les branches regardées de profil ne sont pas rectilignes, elles présentent une courbure, dite *courbure pelvienne*, par laquelle les cuillères forment avec le manche un certain angle.

Cette courbure pelvienne est ainsi nommée parce qu'elle a été établie dans le but de donner au forceps une courbure correspondant

---

(1) C'est un piège classique aux examens d'embarrasser le candidat qui n'a jamais manié de forceps. Le juge lui tend le forceps désarticulé, et il n'arrive pas à l'articuler s'il ne saisit pas les branches avec les mains de même nom.

aux différents axes, du détroit supérieur, de l'excavation et du détroit inférieur.

En réalité cette courbure n'est utile que parce qu'elle suit la courbure formée par l'axe de l'excavation et celui de l'orifice vulvaire.

Le forceps de Levret, forceps articulé, croisé. ayant courbure céphalique et pelvienne représente le forceps. qui a été le plus usité en France pendant de longues années.

Le forceps Tarnier. — Ce forceps a pour but de rendre indépendantes, dans le même instrument, une partie destinée à la préhension, et une partie destinée à la traction. La première partie constitue « les branches de préhension », la seconde « le tracteur ».

Branches de préhension. — Ce sont les deux branchés déjà décrites dans le forceps Levret. Dans le forceps Tarnier, elles sont seulement un peu plus courtes, et munies d'une vis de pression.

Tracteur. — Le tracteur constitue la partie originale du forceps Tarnier. Il est formé d'une pièce métallique coudée, destinée à s'articuler sur les branches de préhension.

Cette pièce coudée possède, au niveau de sa coudure, une articulation qui permet aux deux parties de la coudure de jouer latéralement l'une sur l'autre.

Le tracteur porte à une de ses extrémités une barre transversale, arrondie, articulée sur pivot, destinée à être saisie par les mains de l'opérateur pendant l'extraction. A l'autre extrémité du tracteur se trouve un verrou recevant deux tiges métalliques.

Ces deux tiges, dites *tiges de traction*, servent à relier le tracteur aux branches de préhension.

Les deux tiges de traction sont fixées chacune à une branche du forceps par un moyen assez ingénieux. Elles sont maintenues à frottement contre un petit bouton métallique. Elles font ainsi corps avec la branche, dont elles n'augmentent pas le volume d'une façon sensible. Elles ne sont libérées qu'au moment d'être articulées avec le tracteur.

Le tracteur forme dans son ensemble un système coudé, très mobile sur le système de préhension.

Le résultat de cette disposition est que la traction peut être faite dans la direction indiquée par la tête elle-même. Celle-ci, en effet, porte, comme le cimier d'un casque, les branches de préhension. Ces branches indiquent alors tous les mouvements de la tête, et peuvent servir pour « aiguiller » le sens des tractions à exercer.

2° INDICATIONS DU FORCEPS

Ces indications ne peuvent être discutées que si certaines conditions sont réalisées. Il en est deux indispensables, pour pouvoir extraire le fœtus :

1° Il faut que les membranes soient rompues ;

2° Il faut que l'orifice utérin soit complètement dilaté.

Ces deux conditions sont nécessaires, on verra plus loin qu'il est en outre préférable que la tête soit engagée.

Ces conditions étant remplies, on peut considérer deux sortes d'indications : les unes tirées de l'état de l'enfant, les autres de l'état de la mère.

Indications tirées de l'état de l'enfant. — C'est une indication très importante que celle qui est tirée de *l'état de souffrance de l'enfant*. Cette indication peut se montrer avec la plus grande brusquerie, et il arrive qu'on se trouve dans la nécessité de pratiquer d'une façon immédiate une application du forceps.

Au cours de la période d'expulsion, sous une influence le plus souvent indéterminée, on voit parfois s'écouler à la vulve le liquide amniotique plus ou moins teinté de méconium. C'est là une indication que le fœtus souffre ou a souffert. Si alors on ausculte, et qu'on trouve les bruits du cœur ralentis à 100 pulsations ou au-dessous, la conduite est toute tracée, il faut au plus tôt extraire le fœtus en pratiquant une application de forceps.

En vue d'une éventualité pareille, il est d'une bonne pratique d'avoir toujours, pendant la période d'expulsion, son forceps stérilisé, baignant dans son eau d'ébullition.

Le défaut de progression de la tête mérite de prendre place

FORCEPS DE TARNIER

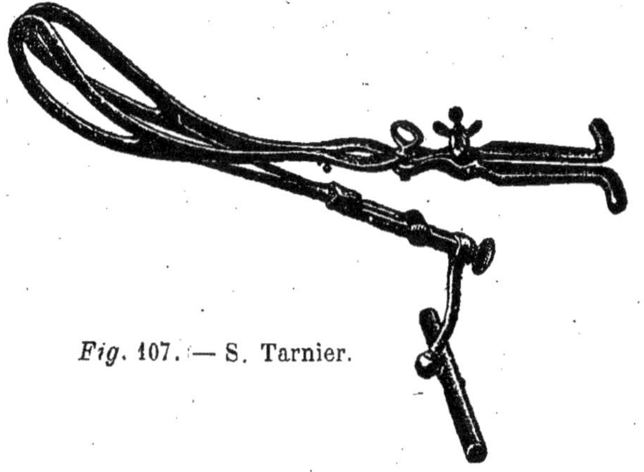

Fig. 107. — S. Tarnier.

« . Ce forceps a pour but de rendre indépendant, dans le même instru-
« ment, une partie destinée à la préhension, et une partie destinée à la trac-
« tion ».
« Le tracteur constitue la partie originale du forceps Tarnier. Il est formé
« d'une pièce métallique coudée, destinée à s'articuler sur les branches de pré-
« hension » (page 505).

---

parmi les indications tirées de l'état du fœtus. Il s'agit dans ces
cas le plus souvent de variétés postérieures, dans lesquelles la
tête, mal fléchie, n'arrive pas à accomplir son mouvement de
rotation. D'autres fois, il s'agit de variétés antérieures, immobilisées en avant, ne tournant pas, arrêtées, fixées par une
bosse séro-sanguine faisant cheville dans l'orifice pubo-coccygien. Dans ces conditions, si la tête ne progresse pas, même si
l'enfant ne souffre pas, on est en droit d'intervenir.

La durée de l'expectation ne doit pas être, ainsi que le disait
Pajot, « une question d'horlogerie ». On ne peut fixer des
limites précises à cette période de surveillance. Mais on peut
adopter comme règle de montrer beaucoup de patience dans
les cas où la progression s'effectue, même avec lenteur. Au

contraire, on peut faire une application de forceps, quand on a acquis la conviction que les progrès de la tête sont nuls.

En adoptant cette ligne de conduite, on arrive à restreindre considérablement le nombre des applications de forceps.

Indications tirées de l'état de la mère. — Ces indications peuvent avoir pour origine soit l'état local, soit l'état général.

Indications tirées de l'état local. — Pendant longtemps on a enseigné qu'il était nécessaire de pratiquer une application de forceps, quand l'accouchement ne se trouvait pas terminé deux heures après la dilatation complète. Cette intervention était recommandée afin d'éviter la compression prolongée des parties molles maternelles; elle avait pour but de prévenir la production des escarres vaginales, laissant après leur chute d'interminables fistules vésico-vaginales et vésico-rectales.

Or ces fistules, nées à la suite de l'accouchement, ont été surtout observées dans la période où l'on a pratiqué beaucoup d'applications de forceps pour les éviter. Leur fréquence a considérablement diminué, à l'heure actuelle, et l'on peut même dire que, depuis qu'on pratique beaucoup moins d'applications de forceps, et depuis qu'on les exécute d'une façon mieux réglée, ces fistules sont devenues exceptionnelles. Si bien que l'on est en droit de se demander si ces nombreuses fistules, observées autrefois, loin de dépendre des compressions exercées par la tête, n'étaient pas plutôt imputables aux délabrements créés par des applications de forceps plus ou moins bien conduites.

La mauvaise orientation de la vulve et *la résistance du périnée* fournissent des indications tirées de l'état local. La résistance périnéale se voit surtout chez les primipares âgées. Ainsi que le disait Dionis au XVIIIe siècle, « la peau des vieilles brebis est moins souple que celle des jeunes brebis ». Et de fait, d'après les recherches de Varnier et de Dubé, 25 pour 100, soit un quart des primipares au-dessous de 30 ans, ont besoin d'une application de forceps.

L'éventration qui, par l'énorme écartement des muscles droits, rend tout effort impossible, mérite de prendre place parmi les indications tirées de l'état local.

Indications tirées de l'état général. — Sous des influences très diverses, il arrive que l'utérus se contracte mal, ou même ne se contracte plus du tout. On se trouve alors en présence de cet état mal défini, désigné sous le nom « d'inertie utérine », caractérisé par la faiblesse des contractions de l'utérus.

La faiblesse ou l'arrêt des contractions peut s'observer en dehors de toute cause apparente. On l'observe, suivant Pajot, surtout chez des femmes molles, blondes, lymphatiques, sans volonté. Chez elles, l'utérus ne se contracte que peu ou mal et elles ne font aucun effort pour pousser dans la période d'expulsion. L'application de forceps est le seul remède à conseiller contre cet état, quand la dilatation est complète.

Cette faiblesse ou arrêt des contractions s'observe surtout quand l'utérus est fatigué, à bout de forces ; c'est alors qu'il ne se contracte plus.

Un *état général grave* de la mère rend parfois nécessaire de ne pas se laisser prolonger la durée de l'accouchement, et d'abréger, dans la mesure du possible, la durée de la période d'expulsion. De là des indications d'appliquer le forceps, chez les femmes atteintes de convulsions éclamptiques, chez les femmes cardiaques en état d'asystolie, chez toutes les femmes présentant un état infectieux avec fièvre et symptômes généraux.

Fréquence des applications de forceps. — A la clinique Baudelocque, on a longtemps pratiqué par an une trentaine d'applications de forceps sur plus de 2.000 accouchements. C'est là certainement une proportion très inférieure à celle que l'on observe dans la pratique. Il suffit, pour comprendre cette différence, de lire dans les statistiques publiées de ce service la durée des périodes d'expulsion qui, parfois avant l'application de forceps terminale, durent quatre heures, cinq heures ou même six heures.

Cette expectation prolongée, justifiée dans des circonstances particulières, ne saurait être indiquée comme règle générale de conduite.

Il convient donc, sans obéir à l'ancienne formule qui conseillait le forceps deux heures après la dilatation complète, de ne pas laisser durer indéfiniment la période d'expulsion.

On sait que les applications de forceps sont plus fréquentes pour les variétés postérieures que pour les variétés antérieures (10 pour 100 au lieu de 5 pour 100 environ d'après les chiffres de Varnier et Bataillard). Chez les primipares âgées, comme cela a été vu plus haut, le forceps est nécessaire dans environ un quart des cas.

3° PRONOSTIC DES APPLICATIONS DE FORCEPS

Ce pronostic dépend surtout des conditions dans lesquelles se trouve pratiquee l'opération . il varie, suivant que l'enfant a plus ou moins souffert, suivant que l'opération présente plus ou moins de difficultés, et celles-ci sont en rapport avec la variété d'applications de forceps.

Variétés d'applications de forceps. — On distingue généralement le forceps au détroit supérieur, le forceps dans l'excavation, le forceps au détroit inférieur, le forceps à la vulve. En réalité on devrait réduire ces variétés à deux catégories : le forceps *au détroit supérieur* et le forceps *dans l'excavation*. La tête ne pouvant être saisie et extraite que dans l'une ou l'autre de ces parties du bassin.

La tête, dite au détroit inférieur ou à la vulve est, et ne peut être que *dans l'excavation*. Si elle était dans le périnée, sur le point de franchir l'orifice vulvaire, on ne pourrait appliquer le forceps sur elle, sans la faire rentrer de force dans l'excavation.

Il n'y a donc lieu d'envisager le pronostic que dans les deux variétés suivantes :
1° Forceps au détroit supérieur ;
2° Forceps dans l'excavation.

Pronostic des applications de forceps au détroit supérieur. — Le forceps au détroit supérieur est une opération dangereuse pour le fœtus, surtout si le bassin est vicié (1). Ainsi que l'indiquent les statistiques, la mortalité fœtale a pu être évaluée entre 27 et 35 pour 100. Il faut aussi tenir compte dans ce pronostic non seulement de la mortalité, mais aussi de la

(1) On verra plus loin que le forceps appliqué au détroit supérieur transforme le bassin normal en bassin rétréci.

morbidité : accidents méningés, troubles cérébraux, maladie de Little, incontinence d'urine.

Dans une statistique faite par Varnier dans le service de Pinard, la mortalité à la suite du forceps au détroit supérieur dans des bassins *non rétrécis* est évaluée à environ 27 pour 100.

Pronostic des applications du forceps dans l'excavation.— Quand l'application de forceps est faite dans l'excavation, la dilatation étant bien complète, la tête n'a à lutter que contre la résistance du périnée, et le fœtus sort indemne de cette lutte dans l'immense majorité des cas. Varnier, dans la statistique précitée, évalue à environ 5 pour 100 la mortalité des enfants ayant subi une application de forceps dans l'excavation. On voit qu'il y a loin de ce chiffre de 5 pour 100 à celui de 27 pour 100 des forceps au détroit supérieur.

Il est juste de tenir compte, dans l'appréciation de ces résultats, de l'état de souffrance du fœtus, antérieur à l'intervention, et créant les indications de cette intervention.

La conclusion, qui se dégage, est que l'application de forceps, au détroit supérieur, présente pour l'enfant des dangers considérables. Le pronostic des applications de forceps faites dans l'excavation comporte en revanche peu de gravité. Néanmoins l'application de forceps constitue toujours un traumatisme dont on ne peut prévoir l'intensité ; aussi faut-il ne recourir au forceps que quand les indications se trouvent nettement posées. On doit, pendant la période d'expulsion, alors que le fœtus se présente par le sommet, avoir toujours à sa portée un forceps stérilisé, afin de pouvoir si cela devenait nécessaire, l'appliquer d'une façon immédiate. Il faut savoir manier cet instrument, et s'être préparé à bien l'appliquer, mais il est bon aussi de savoir ne pas s'en servir.

CHAPITRE II

LES PRISES DU FORCEPS

1° FAÇON DE SAISIR LA TÊTE

On désigne sous le nom de « prises » les différentes façons de
saisir la tête à l'aide du forceps.

Les deux branches du forceps étant symétriques, elles ne
peuvent saisir et tenir que des parties symétriques. Or, sur la
tête, il n'y a de symétriques que les parties latérales, les
régions pariétales et malaires.

La face et l'occiput n'étant pas symétriques entre eux ne
peuvent être tenus par le forceps. A la rigueur le front et
l'occiput peuvent être saisis, mais non tenus solidement. Il en
est de même quand le forceps saisit la tête obliquement de la
bosse frontale à l'apophyse mastoïde ; cette prise n'offre aucune
solidité.

Il ne reste donc qu'une prise solide, c'est la prise dans

laquelle la tête est saisie transversalement d'une bosse pariétale à l'autre. Mais cela n'est pas suffisant.

Il faut que, tout en tenant solidement la tête, le forceps ne la place pas dans une attitude intermédiaire à la flexion et à l'extension, qui lui ferait présenter au bassin ses plus grands diamètres. Le forceps doit donc ne pas défléchir la tête, s'il s'agit d'une présentation du sommet, il ne doit pas la fléchir s'il s'agit d'une présentation de la face. Ce but est atteint quand la prise est « pariéto-malaire », c'est-à-dire lorsque les cuillères embrassent la région pariétale et la région malaire ; mais cette prise ne peut être effectuée que si la tête est bien fléchie (présentation du sommet), ou franchement défléchie (présentation de la face).

La prise pariéto-malaire. — Dans la prise pariéto-malaire, les cuillères s'appliquent sur la région pariétale, couvrent la région malaire jusque sur les joues au-devant des oreilles. La fenêtre de la cuillère est placée de telle sorte que le bord de la courbure pelvienne passe sur l'oreille.

Ainsi disposé, le forceps peut avoir sa courbure pelvienne regardant, soit le front, soit l'occiput. L'occiput devant être conduit, au cours de l'extraction, sous le pubis, il est naturel de faire en sorte que la courbure pelvienne du forceps soit dirigée vers l'occiput. La courbure pelvienne de l'instrument correspondra alors au trajet courbe que doit parcourir la tête pour passer de l'excavation dans les parties molles du périnée.

On aura donc une bonne prise pariéto-malaire, en plaçant les cuillères sur la région pariétale et malaire, avec la courbure pelvienne du forceps ayant sa concavité dirigée vers l'occiput du fœtus.

Cette prise pariéto-malaire est à exécuter, alors que la tête se trouve dans une des attitudes suivantes : ou la rotation est faite, alors la tête est en « variété directe », c'est-à-dire en occipito-pubienne, ou en occipito sacrée, — ou bien la rotation n'est pas faite, et la tête se trouve alors en « variété oblique » ou en « variété transversale ».

PRISE PARIÉTO-MALAIRE

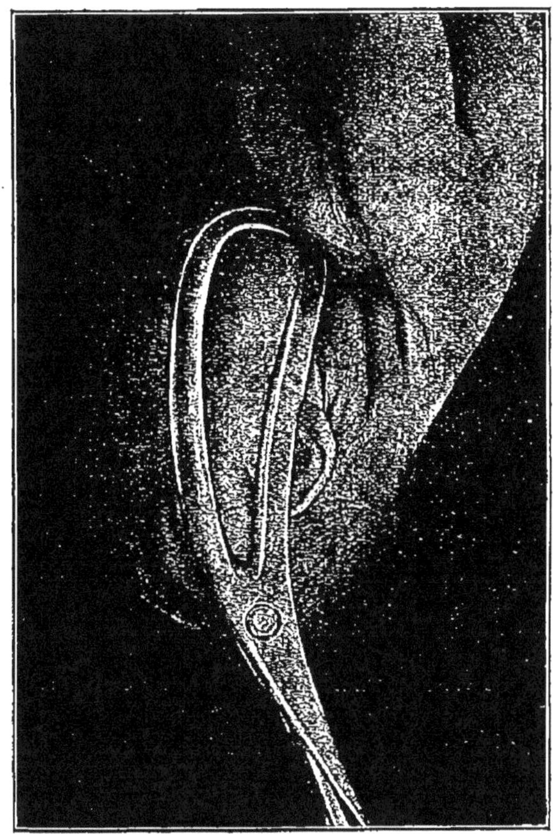

Fig. 108.

Placement des cuillères sur la tête fléchie.

« ...Les cuillères s'appliquent sur la région pariétale, couvrent la région
« malaire jusque sur les joues au-devant des oreilles. La fenêtre de la cuillère
« est placée de telle sorte que le bord de la courbure pelvienne passe sur
« l'oreille ».

« Cette courbure pelvienne du forceps doit être dirigée du côté de l'occiput »
(page 514).

2° PRISES DANS LES VARIÉTÉS DIRECTES

On désigne sous le nom de variétés directes, les occipito-pubiennes et les occipito-sacrées. Dans ces cas la tête, après sa rotation, se trouve toujours descendue dans l'excavation, puisqu'elle a tourné pour aborder la fente pubo-coccygienne. On sait que cette rotation a, dans la très grande majorité des cas, ramené l'occiput sous le pubis : la tête est alors en occipito-pubienne, — exceptionnellement l'occiput est en arrière : en occipito-sacrée.

Prise dans les occipito-pubiennes. — L'occiput est sous le pubis, les régions pariéto-malaires sont situées l'une à gauche, l'autre à droite. Le forceps convenablement placé aura donc sa courbure pelvienne dirigée en haut (1), la branche gauche sera placée à gauche de la femme, la branche droite sera placée à droite.

Placement de la branche gauche. — Il faut commencer par la branche gauche, parce qu'elle porte le pivot et s'articule au-dessous de la branche droite.

Le but proposé est de conduire cette branche sur la région pariéto-malaire gauche du fœtus, un peu en avant de l'oreille, la courbure pelvienne regardant en haut. Le mieux est de l'y conduire, en la faisant précéder de la main.

Quatre doigts de la main droite sont introduits dans l'orifice vulvaire et glissent sur le côté gauche de la tête en l'embrassant de leur face palmaire. Il est recommandé d'aller atteindre du bout des doigts le pavillon de l'oreille.

Cette recommandation vise plusieurs buts : d'abord d'assurer le diagnostic, ensuite de reconnaître la place où sera conduite la branche du forceps, enfin et surtout de pénétrer au delà de l'orifice du col et de frayer la voie au forceps, qui ne peut ainsi s'égarer dans les culs-de-sac du vagin.

La branche gauche (tenue de la main gauche) est glissée

---

(1) La femme est supposée couchée dans le décubitus dorsal, en position obstétricale.

doucement sur la face palmaire des doigts de la main droite et la cuillère n'a qu'à prendre la place de ces doigts.

La main est alors retirée. La branche est confiée à un aide (intelligent et non jaloux, disait Pajot), qui doit la maintenir et veiller à ce qu'elle ne subisse aucun déplacement.

Placement de la branche droite. — Ce placement est très facile, parce qu'on n'a pas à repérer la région pariéto-malaire droite. On est sûr en effet d'y avoir placé la deuxième branche, lorsque celle-ci peut s'articuler avec la branche précédemment introduite. Si la branche gauche a été bien placée sur la région pariéto-malaire gauche, quand on articulera l'instrument, la branche droite se trouvera sûrement sur la région pariéto-malaire droite.

Il ne reste donc qu'un souci, lors de l'introduction et du placement de la deuxième branche, celui de franchir l'orifice du col, sans aller s'égarer dans les culs-de-sac vaginaux. Or, cela est facile lorsque la dilatation est franchement complète ; dans ce cas, en effet, l'orifice du col est le plus souvent inaccessible, remonté qu'il est au niveau du cou du fœtus. Il suffit de guider de deux doigts l'introduction de la branche droite pour être sûr qu'elle ne s'égare pas et qu'elle reste bien au contact de la tête.

La branche droite sera introduite sur le côté droit de la vulve, en suivant la face palmaire des doigts guides, elle sera poussée avec la plus grande douceur, jusqu'au moment où l'encoche de son articulation correspondra au pivot de la branche gauche. Il n'y aura plus alors qu'à articuler et à serrer le pivot.

Prise dans les occipito-sacrées. — L'opération est en tous points analogue à la précédente pour le placement des branches. La courbure pelvienne du forceps se trouvera donc encore dirigée en haut, vers le pubis. Mais le forceps ainsi placé aura sa courbure pelvienne qui regardera, non pas l'occiput, mais le front, lequel dans l'occipito-sacrée est sous le pubis. Cette situation du front, comme on le verra plus loin, ne modifie pas d'une façon sensible les conditions de l'extraction de la tête.

FORCEPS DANS L'EXCAVATION

OCCIPITO-PUBIENNE

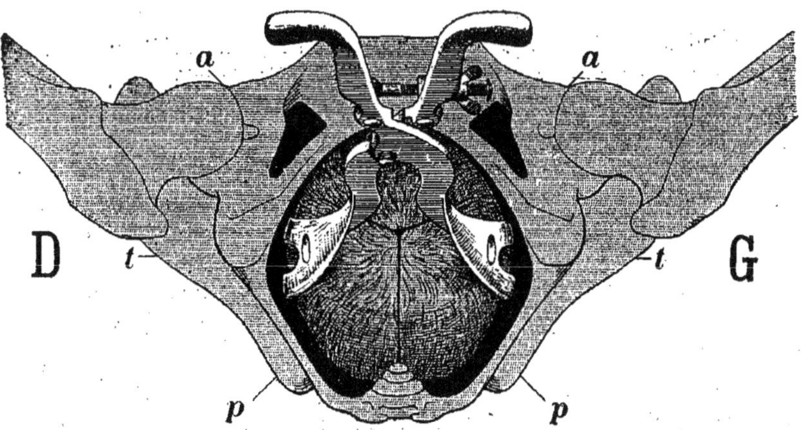

Fig. 109. — Farabeuf et Varnier.

La rotation est faite. Vue de face.

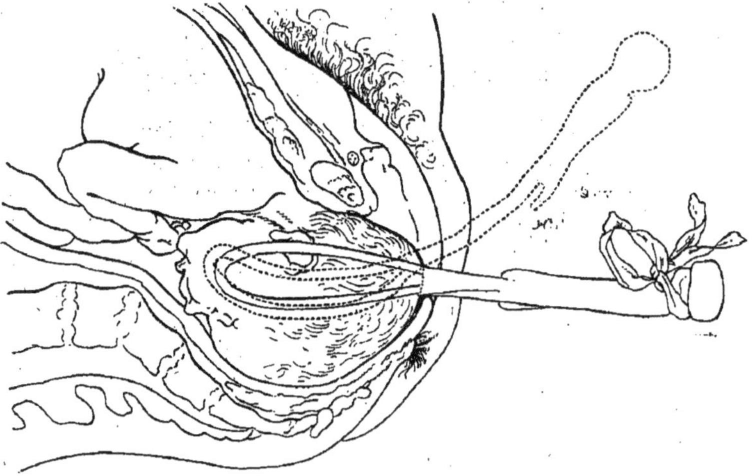

Vue de profil (Smellie). Le forceps courbe est en pointillé.

EXERCICES SUR LE MANNEQUIN

OCCIPITO-PUBIENNE

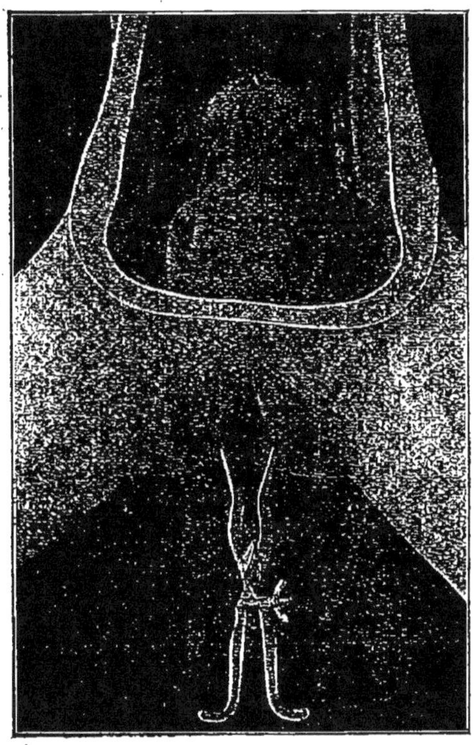

Fig. 110.

La rotation est faite.

« L'occiput est sous le pubis, les régions pariéto-malaires sont situées l'une à
« gauche, l'autre à droite. Le forceps, sur la femme couchée sur le dos, aura
« donc sa courbure pelvienne dirigée en haut (fig 109), la branche gauche sera
« placée à gauche de la femme, la branche droite sera à droite » (page 516).

3⁰ PRISES DANS LES VARIÉTÉS TRANSVERSALES

Règles générales. — Il s'agit d'aller faire une prise pariéto-malaire sur une tête transversalement placée en OIGT ou en OIDT. Dans ces conditions, une des régions pariéto-malaires est en avant et l'autre se trouve en arrière.

On appelle *branche antérieure* la branche du forceps qui s'applique sur la région pariéto-malaire antérieure et on appelle *branche postérieure* la branche appliquée sur la région pariéto-malaire postérieure.

Etant donné que la tête, placée en transversale, peut avoir l'occiput situé, soit à gauche, soit à droite, la courbure pelvienne du forceps, pour regarder l'occiput, sera tantôt tournée à gauche (dans les gauches transversales), tantôt tournée à droite (dans les droites transversales).

Si on regarde un forceps articulé, alors qu'on dirige sa courbure pelvienne vers la gauche, on voit que la branche postérieure est la branche gauche — si, au contraire, on dirige la courbure pelvienne vers la droite, la branche droite est la branche postérieure.

Pour introduire ces branches, on trouvera plus de facilités à placer la branche postérieure que la branche antérieure. En effet, on trouve en arrière, dans la concavité du sacrum, toute la place voulue pour introduire une main guide; tandis que, en avant, derrière le pubis, il est plus difficile d'introduire une main, et on ne le tente même pas. Il y a donc avantage à introduire d'abord la branche qui se place le plus facilement, c'est-à-dire la branche postérieure. La branche antérieure, introduite ensuite, n'aura qu'à venir s'articuler avec la branche postérieure pour être convenablement placée.

Prise dans les gauches transversales. — L'occiput se trouve situé à gauche, la courbure pelvienne devra donc être dirigée à gauche. Dans ce cas, en regardant le forceps articulé avec sa courbure pelvienne dirigée vers la gauche, on voit que la branche située en arrière, c'est-à-dire la branche postérieure, se trouve être la branche à pivot, c'est-à-dire la branche gauche. C'est donc cette branche qu'il faudra introduire la première.

Introduction et placement de la branche postérieure (gauche). — La région pariéto-malaire gauche est en arrière, au-devant du sacrum, sur la ligne médiane. C'est là que doit être conduite la cuillère. La cuillère gauche sera tenue de la main gauche.

Pinard, Farabeuf et Varnier donnent le conseil d'introduire la main droite tout entière et de la conduire jusque sur la région pariéto-malaire postérieure, afin de reconnaître cette région, et d'y rester pour recevoir et placer la cuillère.

La main, ainsi profondément introduite, disparaît dans les parties génitales jusqu'au poignet, elle dirige et conduit la branche, pendant qu'elle protège les parties maternelles, mais elle produit un déplacement de la tête inévitable.

Il est possible de conduire en bonne place la cuillère postérieure, sans déplacer la tête, en procédant de la façon suivante :

La main droite va, aussi loin qu'il le faut, reconnaître la région pariéto-malaire et s'assurer que l'orifice du col ne fait aucun obstacle à l'introduction de la branche. Ces constatations faites, il y a, dès lors, moins d'intérêt à laisser cette main aussi profondément placée. On peut donc, pour faire de la place, retirer peu à peu la main au fur et à mesure que la cuillère pénètre, comme en un cathétérisme, dirigée sans la moindre force (1).

La cuillère postérieure (la gauche dans le cas actuel) placée sur la région pariéto-malaire gauche, correspond à la ligne médiane verticale du bassin de la femme. Comme cette branche possède une courbure pelvienne, son manche se trouve extérieurement fortement *porté sur la gauche*, et comme on l'a dit, il est alors à peu près parallèle à l'aine (de la femme) du côté opposé (aine droite).

La branche postérieure (gauche) est placée, bien placée ; on la confie à l'aide « intelligent et non jaloux ».

Introduction et placement de la branche antérieure (droite). — La région pariéto-malaire droite du fœtus, sur laquelle s'appliquera la cuillère droite, se trouve en avant, der-

---

(1) En faisant pénétrer la branche ainsi, on ne commet pas plus d'imprudence que l'on n'en commettra tout à l'heure, en faisant évoluer aussi, sans main guide, la branche antérieure comme l'enseigne le procédé classique.

FORCEPS DANS L'EXCAVATION

GAUCHE TRANSVERSALE

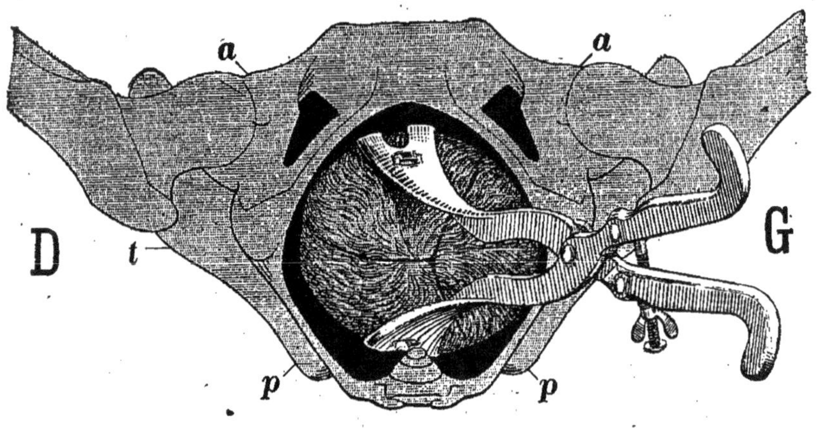

Fig. 111. — Farabeuf et Varnier.

La branche postérieure est la branche gauche.

« L'occiput se trouve situé à gauche, la courbure pelvienne du forceps devra
« donc être dirigée à gauche. On voit que la branche située en arrière, se trouve
« être la branche à pivot, la branche gauche. C'est donc cette branche qu'il
« faudra introduire la première » (page 520).

---

rière le pubis. On ne peut songer à aller explorer cette région,
sans déplacer la première branche.

Cela n'aurait du reste aucun intérêt. En effet, étant donné que la
région pariéto-malaire postérieure est en rapport avec la cuillère
postérieure, on peut être certain que la cuillère antérieure sera en
rapport avec la région pariéto-malaire antérieure lorsqu'il sera
possible d'articuler le forceps.

Pour conduire cette branche antérieure en bonne place, on
recourt à une manœuvre décrite sous le nom de « demi-tour
de spire », et indiquée par Mme Lachapelle.

EXERCICES SUR LE MANNEQUIN

GAUCHE TRANSVERSALE DANS L'EXCAVATION

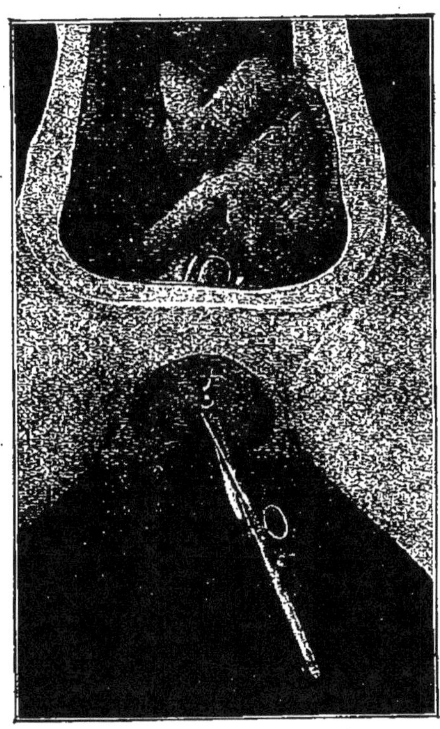

Fig. 112.

*Les cuillères du forceps sont sur la ligne médiane, les manches
reportés sur le côté gauche, parallèles à l'aine du côté opposé.*

EXERCICES SUR LE MANNEQUIN

GAUCHE TRANSVERSALE DANS L'EXCAVATION

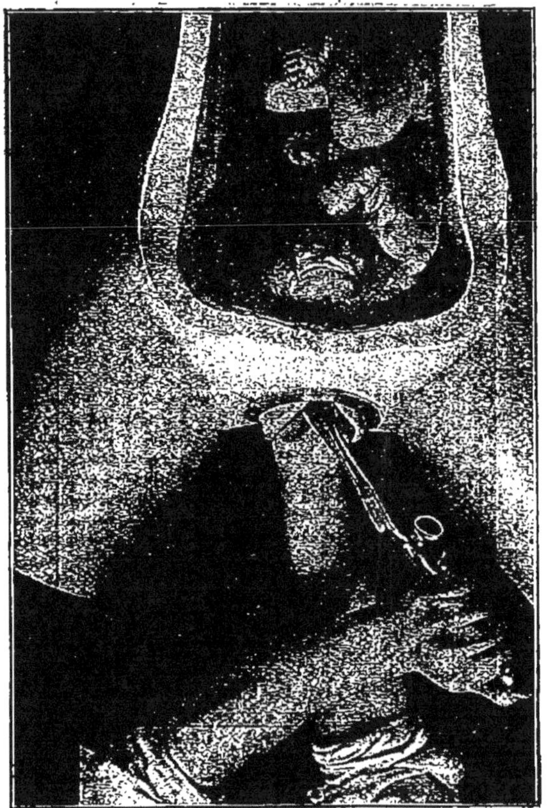

Fig. 113.

Placement de la branche postérieure (gauche).

La cuillère du forceps étant sur la ligne médiane, le manche se trouve reporté à gauche. Les avant-bras sont croisés.

EXERCICES SUR LE MANNEQUIN

GAUCHE TRANSVERSALE DANS L'EXCAVATION

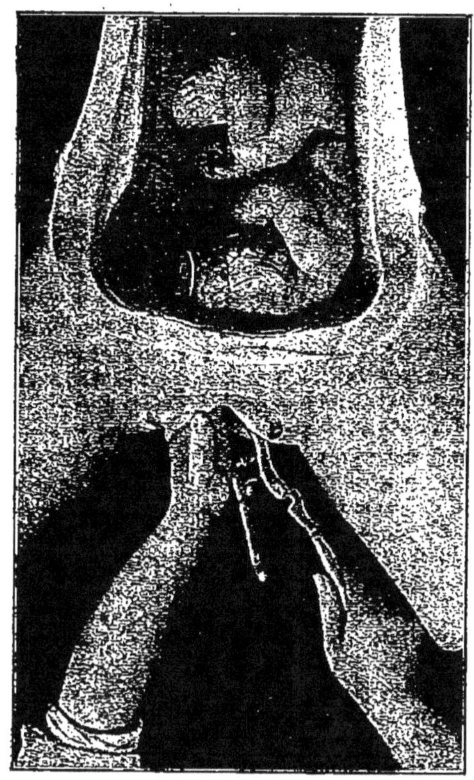

Fig. 114.

Placement de la branche antérieure (droite).
La main droite et la branche droite exécutent le tour de spire.

La branche gauche est fixée par la main d'un aide, qui pour la clarté de la
figure n'est pas représentée ici. C'est la cuillère de la branche droite, branche
antérieure, qu'on aperçoit avant son évolution, sur le front du fœtus.

EXERCICES SUR LE MANNEQUIN

GAUCHE TRANSVERSALE DANS L'EXCAVATION

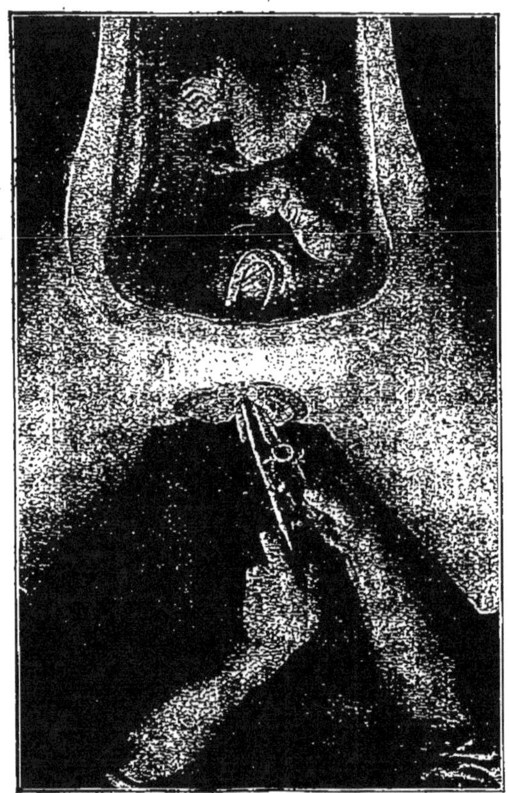

Fig. 115.

Articulation.

Voici en quoi consiste cette manœuvre :

La cuillère introduite sur les parties latérales, doit être conduite en avant, en suivant la surface céphalique.

Ce résultat est obtenu, en abaissant et en tordant simultanément le manche de l'instrument.

On introduit donc dans la vulve deux doigts de la main gauche (1) sous la lèvre droite et on fait, en suivant la face palmaire de ces doigts, pénétrer la cuillère droite, comme si on voulait aller toucher de cette cuillère l'articulation sacro-iliaque droite.

La main, qui tient le manche, est alors fortement portée à gauche, au-dessus de la branche gauche que l'aide maintient toujours solidement et que l'on a pris le soin de ne pas déplacer soi-même.

On abaisse **alors le manche de la branche droite,** en le tordant en même temps vers la gauche, c'est le demi-tour de spire. Les doigts dans le vagin sentent et suivent, aussi longtemps qu'ils le peuvent, la cuillère qui se déplace, remonte et tourne en avant, en suivant la surface de la tête fœtale.

On conduit alors l'encoche de la branche droite vers le pivot de la branche gauche, on articule et la prise est terminée.

Le forceps articulé a ses manches franchement dirigés à gauche de la femme, parallèles à l'aine du côté opposé.

Prises dans les droites transversales. — L'occiput est à droite. La courbure pelvienne du forceps devra donc être dirigée à droite. La branche postérieure est la branche droite. C'est elle qu'il faudra introduire la première.

Introduction et placement de la branche postérieure (droite). — La région pariéto-malaire droite est en arrière, au-devant du sacrum, sur la ligne médiane. C'est là que doit être conduite la cuillère droite.

La cuillère droite sera tenue de la main droite. Comme précédemment, la main libre (main gauche) ira reconnaître la région pariéto-malaire postérieure et s'assurer que l'orifice du col ne fait aucun obstacle. Cela fait, cette main se retirera, pendant que doucement la cuillère postérieure (droite) prendra sa place.

---

(1) Il s'agit encore de ne pas déplacer ni la tête, ni la branche placée. Les quatre doigts introduits n'iraient pas beaucoup plus loin, et exposeraient peut-être plus à des déplacements.

FORCEPS DANS L'EXCAVATION

DROITE TRANSVERSALE

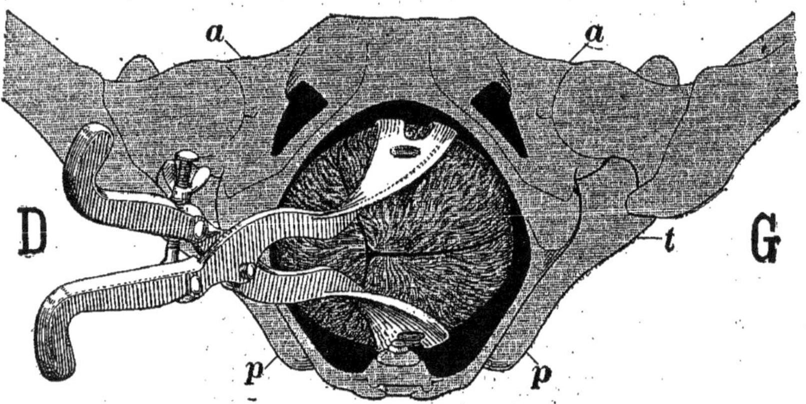

Fig. 116. — Farabeuf et Varnier.

La branche postérieure est la branche droite.

« …L'occiput est à droite. La courbure pelvienne du forceps devra donc être
« dirigée à droite. La branche postérieure est la branche droite, c'est elle qu'il
« faudra introduire la première » (page 527).

La cuillère postérieure (droite dans le cas actuel), placée dans la
région pariéto-malaire droite, correspond à la ligne médiane verticale du bassin de la femme. Comme cette branche possède une
courbure pelvienne, son manche se trouve extérieurement fortement *porté sur la droite*, et, comme on l'a dit, à peu près parallèle
à l'aine (de la femme) du côté opposé (aine gauche).

La branche postérieure (droite) est placée, bien placée ; on
la confie à l'aide, qui ne la déplacera pas.

Introduction et placement de la branche antérieure
(gauche). — La région pariéto-malaire gauche du fœtus, sur
laquelle s'appliquera la cuillère gauche, se trouvera en avant,
derrière le pubis.

EXERCICES SUR LE MANNEQUIN

DROITE TRANSVERSALE DANS L'EXCAVATION

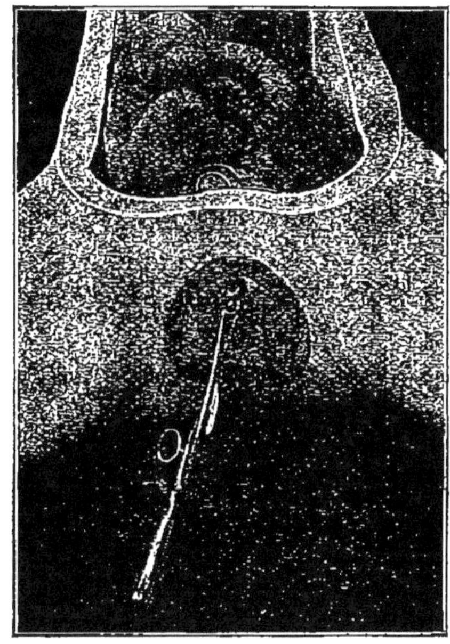

Fig. 117.

Forceps articulé.

« ...Le forceps articulé a ses cuillères sur la ligne médiane et ses manches
« fortement dirigés à droite de la femme, parallèles à l'aine du côté opposé »
(page 534).

On ne peut songer à aller explorer cette région sans déplacer
la première branche. On sait du reste que cela serait sans intérêt. Il reste à faire exécuter à la branche antérieure « le
demi-tour de spire ».

On introduit dans l'orifice vulvaire deux doigts de la main
droite sous la lèvre gauche, et l'on fait, en suivant la face pal-

PLACEMENT DE LA BRANCHE ANTÉRIEURE

DANS

UNE OIDT

Fig. 118.

Le tour de spire.

I. — La branche gauche est introduite latéralement à gauche. La cuillère est encore masquée par la tête.

II. — On voit la cuillère apparaître sur le front.

III. — La cuillère s'enfonce davantage.

IV. — La cuillère s'enfonce encore plus et va atteindre la région pariéto-malaire antérieure. La main droite s'est progressivement retirée.
Le manche tenu par la main gauche a été tordu et il est venu se placer au-dessus de la branche postérieure (le décroisement sera nécessaire).

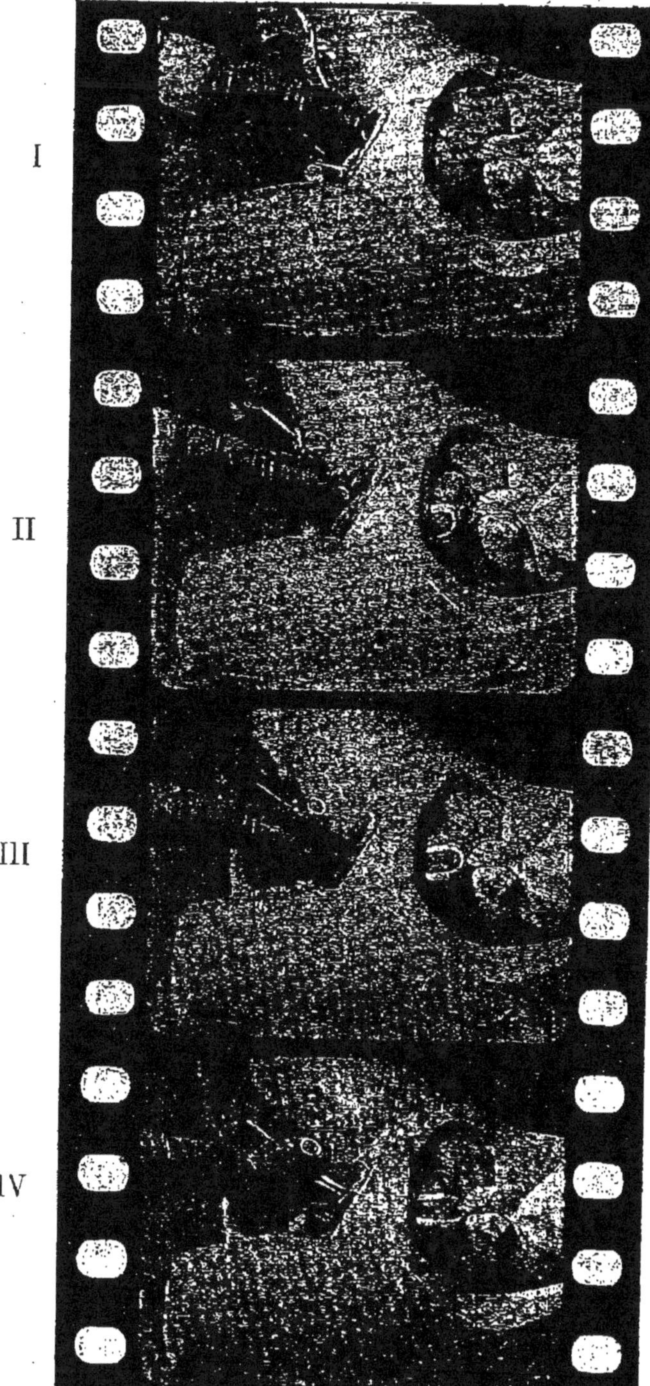

I
II
III
IV

EXERCICES SUR LE MANNEQUIN

DROITE TRANSVERSALE DANS L'EXCAVATION

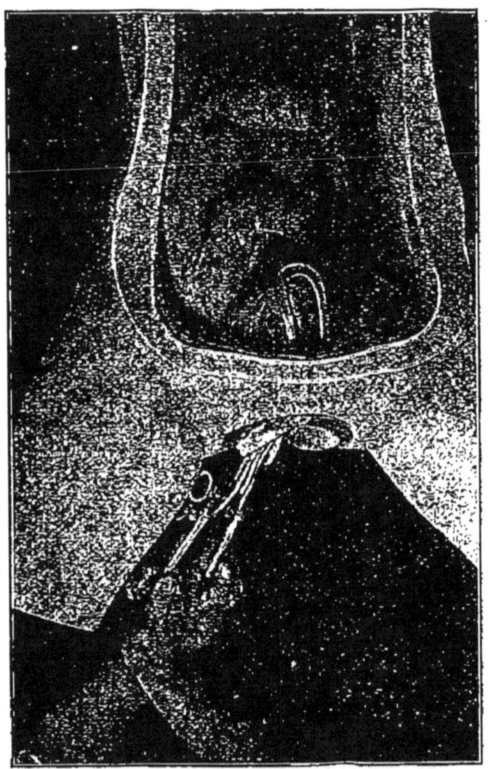

Fig. 119.

Avant le décroisement.

« ...Le pivot de la branche gauche est au-dessus de l'encoche de la branche droite, et l'on ne peut pas articuler » (page 534).

EXERCICES SUR LE MANNEQUIN

DROITE TRANSVERSALE DANS L'EXCAVATION

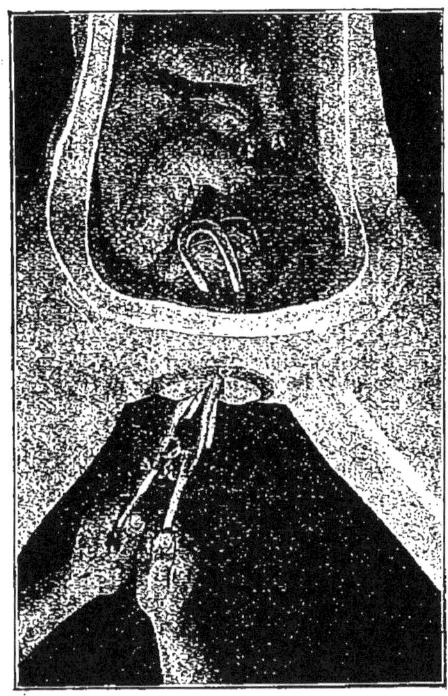

Fig. 120.

Le décroisement.

« ...On saisit la branche gauche, branche antérieure, qui peut être mobilisée
« sans inconvénients, on la fait passer sur la branche droite, branche posté-
« rieure qui ne doit pas être mobilisée, et l'on conduit le pivot vers l'encoche.
« On peut dès lors articuler » (page 534).

maire de ces doigts, pénétrer la cuillère gauche, comme si on voulait toucher du bec de cette cuillère l'articulation sacro-iliaque gauche.

La main qui tient le manche est alors fortement portée à droite, au-dessus de la branche droite que l'aide maintient toujours solidement, et que l'on n'a pas déplacée soi-même.

On abaisse alors le manche de la branche gauche, en le tordant en même temps vers la droite. La cuillère se déplace, monte et tourne en avant, en suivant la surface de la tête fœtale.

Il ne reste plus qu'à articuler.

Mais ici surgit une difficulté qu'on n'a point rencontrée en opérant pour une gauche transversale. La branche droite (introduite la première) est située au-dessous de la branche introduite ensuite. Le pivot de la branche gauche est donc au-dessus de l'encoche de la branche droite, et l'on ne peut pas articuler.

Il faut recourir à un tour de main appelé *le décroisement*. Cette manœuvre a pour résultat de conduire le pivot dans l'encoche. Voici comment on doit procéder.

On saisit la branche gauche, branche antérieure, qui peut être mobilisée sans inconvénient ; on la fait passer sur la branche droite, branche postérieure, qui ne doit pas être mobilisée, et l'on conduit le pivot vers l'encoche. On peut dès lors articuler.

Le forceps articulé a ses cuillères sur la ligne médiane et ses manches fortement dirigés à droite de la femme, parallèles à l'aine du côté opposé.

4º PRISES DANS LES VARIÉTÉS OBLIQUES

Il s'agit de saisir la tête en variété oblique. c'est-à-dire en OIGA, OIGP, OIDA, OIDP.

On a déterminé les manœuvres à exécuter pour le placement des cuillères dans ces différentes variétés de position, et on a décrit un manuel opératoire spécial pour chacune d'elles. C'est là une complication bien inutile, si l'on considère que la tête en variété oblique n'est pas immuable dans cette attitude.

Mutation artificielle des variétés obliques. — On peut, de la main qui explore, opérer une mutation, qui, de l'oblique, fera, soit une transversale, soit une occipito-pubienne, soit à la grande rigueur une occipito-sacrée.

Pinard et ses élèves transforment la droite ou la gauche postérieure en transversale, très exceptionnellement en occipito-sacrée. L'antérieure, suivant qu'elle est plus ou moins antérieure, peut être transformée en occipito-pubienne ou en transversale.

On arrive donc à ne pratiquer des prises que sur des variétés directes (OP ou OS), ou sur des variétés transversales (OIDT, OIGT).

C'est là une très grande simplification, car il ne reste à retenir que les applications dites directes, et les applications dites transversales.

On n'a, dans la pratique, à appliquer le forceps que sur une tête amenée à une des quatre attitudes suivantes :

directes : { occipito-pubiennes.
{ occipito-sacrée.
transver- { occipito-iliaque droite transversale.
sales : { occipito-iliaque gauche transversale.

Cela reste vrai, quel que soit le degré d'élévation de la tête par rapport au bassin.

En effet, au détroit supérieur, la tête est toujours en variété transversale ; quant aux autres variétés : directes ou transversales, elles s'observent alors que la tête engagée est descendue dans l'excavation.

5⁰ APPLICATIONS DE FORCEPS ATYPIQUES

On peut avoir à appliquer le forceps sur une tête défléchie, en présentation de la face ou du front (1).

____

(1) On devrait ne pas même faire mention des « applications de forceps sur la tête dernière », qui sont tout à fait irrationnelles, puisque la tête peut beaucoup plus simplement être saisie et entraînée par le maxillaire inférieur ou par le tronc, sans le secours d'un instrument.

Quant à « l'application de forceps sur le siège », elle est à juste titre aban-

La prise, pour être solide, doit être faite suivant les diamètres transverses de la tête, et la courbure pelvienne du forceps doit être dirigée vers la région fœtale qu'on veut ramener sous le pubis, c'est-à-dire, suivant les cas, vers le menton ou le front.

Forceps dans les présentations de la face. — La tête étant bien défléchie, on applique les branches sur les régions pariéto-malaires, comme pour la tête fléchie ; la branche postérieure est placée la première. Ce n'est plus ici l'occiput, mais le menton que doit regarder la courbure pelvienne du forceps, car c'est le menton qu'il faut de toute nécessité ramener sous le pubis.

Les indications du forceps sur la face doivent être très exceptionnellement posées, à cause du danger, par une erreur de manœuvre ou de diagnostic, de transformer la variété de position en mento-sacrée, et de rendre ainsi le mécanisme de l'accouchement impossible.

Forceps dans les présentations du front. — La tête se trouve saisie par un diamètre transverse, qui ne passe pas par les régions pariéto-malaires. Les branches sont appliquées suivant les règles ordinaires, mais on doit redouter l'enclavement de la tête dans le bassin.

---

donnée, car le forceps est un instrument construit pour être appliqué sur la tête, et non sur une autre région fœtale.

CHAPITRE III

L'EXTRACTION PAR LE FORCEPS

La tête, au cours de l'accouchement naturel, accomplit trois étapes ou temps, qui sont : l'engagement, la rotation, et le dégagement. Ces trois temps doivent être produits artificiellement dans l'extraction à l'aide du forceps.

1° ENGAGEMENT ARTIFICIEL

Mécanisme de l'engagement artificiel. — La tête, au détroit supérieur, est inclinée sur son pariétal postérieur, elle doit, pour pénétrer dans le bassin, pour s'engager, loger sa bosse pariétale postérieure dans la concavité du sacrum.

Farabeuf et Varnier ont démontré qu'on ne peut pas, à l'aide du forceps, faire exécuter à la tête ce mécanisme naturel.

Suivant ces auteurs, le forceps, qui s'élève de la vulve au détroit supérieur pour saisir la tête, ne peut le faire qu'en se plaçant comme un pont au-dessus de la concavité du sacrum. Et cela se trouve réalisé aussi bien quand la prise est régulière (pariéto-malaire), que quand elle est irrégulière (fronto-mastoïdienne).

Dans ces conditions, la tête, saisie par le forceps au détroit supérieur, ne peut pas s'engager en profitant de la concavité sacrée. Cette tête, si elle est attirée de force, vient buter contre le pubis, et ne peut franchir le détroit supérieur, qu'en se réduisant, soit par chevauchement, soit par enfoncement et fracture du pariétal antérieur.

Le forceps rétrécit de la sorte le bassin même normal, et à plus forte raison un bassin déjà vicié.

Suivant la remarque de Pajot, la tête, saisie par un forceps et enclavée dans un bassin étroit, ressemble au morceau de fusain, qui s'écrase à mesure que l'on pousse l'anneau serrant les branches d'un porte-crayon.

Cette pression, Farabeuf a cherché à la mesurer expérimentalement, et il a constaté que la tête subit une pression dix fois plus grande que la force de traction employée.

En d'autres termes, une traction évaluée à 10 kilogrammes se traduit par une pression de 100 kilogrammes sur la tête fœtale.

La conséquence clinique de ces faits a été relevée par Varnier, dans le chiffre de la mortalité des enfants extraits au moyen de forceps appliqué au détroit supérieur, ce chiffre atteint de 27 à 35 pour 100, sans compter les blessés, qui gardent toute leur vie les infirmités provenant du traumatisme reçu à la naissance.

La conclusion qui s'impose, c'est que le forceps au détroit supérieur reste une opération dangereuse pour le fœtus, quelle que soit la façon dont on saisit la tête. Cette remarque faite, il faut reconnaître qu'un certain nombre d'enfants ont pu être extraits vivants, sans présenter de lésions apparentes, malgré le traumatisme inévitable de toute application de forceps au détroit supérieur.

Sens des tractions. — La tête saisie est attirée dans le bassin. Différents moyens ont été proposés, ils varient avec l'instrument employé : forceps Levret, forceps Tarnier, ou levier de Farabeuf. Ce dernier a été spécialement construit pour effectuer.l'engagement de la tête.

Forceps Levret. — Les branches de ce forceps servant de tracteurs, on ne peut tirer que suivant l'axe de l'orifice vulvaire et non pas suivant l'axe du détroit supérieur. Ce résultat est inévitable, même si l'on recourt à l'artifice classique, qui consiste à faire descendre la tête, au moyen d'un mouvement de bascule, obtenu en fixant l'articulation du forceps, saisie à pleine main, pendant qu'on cherche à en élever les manches.

L'axe du détroit supérieur est très différent de celui de l'orifice vulvaire, puisque si cet axe était prolongé en bas, il traverserait les parties profondes au niveau de l'articulation de la première et de la deuxième vertèbre coccygienne.

La tête étant au détroit supérieur, on ne peut arriver avec le forceps Levret qu'à tirer dans une mauvaise direction, et ces tractions ont pour résultat d'appuyer la tête contre le pubis.

Le forceps Tarnier. — Tarnier crut avoir trouvé un moyen de tirer suivant l'axe du détroit supérieur, en plaçant sur le forceps un tracteur coudé, destiné à contourner toute l'épaisseur du périnée.

Ce tracteur permet, grâce à sa coudure et à sa mobilité, de tirer suivant l'axe des cuillères (dont l'axe diffère de l'axe des branches, à cause de la coudure pelvienne). Mais cette circonstance n'est d'aucun intérêt au détroit supérieur, où la tête est transversalement placée, étant donné qu'elle ne peut être saisie avec le forceps Tarnier du front à l'occiput. Or, ce n'est qu'à l'aide de cette dernière prise qu'on pourrait à la rigueur tirer dans la bonne direction.

La conclusion, c'est que le forceps Tarnier ne permet pas d'effectuer l'engagement naturel, mais l'engagement forcé, absolument comme le forceps Levret. Au détroit supérieur, ces deux forceps ont donc les mêmes inconvénients.

Le levier de Farabeuf. — Cet instrument dénommé « levier-préhenseur-mensurateur » est composé de deux branches rappelant par leur disposition celles du lithotriteur. Au moyen de cet instrument, la tête est saisie comme une pierre par le lithotriteur dans la vessie. Elle est prise d'un pariétal à l'autre, très solidement, et du même coup mesurée, on n'a qu'à lire la dimension du diamètre bi-pariétal sur un index à coulisse placé sur les manches de l'instrument.

La tête étant saisie transversalement, la manœuvre est des plus simples.

Dans un premier mouvement *d'élévation* des manches de l'instrument, la tête est inclinée sur son pariétal postérieur.

Un deuxième mouvement *d'abaissement* de ces manches, porte la bosse pariétale postérieure dans la concavité sacrée, pendant que la bosse pariétale antérieure descend derrière le pubis. L'engagement est ainsi effectué, suivant le mécanisme naturel.

Ce levier très ingénieux a jusqu'ici été peu employé. Toutefois il est juste de reconnaître que personne n'a formulé contre lui d'objections précises. On lui a reproché surtout de mobiliser la tête au moment de la prise, ce qui peut entraîner des procidences. On a pu trouver que le manuel opératoire, assez délicat, exigeait de la part de l'opérateur un exercice préalable prolongé. Il faut ajouter que cet instrument n'est utilisable qu'au détroit supérieur, et que, la tête engagée par le levier, il faut faire une application de forceps ordinaire pour obtenir la rotation et le dégagement de la tête.

2⁰ ROTATION ARTIFICIELLE

Quand la tête est engagée sous l'influence des contractions utérines ou des tractions du forceps, elle se trouve au bas de l'excavation. — Il faut alors, pour franchir la boutonnière ovale coccy-pubienne, que la tête tourne artificiellement, afin que l'occiput soit ramené sous le pubis, ou exceptionnellement vers le sacrum. En d'autres termes, la tête doit tourner en avant, ou en arrière.

Rotation en avant. — La tête étant dans l'excavation en variété transversale ou oblique, le forceps est placé latéralement, de telle sorte qu'une de ses branches se trouve antérieure et l'autre postérieure. La courbure pelvienne du forceps regarde l'occiput, lequel est situé à droite ou à gauche.

La manœuvre à exécuter se résume en ceci : il faut que la courbure pelvienne du forceps, qui regarde à gauche ou à droite, arrive à regarder directement en haut vers le pubis. Pour obtenir ce résultat, il faut faire exécuter aux manches de l'instrument *une grande circonférence*, ayant la vulve comme centre.

Les manches du forceps latéralement situés au-devant d'une des cuisses de la femme, doivent être ramenés vers le pubis et au-dessus de lui.

Remarque. — Il ne faut pas oublier cette nécessité de faire exécuter une grande circonférence aux manches de l'instrument. Il faut se garder de vouloir obtenir la rotation en essayant de faire tourner les manches, comme on ferait tourner une clef dans une serrure.

La rotation en avant est la plus naturelle, celle qu'il faut toujours tenter, même quand l'occiput paraît très éloigné du pubis, comme dans les variétés obliques postérieures. Elle est nécessaire, quand il s'agit d'une présentation de la face.

Avec le forceps Tarnier, il est possible d'obtenir cette rotation spontanément par le simple fait des tractions.

Le tracteur pendant les tractions, étant toujours maintenu à un centimètre des branches de préhension, on peut voir ces branches de préhension qui coiffent la tête, se mobiliser et se tourner vers le pubis ; le tracteur n'a qu'à obéir à cette indication, et suivre les branches de préhension. Celles-ci se relèvent de plus en plus et finissent par se trouver au niveau du pubis. La rotation est effectuée.

En pratique cette rotation spontanée est un peu plus longue à obtenir que celle que l'on fait artificiellement, aussi est-il préférable de faire tourner, même avec le forceps Tarnier, car il est inutile, quand une application de forceps est nécessaire, de prolonger la durée de l'opération.

La rotation artificielle entraîne une pression de la cuillère qui laisse son empreinte sur la joue du fœtus. Cette empreinte est formée d'une ecchymose ou d'une petite plaie contuse rappelant la forme du bec de la cuillère. Ce léger traumatisme, très fréquent, n'a aucune conséquence, il siège sur la joue du fœtus qui se trouvait en avant au moment de la rotation, et indique le siège de la prise. C'est, comme on l'a dit, « la marque de fabrique ».

Rotation en arrière. — On ne cherche à la produire que très exceptionnellement, et quand on n'a pas pu obtenir la rotation en avant.

La rotation en arrière est le plus souvent la conséquence d'une erreur de diagnostic. On croit à une gauche transversale, par exemple, on fait tourner de gauche à droite pour ramener l'occiput sous le pubis. Or, on s'est trompé, il s'agissait d'une droite transversale, et le mouvement de gauche à droite entraîne l'occiput en arrière.

Cette rotation en arrière doit être particulièrement évitée dans les applications de forceps sur la face, car l'extraction de la tête en mento-sacrée serait impossible.

Dans les cas d'occipilo-sacrée, quand la tête se trouve prise dans le forceps renversé, alors que la courbure pelvienne est dirigée en bas, on a donné le conseil de désarticuler et de faire une nouvelle prise avec courbure pelvienne en haut. C'est là une manœuvre inutile, étant donné qu'on peut sans aucun inconvénient extraire la tête saisie dans le forceps, même alors que la courbure pelvienne est dirigée en bas.

EXTRACTION PAR LE FORCEPS
OCCIPITO-ILIAQUE GAUCHE TRANSVERSE

Fig. 121.

Rotation en avant.

1. — Le forceps articulé regarde directement à gauche.

II. — Sous l'influence des tractions, le forceps commence
à tourner.

III. — Le mouvement de rotation est un peu plus accentué.

IV. — Le mouvement de rotation en avant est terminé.
Comparer la situation du forceps avec celle qu'il
occupe en I.

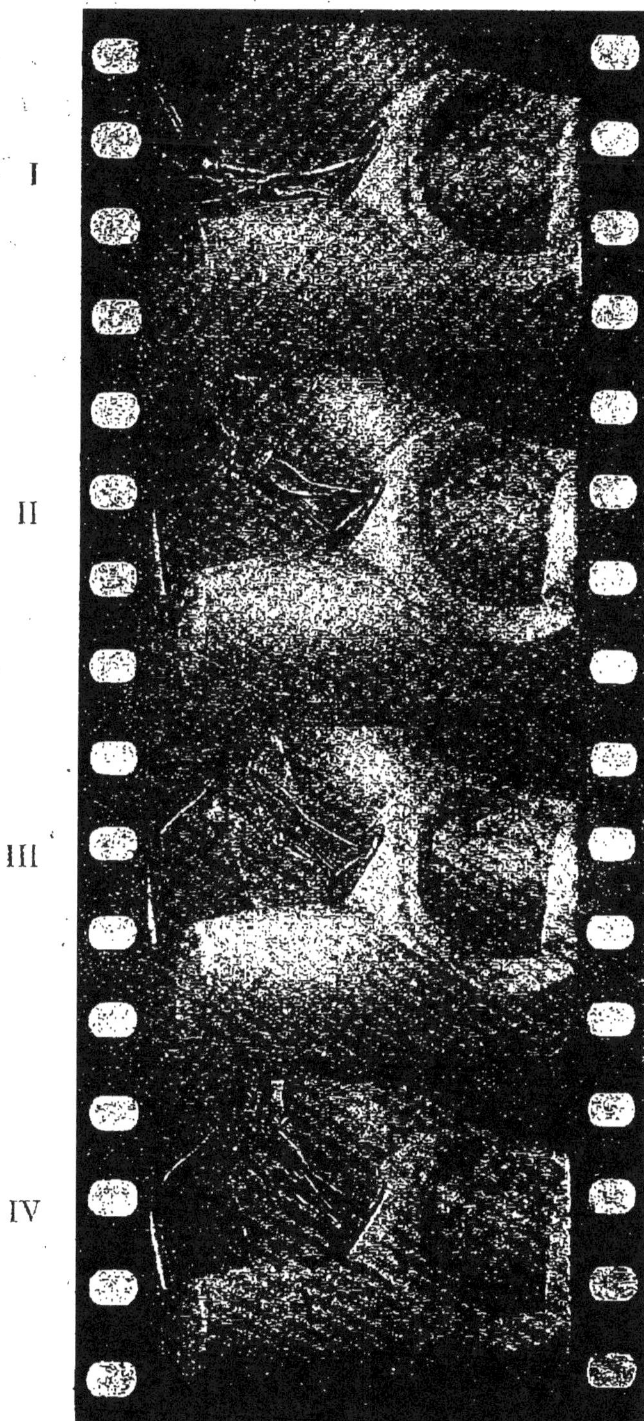

I
II
III
IV

EXTRACTION PAR LE FORCEPS
OCCIPITO-ILIAQUE DROITE TRANSVERSE

Fig. 122.

Rotation en avant.

I. — Le forceps articulé regarde directement à droite de
la femme.

II. — Le forceps commence à tourner.

III. — Le mouvement de rotation s'accentue.

IV. — Le mouvement de rotation en avant est achevé.
Comparer la situation du forceps avec celle qu'il
occupe en I.

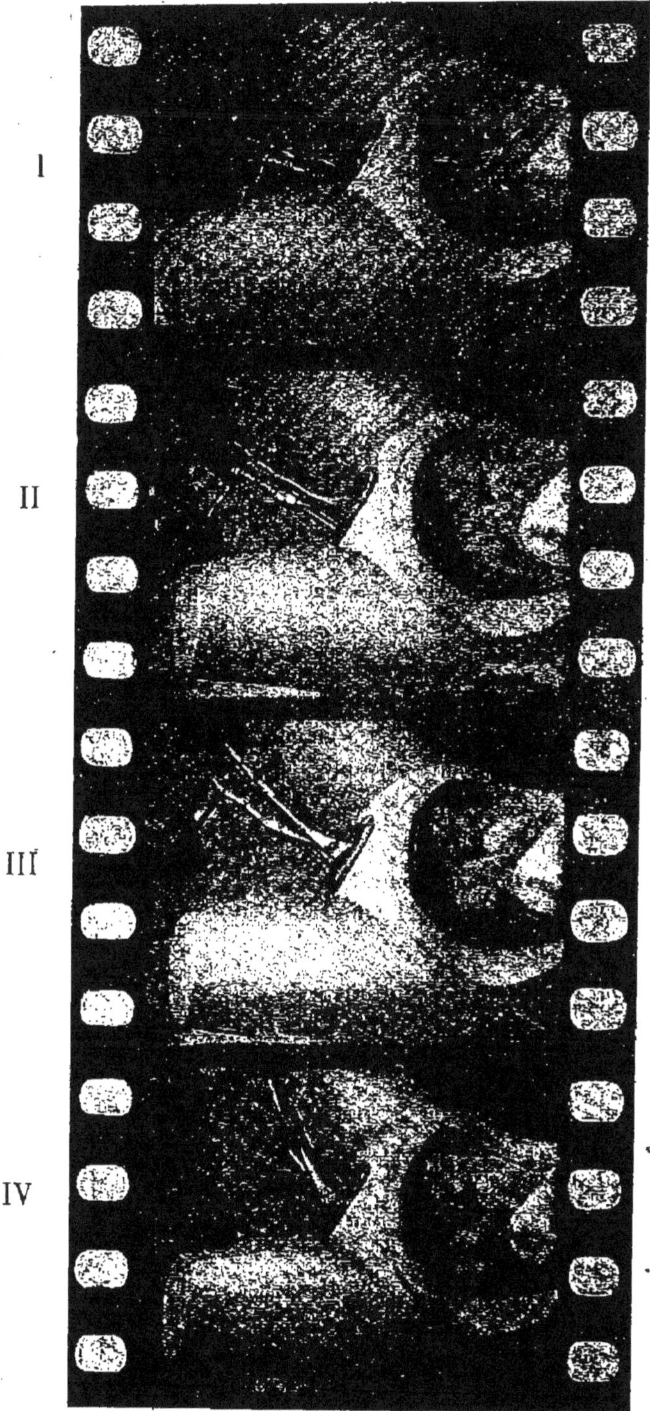
I
II
III
IV

EXTRACTION PAR LE FORCEPS
MENTO-ILIAQUE GAUCHE TRANSVERSE

Fig. 123.

Rotation en avant.

Ici la rotation en avant est indispensable

I. — Le menton qui est à gauche se trouve compris dans
la courbure pelvienne du forceps, laquelle regarde
à gauche de la femme.

II. — Le forceps commence à tourner en dirigeant sa
courbure pelvienne en avant.

III. — La rotation continue.

IV. — Elle est achevée.

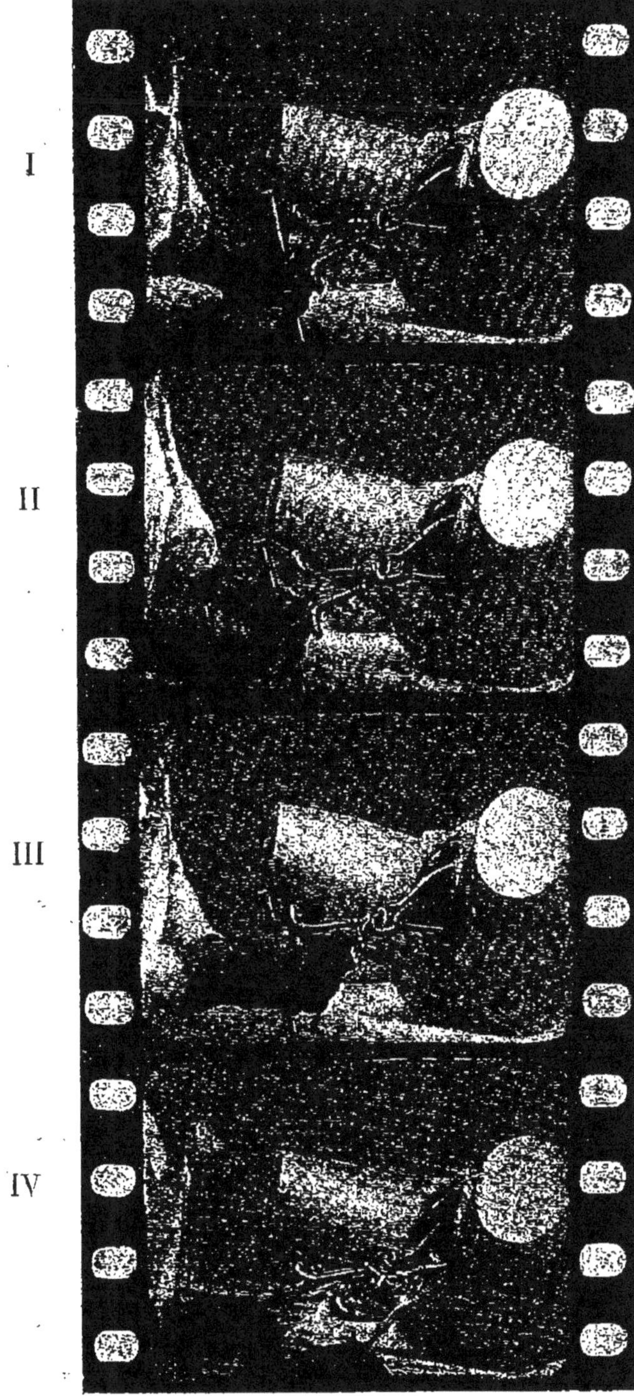

EXTRACTION PAR LE FORCEPS
MENTO-ILIAQUE DROITE TRANSVERSE

Fig. 124

Rotation en avant.

Encore ici indispensable.

I. — Le menton, qui est à droite, se trouve compris dans
la courbure pelvienne du forceps, laquelle regarde
à droite de la femme.

II. — Le forceps commence à tourner en dirigeant sa
courbure pelvienne en avant.

III. — La rotation continue.

IV. — La rotation est achevée.

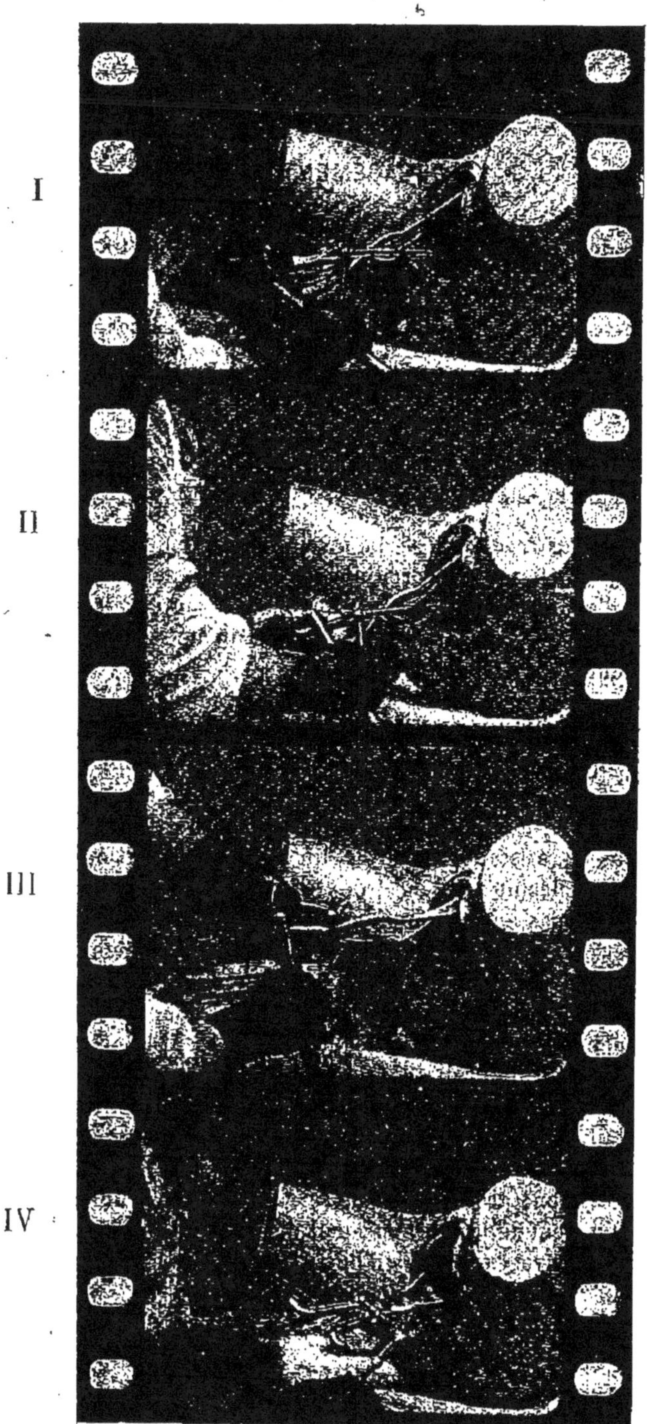
I
II
III
IV

3⁰ LE DÉGAGEMENT ARTIFICIEL

Le dégagement artificiel doit avoir pour objectif d'imiter le plus fidèlement possible le dégagement naturel.

On sait que le dégagement naturel est constitué par la traversée des orifices coccy-pubien et vulvaire, et que la tête accomplit ce dégagement par un mouvement double que Farabeuf et Varnier ont nettement décomposé en un mouvement de *progression*, et un mouvement de *déflexion*.

Il va donc être nécessaire de faire progresser et de faire défléchir la tête.

Sens des tractions. — La progression s'obtient par les tractions, la déflexion est produite par le relèvement dés manches, qui, d'abord presque horizontaux, se relèvent progressivement pour devenir verticaux, et se rabattre même, à la fin du dégagement, vers le ventre de la mère.

Ces mouvements doivent être combinés dans une juste mesure, de telle façon que la déflexion ne soit ni trop brusque, ni trop accentuée, par rapport à la progression. Mais cette mesure est difficile à établir par des règles, elle ne s'obtient que par le doigté, l'habitude, l'exercice. On sent, au plus ou moins de résistance éprouvée, qu'on tire trop fort ou trop vite, qu'on défléchit trop ou trop tôt, ou au contraire, qu'on ne défléchit pas au moment voulu ou d'une façon suffisante.

Le forceps Tarnier permet d'obtenir mécaniquement le sens exact à donner aux tractions. Celles-ci n'ont qu'à être faites en tirant au moyen du tracteur maintenu à un centimètre des branches de préhension, lesquelles marquent la progression et la déflexion naturelle de la tête.

Pour le dégagement de la tête, le forceps Tarnier est donc parfait, et il remplit exactement son programme ; on a vu combien il le réalisait peu pour l'engagement artificiel.

Il est donc très utile de se servir de cet instrument pour le dégagement de la tête, puisqu'il dispense de diriger le forceps, qui se trouve « aiguillé » d'une façon naturelle par la tête elle-même

Technique du dégagement artificiel. — Des tractions lentes et soutenues seront exercées par l'opérateur assis ou debout entre les cuisses de la femme. Il est préférable de ne pas procéder par saccades, de ne pas tirer seulement au moment des contractions, ce qui pourrait avoir pour conséquence une extraction de trop longue durée.

Quand l'orifice pubo-coccygien est franchi, ce dont on s'aperçoit lorsque, le front étant arrêté par le coccyx, la tête ne rentre plus, il faut, comme dans l'accouchement naturel, et peut-être même avec encore plus d'attention, veiller à ce qu'il n'y ait pas d'expulsion brusque de la tête, déchirant devant elle plus ou moins profondément le périnée.

Dès que la fontanelle antérieure est à la fourchette, c'est-à-dire lorsque la circonférence sous-occipito-bregmatique doit traverser l'orifice vulvaire, il faut que la tête n'avance que dans *l'intervalle des contractions.*

Au moment de la contraction, la main peut lâcher le tracteur et saisir comme un poignard les branches de préhension et les tiges de traction réunies, pour bien maintenir le forceps, et résister ainsi à la brusquerie de l'effort. Il faut aussi à ce moment interdire à la femme de pousser.

La contraction passée, on tire sur le tracteur, en suivant fidèlement à un centimètre les branches de préhension ; on se fait aider par la femme, en l'engageant à pousser, mais il faut s'arrêter, et arrêter la femme, dès qu'une contraction survient.

On arrive ainsi à faire effectuer le dégagement de la tête, en dehors des contractions.

Une ancienne pratique consiste à enlever le forceps, alors que la tête est dans le périnée, pour diminuer, dans une bien petite mesure, la distension de cette région. On s'expose, au cours de cette manœuvre, à voir la tête sortir avec plus ou moins de brusquerie ; et on perd l'avantage très précieux d'extraire la tête sans le secours de la femme, en dehors des contractions et des poussées.

4⁰ DESCRIPTION DE L'OPÉRATION

Préparatifs. — Le forceps doit toujours être préparé au cours de la période d'expulsion. L'indication de s'en servir peut, comme on le sait, s'imposer d'une façon urgente. Il sera donc mis à bouillir et conservé dans son eau d'ébullition. En cas d'urgence, on fera un flambage à l'alcool.

Si l'on a l'assistance d'un confrère, si la femme est très indocile, on pourra anesthésier, mais on peut dans la plupart des cas s'en dispenser.

On se stérilisera les mains et les avant-bras même si, ce qui est préférable, on se met des gants stérilisés. La femme sera placée en travers de son lit sur une toile cirée aboutissant à un seau placé au-dessous du siège. On fera une toilette vulvaire, puis on donnera une injection vaginale.

Manuel opératoire. — On doit introduire la main guide avec la plus grande douceur, progressivement, en dilatant l'orifice vulvaire. On fait pénétrer deux doigts, puis trois, puis quatre. En procédant ainsi, on évitera, dans la mesure du possible, la rupture du périnée au passage de la main.

Après l'introduction de la première branche, on en confiera le manche à un aide. Il faudra noter exactement la situation de cette première branche et inviter l'aide à la tenir fixe (1) ; d'autre part on prendra garde de ne pas la déplacer soi-même, en procédant au placement de la seconde branche.

Quand les deux branches auront été placées, on articulera le forceps, ce qui se fait simplement en amenant l'encoche vers le pivot. Dans ce mouvement, il vaut mieux déplacer la deuxième branche que la première, laquelle ne doit bouger sous aucun prétexte. On sait que dans les droites transversales, le pivot est au-dessus de l'encoche, et qu'il faut opérer un décroisement. On serre la vis de pression destinée à maintenir les branches en contact avec la tête. Il faut serrer cette vis sans énergie et s'arrêter à la première résistance. On pourra donner un nouveau tour de vis, si on la voit se relâcher au cours de l'extraction.

Il reste à placer le tracteur. Pour cela, on libère les deux tiges de traction et on les réunit entre l'index et le médius, pour les faire pénétrer dans le verrou du tracteur. Elles péné-

---

(1) Il sera bon de recouvrir le manche et la main de l'aide qui le tient d'une compresse stérilisée, qui permettra de saisir ce manche, lors de l'articulation, sans se souiller les mains.

EXERCICES SUR LE MANNEQUIN

EXTRACTION EN OCCIPITO-PUBIENNE

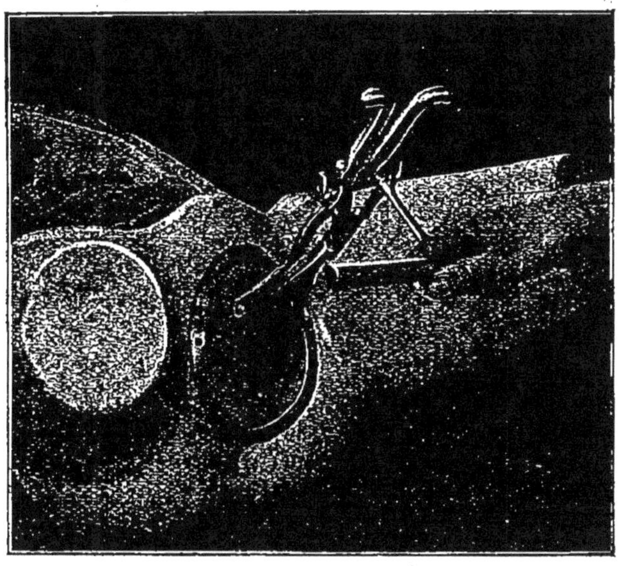

Fig. 125.

La rotation achevée

« ... La contraction passée, on tire sur le tracteur, en suivant fidèlement à
« un centimètre les branches de préhension ... » (page 551).

---

treront dans le verrou très facilement, si on les maintient bien
parallèles. On ferme alors le verrou et on est prêt à tirer.

Les tractions seront faites en maintenant les tiges de traction
à un centimètre des branches de préhension. A l'aide de ces
tractions, on fera d'abord *descendre* la tête, puis on la fera
tourner (ce mouvement sera fait la plupart du temps artificiellement, en faisant exécuter aux manches de l'instrument une

EXTRACTION PAR LE FORCEPS
TÊTE EN OCCIPITO-PUBIENNE

Fig. 126.

Le dégagement artificiel.

I. — La rotation vient de s'achever, il ne reste plus qu'à faire le dégagement artificiel.

II. — Le tracteur se rapproche des branches de préhension qui se relèvent.

III. — Le tracteur tire à un centimètre des branches de préhension, qui se relèvent encore, en même temps que la tête avance dans l'orifice vulvaire.

IV. — La tête a franchi l'orifice vulvaire, branche de préhension et tracteur sont devenus presque verticaux.

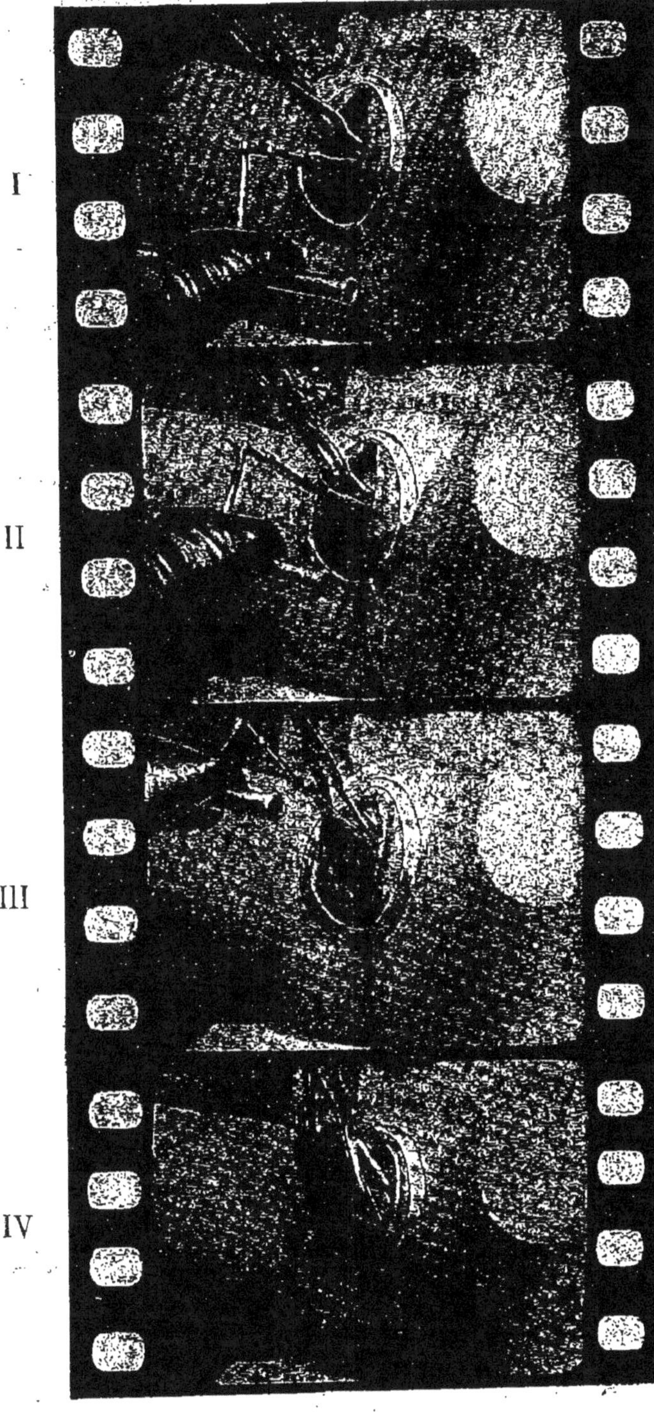
I
II
III
IV

EXTRACTION PAR LE FORCEPS
MENTO-PUBIENNE

Fig. 127.

Le dégagement artificiel.

I. — On voit apparaître le front à l'orifice vulvaire, les
branches du forceps sont encore horizontales.

II. — C'est la face qui se distingue maintenant, par l'effet
de *la progression.*

III. — La face progresse dans l'orifice vulvaire et la tête
se fléchit, comme le montre le relèvement des
manches du forceps.

IV. — Ce relèvement et la flexion s'accentuent pour achever le dégagement de la face.

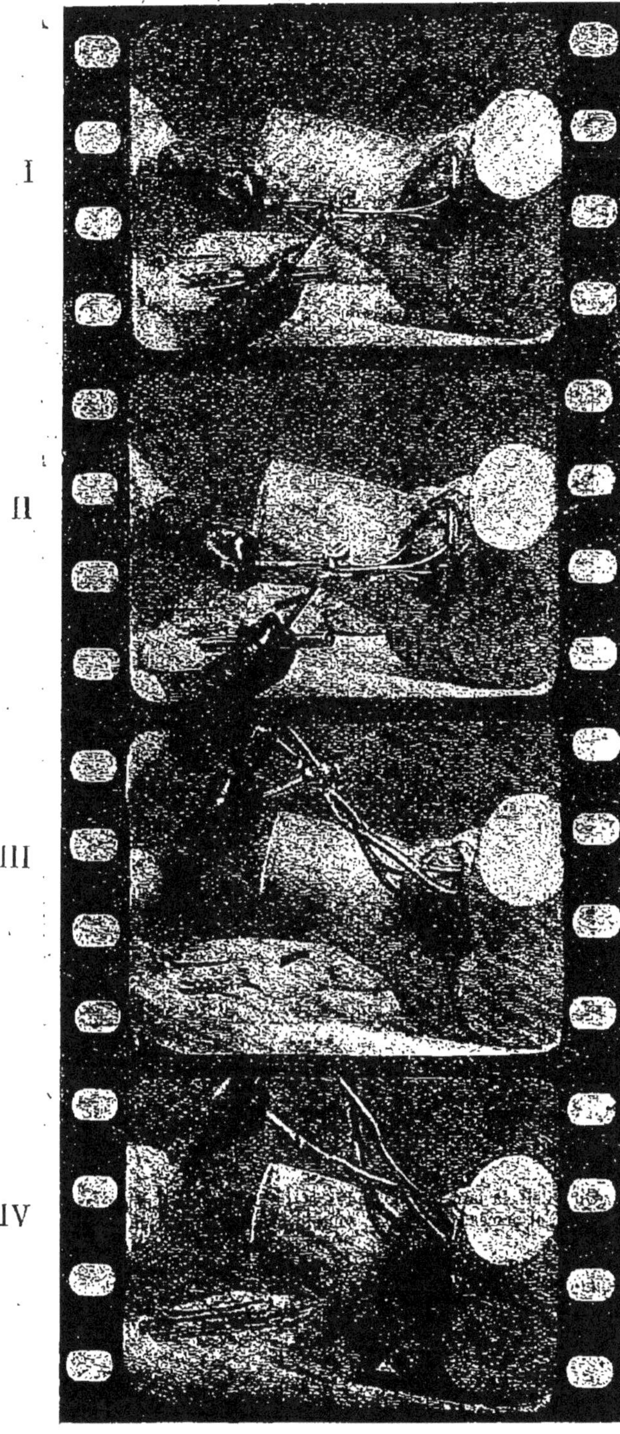

EXERCICES SUR LE MANNEQUIN

EXTRACTION DES ÉPAULES

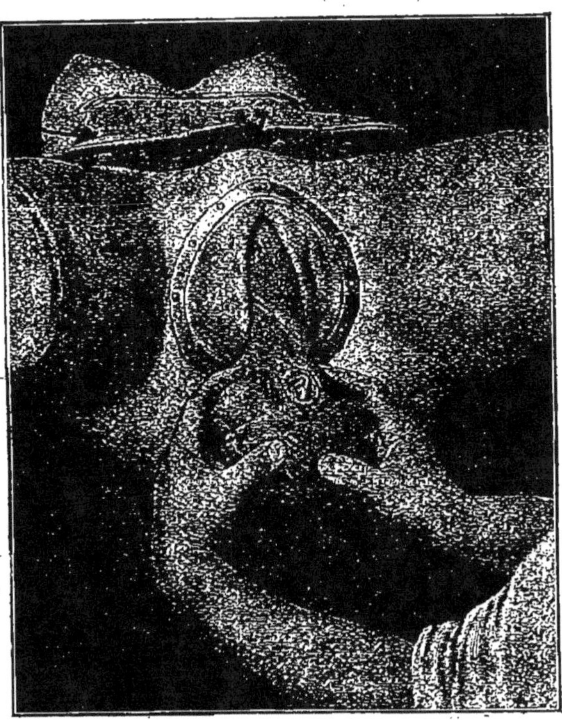

Fig. 128.

Dégagement de l'épaule antérieure.

« ...On saisit la tête entre l'index et le médius de chaque main disposés
« en fourche, et placés, d'une part, sous le maxillaire inférieur, d'autre part sur
« l'occiput...
« On tire le fœtus vers le plan du lit, afin de faire pointer sous le pubis
« l'épaule antérieure » (page 108).

EXERCICES SUR LE MANNEQUIN

EXTRACTION DES ÉPAULES

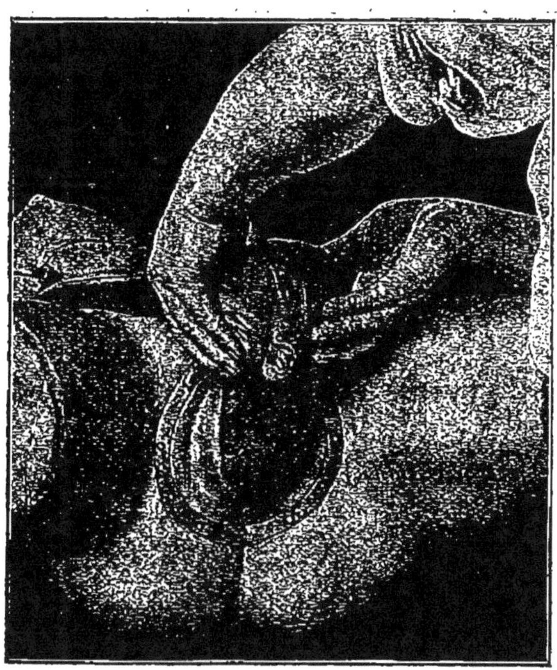

Fig. 129.

Dégagement de l'épaule postérieure

« ...L'opérateur relève progressivement le sens des tractions, comme vers
« sa figure ou vers le plafond » (page 108).

grande circonférence). La rotation une fois faite, on procédera au *dégagement*.

Il faut, au cours de ces différents temps, exercer des tractions soutenues, tout en se faisant aider par la femme qu'on invite à pousser. Mais dans aucun cas l'opérateur ne doit s'adjoindre un aide pour tirer à deux, afin de ne pas employer une force exagérée.

La tête amenée au dehors, on dévisse la vis de pression ainsi que le pivot, on désarticule le forceps, et l'on procède à l'extraction du tronc, comme dans un accouchement naturel. L'enfant est reçu dans une serviette chaude par un aide, qui le soutient de ses deux mains ou le place sur une chaise entre les cuisses de la mère ; on ne coupera le cordon que lorsqu'il aura cessé de battre.

CHAPITRE IV

EXTRACTION DU SIÈGE

Cette opération doit imiter le plus possible l'expulsion naturelle du siège. Comme l'expulsion spontanée en présentation
du siège, l'extraction devra se décomposer en : extraction du
siège, extraction des épaules, extraction de la tête dernière. Il
y aura lieu d'étudier ensuite les indications et le pronostic.

1° EXTRACTION DU SIÈGE
ET DES MEMBRES INFÉRIEURS

L'extraction du siège comprend, comme l'accouchement
spontané de cette partie fœtale : l'engagement du siège, puis
son dégagement à travers les orifices coccy-pubien et vulvaire.
On sait que le siège descend en variété transversale et n'a pas
besoin d'accomplir de mouvement de rotation pour se dégager.

Les membres inférieurs constituent un tracteur naturel, au
moyen duquel on devra faire engager le siège et le dégager.

Pied à saisir. — Pour provoquer l'extraction du siège, faut-il saisir un seul pied, ou les deux pieds ? Cette question a été très discutée. Pour se faire une opinion, il faut examiner quel est le mode d'extraction qui se rapproche le plus de la sortie spontanée du siège.

Le siège étant supposé en variété transversale au détroit supérieur, un pied peut être désigné, pied antérieur, et l'autre, pied postérieur. La traction sur le *pied antérieur* attire la hanche antérieure derrière le pubis, et repousse la hanche postérieure dans la concavité sacrée. C'est ainsi que procède le siège quand il s'engage spontanément, accomplissant (comme la tête première) le mouvement dit « en battant de cloche ».

La traction sur le *pied postérieur* a pour conséquence, d'une part, d'attirer sur le pubis la fesse antérieure, qui peut s'y accrocher, et d'autre part, d'éloigner de la concavité sacrée la fesse postérieure, qui ne vient pas s'y loger. L'extraction est donc moins naturelle.

La traction sur *les deux pieds* empêche l'accrochage de la fesse antérieure sur le pubis, mais, par la traction du pied postérieur, empêche d'utiliser la concavité sacrée.

Il y a donc théoriquement une gradation à établir, en considérant la traction sur le pied antérieur comme la plus favorable, puis vient ensuite la traction sur les deux pieds, et enfin la traction sur le pied postérieur.

En pratique, la traction sur les deux pieds met à l'abri de l'erreur dans le choix du pied. La traction sur le pied antérieur est parfaite.

Il n'y a donc, et c'est la bonne formule à retenir, qu'à éviter la traction par le pied postérieur.

Farabeuf et Varnier ont expérimentalement démontré les désavantages de la saisie du pied postérieur ; ils conseillent, lorsqu'il est saisi, de le transformer en pied antérieur par une évolution sur place imposée au siège du fœtus. Cette manœuvre présente certaines difficultés d'exécution, et peut ne pas être sans inconvénients pour le fœtus, s'il fait des respirations prématurées ; il peut d'ailleurs mal supporter cette prolongation de l'intervention.

Dans le cas de saisie du mauvais pied, le plus simple est d'aller à la recherche de l'autre pied, et de faire une traction sur les deux pieds. On peut même se souvenir que l'extraction par le mauvais pied (pied postérieur), quoique plus difficile, reste souvent possible.

Abaissement du pied. — La saisie et le choix du pied se font sans difficultés dans la présentation du siège complet ; il n'en est pas de même dans la présentation du siège décomplété, mode des fesses. On sait que dans ce cas les pieds sont au fond de l'utérus, au voisinage de la tête.

Dans ces conditions, en cas de nécessité d'intervenir, il devient fort difficile d'aller avec la main à la recherche du pied au fond de l'utérus.

Pinard a proposé d'abaisser le pied par un procédé ingénieux :

Le siège du fœtus est saisi par la main qui regarde son plan ventral. Le pouce est appliqué sur la fesse, deux doigts s'étendent le long de la partie postérieure de la cuisse antérieure pour aboutir au creux poplité. Ceci fait, les doigts dépriment le creux poplité et, par la pression exercée sur les muscles ischio-jambiers, entraînent la flexion de la jambe sur la cuisse ; le pied descend alors au contact de la face dorsale des doigts de l'opérateur. Ceux-ci, continuant à appuyer sur la partie postérieure de la cuisse, la fléchissent sur l'abdomen et l'entraînent en abduction. Il ne reste plus qu'à saisir le pied et à l'entraîner au dehors.

Cette manœuvre n'est aisément exécutable que quand le siège est au détroit supérieur.

Il ne faut pas oublier que ces manœuvres ont l'inconvénient d'entraîner des respirations prématurées. L'abaissement du pied par le procédé de Pinard mérite donc d'être tenté quand la dilatation est complète, si l'enfant souffre, mais alors plutôt à un point de vue curatif, que dans un but prophylactique.

Sens des tractions. — On doit, pour faire engager le siège, tirer *en bas*, vers les pieds de l'opérateur.

Dès que le siège commence à se dégager dans l'orifice coccy-pubien, il faut tirer *horizontalement*, puis progressivement, à mesure que doit s'accomplir l'enroulement latéral du tronc autour du pubis, on relève le sens des tractions, et l'on tire finalement *directement en haut*, vers le plafond, pour que le siège se dégage à travers l'orifice vulvaire.

EXERCICES SUR LE MANNEQUIN

EXTRACTION DU TRONC

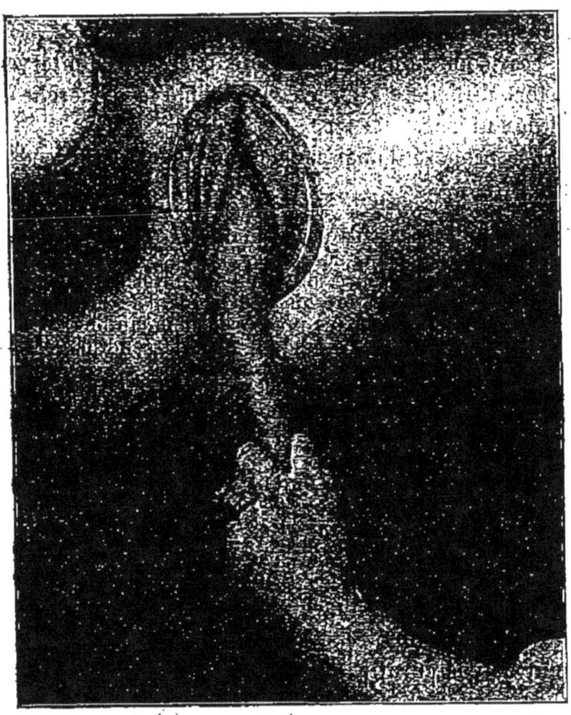

Fig. 130.

Traction sur le pied antérieur.

« …On doit, pour faire engager le siège, tirer *en bas*, vers les pieds de
« l'opérateur » (page 562).

EXERCICES SUR LE MANNEQUIN

EXTRACTION DU TRONC SUITE)

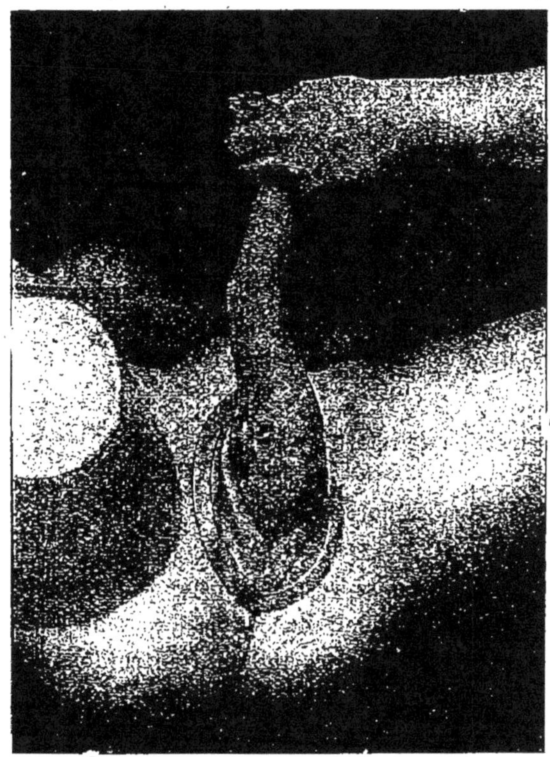

Fig. 131.

Dégagement du siège.

« ...On relève le sens des tractions et l'on tire finalement *directement en
haut*, vers le plafond, pour que le siège se dégage à travers l'orifice vulvaire » (page 562).

EXTRACTION DU TRONC
SIÈGE EN SACRO-ILIAQUE DROITE

Fig. 132.

I. — Traction vers les pieds de l'opérateur.

II. — La traction se relève.

III. — La traction est horizontale.

IV. — La traction en se relevant encore a permis le dégagement complet du siège. Le ventre paraît à
la vulve. On va faire une anse au cordon et tirer à
l'aide du lac sur le bras procident pour achever sa
descente.

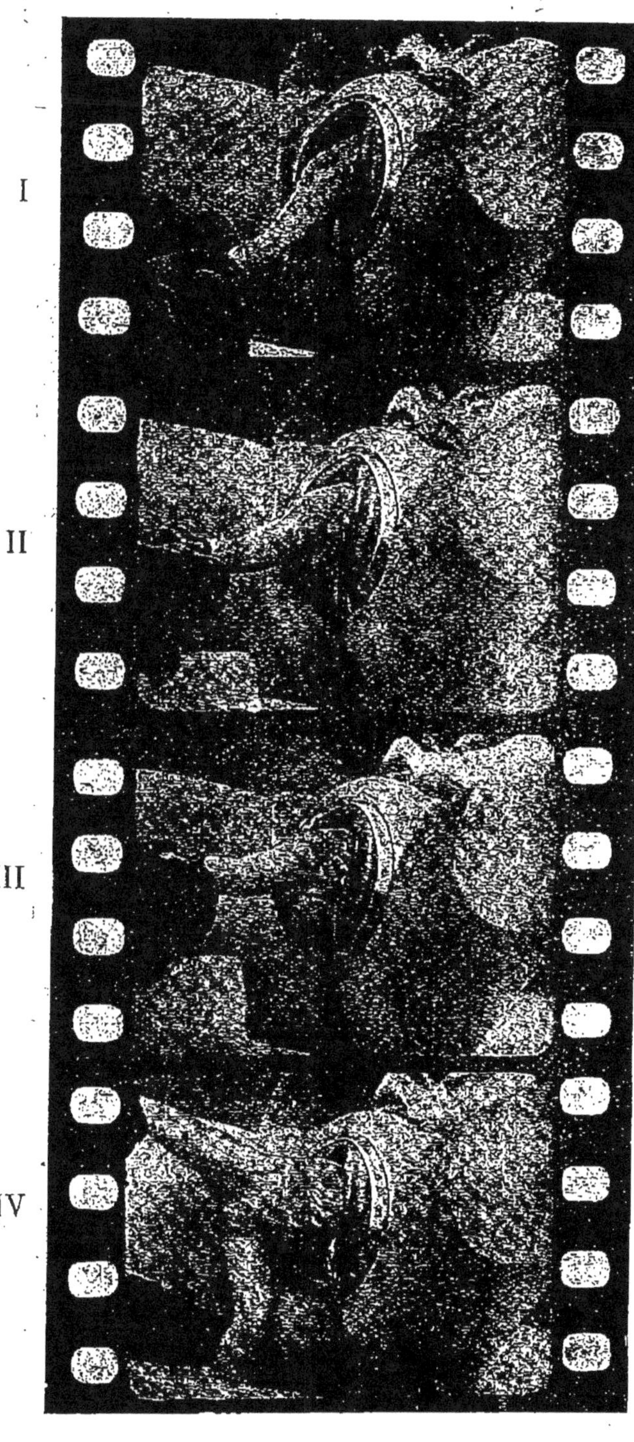

I

II

III

IV

EXERCICES SUR LE MANNEQUIN

L'ANSE DU CORDON

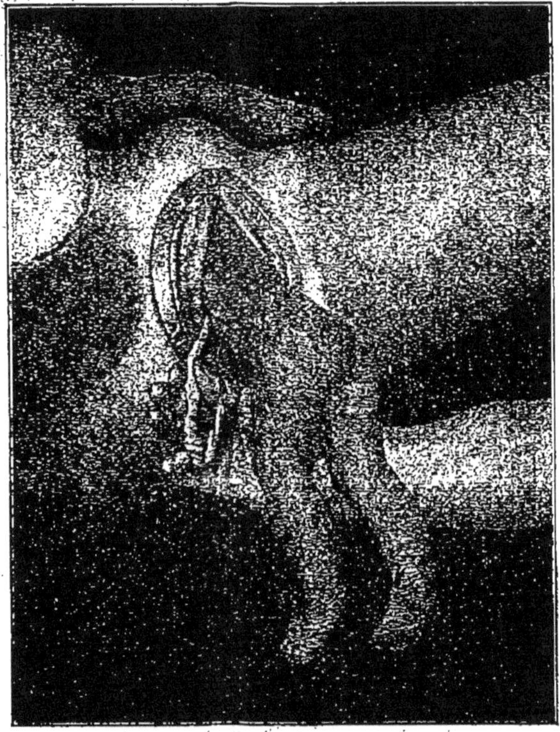

Fig. 133.

*Le dos doit toujours rester latéral — Tractions en bas jusqu'à
l'apparition sous le pubis de l'angle de l'omoplate.*

2º EXTRACTION DU TRONC ET DES ÉPAULES

Le siège dehors, l'ombilic est à la vulve, les épaules se trouvent au détroit supérieur. La même traction va faire dégager l'ombilic et engager les épaules, qu'il faudra ensuite dégager, après avoir abaissé les bras.

Extraction du tronc. — L'ombilic étant à la vulve, il faut faire *une anse au cordon,* afin de lui donner du jeu et pour que, au cours de l'extraction, il ne tire pas sur l'ombilic. Pour faire cette anse, il suffit de tirer sur le bout placentaire du cordon.

Façon de saisir le tronc. — Les deux pouces étant appliqués sur les fesses, les doigts saisissent le bassin et les cuisses du fœtus. Il faut éviter d'enfoncer les doigts dans l'abdomen.

On doit avec le plus grand soin conserver au fœtus son attitude latérale, cela veut dire que le dos doit rester directement à droite, ou directement à gauche, il ne faut pas le déplacer ni en avant ni en arrière. C'est surtout l'oubli de cette règle qui conduit aux difficultés et aux complications de l'extraction des parties restantes, les épaules et la tête.

Sens des tractions. — Pendant que l'abdomen et le thorax franchissent l'orifice vulvaire, les épaules s'engagent et pénètrent dans l'excavation, par l'effet des tractions dirigées *en bas*, mais il faut savoir s'arrêter à temps. Si, en effet, on tire trop longtemps, on enclave comme un coin, la tête dans l'excavation, entre les bras relevés, ce qu'il faut éviter.

Le moment indiqué pour arrêter les tractions est celui où l'on voit apparaître, sous l'angle du pubis, la pointe inférieure de l'omoplate antérieure. C'est le moment de choix pour arrêter les tractions, et pour commencer l'abaissement des bras.

Abaissement des bras. — Les tractions sur le tronc ont pour conséquence constante le relèvement des bras, qui nécessite leur abaissement. C'est là un des temps les plus difficiles de l'extraction. Le mouvement d'abaissement se résume bien dans la formule de Pajot, il faut faire « moucher » le fœtus. Le bras doit être repoussé d'arrière en avant.

EXERCICES SUR LE MANNEQUIN

FIN DE L'EXTRACTION DU TRONC

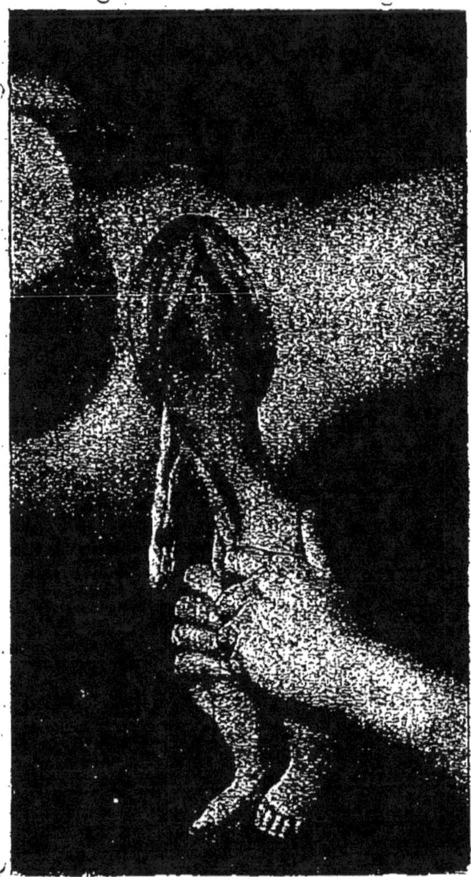

Fig. 134.

Le dos doit toujours rester latéral. — Tractions en bas jusqu'à
l'apparition sous le pubis de l'angle de l'omoplate.

« ...Les deux pouces étant appliqués sur les fesses, les doigts saisissent le
bassin et les cuisses du fœtus...

« Le dos doit rester directement à droite, ou directement à gauche, il ne faut
pas le déplacer ni en avant, ni en arrière » (page 569).

EXERCICES SUR LE MANNEQUIN

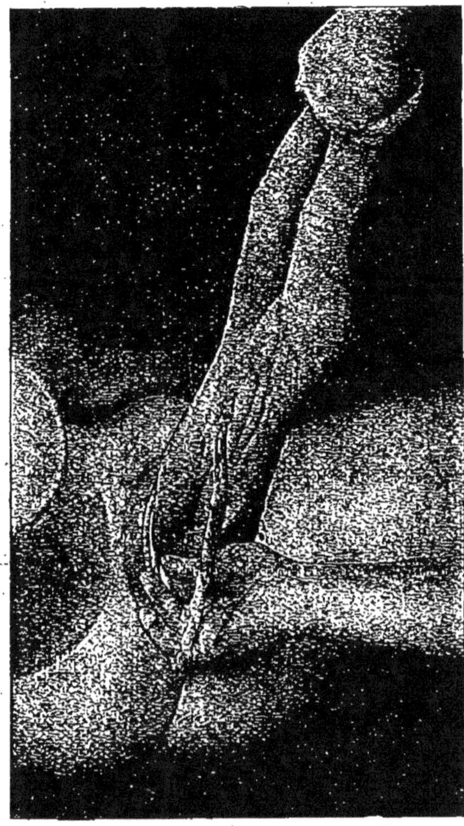

Fig. 135.

Abaissement du bras postérieur.

« … Il est classique de commencer par le bras postérieur, pour lequel la
« manœuvre est plus facile, la main trouvant plus de place dans la concavité
« sacrée » (page 573).

EXERCICES SUR LE MANNEQUIN

ABAISSEMENT DES BRAS

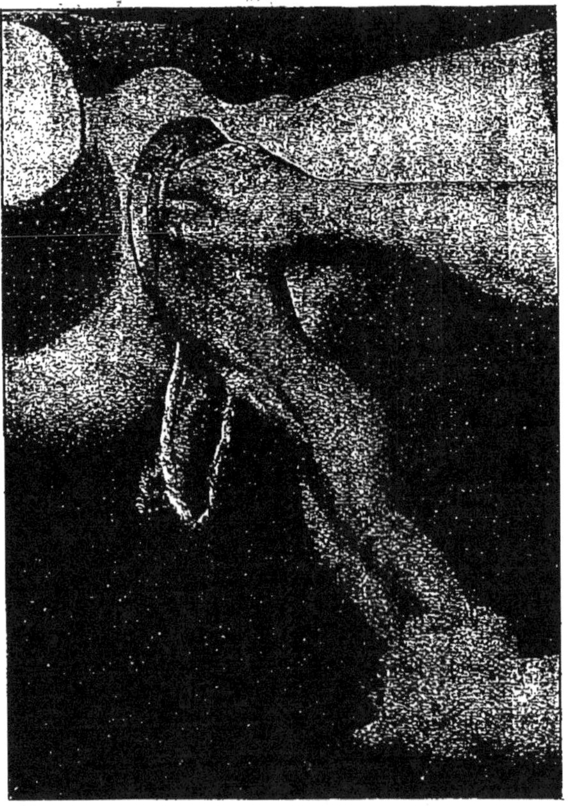

Fig. 136.

Abaissement du bras antérieur.

« ...Il convient de diriger en bas le tronc du fœtus pour pratiquer l'abaissement du bras antérieur, qui, placé haut derrière le pubis, n'est pas toujours
facile à atteindre et à mobiliser » (page 574).

ABAISSEMENT DES BRAS

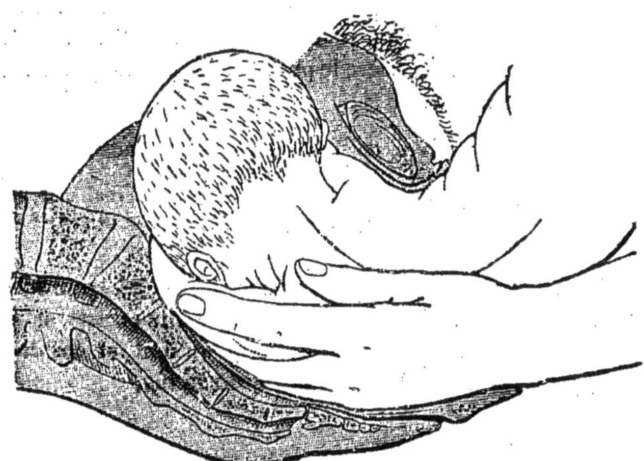

Fig. 137. — Farabeuf et Varnier.

Façon de saisir le bras.

« ...Il faut opérer avec la main dont la face palmaire regarde le dos du
« fœtus. Les doigts, pouce, index et médius vont saisir le bras postérieur,
« comme on tient une plume à écrire, les doigts allongés formant attelle au bras,
« celui-ci est repoussé en avant » (page 573).

Le bras antérieur est le plus souvent difficile à atteindre,
derrière le pubis, et il est classique de commencer par le bras
postérieur, pour lequel la manœuvre est plus facile, la main
trouvant plus de place dans la concavité sacrée (1).

Il faut opérer avec la main dont la face palmaire regarde le
dos du fœtus. Les doigts, pouce, index et médius vont saisir le
bras postérieur, comme on tient une plume à écrire, les doigts

(1) En cas de difficultés, il peut arriver qu'on ait à transforme rle bras antérieur en bras postérieur, en faisant accomplir au tronc un mouvement de rotation.

allongés formant attelle au bras. Celui-ci est repoussé en avant.

Il a été nécessaire d'élever le tronc du fœtus pour se faire de la place en arrière, afin d'aller abaisser le bras postérieur. Il convient d'exécuter le mouvement inverse et de diriger en bas le tronc du fœtus pour pratiquer l'abaissement du bras antérieur, qui, placé haut derrière le pubis, n'est pas toujours facile à atteindre et à mobiliser (1).

Cette double manœuvre de l'élévation et de l'abaissement du tronc ne doit pas être exécutée avec exagération, et on doit, en la pratiquant, ne pas oublier qu'on peut, la tête étant fixée, provoquer dans le cou un tiraillement des plexus brachiaux, et produire ainsi des paralysies brachiales.

On doit se garder de saisir le bras avec les doigts en crochets, ce qui entraîne facilement une fracture. Celle-ci est un accident que parfois on ne peut éviter, et qu'on doit, en cas de difficultés, préférer au sacrifice de la vie du fœtus.

3º EXTRACTION DE LA TÊTE DERNIÈRE

Il arrive souvent que, sous l'influence des tractions précédemment exécutées pour l'extraction du tronc, la tête ait pénétré dans l'excavation. Dans ce cas, il ne reste qu'à faire la manœuvre de Mauriceau-Pinard, décrite à propos de l'accouchement dans la présentation du siège.

La tête peut, dans d'autres circonstances, si elle est trop volumineuse, ou défléchie, rester retenue au détroit supérieur, après l'extraction des épaules et l'abaissement des bras. Il faut alors pratiquer l'engagement artificiel de cette tête dernière, au moyen de la manœuvre indiquée par Champetier de Ribes.

Manœuvre de Champetier de Ribes. — C'est une manœuvre comprenant des pressions extérieures et des tractions associées en vue d'obtenir l'engagement de la tête dernière.

(1) En cas de difficultés, il peut arriver qu'on ait à transformer le bras antérieur en bras postérieur, en faisant accomplir au tronc un mouvement de rotation.

La tête, retenue au détroit supérieur, telle qu'elle doit être si elle n'a pas été anormalement déplacée par des manœuvres intempestives, se trouve toujours orientée en transversale. Elle est retenue par trois points du bassin : 1º le promontoire ; 2º l'éminence iléo-pectinée droite ; 3º l'éminence iléo-pectinée gauche. Une bosse pariétale appuie sur le promontoire, l'autre sur une des éminences iléo-pectinées, pendant que l'apophyse malaire appuie sur l'autre éminence iléo-pectinée.

La manœuvre exige l'action d'un aide. Celui-ci appuie extérieurement sur l'abdomen de façon à repousser le front en bas et en arrière. Cette pression a pour résultat de déplacer les bosses pariétales, de les éloigner de leurs points d'arrêts (promontoire et éminences iléo-pectineés), et de placer le diamètre bi-pariétal dans un diamètre du bassin plus spacieux, allant d'une des parties latérales du promontoire à la partie latérale du pubis du côté opposé.
L'opérateur introduit ses doigts dans la bouche du fœtus et fléchit la tête, pendant qu'il cherche à l'incliner sur son pariétal postérieur, ensuite il repousse ce pariétal dans la concavité sacrée.

Cette manœuvre exige l'emploi d'une force difficile à limiter, et qui est souvent meurtrière pour le fœtus.

Autres moyens d'extraction. — Les autres moyens d'extraction présentent les mêmes inconvénients et les mêmes dangers pour l'enfant ; ils s'éloignent complètement du mécanisme naturel de l'engagement de la tête.

Le forceps tête dernière, pratiqué dans ces conditions, est d'une application difficile et, de plus, irrationnelle, étant donné que ce ne sont pas les moyens de saisir ou d'extraire qui sont en défaut.

La manœuvre, dite de Prague, ayant pour but d'extraire une tête anormalement placée menton en avant, exige l'emploi de violences inutiles et très dangereuses.

Il faut prévenir ces difficultés, et avoir, au cours de toute extraction, la préoccupation de ne pas déplacer la tête, qui est toujours en transversale si on sait l'y laisser ; on ne doit pas non plus déplacer le dos qui regarde toujours soit à droite, soit à gauche.

Quand la manœuvre de Champetier de Ribes a échoué, le fœtus est certainement mort, il ne reste plus qu'à faire une basiotripsie tête dernière, qui devient la seule intervention rationnelle et non dangereuse pour la mère.

4º PRATIQUE DE L'EXTRACTION DU SIÈGE

L'extraction du siège comprend certains préparatifs, et une série de manœuvres.

Préparatifs. — Il n'est généralement pas nécessaire d'anesthésier la femme pour pratiquer l'extraction du siège, quand le pied ou les pieds du fœtus sont facilement accessibles.

La femme doit être placée en travers du lit, les membres inférieurs soutenus par des aides, ou appuyés sur des chaises.

Avant d'opérer, il faut savonner la vulve et donner une injection vaginale antiseptique.

Les mains et les avant-bras seront lavés, aseptisés et gantés.

On n'enduira de vaseline stérilisée que la partie *dorsale* de la main qui va à la recherche du pied.

On fera bien d'avoir à sa disposition des linges ou compresses stérilisées.

Opération. — L'opération peut être divisée en trois étapes : 1º l'extraction du siège jusqu'à la sortie de l'ombilic ; 2º de la sortie de l'ombilic jusqu'à celle de la bouche ; 3º l'extraction de la tête.

1º *Extraction du siège.* — Il faut tout d'abord procéder au choix du pied. Le temps employé à cette recherche n'est pas du temps perdu.

On identifie le pied, en cherchant la situation du gros orteil à la partie interne du pied ; l'opérateur compare successivement à chacun de ses pieds le pied exploré.

On doit se garder de confondre le pied avec une main. Cette erreur se commet plus facilement qu'on ne serait porté à le croire.

La saisie du pied doit être faite entre l'index et le médius, accrochés, l'un sur le coup de pied, l'autre sur la saillie du talon.

Cette prise est souvent très glissante, et l'on fera bien dès que le pied sera arrivé à l'extérieur, de le saisir avec des linges stérilisés ou bouillis.

L'extraction du siège doit s'accomplir sans hâte, en dirigeant bien les tractions successives (d'abord en bas, ensuite horizontalement, puis finalement en haut).

2º *De la sortie de l'ombilic à celle de la bouche.* — A partir du moment où l'ombilic est à la vulve, le cordon se trouve comprimé, le fœtus n'a plus de communication avec le placenta, et il asphyxie : d'autre part, les manœuvres constituent des excitations cutanées, qui incitent le fœtus à faire des inspirations prématurées dans l'utérus ou dans le vagin. Il faut donc, dans cette période, ne pas perdre de temps pour arriver à amener la bouche du fœtus à l'orifice vulvaire.

L'anse du cordon et *l'engagement des épaules* se font généralement rapidement et sans difficultés. Il faut bien prendre garde de ne pas déranger le dos de son attitude naturelle, dans laquelle il est dirigé directement à droite ou à gauche.

L'abaissement des bras constitue un des temps les plus difficiles et des plus dangereux pour le fœtus. Il faut être très bien exercé à cette manœuvre pour l'exécuter avec rapidité. La vie du fœtus en dépend.

La manœuvre de Mauriceau-Pinard doit être prestement exécutée dans ses premières parties, c'est-à-dire dans la recherche de la bouche (toujours située sur un des côtés, ou en arrière). Puis on produit la flexion et la rotation de la tête, enfin le commencement de son dégagement.

Il faut opérer très vite, et se hâter jusqu'à l'arrivée de la bouche à l'extérieur, c'est-à-dire au niveau de la commissure postérieure de la vulve.

3º *Fin de l'extraction.* — Dès lors, on prend son temps, puisque le fœtus peut respirer. La tête doit sortir par un mouvement de flexion, alors qu'on a relevé verticalement le tronc du fœtus. On peut exécuter cette manœuvre très lentement, de façon à dilater l'orifice vulvaire sans le rompre.

Immédiatement après l'extraction, on soutient l'enfant ou on le donne à soutenir. Si le cordon est sans battement, on le saisit dans une pince à forcipressure et on le coupe entre la pince et le placenta ; s'il bat encore il vaut mieux attendre.

5° INDICATIONS

Les indications de l'extraction artificielle par le siège sont les mêmes que les indications de l'extraction artificielle tête première par le forceps. Elles sont aussi imposées, soit par l'état de l'enfant, soit par l'état de la mère.

Indications tirées de l'état de l'enfant. — Ces indications se manifestent généralement au cours de l'expulsion, alors que le siège est engagé ou même en partie expulsé.

On sait que, dans la présentation du siège, on n'a d'autre moyen d'appréciation de la souffrance du fœtus que les caractères des bruits du cœur. L'émission du méconium est constante, elle est seulement la conséquence de la compression de l'abdomen.

L'extraction du siège se trouve le plus souvent indiquée, après la sortie du siège, alors que l'ombilic est à la vulve, quand le cordon se trouve comprimé. Si, à ce moment, les contractions utérines s'arrêtent, et si les efforts de la femme ne font pas progresser le fœtus, il faut sans hésiter faire des tractions, abaisser les bras et extraire la tête. Tout cela sans perdre de temps.

C'est là l'indication la plus fréquente.

Indications tirées de l'état de la mère. — Comme pour l'application de forceps, on trouve ici des indications à intervenir si la mère est dans un état général grave, si elle est cardiaque, éclamptique, atteinte de maladie aiguë, etc., ou incapable d'efforts.

Pronostic. — L'enfant extrait artificiellement par le siège court beaucoup plus de dangers que l'enfant extrait tête première. Ces dangers proviennent principalement des inspirations prématurées réflexes que le fœtus est poussé à faire dans les voies génitales, sous l'influence des manipulations et des excitations cutanées. La lenteur de l'extraction, conséquence de la résistance des parties molles, peut avoir aussi pour conséquence l'asphyxie du fœtus.

Celui-ci est encore exposé à succomber au cours des manœuvres difficiles tentées pour l'abaissement des bras, abaissement qu'on n'obtient quelquefois qu'au prix d'une fracture.

Pour toutes ces raisons, il faut savoir s'abstenir, le plus qu'il est possible, de toute manœuvre d'extraction au cours de l'accouchement par le siège, jusqu'au moment de l'extraction de la tête, qui, comme on le sait, doit toujours être faite au moyen de la manœuvre de Mauriceau-Pinard.

CHAPITRE V

LA VERSION

Sommaire. — 1° **Version par manœuvres externes** : Version externe
dans la présentation du siège (manuel opératoire, ceinture eutocique), version externe dans la présentation de l'épaule (manuel
opératoire). — 2° **Version par manœuvres internes** : Version
interne dans la présentation de l'épaule (règles générales, description de l'opération), version interne dans les présentations de l'extrémité céphalique, difficultés de la version interne. — 3° **Version
par manœuvres mixtes**.

On désigne sous le nom de version, l'ensemble des manœuvres ayant pour but de ramener au détroit supérieur un des
pôles fœtaux. La version est dite « par manœuvres externes »,
— « par manœuvres internes », — « par manœuvres mixtes ».

1° VERSION PAR MANŒUVRES EXTERNES

La version par manœuvres externes consiste en pressions
exercées avec la main à travers la paroi abdominale, pour
ramener la tête, ou exceptionnellement le siège, au niveau du
détroit supérieur.

La version par manœuvres externes, proposée par Wigand,
accoucheur finlandais, en 1810, n'était pas entrée dans la pratique
à cause de l'imperfection du palper abdominal, qu'on n'utilisait pas
pour le diagnostic ; de plus, on n'avait pas trouvé le moyen de
maintenir le fœtus dans sa nouvelle attitude. En faisant du palper
une méthode d'exploration, et en employant une ceinture spéciale
pour maintenir la présentation, Pinard a fait entrer la version par
manœuvres externes dans la pratique de tous les jours.

La version par manœuvres externes est employée surtout au cours de la grossesse, mais aussi parfois au début du travail, dans l'intervalle des contractions. On fait la version par manœuvres externes dans deux circonstances principales : pour transformer une présentation du siège, ou pour transformer une présentation de l'épaule.

Version externe dans la présentation du siège. — Le moment de choix pour faire évoluer le fœtus est aux environs du huitième mois de la grossesse, c'est-à-dire à une époque où le fœtus est encore assez peu volumineux pour pouvoir évoluer facilement dans l'utérus.

Règles générales. — L'opération, chez la primipare, n'est pas toujours facile, à travers une paroi dont les muscles se contractent et offrent beaucoup de résistance. Il faut savoir ne pas s'obstiner, en cas d'insuccès, et remettre les tentatives de version à un autre jour. Il peut arriver qu'on ne réussisse qu'après plusieurs essais infructueux.

Les pressions doivent être faites avec douceur, au point de laisser à la femme l'impression qu'elle subit un simple examen.

La version sera pratiquée de préférence en dehors du moment de la digestion, après évacuation du rectum et de la vessie.

Il est certainement plus simple de renoncer aux bénéfices de la version par manœuvres externes que d'administrer du chloroforme pour tenter de la mener à bien dans les cas difficiles.

Les difficultés, ou même l'impossibilité de faire la version, se montrent surtout dans les cas de fœtus volumineux et dans les présentations du siège décomplété, mode des fesses. Dans ces cas, il faut renoncer à l'intervention. Il en sera de même en cas de grossesse gémellaire.

Il n'existe aucune observation publiée d'accidents réellement imputables à la version par manœuvres externes.

Manuel opératoire. — La femme couchée est disposée comme lorsqu'on veut pratiquer le palper : on retire l'oreiller, les membres inférieurs sont étendus, ils doivent être souples et légèrement écartés.

L'opérateur se place au niveau de l'ombilic, du côté où se trouve le dos du fœtus. Il va reconnaître le siège et avec les deux mains, posées l'une sur l'autre, cherche à le mobiliser, comme pour l'attirer à lui.

VERSION PAR MANOEUVRES EXTERNES

PRÉSENTATION DU SIÈGE

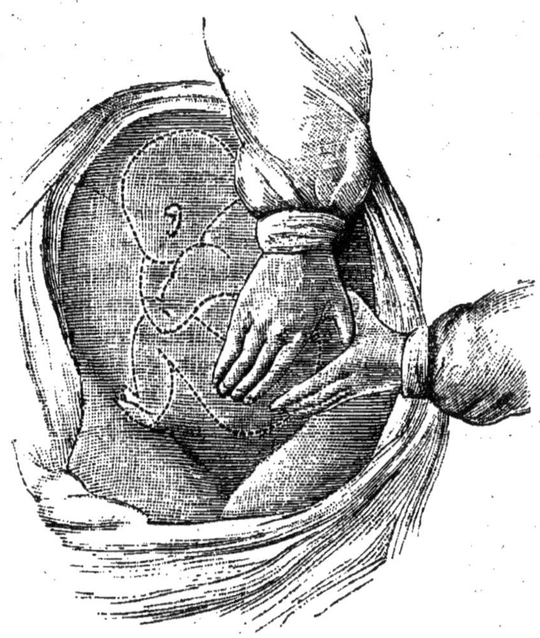

Fig. 138. — A. Pinard.

La mobilisation du siège.

« ...L'opérateur se place au niveau de l'ombilic, du côté où se trouve le dos
« du fœtus. Il va reconnaître le siège et avec les deux mains posées l'une sur
« l'autre cherche à le mobiliser comme pour l'attirer à lui » (page 582).

C'est le temps principal de l'opération, *la mobilisation du siège*.

Quand le siège est mobilisé, on le soulève d'une main, tandis que l'autre main se portant sur la tête, au fond de l'utérus, appuye sur elle et essaye de la faire descendre, pendant qu'on fait remonter le siège.

Ces pressions se font avec douceur et lenteur.

Brusquement, les doigts sentent fuir la partie fœtale avec laquelle ils étaient en contact. La mutation s'est opérée. La tête est en bas. Il ne reste plus qu'à surveiller la présentation, en maintenant quelques jours la femme au lit. On a rarement besoin dans ces cas d'appliquer une ceinture.

Ceinture eutocique. — C'est le nom donné par Pinard à une ceinture de toile, lacée en avant, embrassant la saillie du ventre. Cette ceinture porte en avant, à sa partie interne, deux coussins à air en caoutchouc latéralement situés.

Ces coussins à air communiquent avec un tube muni d'un robinet, et on peut les gonfler à l'aide d'une poire. Ils sont destinés à remplacer les muscles droits de l'abdomen, dont la tonicité est en défaut. Ils maintiennent l'utérus sur les parties latérales, et sous leur action, le fœtus reste longitudinalement placé.

Quand on doit appliquer la ceinture eutocique, on la place, avant l'opération, sous les reins de la femme chez laquelle on va pratiquer la version par manœuvres externes. Lorsque la version est terminée, on gonfle les coussins d'une façon modérée, de telle façon que le gonflement porte principalement sur le coussin qui correspond au plan ventral du fœtus. On interpose entre les coussins et la peau une couche d'ouate (cette précaution est indispensable pour prévenir les compressions et les escarres) et l'on ferme la ceinture en la laçant. La ceinture fermée, on cherche, en introduisant ses doigts, à voir si la contention est suffisante. Dans le cas contraire, on insuffle encore de l'air dans les coussins.

Cette ceinture porte en arrière des courroies que l'on règle par des boucles aux dimensions nécessaires.

La ceinture placée doit être conservée jour et nuit, jusqu'à ce que l'on juge la présentation fixée d'une façon suffisante.

L'emploi de cette ceinture a permis de conserver les bénéfices obtenus par la version externe. Elle est très utile chez les femmes ayant une paroi utérine et une paroi abdominale sans tonicité.

Ces conditions se trouvent surtout réalisées chez les grandes multipares ayant une présentation de l'épaule.

Version externe dans la présentation de l'épaule. — Quand l'épaule se présente, elle se trouve située au niveau du détroit supérieur. La tête n'est par conséquent pas très loin, elle est dans l'une ou dans l'autre fosse iliaque. On sait que pendant la grossesse le dos du fœtus est toujours en avant.

Dans ces conditions, la version externe est des plus simples, il suffit de pousser la tête, pour la ramener de la fosse iliaque au détroit supérieur.

Manuel opératoire. — Il est à peu près le même que précédemment. La femme est disposée de la même façon, et l'opérateur se place près du côté de la femme, opposé à la fosse iliaque où se trouve la tête fœtale.

Des deux mains, il va chercher à mobiliser cette tête. Cette mobilisation se fait sans difficultés. Dès qu'elle est constatée, une main attire la tête vers le détroit supérieur, pendant que l'autre main va au fond de l'utérus repousser le siège vers la ligne médiane.

La version s'effectue toujours ; ce qui est difficile, c'est de maintenir la transformation obtenue.

Dans ce but, il faut fermer la ceinture immédiatement après la version.

Le gonflement des coussins à air sera toujours inégal, plus accentué du côté correspondant au plan ventral du fœtus.

On devra ultérieurement surveiller la femme, et pratiquer fréquemment le palper pour voir si la présentation de l'épaule ne s'est pas reproduite. La version par manœuvres externes a fait, pour ainsi dire, disparaître de la pratique les présentations de l'épaule. Celles-ci, non diagnostiquées pendant la grossesse et non traitées, sont aujourd'hui désignées sous le nom de *présentations de l'épaule négligées*.

La version externe pour présentation de l'épaule est encore possible au début du travail, dans l'intervalle des contractions, avant la rupture des membranes. Dans ces circonstances, on peut, après version externe, placer une ceinture. Mais celle-ci est généralement moins bien supportée pendant le travail. Si

VERSION PAR MANOEUVRES EXTERNES

PRÉSENTATION DE L'ÉPAULE

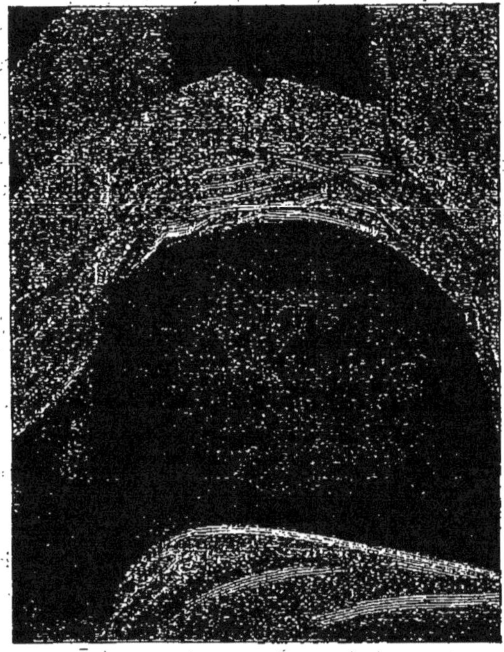

Fig. 139.

La tête est dans la fosse iliaque gauche.

« ...Dans ces conditions, la version externe est des plus simples, il suffit de
« pousser la tête, pour la ramener de la fosse au détroit supérieur » (page 585).

VERSION PAR MANOEUVRES EXTERNES

PRÉSENTATION DE L'ÉPAULE

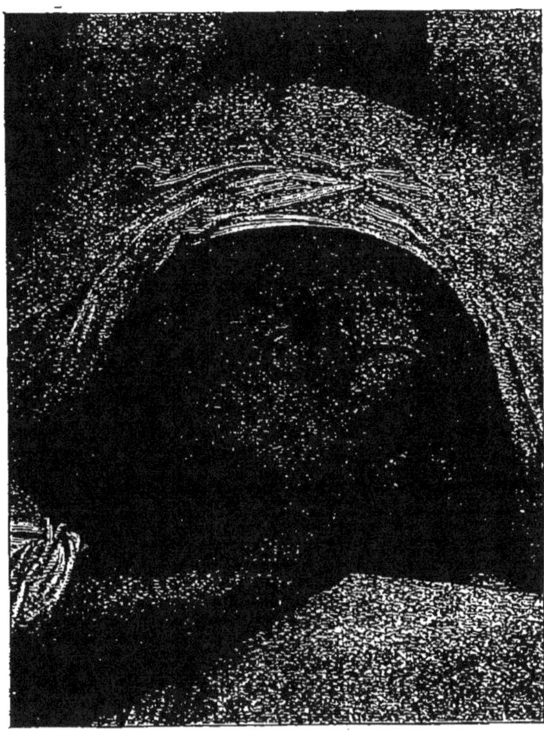

Fig. 140.

La version externe.

« ...L'opérateur se place près du côté de la femme opposé à la fosse iliaque
« où se trouve la tête fœtale...
« Des deux mains, il va chercher à mobiliser cette tête.
« Dès que cette mobilisation est constatée, une main attire la tête vers le
« détroit supérieur, pendant que l'autre main va au fond de l'utérus repousser
« le siège vers la ligne médiane » (page 585)

VERSION PAR MANOEUVRES EXTERNES

PRÉSENTATION DE L'ÉPAULE

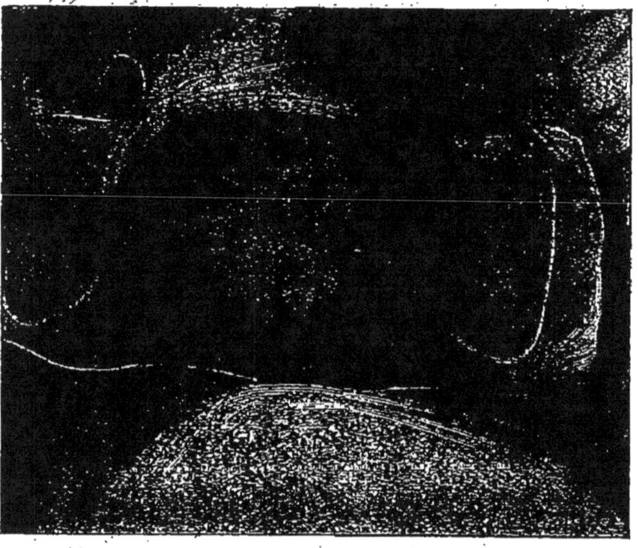

Fig. 141.

*La tête est ramenée au détroit supérieur. On la maintient jusqu'à
la fermeture de la ceinture.*

« ...Quand on doit appliquer la ceinture eutocique, on la place, avant l'opéra-
« tion, sous les reins de la femme... On gonfle les coussins d'une façon modé-
« rée, de telle façon que le gonflement porte principalement sur le coussin qui
« correspond au plan du fœtus » (page 584).

VERSION PAR MANOEUVRES EXTERNES

PRÉSENTATION DE L'ÉPAULE

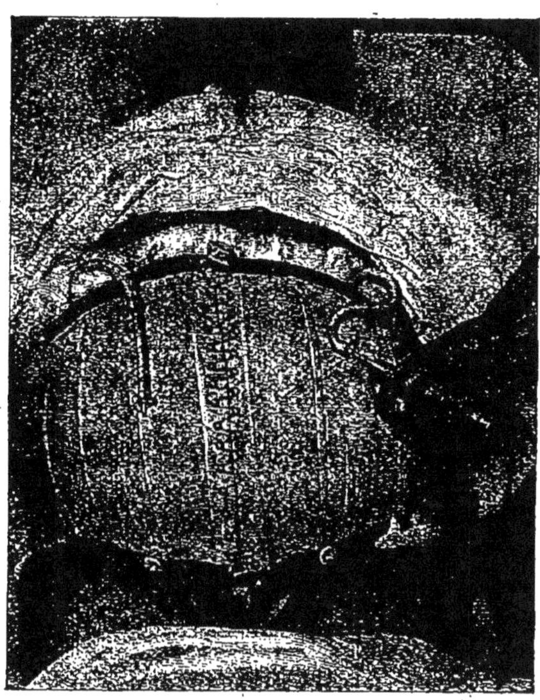

Fig. 142.

La ceinture en place.

« ... La ceinture fermée, on cherche, en introduisant les doigts, à voir si la
« contention est suffisante. Dans le cas contraire, on insuffle encore de l'air
« dans les coussins » (page 584).

on est obligé de l'enlever au cours de ce travail, on peut, en faisant maintenir la tête en bonne place, rompre les membranes pour obtenir sa fixation définitive.

2° VERSION PAR MANŒUVRES INTERNES

La version par manœuvres internes a pour objet, à l'aide de la main introduite dans l'utérus, d'aller chercher et de ramener le siège avec un ou deux pieds au détroit supérieur. D'où le nom qu'on lui donne aussi de « version podalique ». Le pied, et avec lui le siège, étant ramenés au détroit supérieur, on pratique une « extraction du siège ». La version par manœuvres internes peut donc être regardée comme une opération préparatoire d'une extraction par le siège (1).

La version par manœuvres internes se pratique dans l'une des deux circonstances suivantes : ou le fœtus se présente par l'épaule, ou bien il se présente par l'extrémité céphalique.

Version interne dans la présentation de l'épaule. — Au moment de l'intervention, le fœtus a une épaule au détroit supérieur, la tête dans une fosse iliaque, le siège dans le flanc du côté opposé. Le dos est parfois situé en avant, mais, sous l'influence des contractions utérines, il peut être maintenu en arrière (il n'est donc pas, au cours du travail, toujours en avant, comme pendant la grossesse).

Il est essentiel de savoir, avant d'opérer, s'il s'agit d'une dorso-antérieure, ou d'une dorso-postérieure.

Règles générales. — Il faut, pour pouvoir opérer, que certaines conditions indispensables soient remplies :

1° Il faut que l'orifice du col soit complètement dilaté ;

2° Il faut que les membranes soient rompues, mais que l'utérus ne soit pas rétracté sur le fœtus.

Ces conditions sont nécessaires pour l'évolution et l'extraction du fœtus.

L'introduction de la main doit être faite suivant certaines

----

(1) Il est préférable de ne pas conserver l'expression de « version céphalique » qui indique une manœuvre inusitée et, en somme, peu praticable.

règles. Le but de l'opération étant d'aller saisir un pied pour le ramener au détroit supérieur, il faut se souvenir que la main qui opère est obligée d'aller et de revenir par le même chemin. Tenant le pied, elle ne peut revenir que en suivant le plan ventral ou latéral du fœtus. Il faut donc qu'elle aille vers le pied sans passer par le dos du fœtus, *en évitant le dos*.

Il faut, si le dos est en avant, que la main passe en arrière du fœtus, — si le dos est en arrière, la main doit passer en avant du fœtus.
L'oubli de cette règle conduit l'opérateur, qui a passé par le dos, à tordre la colonne vertébrale du fœtus. L'évolution ne peut se terminer.

La main ne peut pénétrer et progresser dans l'utérus que dans *l'intervalle* des contractions. Au moment où la contraction survient, la main est extrêmement serrée par l'utérus, et elle ne tarde pas à s'engourdir.

Farabeuf et Varnier indiquent, comme la plus commode pour opérer, la main de même nom que la main procidente du fœtus.

Extérieurement, pendant que la main interne pénètre, l'autre main de l'opérateur doit soutenir le fond de l'utérus énergiquement, afin d'éviter les tiraillements du segment inférieur et des attaches vaginales de l'organe. En outre, cette main externe, appuyant sur le siège du fœtus, l'abaisse et rend ainsi plus accessibles les membres inférieurs.

Le choix du pied doit être fait avec attention. On sait que, pour la facilité de l'extraction terminale du siège, il est avantageux d'avoir le pied antérieur, ou les deux pieds. mais qu'il est défavorable de tirer par le pied postérieur.

D'après les expérimentations de Farabeuf et Varnier, pour saisir le pied qui sera antérieur au moment de l'extraction, il faut choisir le pied de *même nom* que l'épaule qui se présente, s'il s'agit d'une *dorso-antérieure*, — et le pied de *nom contraire*, s'il s'agit d'une *dorso-postérieure*.

Il semble qu'avec le bon pied, non seulement l'extraction, mais aussi l'évolution du fœtus soient plus aisées

On fera bien de se munir d'un lac, qui sera placé à l'aide d'un nœud coulant sur le bras procident de l'enfant. Ce sera un bras de moins à abaisser, au moment de l'extraction. On

Wallich. — 5ᵉ édit. 38

VERSION PAR MANŒUVRES INTERNES

PRÉSENTATION DE L'ÉPAULE (DORSO-ANTÉRIEURE)

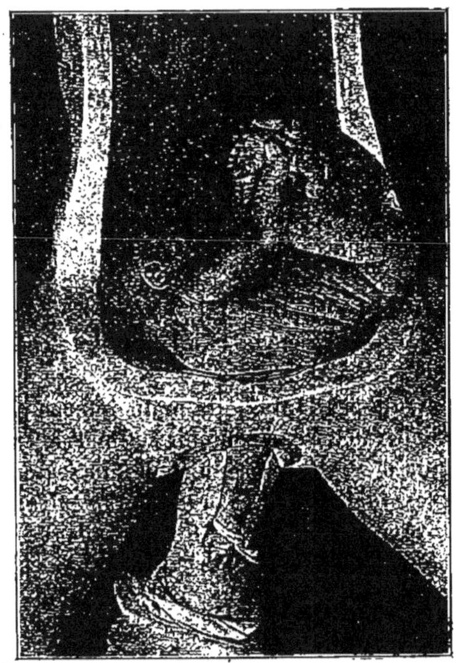

Fig. 143.

*Le bon pied, pied antérieur pour l'extraction, est de même nom
que l'épaule qui se présente.*

Epaule gauche, pied gauche.

VERSION PAR MANOEUVRES INTERNES

PRÉSENTATION DE L'ÉPAULE (DORSO-POSTÉRIEURE)

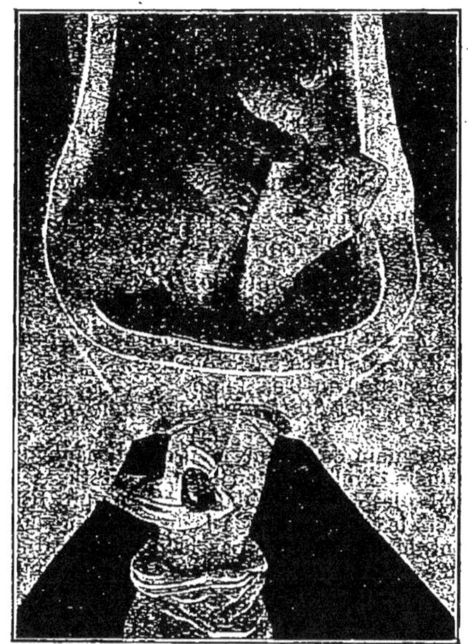

Fig. 144.

Le bon pied, pied antérieur pour l'extraction, est le pied de nom contraire à celui de l'épaule qui se présente.

Epaule droite, pied gauche.

doit donc provoquer cette procidence, si elle ne s'est pas produite spontanément.

Il sera utile de disposer de linges ou de compresses de gaze stérilisés ou bouillis, pour mieux saisir les parties fœtales quand elles arriveront à l'extérieur.

Chaque fois qu'on le pourra, il vaudra mieux faire administrer du chloroforme.

Description de l'opération. — La femme est placée au bord du lit, les membres inférieurs écartés et fléchis sont maintenus par deux aides ou posés sur deux chaises. On fait une toilette vulvaire et une injection vaginale. L'opérateur se lave les avant-bras et même la partie inférieure des bras qui peuvent être en contact avec les organes génitaux quand il faut pénétrer profondément, puis il se met des gants stérilisés. On recouvrira le ventre de la femme de champs stérilisés pour que la main externe ne soit pas souillée.

On place un lac sur le membre procident, en le fixant par un nœud coulant et on confie ce lac à un aide.

On a divisé l'opération en trois temps :

Le premier temps, c'est *l'introduction de la main et la saisie d'un pied.*

On introduit la main de même nom que l'épaule du fœtus procidente. Cette main s'introduit en cône, et n'est vaselinée que sur la surface dorsale, les parties fœtales n'étant que trop glissantes. Elle se dirige vers le flanc opposé à la fosse iliaque où se trouve la tête, en passant bien entendu, par le plan ventral ou latéral du fœtus. La main externe a soutenu l'utérus pendant toute cette phase de l'opération.

Le deuxième temps de l'opération, c'est *l'évolution*. Le pied choisi est saisi, et on n'a qu'à l'attirer vers le détroit supérieur, l'évolution se fait toute seule. Il ne reste qu'à faire l'extraction du siège.

Le troisième temps, c'est *l'extraction du siège*. On doit agir avec calme et lenteur dans toute la phase opératoire, qui précède le moment où l'ombilic paraît à la vulve. Mais à partir de ce moment, le fœtus asphyxie et il est nécessaire de se hâter jusqu'à la sortie de la bouche. On a le droit de ne plus se presser pour extraire la tête, à partir du moment où le fœtus peut respirer, lorsque sa bouche est à l'extérieur.

L'enfant est reçu par un aide dans une serviette chaude, puis on lie le cordon lorsque les battements ont cessé.

Version interne dans les présentations de l'extrémité céphalique. — Le manuel opératoire est le même que précédemment.

VERSION PAR MANOEUVRES INTERNES

PRÉSENTATION DE L'EXTRÉMITÉ CÉPHALIQUE

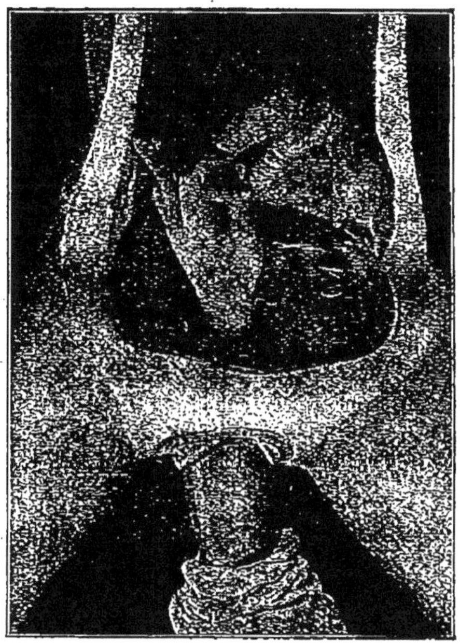

Fig. 145.

La main entraine le bon pied, ce pied antérieur est de nom **contraire** *au nom de la position.*

OIGT, pied droit.

L'introduction de la main et la saisie du pied se font suivant les mêmes règles. La main suit le plan ventral du fœtus et va au fond de l'utérus chercher le pied antérieur ou les deux pieds. Le pied antérieur pour l'extraction est le pied de nom contraire à la position de l'occiput, c'est-à-dire pied droit pour une position gauche, — pied gauche pour une position droite.

L'évolution s'accomplit d'elle-même, quand la main tenant le pied revient au détroit supérieur.

L'extraction ne présente aucune particularité.

Difficultés de la version. — Ces difficultés n'ont souvent d'autre origine que des fautes opératoires. Les difficultés du *premier temps*, dans l'introduction de la main et la saisie d'un pied, peuvent provenir de ce qu'on veut pénétrer de force dans un utérus vide ou tétanisé, et en ce cas on s'expose à le rompre.

On arrive à tordre la colonne vertébrale du fœtus, si la main passe par où elle ne doit pas passer, c'est-à-dire si elle ne sait pas éviter le dos du fœtus.

Les difficultés du *deuxième temps*, du temps de l'évolution, viennent de ce qu'on opère trop tard dans un utérus vidé et rétracté, dans lequel l'évolution n'est plus possible. On doit s'interdire d'agir avec force, et de se mettre à deux pour mobiliser le fœtus De telles manœuvres doivent être interdites. Il vaut mieux faire le sacrifice d'un fœtus irrémédiablement perdu que de rompre l'utérus.

Les difficultés du *troisième temps* ou de l'extraction peuvent tenir, soit à la disproportion entre les parties fœtales et les dimensions du bassin, soit résulter de fautes opératoires.

Si les tractions sur le tronc sont faites d'une façon inopportune, après que la pointe de l'omoplate a paru sous le pubis, on produit l'enclavement de la tête entre les bras relevés. Le désenclavement est parfois très difficile à obtenir, on observe au cours de ces manœuvres des fractures du membre supérieur ou la mort du fœtus.

Les difficultés pour l'extraction de la tête peuvent aussi survenir quand le menton est tourné en avant, accroché sur le pubis ; cet accident ne peut être que la conséquence de manœuvres intempestives sur la tête ou sur le tronc qu'on a déplacé de son attitude naturelle, dans laquelle le dos regarde à droite ou à gauche directement.

3º VERSION PAR MANŒUVRES MIXTES

Cette opération, proposée par Braxton Hicks, n'est employée qu'au cours du travail ; on cherche à modifier l'attitude du fœtus, au moyen de manœuvres externes et au moyen de manœuvres internes, à l'aide des doigts introduits dans l'orifice du col perméable mais insuffisamment dilaté.

La version par manœuvres mixtes a rendu des services dans la thérapeutique des hémorragies dues au placenta prævia (voir Dystocie d'origine ovulaire), mais elle est très dangereuse pour le fœtus. Celui ci, sous l'influence des attouchements qu'il subit, est incité à faire des inspirations prématurées, alors que la dilatation insuffisante ne permet pas son extraction immédiate.

DEUXIÈME PARTIE

LES EMBRYOTOMIES

EMBRYOTOMIE CÉPHALIQUE
BASIOTRIPSIE

SOMMAIRE. — 1º **Les embryotomies céphaliques** : Crâniotomie, céphalotripsie, basiotripsie. — 2º **Le basiotribe Tarnier** : Description de l'instrument. — 3º **Manuel opératoire** : Premier temps (perforation), deuxième temps (premier broiement), troisième temps (second broiement), quatrième temps (extraction). — 4º **Technique de l'opération.** — 5º **Indications et résultats.** — 6º **Basiotripsies atypiques** : Basiotripsie sur la face, sur la tête dernière, sur le tronc.

1º LES EMBRYOTOMIES CÉPHALIQUES

On désigne sous le nom d'embryotomies des mutilations pratiquées sur le fœtus pour réduire son volume.

L'embryotomie portant sur la tête est désignée sous le nom d'embryotomie « céphalique », l'embryotomie portant sur la colonne vertébrale est désignée sous le nom d'embryotomie « rachidienne ».

L'embryotomie céphalique peut être faite par la « crâniotomie », par la « céphalotripsie », ou enfin par une opération réunissant les deux précédentes, « la basiotripsie », laquelle est unanimement adoptée dans la pratique française. La crâniotomie et la céphalotripsie n'ont plus à l'heure actuelle qu'un intérêt historique.

Crâniotomie. — La crâniotomie se pratiquait avec des ciseaux tranchants sur leurs bords externes, ayant la propriété

de sectionner en s'ouvrant, ces ciseaux sont connus sous le
nom de « ciseaux de Smellie ». Par l'orifice produit, on obtenait l'évacuation de la matière cérébrale, cette pratique avait
constitué un progrès sur les anciens « tire-têtes ».

Céphalotripsie. — La céphalotripsie était une opération pénible, difficile, dans laquelle on cherchait à broyer la tête entre
les branches du *céphalotribe,* sorte de forceps.

Sous l'influence de la pression exercée par l'instrument, la
tête s'échappait des branches, comme un noyau de cerise pincé
entre les doigts, et l'on devait réduire cette tête en plusieurs
séances (céphalotripsie à séances répétées). On comprendra les
dangers de rupture utérine et d'infection puerpérale, quand,
avant la méthode antiseptique, on était obligé de réduire le
fœtus à l'aide d'instruments comme le céphalotribe de Baudelocque neveu, inventé en 1830, ou celui de Bailly, ou enfin avec
l'un des divers cranioclastes employés à l'étranger.

Basiotripsie. — L'invention du basiotribe par Tarnier, en
1883, est venue, conjointement avec la méthode antiseptique,
mettre fin aux difficultés et aux dangers qui menaçaient la
femme, chez laquelle on devait pratiquer une embryotomie
céphalique.

Le basiotribe a été ainsi nommé parce qu'il permet de broyer
la base du crâne.

2º LE BASIOTRIBE TARNIER

Description de l'instrument. — Le premier modèle décrit
par Tarnier reste le plus simple et le meilleur de tous les
basiotribes, plus ou moins modifiés par la suite.

L'instrument est composé de trois parties s'articulant les
unes avec les autres : — le perforateur, — la branche gauche,
— la branche droite ; toutes ces parties sont réunies par une
vis de pression.

Perforateur. — Le perforateur ou branche médiane est une solide
tige métallique, portant un pivot à sa partie moyenne et se terminant supérieurement par une pointe en forme de lance.

LE BASIOTRIBE TARNIER

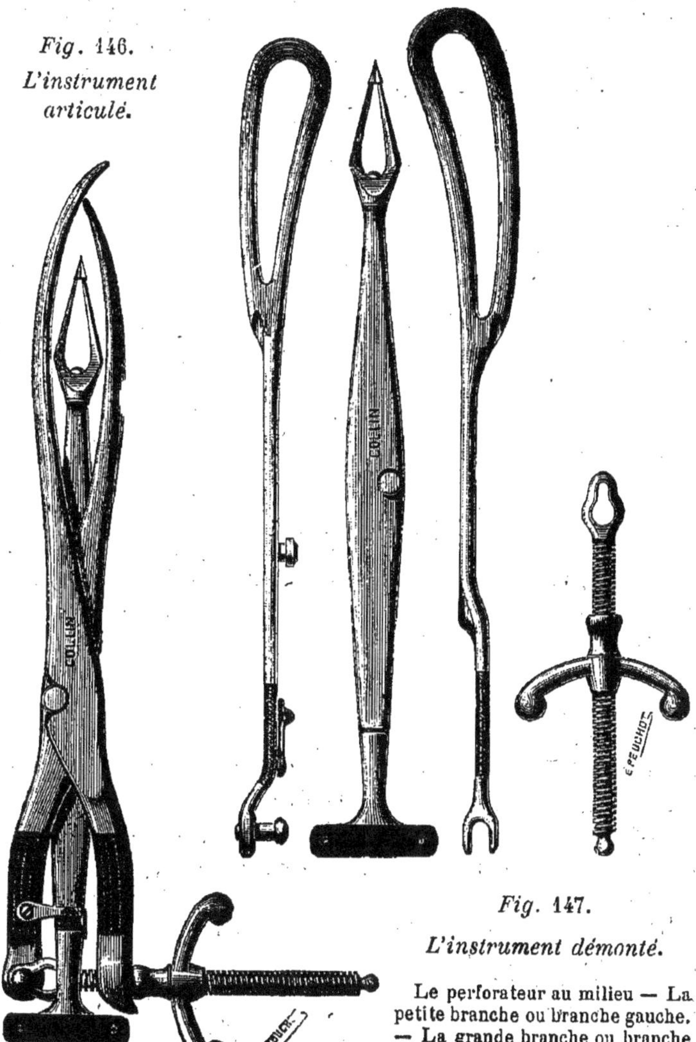

Fig. 146.
L'instrument
articulé.

Fig. 147.

L'instrument démonté.

Le perforateur au milieu — La
petite branche ou branche gauche.
— La grande branche ou branche
droite. — La vis.

Branches. — Les branches rappellent assez dans leur aspect général les branches du forceps. Elles en diffèrent pourtant, par leur solidité et leur épaisseur plus considérable, par leur courbure pelvienne très peu marquée, par leur inégalité, la branche gauche étant plus courte que la branche droite. Enfin, elles s'articulent à la fois entre elles et avec le perforateur.

La branche gauche, la plus courte, est destinée à être placée dans la partie gauche du bassin. Elle doit être tenue de la main gauche. Elle porte un pivot pour s'articuler avec la branche droite, mais aussi une encoche destinée à recevoir le pivot du perforateur Cette branche porte, en outre, un verrou destiné à la fixer au perforateur, et un pivot à l'extrémité du manche pour recevoir la vis de pression.

La branche droite, un peu plus longue, est destinée à être placée dans la partie droite du bassin. Elle porte une encoche pour loger le pivot de la branche gauche, elle est aussi munie à l'extrémité de son manche d'un pivot pour recevoir la vis de pression.

Vis de pression. — C'est une tige métallique munie d'un pas de vis sur laquelle court un écrou à larges ailettes. Cette vis se termine par un anneau pouvant se fixer sur le pivot de l'extrémité des manches. En vissant l'écrou, on rapproche les deux manches du perforateur, ce qui entraîne le broiement des parties saisies dans les cuillères.

3° MANUEL OPÉRATOIRE

L'opération comprend quatre temps : 1° perforation ; 2° placement de la branche gauche et premier broiement ; 3° placement de la branche droite et deuxième broiement ; 4° extraction.

Premier temps. – Perforation. — Pour pratiquer la perforation, il faut que la tête soit fixée et rigoureusement maintenue par la pression extérieure des deux mains d'un aide. Si on néglige de faire maintenir la tête, on ne peut arriver à y faire pénétrer le perforateur, on la repousse en tiraillant le segment inférieur de l'utérus, et on s'expose à voir le perforateur glisser en faisant des échappées dangereuses pour les parties maternelles.

La tête étant donc fixée solidement, on peut commencer la perforation.

La main gauche est introduite dans le vagin, jusque sur la tête fœtale. Le perforateur est tenu de la main droite, on l'introduit doucement la pointe glissant, sans la quitter, sur la surface palmaire de la main gauche.

Quand le perforateur est parvenu, au niveau de la tête, sur le point choisi (généralement sur la ligne médiane un peu en avant du milieu de cette ligne), — d'une petite poussée, on pique, de façon à faire pénétrer la pointe ; puis, en appuyant le perforateur, on lui fait exécuter de petits mouvements sur place, de droite à gauche et de gauche à droite. On termine en faisant pénétrer le perforateur par de véritables mouvements de vrille.

On ne peut acquérir que par l'expérience la notion de la force à employer. Il faut en employer suffisamment pour perforer, mais en même temps il convient d'être maître de son instrument et de ne pas lui permettre des échappées dangereuses.

Une sensation de résistance vaincue, et souvent, un écoulement de matière cérébrale annoncent que le perforateur, libre en tous sens, a pénétré dans la cavité crânienne. La pointe du perforateur est conduite au contact des os et simplement piquée dans la paroi crânienne, opposée à celle qu'il vient de perforer. Le perforateur est dès lors confié à un aide qui n'a qu'à le maintenir, tel qu'on le lui remet, au contact de la partie osseuse.

REMARQUE. — Il est très important que le perforateur ne soit pas déplacé, car les branches ne peuvent broyer que ce qui est dans le plan du perforateur. Le broiement le plus complet s'obtient, quand le perforateur passe par le centre de cette sphère irrégulière que forme le crâne. Dans ce cas, les branches broient tout un méridien.

Si le perforateur, au lieu de marquer un des diamètres de la sphère, n'en marque qu'un arc, le broiement ne porte que sur un segment de tête, et il peut être alors tout à fait insuffisant. Dans ce dernier cas, il faut tout recommencer.

Au temps où l'on pratiquait la basiotripsie sur l'enfant vivant, on voit quelles pouvaient être les conséquences d'un broiement incomplet : l'extraction d'un enfant, ayant la tête à moitié broyée et vivant. Dans le but d'éviter les souffrances à l'enfant et un spectacle semblable, il était alors recommandé de dilacérer en tous sens la matière cérébrale à l'aide du perforateur, avant de commencer le broiement.

Deuxième temps. — Introduction de la branche gauche et premier broiement. — La branche gauche, la plus courte, doit

LA BASIOTRIPSIE

GAUCHE TRANSVERSALE

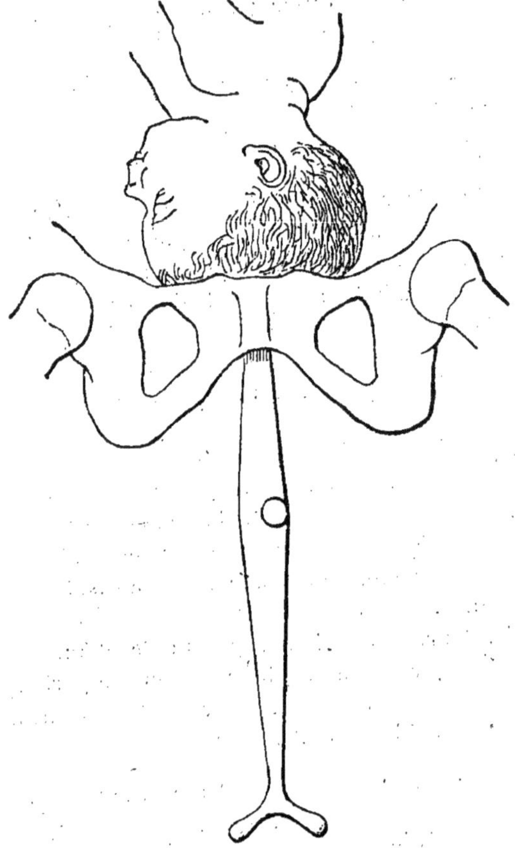

Fig. 148. — A. Pinard.

Premier temps : Placement du perforateur.

« ...Pour pratiquer la perforation, il faut que la tête soit maintenue par la
« pression extérieure des deux mains d'un aide » (page 604).

EXERCICES SUR LE MANNEQUIN

BASIOTRIPSIE

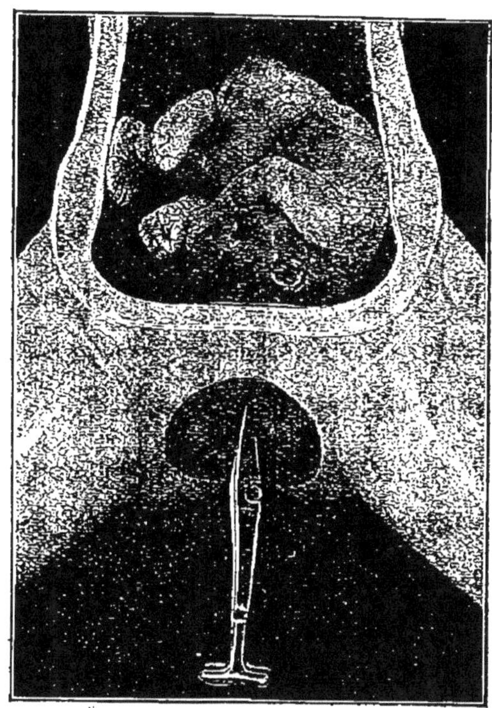

Fig. 149.

La perforation.

« ...Quand le perforateur est parvenu au niveau de la tête sur le point choisi
« (généralement sur la ligne médiane, un peu en avant du milieu de cette
« ligne), on pique, puis en appuyant le perforateur, on lui fait exécuter de
« petits mouvements sur place, de gauche à droite et de droite à gauche. On
« termine en faisant pénétrer le perforateur par de véritables mouvements de
« vrille » (page 605).

WALLICH. — 5ᵉ édit.   39

LA BASIOTRIPSIE

GAUCHE TRANSVERSALE

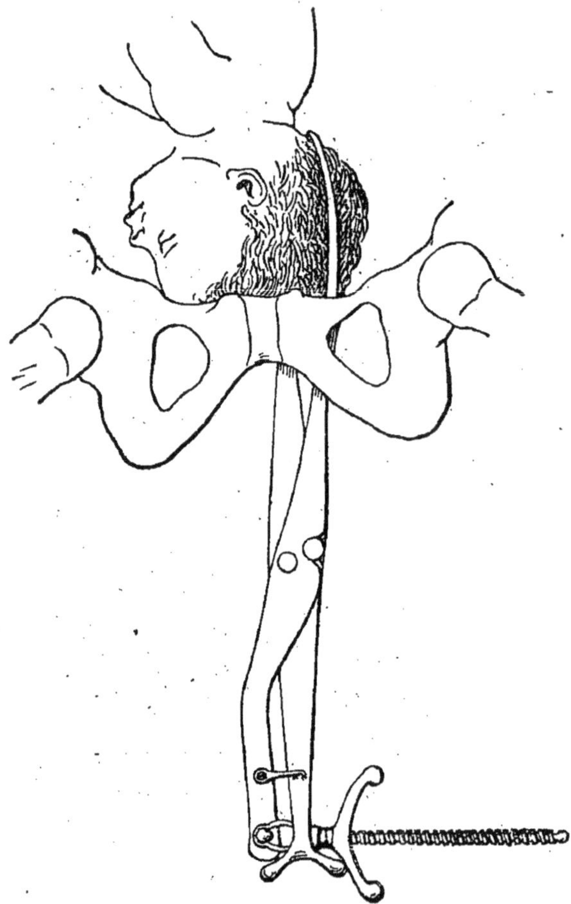

Fig. 150. — A. Pinard.

Deuxième temps : Le premier broiement.

La branche gauche tenue de la main gauche est toujours introduite à gau.
che ; elle ne doit pas être placée directement à gauche mais à gauche et un
peu en arrière.

EXERCICES SUR LE MANNEQUIN

BASIOTRIPSIE

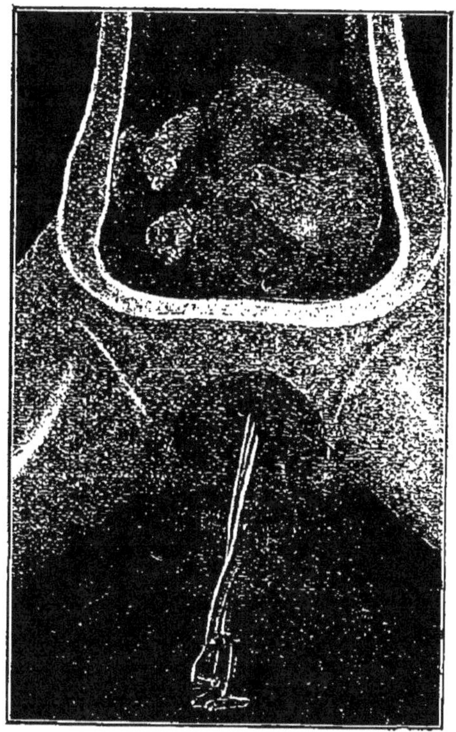

Fig. 151.

Articulation avec le perforateur.

« ...Dans ce but, sans changer le perforateur de place, on l'oriente de façon
« à diriger son pivot vers l'encoche de la branche gauche, et on articu'e.
 « Le rapprochement des manches a entraîné un rapprochement de la cuillère
« et du perforateur, ce qui a pour conséquence le broiement de toutes les parties
« fœtales intercalées. C'est le premier broiement » (page 610).

toujours être placée à gauche, tenue de la main gauche. On l'introduit, précédée d'une main guide, comme une branche de forceps, et on la conduit jusqu'au détroit supérieur. Elle ne doit pas être placée directement à gauche, à l'extrémité du diamètre transverse du bassin, mais à gauche et en arrière, au niveau de l'articulation sacro-iliaque gauche.

Cette situation de la cuillère, un peu plus en arrière, aura pour conséquence de placer la deuxième branche à l'extrémité opposée du diamètre oblique du bassin, c'est-à-dire à droite et en avant, de cette façon les branches du basiotribe saisissent un segment de tête suffisant. Cette prise, suivant un diamètre oblique, est surtout nécessaire quand la tête trop volumineuse est rejetée en avant du pubis par la saillie du promontoire.

La cuillère gauche placée, il faut l'articuler avec le perforateur. Dans ce but, sans changer le perforateur de place, on l'oriente de façon à diriger son pivot vers l'encoche de la branche gauche, et on articule.

Le perforateur et la branche gauche articulés, il faut amener au contact, rapprocher le manche de la branche et le manche du perforateur, puis on les réunit par le petit verrou. Le rapprochement des manches a entraîné un rapprochement de la cuillère et du perforateur, ce qui a eu pour conséquence le broiement de toutes les parties fœtales intercalées. C'est le premier broiement.

On distingue habituellement un grand et un petit broiement, suivant la masse des parties à broyer

Si, par exemple, c'est l'occiput qui se trouve compris entre le perforateur et la branche gauche, il faudra pour le réduire, un *petit broiement*, tandis que pour réduire la partie restante du crâne qui sera comprise entre le perforateur et la branche droite, partie plus volumineuse, on fera un *grand broiement*.

Le petit broiement peut s'effectuer le plus souvent par le seul effort de la main, en étreignant le perforateur et la branche. D'autres fois, même pour le petit broiement, il faut adapter la vis de pression. Celle-ci est toujours nécessaire pour effectuer le grand broiement.

On voit donc que, suivant les circonstances, le premier broiement est un grand ou un petit broiement. Petit broiement quand l'occiput est à gauche, — grand broiement, quand l'occiput est à droite.

Le premier broiement effectué, le verrou étant fermé, la tête se trouve solidement pincée entre le perforateur et la branche qu'on peut laisser pendre, sans qu'il soit besoin de les maintenir, et on continue l'opération.

Troisième temps. — Introduction de la branche droite et second broiement. — Le second broiement s'effectue à l'aide de la branche droite. Celle-ci s'introduit à droite, tenue de la main droite, comme une branche de forceps, elle est conduite jusqu'au détroit supérieur. Cette branche doit être orientée de façon à diriger son encoche vers le pivot de la branche gauche, puis on articule.

Il reste encore à faire le broiement, le second broiement.

Le second broiement s'obtient par le rapprochement de la deuxième branche avec le perforateur articulé à la branche gauche. Ce rapprochement ne peut être obtenu généralement que par la vis de pression rapprochant l'une de l'autre la branche gauche et la branche droite.

Le second broiement, comme le premier, peut être un petit ou un grand broiement, suivant l'importance des parties pincées par la branche droite.

Au cours de chaque broiement, on voit la matière cérébrale s'écouler le long de l'instrument.

Après le second broiement, la tête est réduite, il reste à l'extraire.

Quatrième temps. — Extraction. — L'extraction de la tête broyée doit se faire sans difficultés, sans violences. Le fœtus, corps étranger, doit être suffisamment réduit pour n'entraîner la production d'aucune lésion maternelle. Si les tentatives d'extraction bien dirigées ne réussissent pas à faire descendre la tête, c'est que le broiement est insuffisant. Dans ce cas, il faut retirer l'instrument et faire de nouveaux broiements. Mais cela ne doit être tenté qu'après échec des manœuvres d'extraction, qui sont un peu spéciales.

L'extraction comprend, comme la sortie naturelle de la tête, l'engagement, la rotation, le dégagement.

L'engagement est impossible sans modifier l'orientation de la tête broyée.

Après la basiotripsie, la tête est aplatie en une sorte de galette dirigée dans le sens antéro-postérieur, butant contre le pubis en avant, et contre le promontoire en arrière.

LA BASIOTRIPSIE

GAUCHE TRANSVERSALE

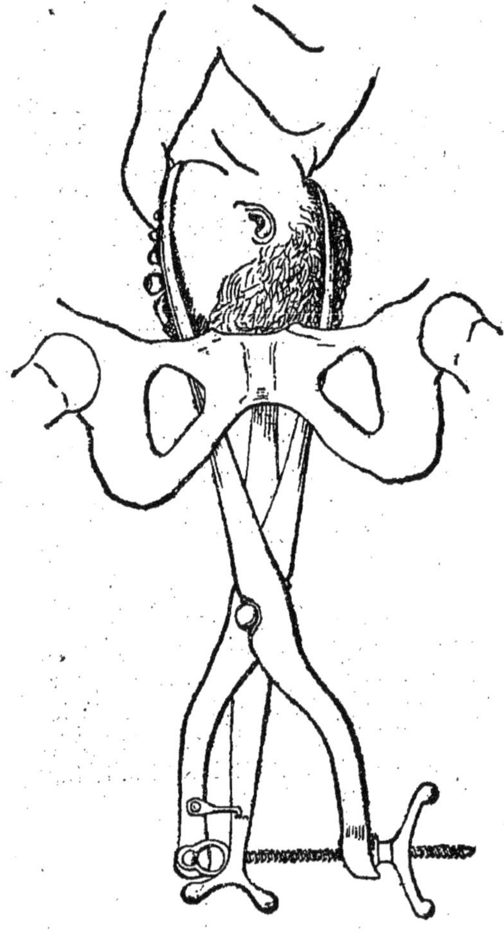

Fig. 152. — A. Pinard.

Troisième temps. — Le second broiement.

« ...Le second broiement s'effectue à l'aide de la branche **droite**. Celle-ci s'introduit à droite, tenue de la main droite, elle est orientée de façon à diriger son encoche vers le pivot de la branche gauche et on articule » (page 611).

EXERCICES SUR LE MANNEQUIN

BASIOTRIPSIE

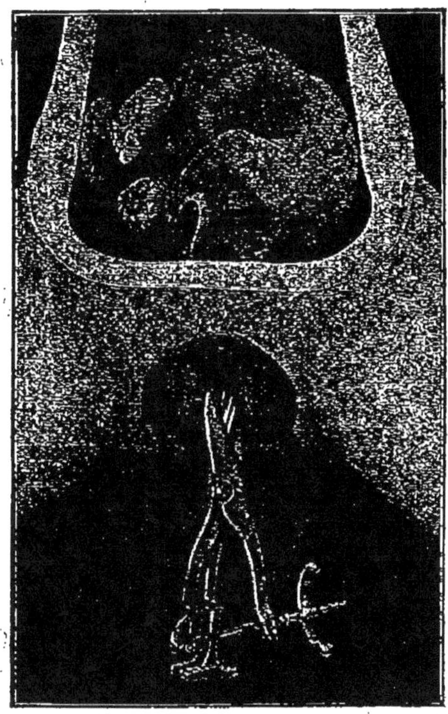

Fig. 153.

Le second broiement.

« … Le second broiement s'accomplit avec l'aide de la vis de pression, qui
« rapproche l'une de l'autre les deux branches droite et gauche. Après le second
« broiement la tête est réduite, il ne reste qu'à l'extraire » (page 611).

La tête aplatie ne peut être entraînée dans l'excavation que si l'on fait exécuter un quart de tour au basiotribe, afin de ramener l'occiput en avant. Grâce à cette manœuvre, la tête aplatie peut descendre dans le grand diamètre transverse du bassin.

Après ce changement d'orientation, la tête descend très facilement et elle peut être entraînée jusqu'au niveau de la fente pubo-coccygienne.

La rotation devient alors nécessaire car le gâteau formé par la tête aplatie ne peut sortir en travers de la fente pubo-coccygienne. Il faut donc remettre la tête dans la situation qu'elle avait au détroit supérieur, après la basiotripsie, c'est-à-dire qu'il faut l'orienter dans le sens antéro-postérieur, avec l'occiput sur un des côtés.

S'il s'agissait d'une position gauche, on tourne le basiotribe vers la gauche, — s'il s'agissait d'une position droite, on fait tourner le basiotribe vers la droite, pour ramener l'occiput du côté du dos du fœtus.

Après cette **rotation**, on peut dégager la tête sans difficultés.

Le dégagement s'effectuera à travers les orifices coccy-pubien et vulvaire, en relevant l'instrument afin de faire dégager le gâteau céphalique par une évolution autour du pubis.

En somme, l'extraction de la tête broyée doit comprendre deux rotations, l'une précédant l'engagement, l'autre précédant le dégagement.

Quand la tête est dehors avec le basiotribe qu'on doit laisser appliqué sur elle, il reste à extraire le tronc.

L'extraction des épaules, en cas d'étroitesse pelvienne, peut présenter certaines difficultés.

Ribemont-Dessaigne a décrit une manœuvre par laquelle, en cas de difficultés pour la sortie des épaules, on va avec la main chercher successivement un bras, puis l'autre.

4º TECHNIQUE DE L'OPÉRATION

La femme doit être anesthésiée. Il faut donc opérer avec un aide pour le chloroforme, un second aide pour tenir la tête pendant la perforation, et un troisième pour tenir le perforateur pendant le placement de la branche gauche.

La femme est placée en travers du lit, on aseptise la vulve et le vagin. L'opération s'exécute très bien avec les mains gantées.

On introduit la main gauche, pour aller chercher le point à perforer. Ce point sera situé sur la ligne médiane et plus rapproché du pubis que du promontoire.

Il est surtout utile de perforer en un point rapproché du pubis, quand le bassin est étroit et que la tête surplombe au-dessus du pubis, parce que le perforateur, introduit plus en arrière, aurait moins de chance de répondre à un méridien de la tête, ce qui aurait pour conséquence un broiement insuffisant.

La perforation s'exécute généralement sans difficultés, lorsqu'on s'est suffisamment exercé-sur le cadavre, sinon on peut croire qu'on a perforé le crâne, alors qu'on a seulement perforé le cuir chevelu et traversé une bosse séro-sanguine. Il faut connaître la sensation de crépitation des os que rode le perforateur.

Quand le perforateur a franchi la paroi osseuse, il est libre dans la cavité crânienne, où on le remue en tous sens pour dilacérer la matière cérébrale.

La perforation effectuée, on va piquer la base du crâne de la pointe du perforateur, mais il faut avoir soin de diriger tout à fait en bas, même en déprimant un peu la vulve, le manche du perforateur, afin de le rapprocher le plus possible de l'axe du détroit supérieur, et aussi de la direction d'un des méridiens de la tête.

Le placement de la branche gauche ressemble beaucoup au placement d'une branche de forceps au détroit supérieur. Quand la branche est placée à gauche et en arrière, il faut, pour articuler, tourner vers elle le manche du perforateur, et ne pas déplacer la branche qui est en bonne attitude. Le perforateur et la branche gauche articulés, on fait le premier broiement, à la main, ou au moyen de l'écrou. Le broiement accompli, et le verrou mis, l'aide devra maintenir le basiotribe pendant le placement de la branche droite.

Le placement de la branche droite s'effectuera comme celui d'une branche antérieure que l'on conduirait, non pas directement en avant, mais au niveau de l'éminence iléo-pectinée droite. On adapte alors l'écrou et on visse pour broyer. Les broiements doivent être effectués avec une certaine lenteur

EXERCICES SUR LE MANNEQUIN

BASIOTRIPSIE

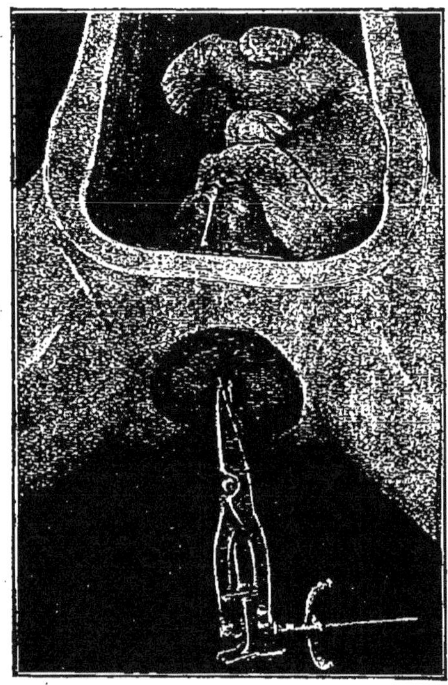

Fig. 154.

Broiement achevé.

« ... La tête est aplatie en une sorte de galette dirigée dans le sens antéro-
« postérieur butant contre le pubis en avant, et contre le promontoire en
« arrière. Elle ne peut être entraînée dans l'excavation que si l'on fait exécuter
« un quart de tour au basiotribe, afin de ramener l'occiput en avant » (page 614).

EXERCICES SUR LE MANNEQUIN

BASIOTRIPSIE

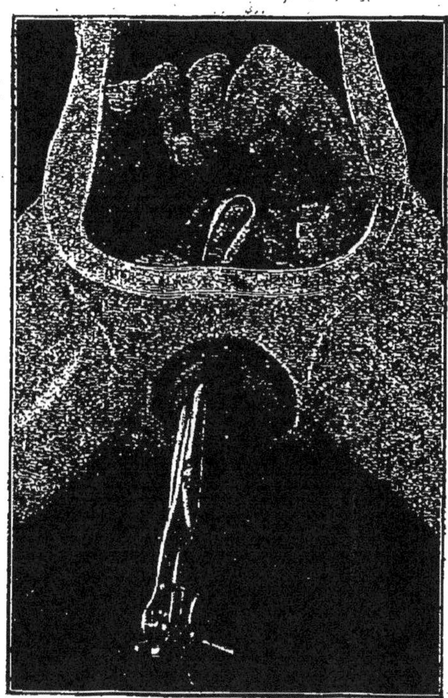

Fig. 155.

Rotation d'engagement.

La cuillère droite de latérale est devenue antérieure.
L'instrument de face dans la figure précédente est maintenant de profil

EXERCICES SUR LE MANNEQUIN

BASIOTRIPSIE

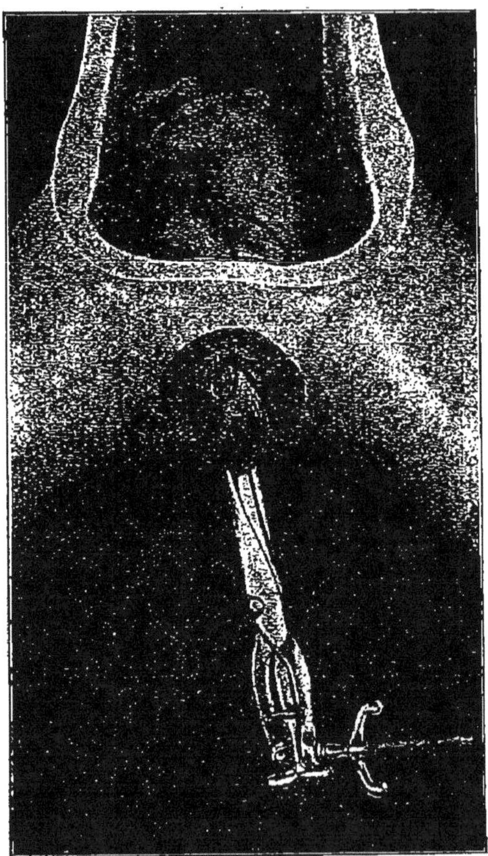

Fig. 156.

Rotation de dégagement.

La galette formée par la tête aplatie doit être ramenée dans le sens antéro-postérieur pour passer dans la fente coccy-pubienne et la vulve. L'instrument est de nouveau de face.

pour laisser à la matière cérébrale le temps de s'écouler.

Quand l'écrou se trouve serré à fond, le broiement est terminé. Il ne reste plus qu'à extraire le fœtus.

L'extraction commence par la rotation d'engagement, se continue par la descente, puis se termine par la rotation du dégagement.

On achève ensuite l'extraction du tronc.

On peut, pendant que la femme est encore anesthésiée, faire une délivrance artificielle et une injection intra-utérine.

5° INDICATIONS ET RÉSULTATS

Indications. — La basiotripsie est le traitement de choix de la dystocie par disproportion entre la tête fœtale et les parties maternelles, quand l'enfant est mort.

Il n'y a pas longtemps encore que la basiotripsie, comme avant elle la céphalotripsie, était le traitement nécessaire de certaines dystocies, même alors que l'enfant vivait encore.

Depuis que l'on peut, sans trop exposer la vie d'une femme, extraire un enfant vivant, au moyen de la symphyséotomie ou de l'opération césarienne, la question de « la basiotripsie sur enfant vivant » a été vivement discutée. Energiquement combattue par Pinard, elle fut encore admise par quelques autres. En réalité, la basiotripsie sur enfant vivant ne se pratique plus aujourd'hui, soit que l'on trouve des arguments pour faire accepter une symphyséotomie ou une césarienne, soit que l'on pousse l'expectation jusqu'au moment de la mort naturelle du fœtus. Pinard a donc eu raison de dire « l'embryotomie sur l'enfant vivant a vécu ».

Résultats. — La basiotripsie est une opération facile, d'une exécution rapide, sans dangers pour la femme, très différente par conséquent de l'ancienne céphalotripsie. Néanmoins la basiotripsie se trouvant parfois indiquée chez des femmes surmenées, elles peuvent succomber des suites d'une infection contractée au cours d'un travail long et pénible. Ces cas ne peuvent véritablement pas être mis au passif de la basiotripsie.

QUATRIÈME TEMPS DE LA BASIOTRIPSIE
L'EXTRACTION

Fig. 157.

La rotation de dégagement.

I. — Rotation d'engagement pour placer transversalement dans le bassin, la tête aplatie, comme dans la figure 155.

II. — Rotation de dégagement pour remettre la tête aplatie comme elle était au détroit supérieur afin qu'elle soit dans le sens de la fente coccy-pubienne et de l'orifice vulvaire (situation photographiée d'en haut dans la figure 156.

III. — Il ne reste plus qu'à lui faire traverser l'orifice valvaire.

IV. — On entraîne facilement tête et basiotribe au dehors.

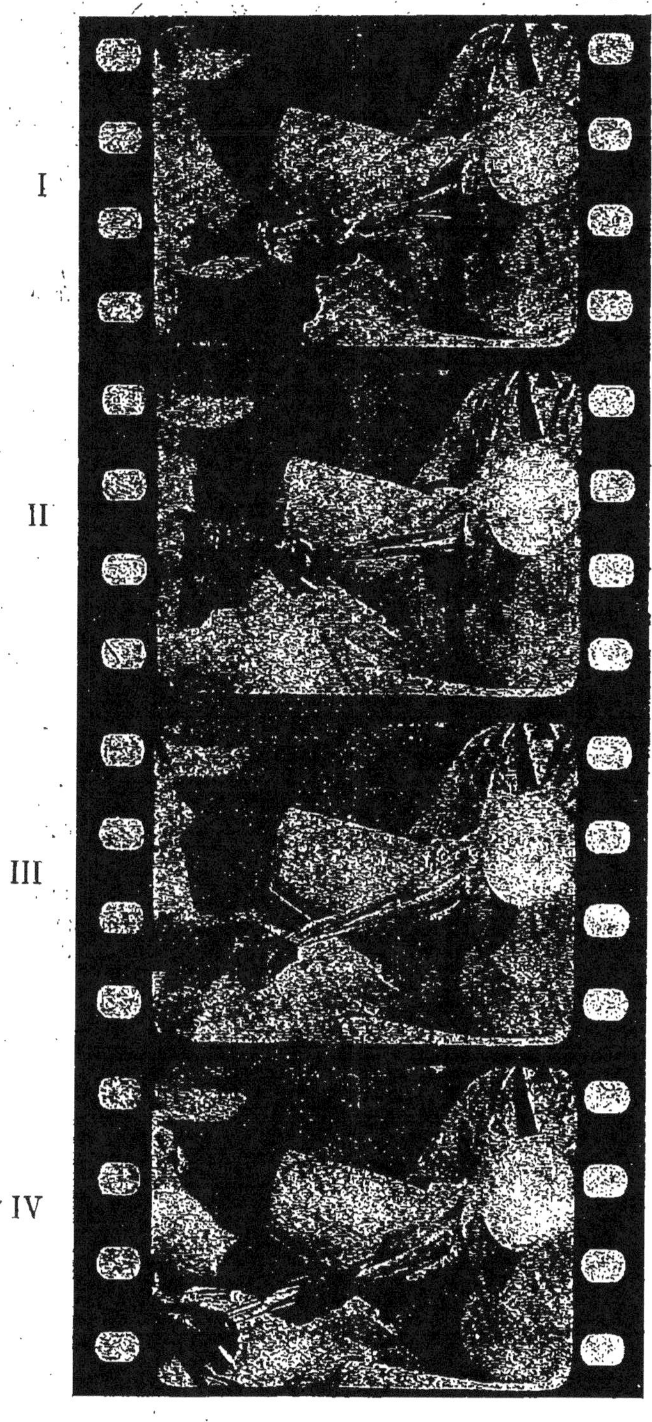
I
II
III
IV

Cette opération, pratiquée dans des conditions favorables, donne une mortalité maternelle nulle.

6° BASIOTRIPSIES ATYPIQUES

Les basiotripsies atypiques peuvent être faites sur la face, sur la tête dernière, ou même sur le tronc.

Basiotripsie sur la face. — Si la tête n'est pas très défléchie (présentation du front), le perforateur sera introduit dans le front, le plus près possible de la suture médiane. — Quand la déflexion est plus prononcée, on introduira le perforateur par l'orbite, ou par la bouche à travers la voûte palatine et la base du crâne. Le perforateur, alors dirigé vers la voûte, ne devra pas dépasser cette voûte pour aller blesser, au delà, les parties maternelles.

Basiotripsie sur la tête dernière. — Cette opération est très exceptionnelle et se trouve indiquée, quand la tête dernière ne peut être extraite à cause de sa disproportion avec les parties maternelles, sans qu'il s'agisse bien entendu d'hydrocéphalie (1).

Pour la *perforation*, Tarnier et Bonnaire conseillent de frayer avec les ciseaux, dans la partie supérieure du cou, une voie au perforateur. Le perforateur, introduit dans cette plaie, sera glissé le long de la face antérieure de la colonne vertébrale jusqu'à l'apophyse basilaire. C'est à ce niveau que se fera la perforation. Celle-ci se fera, non plus de la voûte du crâne vers la base, mais de la base vers la voûte.

Le perforateur pénétrera par la région sous-maxillaire, ou par la bouche ouverte, pour atteindre le palais et la base du crâne, pendant que la tête sera solidement fixée. D'autres fois il sera plus facile d'introduire le perforateur à travers l'occipital.

Quand le perforateur aura pénétré dans la cavité crânienne,

(1) On sait que dans ce cas il convient de faire, après section rachidienne, un cathétérisme vertébral suivant le procédé de Van Huevel (Voir HYDROCÉ-PHALIE).

il ne faudra pas oublier que la voûte est moins résistante que la base, et l'on devra veiller à ce que l'instrument ne fasse pas d'échappées à travers cette voûte pour aller blesser les parties maternelles.

La présence du tronc du fœtus gêne pour *le placement des branches* et pour *les broiements.* Aussi peut-on simplifier l'intervention, en commençant par séparer le tronc de la tête au ras de la vulve. On dissimulera les débris fœtaux, les mutilations exercées sur un fœtus mort n'ont pas à entrer en ligne de compte avec les difficultés opératoires créées par la conservation du tronc. Si on laisse le tronc en place, les branches devront être placées suivant un diamètre oblique du bassin, soit en arrière du tronc qui sera très relevé en l'air, soit en avant de ce tronc, qui sera alors très abaissé. L'*extraction* se fera par deux rotations : l'une avant l'engagement, l'autre avant le dégagement.

L'opération comprendra donc les mêmes temps que pour la tête première : 1º perforation ; 2º placement de la branche gauche et premier broiement ; 3º placement de la branche droite et second broiement ; 4º extraction.

Le basiotribe appliqué sur le tronc. — Le basiotribe peut servir de pince puissante pour réduire et extraire les épaules ou le tronc. Dans ce cas, on peut ne pas se servir du perforateur.

CHAPITRE II

EMBRYOTOMIE RACHIDIENNE

SOMMAIRE. — 1º **Les embryotomes** : Ciseaux de Dubois, embryotome de Ribemont-Dessaignes. — 2º **Embryotomie aux ciseaux** : Saisie du cou du fœtus, section du cou. — 3º **Embryotomie à la ficelle** : Embryotomie avec l'embryotome de Ribemont-Dessaignes, embryotomie à la ficelle. — 4º **Eviscération** : Manuel opératoire. — 5º **Extraction du fœtus morcelé** : Extraction du tronc, extraction de la tête. — 6º **Technique de l'opération** : Saisie du cou, section du cou, extraction. — 7º **Indications.**

On comprend sous le nom d'embryotomie rachidienne, ou sous la simple appellation d' « embryotomie », les mutilations pratiquées sur le fœtus afin d'obtenir la section en deux tronçons de la tige rachidienne, dans certains cas de présentation de l'épaule.

Cette section se fait généralement au niveau du cou, c'est l'*embryotomie cervicale* ; les sections pratiquées au niveau du thorax et de l'abdomen constituent des *embryotomies atypiques*, qui sont dénommées *embryotomie cervico-thoracique* ou *abdominale*. L'embryotomie s'exécute à l'aide de différents instruments spéciaux appelés « embryotomes ».

1º LES EMBRYOTOMES

L'ingéniosité des inventeurs s'est exercée au sujet des embryotomes presque autant que pour le forceps. En France, deux embryotomes sont aujourd'hui employés : les ciseaux de

Dubois modifiés par Pinard, et l'embryotome de Ribemont-
Dessaignes.

Ciseaux de Dubois. — Ce sont tout simplement des ciseaux
à branches longues. Les lames sont courtes, très fortes et
courbées sur le plat. Sur les indications de Pinard, les branches
ont été croisées, puis décroisées, de façon qu'on puisse écarter
les anneaux, sans dilater ni tirailler l'orifice vulvaire.

Par leur solidité, par la simplicité de leur construction et de
leur maniement, les ciseaux de Dubois méritent une place
dans toutes les trousses obstétricales.

Embryotome de Ribemont-Dessaignes. — Cet embryotome
constitue une application très ingénieuse du procédé ancien
appelé « embryotomie à la ficelle ».

On peut à l'aide de l'embryotomie de Ribemont-Dessaignes
exécuter avec rapidité et sans trop de difficultés une section
très nette du cou.

L'instrument comprend quatre parties :

1° Un crochet, creusé d'une gouttière, et terminé par une poignée métallique transversale. Ce crochet est destiné à saisir, embrasser et maintenir le cou du fœtus. Il peut recevoir dans son intérieur une tige métallique, et s'articuler avec un conducteur.

2° La tige métallique est une lame flexible portant à une de ses
extrémités un anneau destiné à être placé au bout du crochet ;
l'autre extrémité de la tige aboutit à une partie épaissie et percée
d'un petit orifice. C'est à travers ce petit orifice que l'on fixe par un
nœud un : ficelle scie.

3° Un conducteur métallique destiné à recevoir la lame flexible
et la ficelle qui lui fait suite. Ce conducteur s'articule avec le crochet
pour enfermer le fil dans un circuit protecteur.

4° Une ficelle scie, qui n'est autre chose qu'une ficelle à fouet,
entourée d'un fil métallique fin enroulé en spirale.

2° EMBRYOTOMIE AUX CISEAUX

L'embryotomie aux ciseaux comprend deux temps : la saisie
du cou du fœtus, et la section.

Saisie du cou du fœtus. — La région cervicale doit être
saisie, maintenue, protégée par la main de l'opérateur, et en
quelque sorte présentée à la lame des ciseaux. Cette saisie du

EXERCICES D'AMPHITHÉATRE

EMBRYOTOMIE AUX CISEAUX

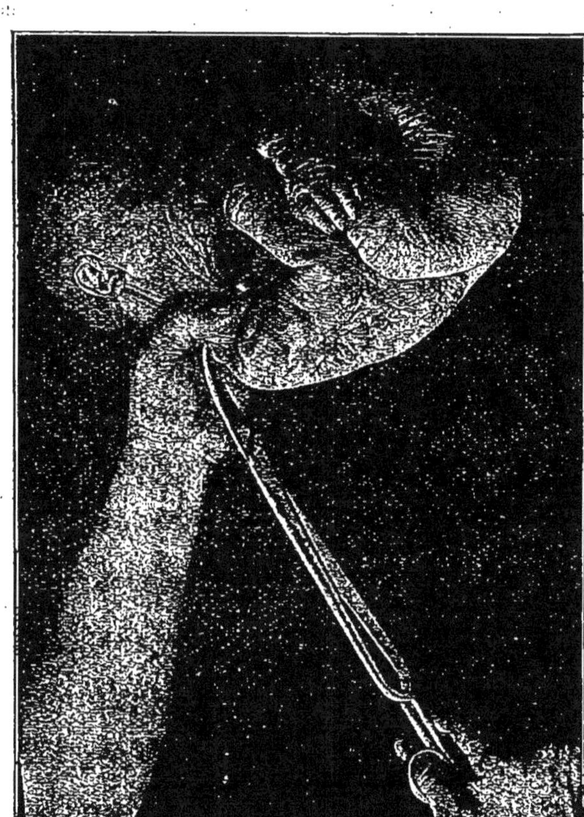

Fig. 158.

Les sections fœtales doivent toujours être pratiquées dans le creux de la main.

cou peut être particulièrement difficile à exécuter, dans un utérus vide d'eau, rétracté sur le fœtus, ainsi que cela s'observe assez souvent dans les cas où l'embryotomie est nécessaire.

Choix de la main guide. — Pour faire la section dans le creux de la main, il est plus commode que celle-ci ait toujours sa face palmaire dirigée en avant, vers l'opérateur, placée en supination, les doigts s'étageant le long du cou, avec l'index et le médius au contact du maxillaire inférieur du fœtus. Pour saisir le cou de la sorte, il faut se servir de la main gauche, quand la tête est dans la fosse iliaque droite, — et de la main droite, quand la tête se trouve dans la fosse iliaque gauche (1).

Placement de la main. — Dans les *dorso-postérieures*, la main arrive avec plus de facilité à se placer sur la nuque et le dos du fœtus, que dans les *dorso-antérieures*, où il lui faut s'insinuer dans la dépression, souvent peu accessible, comprise entre la tête fortement fléchie et le thorax. Assez fréquemment aussi dans les dorso-antérieures le cou du fœtus se trouve très élevé au-dessus du pubis.

On a proposé de saisir et d'abaisser le cou du fœtus au moyen d'un crochet, comme le crochet de Braune, usité en Allemagne. Mais on peut objecter à cette manière de faire que la mise en place elle-même du crochet n'est pas toujours facile à exécuter, ni sans dangers.

Il est avantageux de faire abaisser le plus possible la région cervicale par un aide exerçant des tractions au moyen d'un lac placé sur le bras procident.

Section du cou. — Cette section doit être faite dans le creux de la main de l'opérateur. Il faut que les ciseaux mordent à petits coups, et toujours après exploration préalable avec les doigts de la main guide et protectrice. Au cours de cette section, l'opérateur doit avoir le souci non seulement d'éviter la blessure des parties maternelles, mais aussi ne pas couper ses propres doigts.

La section des parties molles s'exécute avec une facilité rela-

_____

(1) Dans ce dernier cas, il faut manœuvrer les ciseaux de la main gauche. Si cette main gauche manque par trop d'habileté, on doit essayer de saisir, comme on le peut, le cou de la main gauche pour tenir les ciseaux avec la droite.

tive; les difficultés se montrent surtout pour la section du rachis, si l'on n'a pas la chance de pénétrer dans un espace intervertébral.

3° EMBRYOTOMIE A LA FICELLE

Cette embryotomie à la ficelle peut être pratiquée, soit avec l'embryotome de Ribemont-Dessaignes, soit en recourant à des moyens de nécessité pour arriver à mettre en place la ficelle autour du cou.

Embryotomie avec l'embryotome de Ribemont-Dessaignes. — L'opération est souvent simple, facile, rapide. Il n'y a que deux difficultés : l'une, d'avoir sous la main un embryotome en bon état, la seconde, de placer le crochet de l'instrument ; la section se fait ensuite très rapidement.

Placement du crochet. — Le crochet doit être mis en place comme tous les crochets de ce genre, en suivant le manuel opératoire indiqué par Potocki dans sa thèse (à propos du fonctionnement de l'embryotome de Tarnier, aujourd'hui peu usité).

Le crochet est introduit à plat en suivant le dos du fœtus, il est recouvert et protégé par les doigts de l'opérateur. Le bec du crochet doit toujours être dirigé vers le tronc du fœtus et non vers sa tête, contre laquelle il buterait.

Le crochet sera toujours introduit en avant du fœtus, dans l'espace compris entre le fœtus et le pubis.

Quand on juge que le crochet a dépassé la hauteur du cou, on lui fait exécuter un mouvement de rotation pour le placer dans le sens antéro-postérieur, on l'attire en bas ensuite pour accrocher le cou.

Le crochet placé, le reste de l'opération est très facile. On desserre une vis située près du manche du crochet et qui fixait l'anneau, ainsi que la tige métallique conductrice de la ficelle. On va ensuite chercher en arrière du cou l'anneau qui est au bout du crochet, et on l'amène à la vulve.

On engage alors la tige métallique dans le conducteur, et l'on pousse ce conducteur jusqu'au contact de l'extrémité du crochet, à l'endroit où se trouvait l'anneau, il n'y a qu'un instant. Il faut alors fermer l'instrument en faisant pénétrer le pivot du conducteur dans l'encoche du manche du crochet, et on articule comme pour un forceps.

Le cou est dès lors entouré d'un circuit métallique protecteur, dans lequel, en tirant sur l'anneau et sur la tige flexible, on va entraîner la ficelle-scie.

Section à la ficelle. — Celle-ci ne touche que la partie supérieure du cou, et ses deux chefs pendent à la vulve. On les enroule autour de deux petits cylindres en métal, destinés uniquement à donner une prise aux mains.

On exerce un mouvement de va-et-vient, d'abord lentement et sans peser, puis le mouvement devient plus vif et l'on tire en bas pour faire appuyer la ficelle sur le cou du fœtus. Très rapidement, sous l'influence de ces mouvements, la ficelle ressort ainsi que tout l'instrument. La section est terminée.

Embryotomie à la ficelle. — Toute la difficulté est de placer la ficelle, et de la faire passer au dessus du cou. On a proposé de la passer avec un doigt auquel elle a été préalablement attachée au moyen d'un nœud coulant ; on a conseillé de faire glisser la ficelle attachée à une balle de plomb qui retombera ensuite en vertu de son poids ; on a essayé de porter la ficelle autour du cou, à l'aide d'un des crochets ou manches du forceps, ou avec une tige en baleine comme celle qu'inventa Pajot. Tous ces procédés sont difficiles à mettre en œuvre et ne conduisent, la plupart du temps, à aucun résultat.

La section est facile quand la ficelle est placée. Celle-ci doit être introduite dans un cylindre quelconque stérilisable, métallique ou en verre (verre de lampe) qui servira de protecteur aux parties maternelles.

Ce sont là des procédés très compliqués, et, à défaut de ciseaux de Dubois, il est plus simple de recourir à « l'éviscération ».

4° ÉVISCÉRATION

L'éviscération est beaucoup plus facilement réalisable que les procédés à la ficelle. Il suffit d'un simple instrument tranchant, couteau, canif, qu'on stérilise, pour faire une éviscération, c'est-à-dire pour inciser l'abdomen, le vider de ses vis-

EMBRYOTOMIE RACHIDIENNE

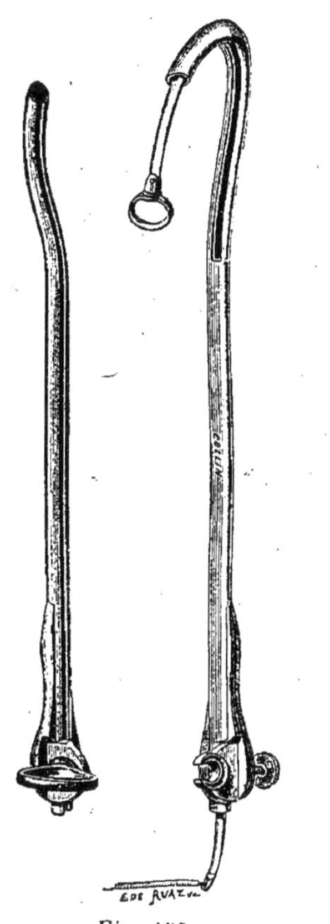

Fig. 159.

L'embryotome de Ribemont-
Dessaignes démonté.'

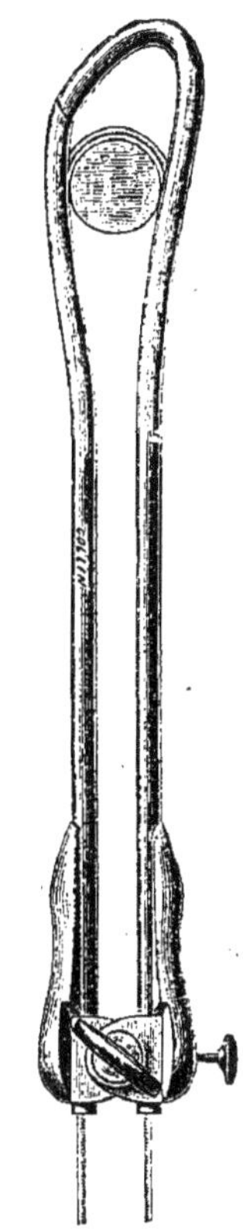

Fig. 160.

L'embryotome articulé autour d'un
cylindre figurant le cou du fœtus.

cères, ce qui permet ensuite d'abaisser et finalement de couper
la colonne vertébrale.

On peut même, dans certains cas, faire évoluer le fœtus,
devenu plus malléable, par suite de l'évacuation de ses viscères.
C'est, suivant la formule de Pinard, *la version forcée* aux
dépens du fœtus.

EMBRYOTOMIE RACHIDIENNE

PLACEMENT D'UN CROCHET

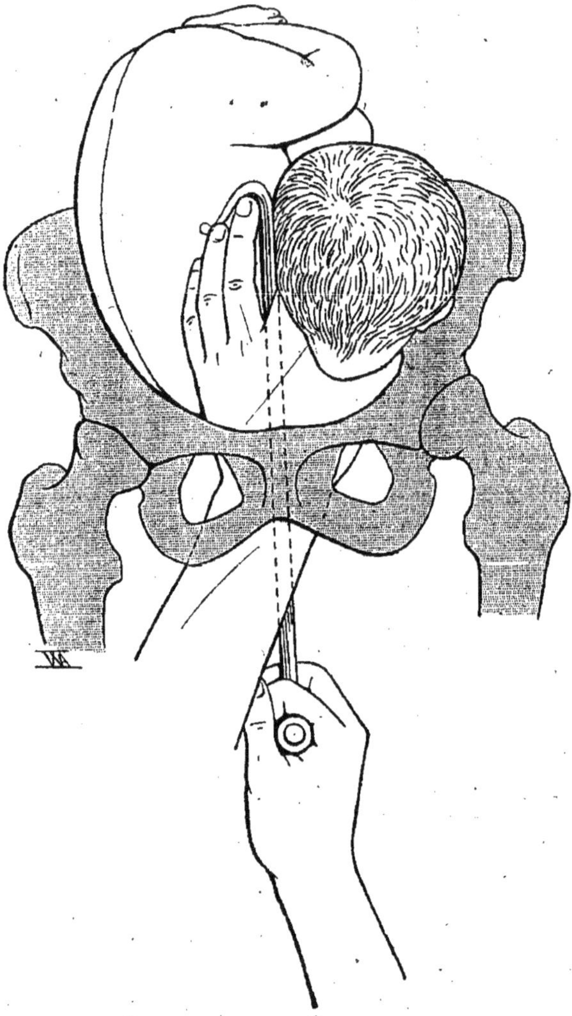

Fig. 161. — Potocki.

Le bec du crochet est tourné vers le dos.

EMBRYOTOMIE RACHIDIENNE

PLACEMENT D'UN CROCHET

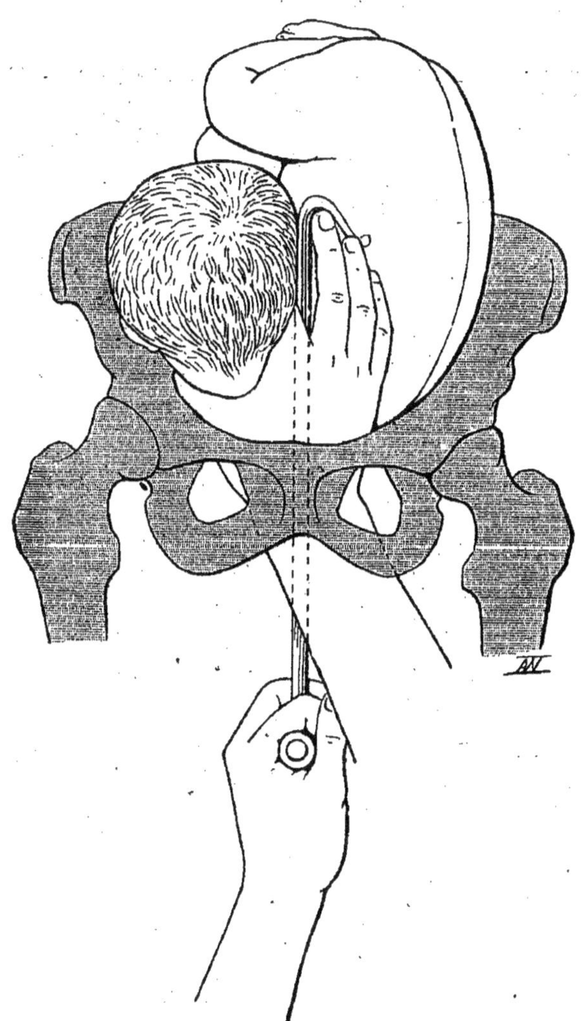

Fig. 162. — Potocki.

EXERCICES SUR LE MANNEQUIN

EMBRYOTOME RIBEMONT-DESSAIGNES PLACÉ

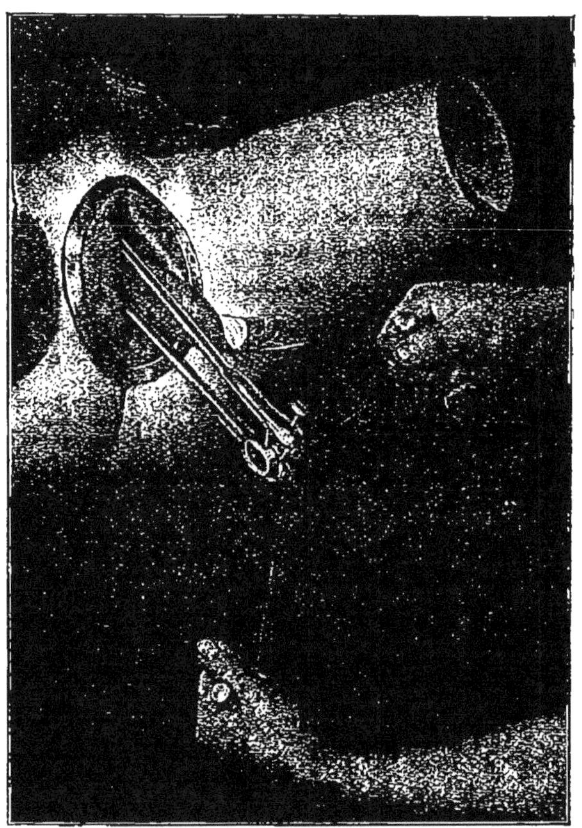

Fig. 163.

La section.

Manuel opératoire. — On introduit la main gauche dans le vagin, au contact de la partie fœtale la plus accessible : ventre ou thorax. L'instrument tranchant : bistouri ou couteau, est glissé, la pointe dirigée dans la face palmaire de la main gauche de l'opérateur jusque sur le thorax ou le ventre du fœtus. On fait à ce niveau une large incision permettant d'introduire plusieurs doigts dans la cavité abdominale ou thoracique. Ces doigts vont pouvoir accrocher, arracher et extraire tout ce qu'ils rencontreront dans la cavité ouverte. Celle-ci se videra peu à peu, deviendra plus souple, et l'on pourra provoquer des inflexions plus accentuées de la colonne vertébrale, pour sectionner celle-ci, ou avec le couteau, ou à l'aide des ciseaux prudemment guidés dans le creux de la main de l'opérateur.

5° EXTRACTION DU FŒTUS MORCELÉ

Quel que soit le procédé d'embryotomie, l'opération se termine par l'extraction du fœtus. Celui-ci étant partagé en deux tronçons, on doit procéder à l'extraction successive du tronc, puis de la tête.

Extraction du tronc. — L'extraction du tronc, après la section rachidienne, devient très simple, il suffit de tirer sur le bras procident pour que le tronc descende et que l'on voie se dégager les épaules, puis le siège.

Extraction de la tête. — L'extraction de la tête se fait à l'aide de l'introduction des doigts dans la bouche. La tête est assez solidement saisie et attirée en bas, comme si on voulait la fléchir sur un tronc imaginaire, pendant à la vulve. Quand elle est arrivée au bas de l'excavation, on la fait tourner de façon à amener l'occiput sous le pubis et on l'extrait, en somme, par une sorte de manœuvre de Mauriceau-Pinard.

6° TECHNIQUE DE L'OPÉRATION

Il est indispensable d'anesthésier la femme ; car les manœuvres opératoires peuvent être longues et elles exigent l'introduction des mains ou des instruments assez profondément.

EMBRYOTOMIE RACHIDIENNE
DORSO-ANTÉRIEURE

Fig. 164.

Le placement du crochet.

I. — La main droite sur le cou du fœtus attend le crochet qu'on introduit à la vulve, et qui va suivre le creux de la main droite.

II. — On aperçoit derrière le bras droit de l'opérateur son bras gauche qui s'est abaissé pour faire pénétrer le crochet, sous les doigts étalés sur le dos du fœtus.

III. — Le crochet dépasse les doigts et accomplit un mouvement de rotation pour diriger son bec en arrière et accrocher le cou.

IV. — Le crochet s'insinue dans le sillon du cou du fœtus, attiré en bas par la main gauche de l'opérateur.

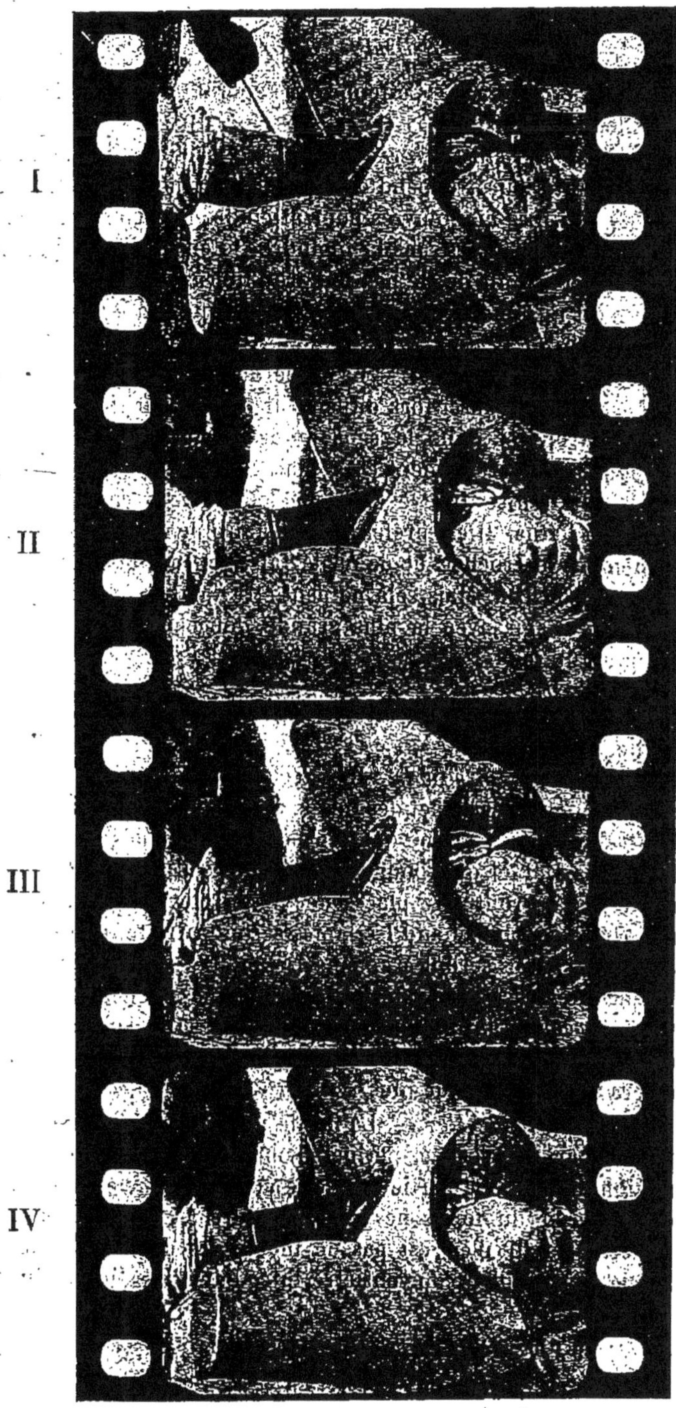

1º ***Saisie du cou.*** — Ce temps de l'opération est parfois très difficile.

La saisie avec la main. — Cette saisie, surtout difficile dans la dorso-antérieure, dépend de la hauteur à laquelle se trouve situé le cou. Les manœuvres pour atteindre la région cervicale doivent être exécutées sans la moindre violence, avec la préoccupation constante de ne pas rompre l'utérus.

. Ce n'est que quand cette saisie est faite que l'on doit prendre les ciseaux.

La saisie avec crochet. — La saisie du cou à l'aide d'un crochet est souvent aussi fort difficile. Il faut savoir ne pas faire tourner trop tôt dans le sens antéro-postérieur, le crochet introduit transversalement et à plat. Si on veut tourner trop tôt, la rotation se trouve empêchée, le bec du crochet bute contre le fœtus. Il est préférable de faire pénétrer assez profondément le crochet, et de ne le faire tourner que très haut au-dessus du cou. Mais cela ne peut être fait sans danger qu'à condition d'agir avec la plus grande douceur, sous peine de rompre l'utérus.

2º ***Section.*** — Celle-ci est faite soit aux ciseaux, soit à la ficelle.

Section aux ciseaux. — Les ciseaux doivent être tenus constamment au contact des doigts ou du creux de la main de l'opérateur. Etant donné que les ciseaux de Dubois sont courbés sur le plat et que pour sectionner le cou perpendiculairement, ils devront être placés de champ, les anneaux seront reportés à gauche, quand les lames seront à droite, et à droite, quand les lames seront à gauche.

Lorsque la tête sera dans la fosse iliaque gauche, on saisira mieux le cou de la main droite ; mais, par suite, on sera alors obligé d'opérer en tenant les ciseaux de la main gauche, ce qui créera une difficulté de plus.

Section à la ficelle. — La ficelle une fois placée, l'embryotomie, par ce procédé, permet d'obtenir très rapidement la section du cou. La partie de ficelle qui s'imprime et s'enfonce dans le cou du fœtus ne peut atteindre ni léser les parties maternelles. Il n'en est pas de même des deux chefs de la ficelle-scie. Ceux-ci doivent être introduits dans un cylindre protecteur (un verre de lampe, par exemple) ou dans le circuit métallique de l'embryotome Ribemont-Dessaignes.

La ficelle-scie casse fréquemment et il faut toujours en avoir de rechange. On doit alors tout recommencer.

3⁰ *Extraction.* — L'extraction est généralement facile même dans les plus mauvaises conditions, le fœtus se trouvant très malléable, par suite de la section rachidienne. Il est absolument exceptionnel que l'on ait à mutiler de nouveau, soit le tronc, soit la tête, pour les extraire. Mais, en cas de nécessité, il ne faudrait pas hésiter à le faire, plutôt que d'user de violence, dans un utérus menacé de rupture.

7⁰ INDICATIONS

L'embryotomie rachidienne est indiquée quand l'enfant est mort et qu'il se présente transversalement.

La question de l'embryotomie sur l'enfant vivant ne se discute généralement pas à propos de l'embryotomie rachidienne, parce que, lorsque par suite de la rétraction utérine, la version interne devient impossible, l'enfant ne tarde pas à succomber.

L'opération, pratiquée par des mains exercées sur une femme non infectée, n'a aucune conséquence fâcheuse.

CHAPITRE PREMIER

AVORTEMENT ET ACCOUCHEMENT PROVOQUÉS

SOMMAIRE. — 1° **Indications** : Hémorragies utérines (placenta prævia, décollement placentaire, endométrite hémorragique), hydramnios, môle, toxémies gravidiques (vomissements incoercibles, névrites, albuminurie), maladies du cœur, de l'appareil urinaire, de l'appareil respiratoire, maladies aiguës. — 2° **Excitateurs de la contraction utérine** : Excitateurs placés dans le vagin ou dans le col (tamponnement vaginal, douche de Kiwisch, tiges de laminaire, bougies de Hegar), excitateurs introduits dans la cavité utérine (sonde de Krause, ballon de Barnes, ballon de Tarnier). — 3° **Ouverture de l'œuf.** — 4° **Procédés de dilatation du col de l'utérus** : les dilatateurs métalliques (de Bossi, de Tarnier), les ballons incompressibles de Champetier de Ribes (mode d'action, manuel opératoire, manœuvre), dilatation manuelle. — 5° **Incisions sur le col de l'utérus.**

L'interruption artificielle de la grossesse ne doit être pratiquée qu'en présence de deux ou trois médecins, qui feront bien de consigner dans une consultation écrite les raisons de leur intervention.

L'interruption artificielle de la grossesse prend le nom « d'avortement provoqué » ou « d'accouchement provoqué », suivant qu'elle est pratiquée avant ou après le sixième mois de la grossesse.

Des interventions peuvent être pratiquées au cours d'un travail qui a naturellement commencé et ayant pour but de hâter la dilatation ; c'est « l'accouchement accéléré ». Cette dénomination est préférable à celle « d'accouchement forcé », qui implique des idées de violence.

1º INDICATIONS

Les indications de l'interruption artificielle de la grossesse ne sont pas nombreuses. Suivant les règles formulées par Pinard, dans son rapport au Congrès de Rome de 1902, « on doit interrompre la grossesse, quand une maladie produite ou aggravée par elle menace la vie de la femme ».

Ces circonstances se trouvent réalisées assez exceptionnellement, suivant le même auteur ; il s'agit alors de :

1º Maladies *développées* par le fait de la grossesse (hémorragies utérines, hydramnios, grossesse molaire, toxémies gravidiques) ;

2º Maladies chroniques *aggravées* par le fait de la grossesse (maladies de l'appareil circulatoire, de l'appareil urinaire, de l'appareil respiratoire) (1).

Hémorragies utérines. — Le placenta prævia, le décollement du placenta normalement inséré, l'endométrite hémorragique, peuvent au cours de la grossesse donner lieu à des hémorragies inquiétantes.

Placenta prævia. — Ces hémorragies sont, ou abondantes et soudaines, ou peu abondantes et répétées. Ces dernières, par leur fréquence, arrivent à mettre en danger la vie de la femme. Pour Pinard, il faut intervenir et provoquer l'interruption de la grossesse, si le pouls se maintient, *d'une façon permanente*, au-dessus de 100 pulsations.

Décollement du placenta normalement inséré. — Ici les accidents sont parfois brusques. Ce sont des signes d'hémorragie interne ou d'hémorragie externe, qui imposent alors une intervention rapide.

Endométrite hémorragique. — On peut être conduit par les hémorragies constantes et répétées de la métrite hémorra-

(1) L'interruption artificielle de la grossesse était surtout pratiquée, il y a quelques années, dans la thérapeutique des bassins viciés. On a vu (Bassins viciés) que ces interventions ont été avantageusement remplacées par la symphyséotomie, la césarienne, et surtout par l'expectation.

gique à agiter la question de l'interruption accidentelle de la grossesse.

Pinard donne comme indication de l'interruption de la grossesse dans ces différents cas d'hémorragie l'accélération persistante du pouls au-dessus de 100 pulsations, qui marque bien cliniquement l'intensité de l'anémie. Mais malgré la surveillance attentive du pouls, on peut se trouver très embarrassé pour décider l'interruption de la grossesse, qui ne peut être mise à exécution, sans entraîner de nouvelles pertes sanguines.

C'est pour ces cas difficiles que j'ai proposé avec P. Abrami de mesurer, d'après les modifications globulaires, le pouvoir de réfection sanguine propre à chaque sujet.

La méthode est d'application clinique, il suffit alors d'une part d'examiner une lamelle recouverte de sang desséché à laquelle on a fait subir une double coloration au bleu de Unna et à l'éosine, et d'autre part de procéder à une numération globulaire.

Une réfection sanguine facile ne donne avec une perte globulaire importante que des réactions telles que l'inégalité de volume de ces globules (anisocytose), — l'apparition d'hématies granuleuses, — la diversité de colorations des globules (polychromatophilie). Une réfection sanguine plus difficile montre en outre des déformations globulaires (poïkilocytose). La reconstitution du sang la plus pénible se montre avec l'apparition des réserves médullaires, les myélocites et les hématies nucléées.

Hydropisie de l'amnios. — Dans certains cas, et ce ne sont pas toujours ceux où la production du liquide est le plus éxagérée, on voit se développer des phénomènes de dyspnée et d'asphyxie ; il y a des douleurs costales ; l'amaigrissement est très prononcé : la sécrétion urinaire diminue ; la distension utérine devient considérable. En présence de pareils symptômes, il y a lieu d'interrompre le cours de la grossesse.

Môle hydatiforme. — Lorsque le diagnostic est établi, il faut sans tarder provoquer l'interruption de la grossesse molaire, qui expose la vie de la femme, et par les hémorragies, et par les propagations de la tumeur molaire.

Toxémies gravidiques. — Les manifestations de toxémie gravidique peuvent se montrer sous forme de vomissements incoercibles, de névrites, d'albuminurie et de convulsions éclamptiques.

Vomissements incoercibles. — Ainsi que cela a été indiqué (v. Maladies gravidiques générales), les vomissements incoercibles peuvent entraîner la mort de la femme. Il faut donc interrompre la grossesse en temps voulu, avant que l'intoxication soit trop profonde. Pinard a donné, comme indication à l'intervention, l'accélération du pouls. Suivant lui, *dès que le* pouls s'élève au-dessus de 100 pulsations (1), il faut interrompre la grossesse, parce que l'intoxication du système nerveux peut entraîner rapidement la mort.

Névrites puerpérales. — Ces névrites très exceptionnelles sont généralement l'expression d'une intoxication profonde, elles peuvent nécessiter la provocation de l'avortement ou de l'accouchement prématuré.

Albuminurie gravidique. — L'albuminurie arrive à mettre en danger et l'existence de la mère, et celle de l'enfant. Quand malgré le régime lacté absolu et les purgatifs, l'albuminurie persiste à un taux élevé, lorsque les hémorragies sont fréquentes, les œdèmes persistants ; quand, d'autre part, il se produit de l'agitation, de l'insomnie, et lorsque les troubles de la vision s'accentuent, surtout enfin, si l'on constate un abaissement marqué du taux des urines émises en 24 heures très au-dessous du litre, il peut être indiqué de ne pas attendre le terme de la grossesse, et de provoquer son interruption. Cette intervention est extrêmement exceptionnelle, et ne trouve généralement ses indications que vers la fin de la grossesse.

L'interruption de la grossesse et l'accélération du travail sont très discutables chez les femmes présentant des convulsions éclamptiques. Ces femmes paraissent peu bénéficier de semblables interventions.

Maladies du cœur. — Ce sont surtout les accidents d'asystolie, apparaissant dans les derniers temps de la grossesse, qui peuvent nécessiter une intervention urgente, soit pour provoquer le travail, soit pour l'accélérer s'il est déjà commencé.

Maladies de l'appareil urinaire. — En cas de *néphrite*, il peut être indiqué d'interrompre la grossesse, si la quantité des urines baisse d'une façon importante et que l'on redoute l'anurie.

En cas de *pyélo-néphrite*, on a pu exceptionnellement se

---

(1) On peut ajouter, ou, s'il présente une fréquence persistante.

trouver dans la nécessité d'interrompre le cours de la grossesse, devant la persistance et l'intensité des phénomènes fébriles. Mais on peut discuter, avant de se décider à une intervention utérine, l'opportunité d'une intervention chirurgicale sur le rein.

Maladies de l'appareil respiratoire. — L'interruption de la grossesse chez les tuberculeuses est extrêmement discutée.

Maladies aiguës survenant au cours de la grossesse. — C'est à tort qu'on a proposé l'interruption artificielle de la grossesse au cours des maladies aiguës, aussi bien qu'au cours des maladies nerveuses. Ces diverses affections n'ont rien à gagner à cette interruption, qui, dans ces circonstances, peut par elle-même présenter au contraire de nombreux dangers.

2º EXCITATEURS DE LA CONTRACTION UTÉRINE

Les moyens employés pour exciter la contraction utérine, et provoquer ainsi le travail, sont destinés à agir, soit dans le vagin, soit dans le col, soit dans la cavité utérine elle-même.

Excitateurs agissant dans le vagin et dans le col utérin. — Ce sont, comme excitateurs placés dans le vagin : « le tamponnement vaginal », et « la douche de Kiwisch », aujourd'hui abandonnés. Dans le col utérin, on se sert de tiges de laminaires, ou de bougies de Hegar, mais seulement pour préparer d'autres interventions.

Le tamponnement vaginal, fait d'une grande quantité de bourdonnets de charpie ou d'ouate introduits dans le vagin, arrivait, dans certains cas, à irriter par voisinage l'utérus, et à le faire entrer en contraction. Mais ce moyen est infidèle, douloureux, et il peut exposer à des accidents septiques.

La douche de Kiwisch est aussi abandonnée. Son action était lente, infidèle et brutale, l'excitation résultait du traumatisme exercé sur le col par la forte pression des injections vaginales.

Les tiges de laminaires ne sont plus utilisées à l'heure

actuelle que dans·le but de préparer la voie, et de permettre l'introduction des doigts ou des instruments dans la cavité utérine. Il en est de même des *bougies de Hegar*.

Les laminaires agissent avec une certaine lenteur (12 à 24 heures), mais d'une façon moins brutale que les bougies de Hegar, dont l'action est immédiate. Aussi, quand l'intervention n'est pas extrêmement urgente, est-il préférable de se servir des tiges de laminaires pour dilater le col.

Les tiges de laminaires se trouvent dans le commerce, préparées, stérilisées dans de l'éther ou dans de l'alcool. Elles sont de diamètre augmentant progressivement de millimètre en millimètre. On peut donc commencer l'intervention en introduisant de très fines laminaires dans la cavité cervicale. Cette introduction se fait à l'aide du spéculum, sans difficultés. Le plus difficile est de maintenir la tige en place, pendant le temps nécessaire à son gonflement, c'est-à-dire pendant une dizaine d'heures. On y réussit en appliquant de la gaze stérilisée sur le col et autour du col, puis en fixant cette gaze avec une pince, pendant qu'on retire le spéculum

Au bout de 12 heures environ, la tige de laminaire imbibée par les liquides glandulaires a triplé de volume, on peut la retirer et opérer ; si la dilatation n'est pas suffisante, on place une nouvelle tige plus volumineuse

Les bougies de Hegar sont des tiges métalliques pleines, réunies en séries, dont les numéros augmentent progressivement de volume. On introduit ces dilatateurs, en commençant par les plus fins, jusqu'à ce qu'on éprouve de la résistance. On laisse en place un moment le dilatateur qui passe à frottement, avant d'essayer d'en introduire un plus volumineux, et ainsi de suite, jusqu'à ce que le col soit suffisamment perméable pour l'introduction du doigt ou des instruments.

Excitateurs introduits dans la cavité utérine. — On a eu recours, dans le but de provoquer des contractions utérines, au simple décollement du pôle inférieur de l'œuf, obtenu à l'aide du doigt. Mais l'excitation ainsi produite peut être de courte durée. Aussi a-t-on préféré recourir à des excitations plus prolongées à l'aide de divers instruments comme la sonde de Krause, les ballons de Barnes et celui de Tarnier. Ces corps étrangers, laissés à demeure dans la cavité utérine, excitent par leur présence l'utérus, et le poussent à entrer en contraction.

La sonde de Krause est aujourd'hui à peu près abandonnée. C'est une simple bougie pleine en gutta-percha souple, on l'introduit assez haut entre les membranes et la paroi utérine. Cette sonde, dirigée d'une façon nécessairement aveugle, peut décoller le placenta et entraîner ainsi des hémorragies. De plus, le début du travail est plus ou moins long à se produire.

Les ballons de Barnes en caoutchouc ont été très employés. Au moyen de ces ballons, on avait la prétention d'exciter l'utérus et de dilater le col. Il a été reconnu que cette prétention était vaine en ce qui concerne la dilatation. Le tissu de caoutchouc, dont ils sont composés, leur permet en effet d'être réduits et comprimés, de telle sorte qu'ils peuvent traverser le col sans le dilater.

Le ballon de Tarnier n'est plus usité aujourd'hui. Il est en caoutchouc simple et, une fois gonflé, son volume peut atteindre les dimensions d'un œuf de poule. Il présente le grand inconvénient d'être fragile et d'éclater avant que le travail soit déclaré. Il était fréquent qu'on fût dans la nécessité d'introduire une série de ballons dans la cavité utérine, avant que l'un d'eux pût, sans éclater, provoquer les contractions utérines.

3° OUVERTURE DE L'ŒUF

L'ouverture de l'œuf, suivie d'écoulement du liquide amniotique, n'entraîne pas nécessairement l'apparition immédiate du travail. Celui-ci peut tarder à se produire, et il arrive qu'il ne se déclare que plusieurs jours, ou même plusieurs semaines après la rupture des membranes. De plus, l'œuf ouvert peut facilement s'infecter même alors que le fœtus est vivant. Mais, si le fœtus vient à succomber, il y a encore plus à redouter, alors que les membranes sont rompues, l'apparition plus ou moins rapide de la putréfaction fœtale. L'ouverture de l'œuf est donc un moyen peu recommandable et peu sûr pour provoquer l'accouchement.

4° PROCÉDÉS DE DILATATION DU COL DE L'UTÉRUS

La dilatation artificielle du col de l'utérus peut être obtenue, soit à l'aide de dilatateurs métalliques, soit à l'aide des ballons incompressibles en soie caoutchoutée de Champetier de Ribes, soit au moyen de la dilatation manuelle.

Dilatateurs métalliques. — Les plus connus de ces instruments sont le dilatateur de Bossi et l'écarteur de Tarnier.

Dilatateur de Bossi. — Très usité en Italie et en Allemagne, ce dilatateur est composé de quatre branches, s'écartant sous l'action d'une vis. On peut reprocher à cet instrument d'agir violemment sur les points d'application de ses branches et de provoquer, bien plus qu'une dilatation véritable, des déchirures dont on ne peut ni mesurer, ni prévoir l'étendue. Le même reproche peut s'adresser à l'instrument suivant.

Écarteur de Tarnier. — Cet instrument est composé aussi de trois branches articulées et s'écartant, soit par la pression de la main, soit par l'action continue d'élastiques embrassant les manches de l'instrument.

Ballons incompressibles de Champetier de Ribes. — Ces ballons cherchent à réaliser des dilatateurs naturels, la poche des eaux ou la tête fœtale.

On en a construit de différents modèles, des gros et des petits ballons.

Le gros ballon, en soie caoutchoutée, inextensible, incompressible comme le liquide qu'il contient, a été recommandé en 1889 par Champetier de Ribes. Ce ballon se distingue de tous les ballons précédemment employés par : 1° son tissu inextensible (soie caoutchoutée) ; 2° son volume (celui d'une tête fœtale à terme), — sa forme conique (la circonférence de la base de ce cône représente la circonférence sous-occipito-frontale).

Le ballon a une forme conique, la circonférence de sa base mesure 0 m. 33 de tour, et 0 m. 090 à 0 m. 095 de diamètre, lors du complet gonflement avec environ 640 grammes de liquide. Le sommet du cône se continue en un tuyau aboutissant à un fort tube en caoutchouc rouge se terminant par un robinet.

Les petits ballons ne diffèrent des précédents que par leurs dimensions. Leur tissu et leur forme sont identiques. Ces petits ballons, dont le plus petit a une contenance de 30 grammes, sont de volume progressivement croissant jusqu'au gros ballon

Mode d'action. — Ces ballons, grâce à leur incompressibilité, ne peuvent traverser les parties molles qu'en les dilatant à leurs propres dimensions. Le gros ballon ayant la circonférence d'une tête fœtale, il ne peut sortir par l'orifice utérin qu'en produisant la dilatation complète. Dans ces conditions, le fœtus passe après lui, comme passe le second enfant dans l'accouchement gémellaire.

L'incompressibilité de ces ballons dépend, d'une part, de leur contenu liquide, qui, comme toute substance liquide n'est pas sensiblement compressible, et d'autre part, du tissu du ballon en soie caoutchoutée inextensible. Grâce à cette qualité de la paroi, le liquide ne peut subir de déplacements.

On peut démontrer l'inefficacité des ballons en tissu élastique par l'expérience qui consiste à faire passer un ballon Tarnier (en tissu élastique) complètement gonflé, à travers l'orifice d'une bague, alors qu'il a le volume d'un œuf de poule.

Le ballon Champetier, complètement gonflé, représente donc un dilatateur plein, analogue à la *tête fœtale*. Mais lorsqu'il est incomplètement gonflé, il permet des déplacements du liquide, et sous l'influence des contractions, il se tend et se détend comme une véritable *poche d'eau*.

Le ballon sera donc complètement gonflé, quand on voudra qu'il produise la dilatation du col, comme le ferait une tête fœtale ; il faudra, au contraire, qu'il soit incomplètement gonflé pour jouer le rôle d'excitateur des contractions utérines, et remplir l'office de la poche d'eau dans les premières périodes du travail.

Manuel opératoire. — La provocation de l'accouchement à l'aide du ballon comprend : les préparatifs, l'introduction du ballon, et la manœuvre du ballon.

Les préparatifs seront faits au moment même de l'intervention. Le ballon sera savonné et brossé avec l'eau bouillie chaude, puis avec une solution antiseptique. Sa capacité aura été soigneusement mesurée, en le remplissant d'eau et en pesant ensuite cette eau. Le ballon vidé ensuite très exactement, de façon que ses parois soient au contact, sera roulé comme un cigare, puis introduit entre les mors d'une pince

ACCOUCHEMENT PROVOQUÉ

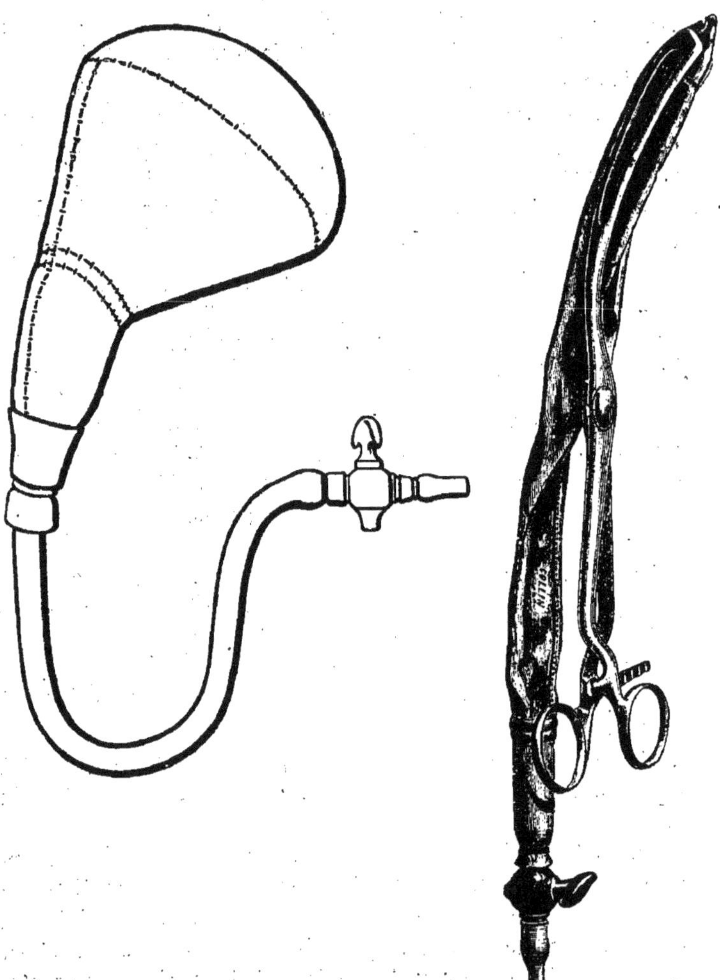

Fig. 165. — Ballon Champetier de Ribes, grand modèle.

Le ballon est représenté, d'une part, complètement gonflé, d'autre part, plié dans sa pince spéciale et prêt à être introduit.

ACCOUCHEMENT PROVOQUÉ

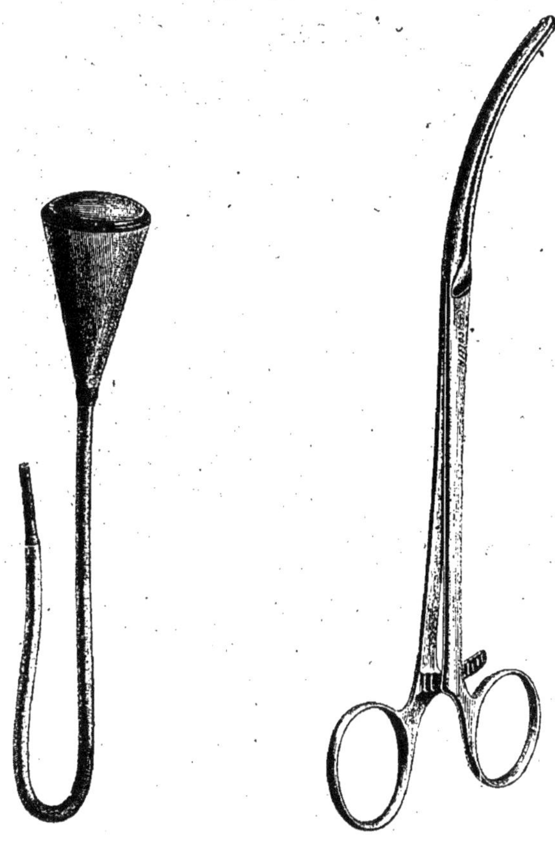

Fig. 166. — Ballon Champetier de Ribes, petit modèle,
avec sa pince spéciale.

ACCOUCHEMENT PROVOQUÉ

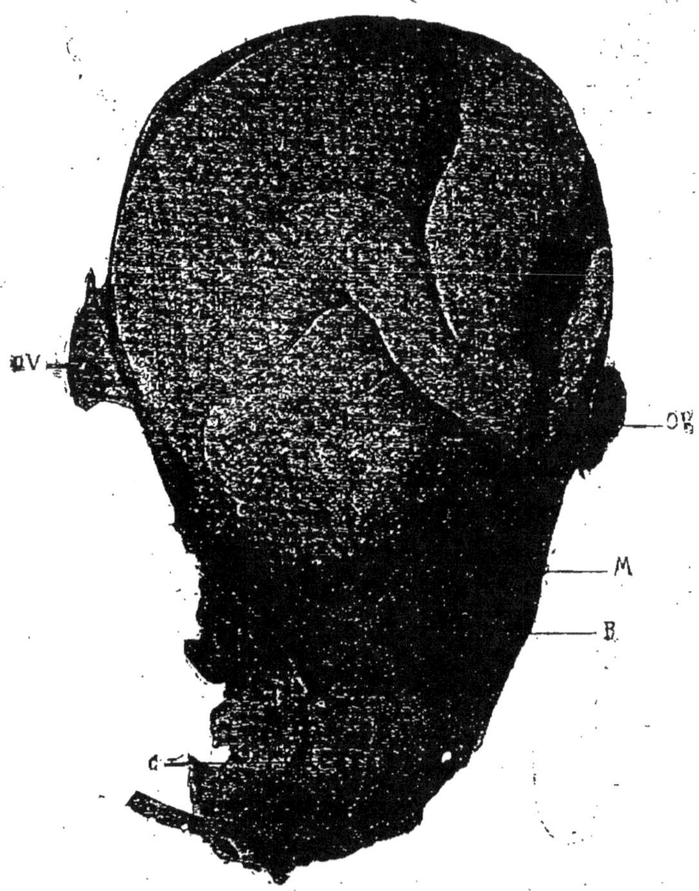

Fig. 167. — P. Bar.

*Coupe transversale de l'utérus d'une femme morte au cours
du travail provoqué par un gros ballon Champetier de Ribes.*

OV, ovaire ; M, membranes ; B, ballon ; C, col.

spéciale, qui accompagne le ballon (1). Cette pince s'articule comme un forceps.

Le ballon, ainsi roulé et pincé, peut généralement pénétrer dans l'orifice cervical d'une multipare, à la fin de la grossesse, même en dehors du travail. Mais chez la primipare, on est obligé parfois de préparer la voie par des laminaires, des bougies de Hegar, ou par l'introduction préalable d'un ballon petit modèle.

L'introduction du ballon sera faite avec la plus grande douceur. La femme étant placée en travers du lit, après toilette vulvaire et injection vaginale, l'opérateur, les mains aseptisées ou gantées, introduira deux doigts de la main gauche dans l'orifice du col, aussi haut qu'il pourra les conduire. Sur la face palmaire de ces doigts, il dirigera de l'autre main le ballon plié dans sa pince et bien vaseliné. Au moment où le ballon dépassera l'extrémité des doigts, il sera conduit vers la partie postérieure du segment inférieur. Quand on jugera qu'une grande partie du ballon est au-dessus de l'orifice du col, alors que l'articulation de la pince sera parvenue au niveau de l'orifice externe, on ouvrira la pince, en la laissant en place ; de même, les doigts guides ne doivent pas être retirés. C'est le moment de commencer le gonflement du ballon.

Un aide pousse lentement du liquide dans le ballon : celui-ci se gonfle progressivement en écartant les branches des pinces, que l'on retire doucement l'une après l'autre. Pour que le ballon excite la contraction utérine, il faut se garder de le remplir complètement. On introduit du liquide en quantité suffisante pour qu'il reste maintenu au-dessus de l'orifice utérin. Au bout d'un temps variable, d'une, deux ou trois heures, les contractions utérines feront leur apparition. En attendant, on ferme le robinet du ballon, on place un morceau d'ouate sur la vulve, la femme est replacée dans son lit.

La manœuvre du ballon consiste en alternatives de réplétion ou de déplétion du ballon, associées à des tractions sur le tuyau du ballon. Quand les contractions utérines deviennent régulières, il faut pratiquer le toucher fréquemment et veiller

______

(1) Il y a une pince pour le ballon grand modèle, une autre pour les petits ballons.

à ce que le ballon ne soit pas expulsé, alors qu'il n'est qu'incomplètement gonflé. Au fur et à mesure que la dilatation fait des progrès, on doit injecter du liquide, afin que le ballon soit complètement gonflé au moment de son expulsion.

Si l'on trouve le travail lent à s'établir, ou si les contractions sont peu énergiques, il faut retirer du liquide ; c'est que la poche d'eau artificielle est trop tendue.

Il est des cas où l'on est dans la nécessité, soit d'accélérer le travail, soit de le provoquer d'une façon rapide. Dans ces circonstances, il est possible d'obtenir la dilatation du col, à l'aide du ballon, sans le secours des contractions utérines. On peut dans cet *accouchement accéléré*, obtenir l'évacuation de l'utérus en deux ou trois heures.

Pour arriver à ce résultat, on introduit le ballon et on ne le gonfle qu'incomplètement. Dès qu'on le sent suffisamment maintenu, on exerce des tractions sur le tuyau du ballon, de façon à faire descendre une plus grande circonférence de sa partie conique. On le maintient solidement, pendant qu'on fait injecter du liquide. Ce liquide déplisse le ballon contre l'orifice et le dilate. Mais la force ainsi employée est considérable et peut très bien déchirer l'utérus. Aussi faut-il être prudent, et opérer cette dilatation très progressivement. On ne doit recommencer la manœuvre qu'après s'être assuré que le col se dilate, et que la tension de l'orifice n'est pas exagérée.

On arrive ainsi à faire descendre et à faire déplisser dans l'orifice du col, des circonférences de ballon de plus en plus grandes et l'on obtient peu à peu la dilatation complète.

Malgré toutes les précautions, cette manœuvre expose à des déchirures, et elle ne doit être entreprise qu'en cas d'urgence extrême à vider l'utérus. Il faut préférer l'action des contractions utérines, qui poussent le ballon sur l'orifice utérin, comme une poche d'eau dans l'accouchement naturel.

Quand le ballon se trouve expulsé, alors qu'il est complètement gonflé, il a produit la dilatation complète. Le fœtus suit, et s'il ne sort pas spontanément, la voie est largement ouverte à toutes les interventions.

Remarque. — Il est essentiel de ne pas employer des ballons petits modèles pour dilater le col d'un utérus à terme ou près du terme, afin de ne pas provoquer une dilatation insuffisante, que le fœtus serait ensuite obligé de parfaire à ses risques et périls. Les ballons petits modèles sont uniquement destinés à être introduits dans l'utérus avant terme. Dans ces cas, on emploiera des ballons d'autant plus petits que la grossesse sera moins avancée, et que l'on cherchera à obtenir une dilatation moins considérable.

Dilatation manuelle. — On peut ne pas avoir à sa disposition de ballon Champetier de Ribes (1), alors qu'il est urgent de provoquer ou d'accélérer le travail. On doit, dans ces circonstances, recourir à la dilatation manuelle.

La dilatation manuelle constitue le mode opératoire conseillé dès le xvi⁰ siècle par Louise Bourgeois, puis par Mauriceau, pour essayer de sauver les femmes présentant des hémorragies graves. C'est « l'accouchement forcé », avec tous ses inconvénients et ses dangers.

Manuel opératoire. — On peut, à l'aide de la dilatation digitale, puis manuelle, obtenir assez rapidement l'évacuation de l'utérus.

À l'aide d'un, puis de deux doigts, on essaye de pénétrer dans l'orifice cervical. Cette pénétration est généralement plus facile chez les femmes atteintes d'hémorragies. Au fur et à mesure que l'on sent le col s'assouplir et céder, on fait pénétrer progressivement un troisième, puis un quatrième doigt, et finalement la main tout entière.

Ces manœuvres ont parfois un résultat assez rapide, surtout chez les grandes multipares. Mais elles présentent en particulier chez ces femmes de grands dangers, à cause de la facilité avec laquelle l'utérus peut se rompre, au niveau des cicatrices provenant des accouchements antérieurs.

Bonnaire a proposé un procédé de *dilatation bimanuelle*, dans lequel l'opérateur introduit dans le col, accolés par leur face dorsale les deux index de ses deux mains. Ces deux doigts cherchent à tirailler le col, en s'éloignant latéralement l'un de l'autre. Dès qu'on le peut, les deux médius viennent s'ajouter aux index pour agir de la même façon, et ainsi de suite pour les autres doigts.

Quel que soit le procédé employé, la dilatation manuelle expose à la rupture, non seulement pendant les manœuvres de dilatation, mais aussi un peu plus tard, au cours des manœuvres d'extraction. La dilatation a, en effet, l'incontestable

____

(1) D'autant plus que ces ballons sont très difficiles à conserver. On n'a trouvé jusqu'ici aucun procédé pour empêcher le dessèchement du caoutchouc qui recouvre la soie de leurs parois.

inconvénient de ne pas produire une dilatation complète, et on est obligé de parfaire cette dilatation en se servant du fœtus comme dilatateur.

Au cours d'une extraction faite dans de semblables conditions, il est commun de voir succomber le fœtus, et de se trouver en présence de délabrements plus ou moins étendus des parties maternelles.

Pour toutes ces raisons, la dilatation manuelle ne peut être qu'un procédé de nécessité, auquel, chaque fois que cela est possible, on doit préférer l'emploi des ballons Champetier de Ribes.

Incisions sur le col. — Potocki a préconisé l'incision bilatérale du col dans les cas de dilatation stationnaire consécutive à la rigidité par infiltration. Ces incisions, à condition qu'elles soient pratiquées sur des cols déjà dilatés au delà de la pièce de 5 francs, ou à la petite paume de main, ne doivent pas mesurer entre les bords de l'orifice utérin et l'insertion vaginale du col plus de 2 centimètres, et ne pas dépasser les limites de l'insertion vaginale. L'intervention, ainsi réglée, ne présente pas de dangers de propagation de la déchirure vers le segment inférieur de l'utérus. Les parties latérales du col sont la région de choix à inciser. Une incision antérieure conduirait vers la vessie, une incision postérieure vers le cul-de-sac de Douglas.

L'intervention est des plus simples ; elle peut être pratiquée aux ciseaux à ciel ouvert, à l'aide de valves et d'écarteurs, ou sur les doigts guides, la lèvre du col étant saisie latéralement entre l'index et le médius.

La suture n'est pas recommandable sur ces tissus altérés par l'infiltration et l'œdème. La cicatrisation se fait par deuxième intention, comme pour les déchirures accompagnant l'accouchement normal.

La condition indispensable pour que cette intervention puisse être entreprise, c'est que le col ait déjà atteint un degré avancé de dilatation. Si ces conditions ne sont pas remplies, il ne reste qu'à discuter l'opportunité de la césarienne vaginale, ou des opérations par l'abdomen.

CHAPITRE II

OPÉRATIONS CÉSARIENNES
ET HYSTÉRECTOMIES

L'opération césarienne est l'opération par laquelle on extrait le fœtus à travers une section de la paroi abdominale et de la paroi utérine (hystérotomie).

La première opération césarienne sur la femme vivante fut pratiquée en 1500 par Jacques Nuffer, châtreur de porcs, qui opéra sa propre femme... avec succès. Jusqu'aux dernières années du xixᵉ siècle, l'opération presque constamment fatale pour la mère, avait été abandonnée. Elle fut reprise sous l'impulsion de Saenger, puis de Leopold en Allemagne, de Bar, de Potocki, en France. Elle est, à l'heure actuelle, pratiquée dans toutes les maternités.

Pendant longtemps la césarienne consista en une simple section utérine, non suivie de sutures. Puis on sutura l'utérus; mais avant l'application de la méthode antiseptique les sutures n'aboutissaient à aucune réunion.

L'amputation utéro-ovarienne avec extériorisation du moignon utérin, pratiquée par Porro en 1876, marqua un véritable progrès. Grâce à cette opération, les femmes ayant subi la césarienne pouvaient ne pas succomber aux suites de leur opération. Ce n'est que quelques années plus tard que Saenger, et surtout Leopold, purent réunir des séries d'opérations césariennes avec sutures, guéries avec conservation de l'utérus;

« l'opération césarienne conservatrice » entrait, dès lors, dans la pratique des maternités.

Dans ces dernières années, on a cherché à substituer à l'opération de Porro « l'hystérectomie totale ou subtotale », et on a enfin proposé « l'opération césarienne vaginale » et « la césarienne extra-péritonéale ».

1° OPÉRATION CÉSARIENNE CONSERVATRICE

Dans l'opération césarienne conservatrice, après l'extraction du fœtus, on suture l'utérus et on referme la cavité abdominale. La femme peut avoir de nouvelles grossesses, et elle peut subir de nouvelles opérations césariennes.

Indications. — On distingue généralement des indications absolues et des indications relatives.

Indications absolues. — Ces indications existent chaque fois que l'extraction du fœtus par les voies naturelles est impossible. Ces conditions sont réalisées : tantôt en cas d'étroitesse extrême du bassin, tantôt en cas de tumeur pelvienne, d'autres fois, quand il y a une résistance insurmontable des parties molles due, soit à des cicatrices, soit à des néoplasies syphilitiques, ou au contraire dans les cas où l'on rencontre une grande friabilité du tissu utérin sous l'influence de la dégénérescence cancéreuse.

Indications relatives. — Les indications sont relatives quand on peut discuter sur l'intervention à employer et choisir entre la césarienne, c'est-à-dire l'accouchement par section utérine, et l'accouchement par les voies naturelles, au moyen d'interventions telles que la symphyséotomie, l'embryotomie, le forceps ou la version.

Manuel opératoire. — Etant donnée notre ignorance inévitable sur l'âge exact d'une grossesse, on a estimé qu'il était préférable d'attendre, pour intervenir, le début naturel du travail.

Néanmoins nombreux sont à l'heure actuelle les partisans de l'intervention en dehors du travail, ou tout à fait au début de ce travail, avant la rupture des membranes, et en dehors de toute possibilité d'infection. C'est ce que P. Bar définit sous le nom de « cas purs ».

L'intervention avant le début du travail peut évidemment conduire à des interventions prématurées ou inutiles. Il sera donc toujours difficile de faire un choix judicieux de l'heure la plus propice pour intervenir. Le mieux sera de n'avoir aucun parti pris de principe, et de s'inspirer des circonstances spéciales à chaque cas.

Les préparatifs seront ceux d'une laparotomie, on aura à sa disposition des aiguilles à grande courbure pour la suture utérine qui sera faite avec un catgut solide et une solution d'ergotine prête à être injectée. La femme anesthésiée est en position de Trendelenburg, le vagin et la vulve lavés, l'opération comprend plusieurs étapes : incision abdominale et extériorisation de l'utérus, — incision de l'utérus et extraction de l'enfant, — suture utérine, — suture abdominale et drainage.

Incision abdominale et extériorisation de l'utérus. — L'incision abdominale doit être assez étendue pour laisser libre passage à l'utérus gravide. On la commence dans la région sous-ombilicale, on la poursuit avec précaution couches par couches, à cause de la minceur, et de la paroi abdominale, et de la paroi utérine. Quand le péritoine est ouvert, on continue l'incision aux ciseaux d'abord inférieurement, puis supérieurement. L'opérateur est à gauche de la femme.

Dans la partie inférieure il ne faut pas poursuivre l'incision trop bas à cause de la vessie. Dans la partie supérieure on peut se donner, au contraire, tout le jour nécessaire. Suivant le volume de l'utérus, cette incision de la paroi peut présenter une étendue de 20 à 25 centimètres. L'incision commencera, suivant Couvelaire, « dans le tiers supérieur de la saillie pubienne du pôle fœtal inférieur et finira à quelques centimètres au-dessous du fond de l'utérus ».

L'incision terminée, on attire l'utérus au dehors, on le luxe hors de la cavité abdominale, et on le fait reposer sur un lit de champs opératoires. L'aide maintient l'intestin avec des compresses afin qu'il ne fasse pas issue hors de la cavité abdominale, à la suite de l'utérus. Après avoir énucléé l'utérus, on rapproche, avec des pinces à kystes que l'on croise, les lèvres

OPÉRATION CÉSARIENNE

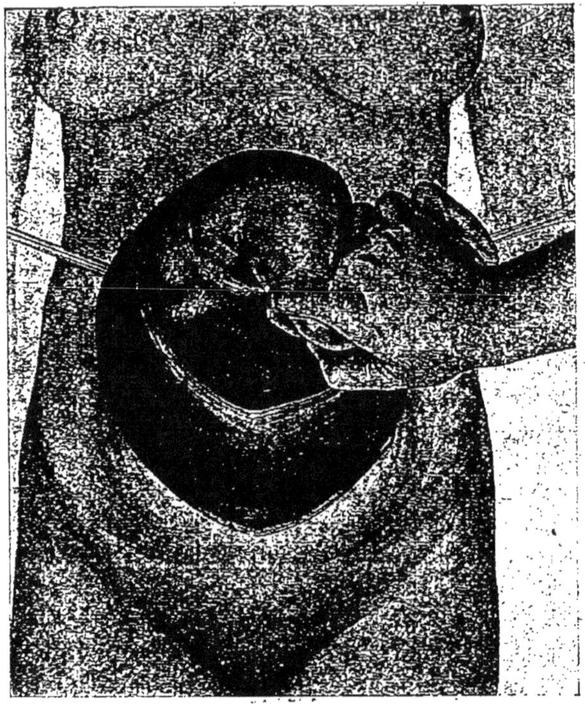

Fig. 168. — A. Couvelaire.

L'utérus extériorisé puis incisé on extrait le fœtus.

---

de la plaie abdominale, afin de refermer provisoirement l'abdomen, derrière l'utérus projeté en avant.

Incision de l'utérus et extraction du fœtus. — L'incision aura de 16 à 20 centimètres et comme l'a précisé Couvelaire, elle sera commencée « sur la ligne médiane à quelques travers de doigts de la zone recouverte de péritoine décollable ». On

OPÉRATION CÉSARIENNE

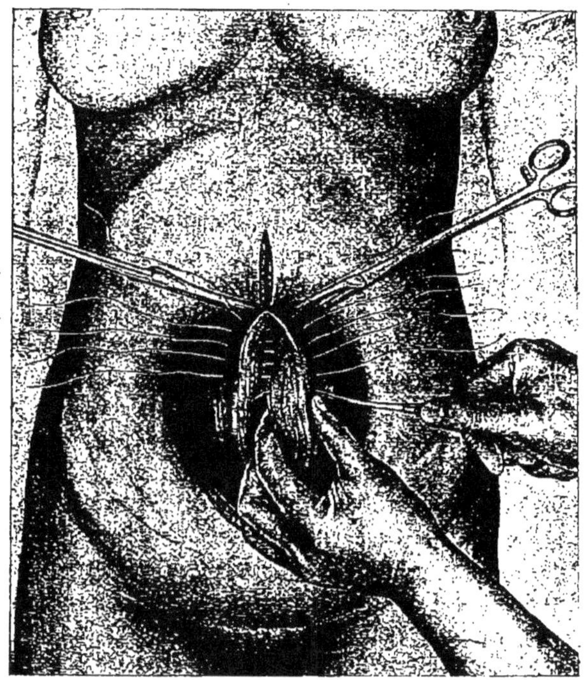

Fig. 169. — A. Couvelaire.

*L'utérus rétracté, après évacuation du fœtus et du placenta,
on procède à la suture.*

pratiquera au bistouri une boutonnière verticale dans laquelle
on introduira l'index et les ciseaux qui se dirigeront rapidement vers le fond de l'utérus, sans dévier vers les cornes.

Cette incision doit être suffisante pour livrer passage au
fœtus, et pour permettre son extraction sans violence. Il peut
arriver que cette incision conduise sur la surface placentaire,

ce qui donne lieu à une hémorragie assez abondante, au moment où avec le doigt on décolle et on perfore le placenta. Il n'y a aucun moyen d'éviter cette hémorragie, on ne peut que viser à la faire durer le moins possible, en terminant l'incision utérine très rapidement.

Dès que la plaie utérine est suffisante pour laisser passage au fœtus, on saisit celui-ci par un de ses membres et on l'extrait. L'utérus se rétracte immédiatement.

Il n'est pas nécessaire qu'un aide, au moment où le fœtus quitte la cavité utérine, embrasse de ses deux mains la partie inférieure de l'utérus, de façon à comprimer les vaisseaux et arrêter l'hémorragie des lèvres de la plaie utérine. La rétraction naturelle seule suffit.

On sectionne alors le cordon ombilical, après avoir placé une pince entre l'ombilic et le point de section du cordon. L'enfant est confié à un aide chargé de le ranimer, car très souvent, dans ces circonstances, il naît en état de mort apparente, ou tout au moins étonné.

L'opérateur revient à la cavité utérine pour décoller et extraire le plus soigneusement possible le placenta ainsi que toutes les membranes. L'aide, s'il étreint le segment inférieur, doit relâcher un peu sa constriction pour permettre le décollement de l'œuf sur les parties inférieures de l'utérus.

P. Bar préfère recourir au procédé de Fournier, d'Amiens ; il décolle l'œuf, à l'aide du doigt introduit dans une boutonnière pratiquée au bistouri dans le muscle utérin. A la suite de ce décollement, dès que l'incision utérine est achevée, l'œuf s'énuclée ; il ne reste plus qu'à en extraire rapidement le fœtus.

On peut sans inconvénient renoncer à l'usage de la mèche qu'on plaçait dans la cavité utérine, si l'on a opéré au cours du travail, alors que le col a subi un certain degré de dilatation.

Suture utérine. — La suture utérine sera faite avec du catgut lentement résorbable, catgut chromé n° 2 ou 3. Couvelaire donne même actuellement la préférence à la soie. La suture comprendra deux plans : l'un profond à points séparés, — l'autre superficiel, en surjet. Les points profonds comprendront toute l'épaisseur de la section utérine. Chaque point partira à un bon centimètre de la ligne de section, il traversera tout le muscle ainsi que la muqueuse, et, passant par la cavité utérine, reprendra par la voie inverse l'autre lèvre de la plaie. Quand tous les points séparés seront posés, on les serrera et on les fixera par un premier nœud de chirurgien, puis par un second nœud, et enfin par un troisième. Cette précaution n'est pas inutile, étant donné la force des contractions utérines.

Après que tous les fils ont été liés, on achève la coaptation par des points séparés superficiels.

P. Bar a adopté des sutures à la soie embrassant tout le muscle utérin, et termine par une suture superficielle au catgut.

Quand les sutures sont terminées, on pratique, si besoin, dans la fesse une ou deux injections d'ergotine. Il ne faut pas faire ces injections trop tôt, sous peine de rendre la suture très difficile sur un utérus contracté, mais l'expérience a appris qu'on pouvait le plus souvent se dispenser de ces injections.

Suture abdominale et drainage. — La suture abdominale comprend trois plans : un surjet péritonéal au catgut, — des points séparés profonds au crin de Florence ou au fil d'argent, embrassant les parties musculaires, — et enfin un plan superficiel de points séparés au crin de Florence ou au fil d'argent.

On peut laisser à la partie inférieure de la plaie un orifice de passage pour un gros drain allant jusqu'au cul-de-sac vésico-utérin. Ce drainage n'est pas indispensable, mais il donne beaucoup de sécurité, quand on doute de l'asepsie de l'utérus ; il permet aussi de contrôler la valeur de l'hémostase, en donnant issue au sang, s'il se produit une hémorragie.

C'est grâce au drainage que Lepage a pu dans un cas être averti que la plaie utérine saignait ; les fils de la suture utérine s'étaient rompus ; il pratiqua une opération de Porro, 24 heures après la césarienne.

Ce drain pourra être retiré au bout de 24 ou de 48 heures. Les fils de la paroi abdominale seront retirés le 8e ou le 9e jour. Les résultats doivent être examinés dans les suites immédiates et dans les suites éloignées.

Résultats. — Les meilleures statistiques générales d'opération césarienne ont donné une mortalité aux environs de 5 pour 100. Celle-ci peut être considérée presque comme nulle, quand l'opération est pratiquée dans les conditions de choix :

femme surveillée, préparée et opérée dans une maternité dès le début du travail, avant la rupture des membranes.

Sous l'impulsion de Boquel, de Lepage, l'opération césarienne sous le nom d'*opération césarienne tardive* a été entreprise chez des femmes en travail depuis un certain temps. Jeannin a pu réunir 39 cas de ces opérations tardives avec un seul cas de mort maternelle. On a donc considérablement étendu les limites de l'indication opératoire. Le drainage méthodique a droit à une grande part dans la réussite de ces interventions.

En réservant l'intervention aux cas purs, P. Bar a obtenu une série de 97 cas sans aucun décès, dans ces cinq dernières années.

La question des dangers courus par l'opérée est plus délicate, s'il s'agit d'un travail prolongé, avec œuf ouvert. Dans ces conditions, la césarienne conservatrice présente beaucoup plus d'aléas, et l'opération de Porro, dans la pratique courante, doit lui être préférée.

D'après P. Bar, le taux de mortalité s'est abaissé, dans les statistiques les plus récentes au taux de 2 ou 3 pour 100.

Il est intéressant de comparer les résultats signalés dans les cas purs et dans les cas douteux. Les chiffres importants fournis par Routh en Angleterre, et par Davis en Amérique, donnent pour les cas purs une mortalité de 2 à 3 pour 100 ; pour les cas douteux, elle varie au contraire entre 10, 12 et 18 pour 100.

L'opération césarienne peut être répétée plusieurs fois chez la même femme, jusqu'à deux, trois et quatre fois. Néanmoins, la femme ayant déjà subi une opération césarienne doit être très surveillée à la fin de sa grossesse, afin que l'on soit prêt à intervenir d'urgence, en cas de rupture utérine.

Il faut aussi compter avec les adhérences qui peuvent unir l'intestin à l'utérus, et conduire en cours d'opération à des ruptures intestinales qui devront subir une réparation immédiate.

La rupture a été observée en nombre variable suivant les auteurs, entre 3 et 15 fois sur 100. Elle paraît tenir à un amincissement de la paroi par mauvaise coaptation. P. Bar a insisté sur la nécessité pour remédier à cet inconvénient, d'embrasser dans la suture toute l'épaisseur musculaire de l'utérus, et de réséquer les zones d'amincissement dans les césariennes itératives.

Il est enfin des femmes qui, par exemple, après avoir été opérées d'une tumeur, cause de la dystocie ayant entraîné l'opération césarienne, ont pu ultérieurement avoir des accouchements spontanés ou artificiels par les voies naturelles.

2º OPÉRATION DE PORRO

C'est une opération césarienne dans laquelle, après l'extraction du fœtus, au lieu de pratiquer la suture de l'utérus, on ampute les parties supérieures de cet organe ainsi que les ovaires. Le pédicule utérin est ensuite extériorisé et fixé à l'angle inférieur de la plaie abdominale. C'est en somme une hystérectomie abdominale à pédicule externe.

L'opération fut pratiquée pour la première fois en 1876 par Porro, professeur à Pavie, chez une femme scoliotique rachitique. Pour la première fois en France, Fochier, de Lyon, pratiqua cette opération en 1879 sur une ostéomalacique.

L'amputation utéro-ovarienne, faite aussi bas que possible, n'arrive jamais à intéresser le col de l'utérus. Le tracé de l'amputation ne peut, comme limite inférieure, dépasser le point de réflexion latéral des ligaments larges. Et de fait, dans la plupart de ces amputations, on n'enlève que le segment supérieur de l'utérus, avec une partie du segment moyen.

Indications. — Les indications sont les mêmes que celles de l'opération césarienne. Néanmoins, l'opération de Porro a été pratiquée avec succès, même sur des utérus infectés ; l'extériorisation du moignon utérin, fixé dans la plaie abdominale, semble isoler cet organe du reste de l'organisme.

Tandis que la césarienne conservatrice exige des conditions très rigoureuses d'asepsie, le Porro peut être exécuté dans des conditions moins favorables, avec des chances de succès. La césarienne peut donc être considérée comme une opération de maternité, tandis que le Porro peut être pratiqué avec moins de dangers au milieu des difficultés de la pratique.

Manuel opératoire. — Le manuel opératoire est le même, dans les premiers temps de l'opération, que pour la césarienne conservatrice ; il ne diffère qu'à partir du moment où le fœtus est extrait de l'utérus.

Les préparatifs de l'opération sont identiques. Toutefois, pour pratiquer l'opération de Porro, il faut être muni de

OPÉRATION DE PORRO

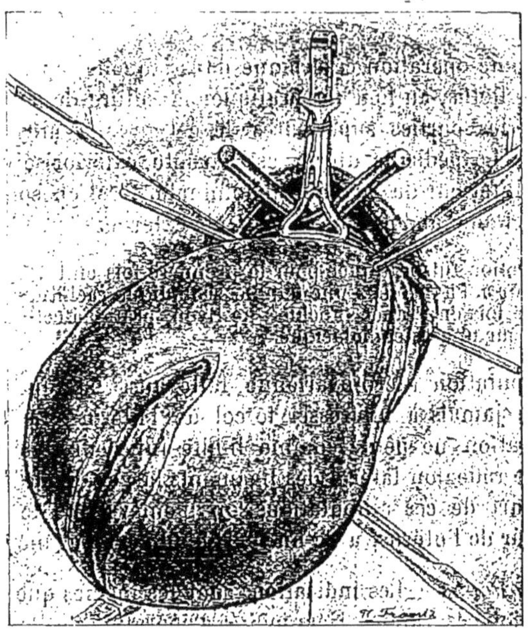

Fig. 170. — A. Couvelaire.

L'utérus vidé du fœtus et du placenta avec ses membranes, est lié, prêt à être sectionné au-dessus de la ligature élastique et de la broche fixatrice.

---

divers objets, tels qu'un lien de caoutchouc plein, du volume d'un crayon ordinaire, stérilisé bien entendu : on doit, en outre, disposer d'une broche métallique (1), et d'une pince coupante pour sectionner cette broche ; enfin il sera utile d'avoir un serre-nœud, comme celui de Segond (2).

(1) Potocki a proposé de remplacer la broche par une simple pince de Kocher.

(2) On peut à la rigueur remplacer le serre-nœud par une solide ligature à la soie.

OPÉRATION DE PORRO

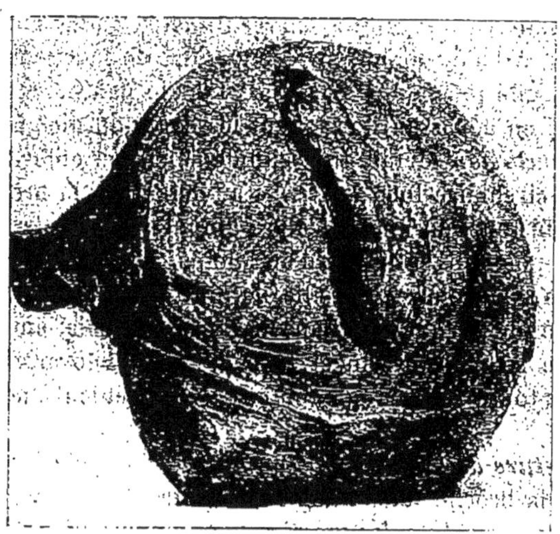

Fig. 171.

*Utérus enlevé par l'opération de Porro. On voit la plaie utérine
à suturer dans la césarienne conservatrice.*

Après l'extraction du fœtus, l'opération comprend les temps
suivants : amputation utéro-ovarienne et fermeture de l'abdomen.

Amputation utéro-ovarienne. — Avant de procéder à l'amputation, il faut faire la ligature élastique de l'utérus et placer
les broches.

Pour faire *la ligature élastique*, on glisse le lien en caoutchouc à la partie inférieure de l'utérus, aussi bas que possible,
afin de faire l'ablation des deux annexes. Après avoir croisé les
deux chefs du tube élastique en avant, on les confie à un aide
qui les maintient tendus. L'opérateur examine, du doigt et de
l'œil, tout le trajet de constriction du tube élastique, afin de

voir s'il ne pince pas d'intestin, en arrière et sur les côtés, ou la vessie en avant. Cette vérification faite, le croisement des deux chefs du tube élastique est serré en avant dans un fil de soie, solidement lié, ou dans un serre-nœud, qu'on laissera en place.

La broche, destinée à maintenir la ligature élastique, sera piquée dans le moignon à un centimètre au-dessus de cette ligature. A l'aide de la pince coupante, on la raccourcira de façon qu'elle puisse être comprise dans le pansement abdominal, tout en dépassant largement les bords du moignon.

L'amputation se fait très simplement ; on enlève par une incision circulaire tous les tissus au-dessus de la broche, avec un fort bistouri ou un couteau à amputation, de façon à laisser un moignon suffisant d'au moins 3 centimètres. Sur ce moignon, Couvelaire conseille de pratiquer *au-dessus* du lien élastique, de chaque côté, une ligature à la soie, en serrant à la fois le pédicule utérin et le pédicule tubo-ovarien, afin de prévenir toute hémorragie, en cas de glissement du lien élastique.

Fermeture de la paroi abdominale.— Le moignon se trouve fixé par la broche dans l'angle inférieur de la plaie, auquel il est inutile de le suturer. On ferme la paroi abdominale au-dessus du pédicule, comme dans toute laparotomie. On entoure le pédicule d'une gaze stérilisée enroulée au-dessous de la broche. On peut toucher au thermo-cautère la surface de section du moignon utérin.

Autrefois, on saupoudrait le moignon d'un mélange desséchant composé de tannin et d'iodoforme. On peut s'en dispenser, et panser simplement à sec avec de la gaze stérilisée.

Les jours suivants, le moignon se dessèche sur place et se sphacèle. On peut, vers le 10e jour, commencer à exciser aux ciseaux les parcelles mortifiées, en s'arrêtant sur les parties rosées. Au bout de quinze jours ou trois semaines, le moignon se trouve excisé presque dans sa totalité (1). La partie supérieure de la plaie est réunie. On peut enlever progressivement les fils dans le courant de la deuxième semaine.

Résultats. — Les résultats de l'opération de Porro ont été

____

(1) Autrefois on laissait tomber spontanément le moignon. Cette élimination mettait à peu près un mois à se produire.

pendant longtemps supérieurs à ceux de l'opération césarienne conservatrice. L'amputation de l'utérus et l'extériorisation du moignon semblent mettre à l'abri des complications septiques développées dans le péritoine.

3° HYSTÉRECTOMIES TOTALE ET SUBTOTALE

L'ablation totale ou subtotale de l'utérus est entrée depuis ces dernières années dans la pratique obstétricale.

Dans ces deux interventions, le moignon utérin ou vaginal est abandonné dans l'abdomen et n'est pas extériorisé comme le pédicule d'amputation dans l'opération de Porro, qui, elle aussi, est une hystérectomie.

Indications. — *L'hystérectomie totale* a été pratiquée pour des cas de cancers utérins avec grossesse, d'abord par Schrœder, Bischoff, Mackenrodt, Zweifel, etc... Certaines de ces interventions ont été pratiquées en cas de rétention de fœtus mort dans l'utérus fibromateux, comme dans le cas de Varnier et Delbet. Enfin l'hystérectomie totale a été pratiquée par Pinard et Segond comme complément de l'opération césarienne pour rétrécissement du bassin.

Dans l'hystérectomie totale, le but est, soit de faire l'ablation de l'utérus pour que son contenu, septique ou non, n'entre pas en contact avec le péritoine, — soit d'extirper l'utérus d'une façon plus complète que ne le fait la subtotale ou l'opération de Porro.

L'hystérectomie subtotale, supravaginale, est en somme une opération de Porro dans laquelle le pédicule n'est pas extériorisé. mais abandonné dans l'abdomen, ce qui, *a priori*, peut présenter plus d'inconvénients que d'avantages L'hystérectomie subtotale semble plutôt destinée à être pratiquée pour les ruptures utérines. Mais elle devient, dans ces cas, une opération atypique, dans laquelle, comme dans les observations de Hartmann et Varnier, Hartmann et Wallich, le moignon utérin est fait de la lèvre inférieure de la solution de continuité.

HYSTÉRECTOMIE ABDOMINALE

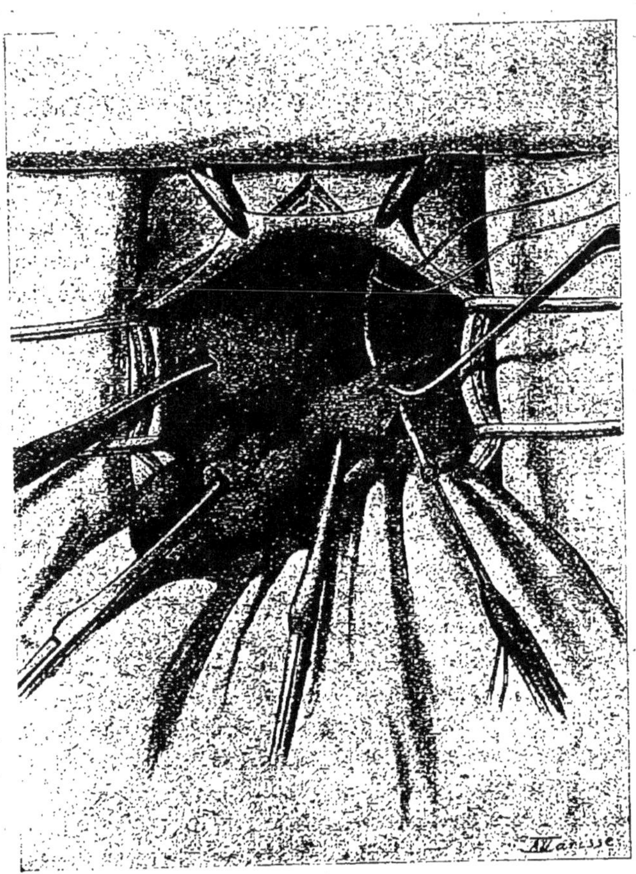

Fig. 172. — H. Hartmann.

*Ligature du pédicule utéro-ovarien et du ligament rond
sur l'utérus non gravide.*

HYSTÉRECTOMIE SUBTOTALE

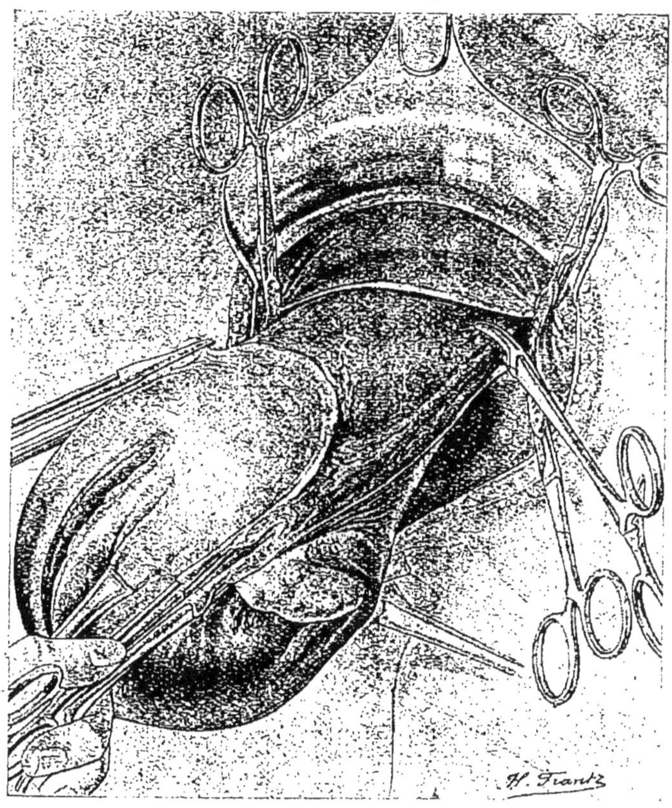

Fig. 173. — A. Couvelaire.

Les pédicules utéro-ovariens, le ligament rond sont liés et section-
nés, l'artère utérine est pincée, le péritoine vésico-utérin incisé
et décollé.

On va pratiquer la section dans la partie haute du col (hystérectomie subtotale
sur l'utérus gravide).

HYSTÉRECTOMIE SUBTOTALE

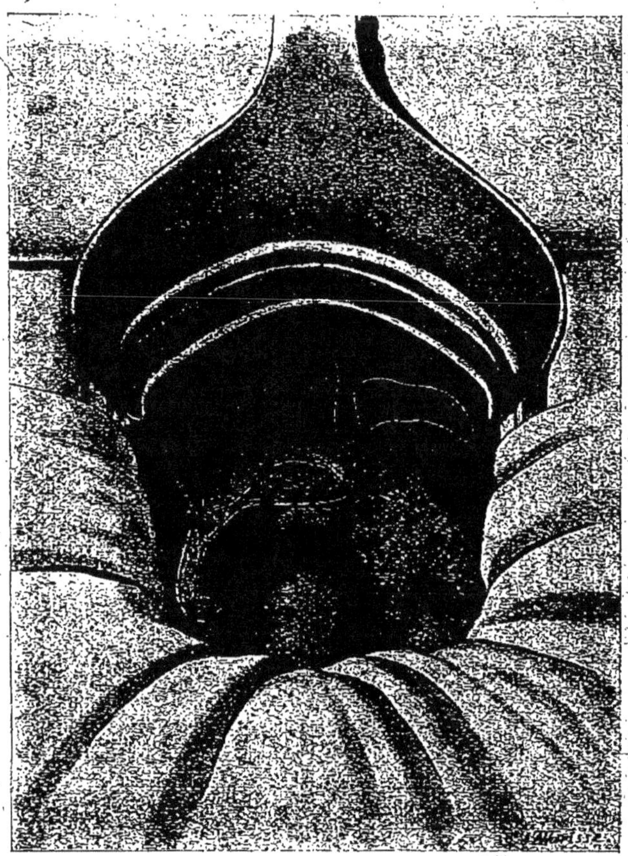

Fig. 174. — H. Hartmann.

Le moignon utérin suturé est enfoui, ainsi que les pédicules vasculaires, par un surjet péritonéal.

Manuel opératoire. — *L'hystérectomie totale.* — P. Segond recommandait la méthode américaine de Howard Kelly.

« Le chirurgien, placé à droite de la patiente, s'attaque d'abord au bord supérieur du ligament large gauche, en dehors des annexes, le sectionne de haut en bas, pour pénétrer ensuite dans le vagin, déloger le col, renverser de son côté la masse utéro-ovarienne, et la libérer finalement, en sectionnant le ligament large droit de bas en haut. Grande sécurité opératoire, perfection du drainage vaginal ; simplicité de l'arsenal instrumental ; enfin et surtout, suppression des ligatures en masse avec fils énormes et possibilité, précieuse entre toutes, de découvrir un à un les vaisseaux entre les feuillets des ligaments larges pour les lier successivement et sûrement avec des fils fins et solides... »

Les temps opératoires se succèdent, toujours suivant P. Segond, dans l'ordre suivant :

« Ligature et section de l'artère utéro-ovarienne gauche, en dehors des annexes, même manœuvre pour l'artère du ligament rond ; et, d'un coup de ciseaux, section du ligament large de haut en bas, jusqu'à l'artère utérine. Isolement soigné, ligature et section de celle-ci : puis, au-dessous d'elle, dans le cul-de-sac latéral, ouverture directe du vagin, sans autre guide que la perception digitale du col au travers des parties molles. Par cette brèche vaginale latérale, préhension et renversement du museau de tanche, en haut et à droite, à l'aide d'une pince appropriée ; puis, en quelques coups de ciseaux, libération complète du col en arrière et en avant, avec la précaution d'entailler à ce niveau et sur la face utérine antérieure, un lambeau péritonéal suffisant. Enfin, continuation des tractions sur le col en haut et à droite, jusqu'à découverte fort simple de l'utérine correspondante. Ligature de celle-ci et section du ligament large à droite, de bas en haut, avec ligatures successives de l'artère du ligament rond et de l'utéro-ovarienne.

Soit en tout, six ligatures maîtresses. On pratique généralement l'affrontement péritonéal par un surjet au catgut. Il est fréquent aussi de recourir au drainage abdominal (1). On termine par la fermeture de la paroi abdominale.

Les choses ne se passent pas toujours avec une aussi grande simplicité au point de vue de l'hémostase, et P. Segond a lui-même insisté sur ces difficultés de la façon suivante :

« Les vaisseaux sanguins étant très volumineux, il se fait très souvent après les ligatures vasculaires, un suintement sanguin et des thrombus qui peuvent devenir de véritables foyers d'infection. De plus, les vaisseaux ont de la tendance à glisser sous la ligature : ceci est particulièrement à redouter pour l'artère utéro-ovarienne ».

____

(1) Le drainage vaginal a donné de bons résultats dans quelques cas graves.

Hystérectomie subtotale. — Cette intervention moins grave que l'hystérectomie totale n'est pas arrivée à se substituer dans la pratique obstétricale à l'opération de Porro, à cause des difficultés qu'on peut rencontrer pour accomplir l'hémostase, et aussi parce que l'hystérec'omie aboutit à laisser dans l'abdomen un moignon utérin qui peut être septique, et qu'il est infiniment moins dangereux, dans ce cas, d'extérioriser.

Le manuel opératoire varie suivant que l'on exécute « une opération typique » ou une « opération atypique ».

L'opération typique a un manuel opératoire de tous points semblable à l'intervention exécutée en dehors de la gravidité : de chaque côté, on pratique la section des pédicules utéro-ovariens, la section des ligaments ronds, la ligature des utérines, puis on fait une incision transversale du péritoine vésico-utérin et enfin la section du moignon utérin.

Il faut, suivant Couvelaire, « pratiquer la section à 4 ou 5 centimètres au-dessous de la limite inférieure de l'adhérence intime du péritoine au corps utérin ». Ce qui revient « à sectionner non pas le segment inférieur mais la partie haute du col, afin de réduire au minimum les difficultés de l'hémostase de la tranche de section ».

Le plus souvent il s'agit d'une *opération atypique* pour réparer les désordres causés par la rupture utérine. Varnier a résumé ainsi, il y a longtemps déjà, la technique opératoire suivie par Hartmann dans ces circonstances :

1° Après restauration éventuelle et toilette du moignon cervico-utérin, suture à la soie de ses deux lèvres suivant une ligne transversale (1).

2° Suture en surjet des déchirures péritonéales s'étendant au loin vers les parois du pelvis et de l'abdomen, afin de fermer entièrement du côté de la cavité séreuse, le foyer traumatique constitué par les parties déchirées et confuses ;

3° Ne pas suturer l'une à l'autre les lèvres péritonéales du moignon ; mais amenant celui-ci au contact de la face profonde de la paroi abdominale, le fixer dans l'angle inférieur de la plaie en marsupialisant en quelque sorte le foyer de rupture. Pour cela, il suffit de fermer le péritoine au-dessus du moignon par un gros catgut, qui réunit la lèvre droite à la lèvre gauche en chargeant au passage la face postérieure du moignon. La surface cruentée est, ainsi que les décollements sous-péritonéaux, isolée de la grande cavité périto-

(1) Il est bon de rappeler ici qu'il est essentiel de ne pas placer la femme dans la position inclinée de Trendelenburg, avant d'avoir évacué tous les caillots du petit bassin.

néale et mise en communication avec l'extérieur par un tamponnement à la gaze.

Le reste de la plaie est ensuite réuni au-dessus par deux étages de suture.

La mèche peut être enlevée du quatrième au cinquième jour.

En cas de rupture postérieure, drainage par le vagin.

En somme, cette intervention se rapproche dans la mesure du possible du Porro, et cherche à extérioriser le moignon.

On recourt plus volontiers aujourd'hui dans ces circonstances à l'hystérectomie totale quand elle est possible.

Résultats. — Ils sont difficiles à envisager dans leur ensemble portant sur des cas à indications aussi diverses. Toutefois, ces hystérectomies présentent, d'une façon générale, beaucoup plus de difficultés et de dangers que la césarienne ou que l'opération de Porro.

4º CÉSARIENNE VAGINALE

On désigne sous ce nom une opération dans laquelle on sectionne l'utérus par la voie vaginale. Imaginée par Dührssen en 1895, elle a été pratiquée en Allemagne et en Italie, mais peu adoptée en France.

Dans cette intervention on incise les culs-de-sac vaginaux, on décolle l'utérus de ses attaches vaginales et vésicales, puis on l'incise, soit en avant seulement, soit en avant et en arrière, de l'orifice externe à l'orifice interne ou plus haut. On rompt les membranes et on extrait le fœtus, puis on suture les incisions.

Les partisans de cette opération disent qu'elle est plus rapide que la césarienne abdominale, qu'elle ménage pour l'avenir le muscle utérin, et qu'elle évite la cicatrice abdominale (?).

On peut reprocher à cette intervention d'être beaucoup plus difficile à exécuter que la césarienne abdominale, d'exposer à la rupture utérine, l'incision pouvant être le point de départ d'une déchirure d'étendue inconnue et surtout de lésions vésicales. Ce dernier reproche dispense d'insister sur les résultats, déplorables pour les enfants extraits par la césarienne vaginale qui offraient, d'après Bué, une mortalité expurgée de 25 pour 100.

5° CÉSARIENNE EXTRA-PÉRITONÉALE

Un autre procédé de section césarienne a obtenu une certaine vogue dans la pratique des gynécologistes allemands, *c'est l'accouchement supra-symphysaire* proposé par Frank, en 1907, qui a été modifié en 1908 par Sellheim sous le nom de *section utérine extra-péritonéale.*

La femme étant mise en position de Trendelenburg, on pratique une incision transversale de la partie inférieure de l'abdomen parallèle au bord supérieur de l'arc pubien, à 5 centimètres du pubis. Après avoir coupé, transversalement aussi, le fascia superficialis, on incise verticalement sur la ligne médiane entre les grands droits qu'on écarte latéralement. Alors, ou bien on décolle le péritoine de la face postérieure des grands droits, puis de la vessie et de l'utérus pour le refouler en haut (procédé extra-péritonéal), — ou bien on incise transversalement le péritoine pariétal au moment où il aborde le bord supérieur de la vessie, puis le péritoine viscéral, au niveau du cul-de-sac vésico-utérin (procédé transpéritonéal).

On décolle le péritoine du segment inférieur et on suture en haut le péritoine viscéral au péritoine pariétal de façon à clore par un surjet la cavité péritonéale. Ce n'est qu'après avoir ainsi cherché à éviter le péritoine, qu'on récline en bas avec un écarteur la vessie préalablement vidée, et qu'on pratique l'incision longitudinale du segment inférieur de l'utérus, pour laisser l'accouchement se faire spontanément ou à l'aide du forceps à travers cette boutonnière utérine supra-symphysienne. L'opération se termine, après la délivrance, par suture de l'incision utérine, suture des muscles et des téguments.

Latzko, Dœderlein attaquent latéralement le segment inférieur de l'utérus, après refoulement sur la ligne médiane de la vessie contenant 150 grammes de liquide. Latzko pratique une incision médiane de la paroi abdominale, Dœderlein fait une incision parallèle au ligament de Poupart, partant du bord externe du muscle grand droit, et allant jusqu'à l'épine iliaque antérieure et supérieure.

Le but de ces opérations est d'éviter le contact du contenu utérin avec la cavité péritonéale. Aussi ont-elles été pratiquées d'abord dans les cas septiques. Ce n'est que par la suite qu'elles n'ont été recommandées que dans les cas non suspects d'infection. Dans les cas septiques, Sellheim, puis Dœderlein, ont proposé de suturer les lèvres de la plaie abdominale afin de créer une *fistule utéro-abdominale* par laquelle on peut pénétrer dans un utérus infecté, sans faire courir à la femme les risques d'une césarienne ordinaire, ou les mutilations irréparables du Porro.

Dans ces dernières années ces césariennes basses ont été adoptées dans la pratique d'un certain nombre d'accoucheurs tant en France (Brindeau, Schickelé) qu'à l'étranger. Pour ces auteurs elles constituent une intervention aussi simple, que les césariennes hautes, moins dangereuse au point de vue des propagations péritonéales des infections, et ayant l'avantage de moins compromettre que les cicatrices hautes la solidité de l'utérus dans les gestations ultérieures.

NOTE COMPLÉMENTAIRE

Depuis, une nouvelle intervention a été proposée par Portes, ayant pour but l'extériorisation permanente de l'utérus infecté après césarienne, au lieu d'en faire l'ablation comme le demandait l'opération de Porro.

L'opération de Portes appliquée aux cas septiques laisse l'utérus au dehors enfermé dans un pansement de bouillie lactique. L'utérus subit ainsi hors du ventre son mouvement d'involution, pendant 2 ou 3 semaines. Quand celle-ci est terminée, l'organe est réintégré dans l'abdomen.

Les interventions de ce genre présentent comme avantage important sur les autres hystérotomies suivies d'hystérectomies de conserver à la femme son utérus sans exposer ses jours, comme le ferait la césarienne pratiquée sur un utérus septique, qu'on rentrerait dans l'abdomen.

L'opération de Portes a déjà à son actif un grand nombre de succès, et quelques insuccès, la plupart imputables à des erreurs ou des irrégularités de technique. Ces quelques insuccès ont suffi pour faire naître un mouvement d'hésitation auprès de certains. D'autres même (J. L. Faure) ont proposé de lui substituer une césarienne avec réintégration de l'utérus césarisé, mais extériorisé dans les cas douteux au point de vue septique par un pansement réalisant le drainage à la Mikulicz.

Quoi qu'il en soit de son avenir obstétrical, l'opération de Portes constitue une innovation intéressante, non seulement au point de vue spécial, mais encore à un point de vue chirurgical plus général, elle peut être le début d'une méthode thérapeutique chirurgicale, par extériorisation d'un viscère traité à ciel ouvert et guéri avant d'être réintégré dans sa cavité séreuse.

SYMPHYSÉOTOMIE ET PELVITOMIE

1° SYMPHYSÉOTOMIE

La symphyséotomie est une opération dans laquelle on sectionne la symphyse pubienne, afin d'obtenir l'agrandissement antéro-postérieur et transversal du bassin, grâce au jeu des articulations sacro-iliaques.

La symphyséotomie fut pratiquée en 1777 pour la première fois par un médecin français, Sigault. L'opération réussit, mais elle fut suivie de nombreux insuccès, qui la firent à juste titre abandonner, jusqu'au moment où, grâce à l'application de l'antisepsie, elle fut reprise par Morisani, de Naples, dès 1881, puis en 1887 par son élève Spinelli, et enfin à Paris en 1892, par Pinard, Farabeuf et Varnier, qui réussirent à la répandre dans le monde entier.

D'après les expérimentations de Farabeuf et de Varnier, l'agrandissement antéro-postérieur du bassin n'est pas uniformément proportionnel à l'écartement des pubis. Cet agrandissement, minime pour les premiers centimètres d'écartement pubien, croît de plus en plus pour chaque centimètre d'écartement. L'agrandissement est à un point de vue approximatif d'environ 2 millimètres par centimètre d'écartement, la tête profitant de l'espace qui devient libre entre les pubis écartés. Quant à l'agrandissement transversal du bassin, il est de 1 centimètre par centimètre d'écartement. Ces mêmes auteurs ont reconnu que l'écartement des pubis pouvait, sans inconvénient pour les articulations sacro-iliaques être porté jusqu'à 7 centimètres.

Après la section de la symphyse, on procède à l'agrandissement du bassin et l'on extrait le fœtus artificiellement par le forceps ou par la version.

Indications. — Les indications de la symphyséotomie se produisent au cours du travail, lorsque l'enfant étant vivant et la dilatation complète, il est démontré que la tête ne peut s'engager par suite d'une disproportion entre ses dimensions et celles du bassin, et alors qu'il paraît possible d'agrandir le bassin d'une quantité suffisante par l'écartement permis des pubis à 6 ou 7 centimètres.

Il semble rationnel, à l'heure actuelle, de réserver la symphyséotomie aux rétrécissements moyens du bassin, c'est-à-dire, aux cas de bassins mesurant au-dessus de 9 centimètres dans le diamètre promonto-sous-pubien, ou, quand il s'agit de bassins normaux, soit avec de gros enfants, soit avec un fœtus en présentation persistante du front.

Dans les rétrécissements prononcés du bassin, on doit préférer l'opération césarienne pratiquée au début du travail.

Contre-indications. — La pratique de la symphyséotomie a permis de reconnaître un certain nombre de contre-indications à cette intervention.

Pour entreprendre une symphyséotomie, il faut que la vie de l'enfant ne paraisse pas compromise par des interventions antérieures (applications ou tentatives d'application de forceps).

Il est bon que les parties molles soient souples, étoffées, et paraissent capables de se dilater sans se rompre. A ce point de vue, certaines primipares semblent dans de mauvaises conditions pour subir la symphyséotomie.

Il faut que le bassin ne soit pas frappé d'une asymétrie considérable, ni de soudure dans une articulation sacro-iliaque (bassin oblique ovalaire de Naegele et certaines viciations complexes).

Il est préférable de s'abstenir de pratiquer la symphyséotomie chez une femme suspecte d'infection, le pronostic de l'infection puerpérale se trouvant très aggravé chez les femmes symphyséotomisées.

Manuel opératoire.— La femme doit être anesthésiée. Après avoir rasé le pubis, on aseptise la vulve, le pubis et l'abdomen.

La femme est placée en position obstétricale au bord d'un lit assez haut ; l'opérateur debout se tient entre les cuisses écartées.

L'instrumentation peut être assez simple et ne comprendre qu'un bistouri, pinces, aiguilles et fil à suture. Il est néanmoins préférable de disposer en outre d'un bistouri boutonné à lame mince, d'une sonde-gouttière arquée de Farabeuf, de son écarteur ou « divulseur des pubis ». Le « tranche-pubis » est moins indispensable.

L'opération a été réglée dans tous ses détails par Farabeuf. Le manuel opératoire peut être résumé en plusieurs temps : la section de la symphyse et l'écartement du pubis, — l'extraction du fœtus, — la suture.

Section de la symphyse et écartement du pubis. — Il faut repérer d'abord la situation de la symphyse.

On pince le pubis, de façon à sentir les deux épines du pubis. La ligne transversale qui réunit ces deux épines marque le milieu de l'incision verticale médiane qui mesurera 8 centimètres. C'est au milieu de la dépression entre les deux épines du pubis que l'*incision* verticale de la peau et des téguments doit passer. Elle commence à environ 4 centimètres au-dessus du bord supérieur du pubis et descend en bas jusqu'à la commissure antérieure de la vulve, à la base du clitoris.

Après avoir incisé la peau et le tissu cellulaire sous-cutané, on arrive sur un plan aponévrotique qui doit être attaqué de façon différente, au niveau du bord supérieur et au niveau du bord inférieur du pubis.

Pour découvrir le bord inférieur du pubis, il faut inciser *le ligament suspenseur du clitoris*. On pince transversalement dans une pince à disséquer les tissus qui se trouvent au-devant de la partie moyenne du pubis, et on incise transversalement à fond jusqu'à l'os, les tissus compris dans ce pli longitudinal. La lèvre inférieure de cette plaie étant écartée, on arrive aisément, avec la sonde cannelée ou l'index, jusqu'au sous-pubis, bordé de cartilage, à « l'arcuatum ». La partie inférieure du pubis est ainsi mise à découvert.

Pour rendre accessible le bord supérieur du pubis, on *incise verticalement*, sur la ligne médiane, les tissus qui se trouvent

SYMPHYSÉOTOMIE

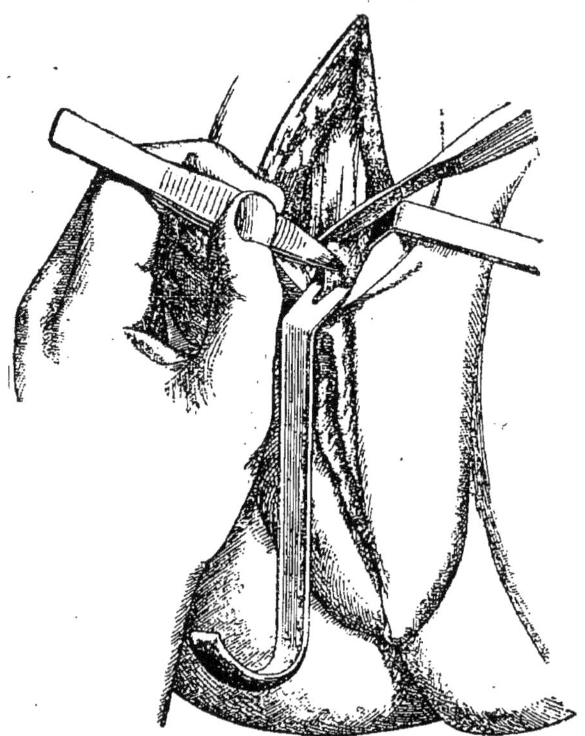

Fig. 175. — L.-H. Farabeuf.

Incision du ligament suspenseur du clitoris.

au-devant du tiers supérieur de la symphyse. Le bistouri, tenu
verticalement, le manche en bas, la pointe en haut, peut couper à fond et sans danger. Dans l'orifice de cette incision, on
introduit les ciseaux verticalement, la pointe en haut, qu'on
pousse jusqu'à 3 centimètres environ au-dessus du bord supérieur du pubis ; on incise ainsi sur la ligne médiane les fibres

SYMPHYSÉOTOMIE

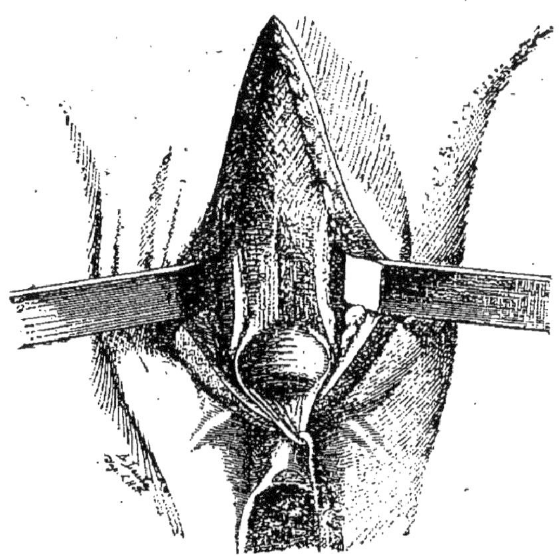

Fig 176. — L.-H. Farabeuf.

Le sous pubis est mis à découvert.

tendineuses croisées des muscles droits de l'abdomen. L'index, suivant le bord supérieur du pubis, comme pour le contourner, effondre une partie membraneuse « l'adminiculum » et peut, dès lors, se trouver au contact du bord postérieur saillant et cartilagineux de la symphyse pubienne.

La section de la symphyse peut être pratiquée sur le doigt, introduit en arrière d'elle, ou sur la sonde-gouttière construite par Farabeuf pour cet usage. Dans ce cas, le doigt placé derrière la symphyse, attend pour la recevoir la sonde-gouttière, dont le bec a été introduit par le sous-pubis et poussé en haut, en suivant la face postérieure du pubis. Sur la sonde-gouttière,

SYMPHYSEOTOMIE

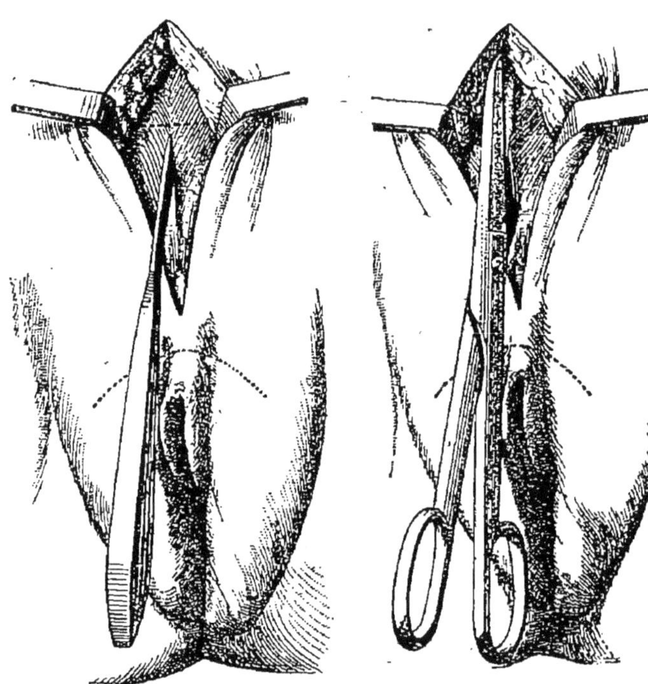

Fig. 177. — L.-H. Farabeuf.

Section des parties tendineuses qui masquent la symphyse pubienne.

Fig. 178. — L.-H. Farabeuf.

Mise à découvert du bord supérieur du pubis.

---

ou sur le doigt, on incise au bistouri boutonné le cartilage symphysien (1).

Il reste alors à procéder à *l'écartement du pubis.* On peut le

(1) Il arrive qu'on manque ce cartilage (large en avant, mais très mince en arrière) ; il faut, dans ce cas, se reporter le plus exactement possible sur la ligne médiane.

SYMPHYSÉOTOMIE

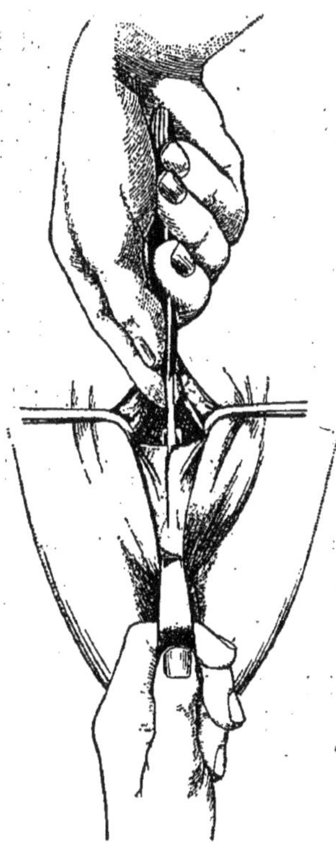

Fig. 179. — L.-H. Farabeuf.

Section de la symphyse sur la sonde-gouttière.

provoquer, en agissant par de petits mouvements d'abduction
exercés sur l'une puis sur l'autre cuisse, de façon à obtenir
l'écartement sur les deux os iliaques, et non uniquement sur
l'un de ces deux os. Il est plus sûr, quand on le possède, de
recourir à l'écarteur spécial gradué, inventé par Farabeuf ; cet
instrument permet non seulement d'obtenir, mais encore de

maintenir, au cours de l'extraction, un écartement exactement mesuré.

On bourre la plaie de gaze stérilisée, on veille à ce que l'écartement soit maintenu, soit en fixant les cuisses, soit en surveillant la stabilité de l'écarteur.

Extraction du fœtus. — L'opérateur et les aides doivent arriver à ce que, au cours de l'extraction, l'écartement du pubis soit maintenu, mais aussi qu'il ne soit pas augmenté.

L'extraction du fœtus doit être faite immédiatement (1), soit par le forceps, soit par la version. La version semble préférable, chaque fois que la tête n'est **pas** engagée, et que l'œuf contient assez de liquide pour qu'on suppose l'évolution du fœtus facile ; l'engagement de la tête **dernière** se fait par un mécanisme plus naturel, que l'extraction de la tête première à l'aide du forceps.

Après l'extraction du fœtus, on procède à la délivrance avant de pratiquer la suture.

Suture. — L'expérience clinique, déjà ancienne, a démontré que la suture osseuse des pubis n'est pas indispensable. Le rapprochement des cuisses suffit pour maintenir les pubis au contact pendant la formation du cal fibreux. La suture ne doit donc comprendre que les parties molles, mais il y a avantage à ce que les fils passent assez profondément au ras des surfaces osseuses, pour englober tous les tissus fibreux présymphysiens.

Avant de procéder à la suture, il faut faire la toilette de la plaie, la débarrasser de ses caillots, sans s'inquiéter d'un suintement en nappe assez fréquent, qui disparaît généralement par le fait de la suture et de la compression.

On devra aussi s'assurer qu'il n'existe pas de délabrements du vagin ou de la vessie, afin de les réparer séance tenante.

La suture des téguments doit être faite avec une aiguille courbe, assez longue pour parcourir une assez grande épaisseur de tissus. On placera trois ou quatre points profonds au crin

---

(1) On a proposé, et c'est en particulier la pratique de Zweifel, de laisser l'accouchement se faire spontanément, en attendant tout le temps nécessaire avant de refermer la plaie de symphyséotomie. Cette manière de faire reste pour la plupart un procédé de nécessité auquel on ne recourt que quand la symphyséotomie a été entreprise avant que la dilatation du col soit complète, ce qui n'est pas à recommander.

de Florence ou au fil d'argent, et un nombre suffisant de points superficiels. Pinard recommandait, dans tous les cas, de laisser à la partie inférieure de la plaie un drain qu'on retirerait au bout de 24 ou 48 heures.

On fera un pansement à la gaze stérilisée, et le bassin sera enveloppé sous une couche d'ouate hydrophile dans une large bande de flanelle suffisamment serrée.

La contention des fragments pubiens sera surtout assurée par un lien placé autour des genoux, empêchant l'écartement des membres inférieurs. On ne se sert plus de ceintures, ou des divers autres moyens de contention, dont on usait primitivement.

Suites et résultats. — *Les suites opératoires* sont généralement des plus simples. On enlève les fils profonds vers le neuvième jour, et les opérées se lèvent ordinairement 21 jours après l'accouchement.

La symphyse pubienne, chez les femmes symphyséotomisées, présente, ainsi que Varnier l'a constaté, un certain écartement inter-pubien comblé par du tissu fibreux. Cette disposition ne gêne en rien ni l'équilibre, ni la station, ni la marche, et n'occasionne aucune sensibilité particulière. Cette persistance de l'écartement inter-pubien entraîne un certain agrandissement persistant du bassin, et peut avoir ultérieurement pour conséquence des accouchements spontanés. Mais, en cas de nécessité, on peut répéter la symphyséotomie chez la même femme, jusqu'à deux ou trois fois. Dans ces cas, on rencontrera parfois quelques difficultés opératoires à cause des tissus fibreux cicatriciels périsymphysiens.

On a pu observer comme *complications opératoires*, au cours de la symphyséotomie, la rupture du vagin, celle de l'urètre ou de la vessie et des hémorragies.

Les ruptures des parties molles ont surtout été observées chez des primipares, ayant des tissus peu étoffés, peu dilatables, cédant sous l'effet d'une extraction pratiquée parfois d'une façon un peu brusque.

Varnier a recommandé pour éviter ces traumatismes, dans la mesure du possible, de rapprocher les pubis au moment du dégagement de la tête. L'écartement pubien n'a plus, en effet, à ce moment aucune raison d'être, puisque la tête est descendue dans l'excavation, quand on veut la dégager.

Quant aux hémorragies, elles sont généralement d'origine veineuse ou capillaire; elles cèdent à la compression ou au besoin au tamponnement de la plaie. Dans une observation du service de Fochier, il y eut une rupture d'une branche artérielle importante, mais dans ce cas l'écartement pubien avait été porté à un degré exagéré.

Les résultats doivent être envisagés, et pour la mère, et pour l'enfant. Grâce à la symphyséotomie, l'enfant ne subit aucune compression de la part du bassin, il peut être extrait vivant, et surtout, ce qui est à considérer pour son avenir, à son terme naturel et non blessé. Quant à la mère, les statistiques démontrent que l'opération n'a pas par elle-même de suites fâcheuses, si elle est pratiquée dans les conditions d'asepsie chez une femme, non atteinte préalablement d'infection.

Les bienfaits de la symphyséotomie, opération à l'heure actuelle exceptionnellement pratiquée, se font surtout sentir, en permettant de reculer les limites de l'expectation et en laissant le droit d'attendre un accouchement spontané, dans la plupart des cas, où l'on intervenait autrefois par l'accouchement prématuré provoqué et aujourd'hui par la césarienne.

2⁰ PUBIOTOMIES

On désigne sous ce nom des opérations ayant pour objet l'agrandissement du bassin, au moyen de sections pratiquées non plus sur la symphyse, mais sur les parties osseuses du pubis.

Dans ces dernières années la vogue de la césarienne n'a pas empêché un certain retour vers les pubiotomies et Le Lorier en a réuni plus d'un millier de cas, dont il est intéressant d'examiner les résultats.

1137 hébostéotomies ou pubiotomies, et 522 symphysiotomies suivant l'appellation nouvelle.

La mortalité maternelle est de 3,7 0/0 dans les pubiotomies et de 8,8 0/0 dans les symphysiotomies, il faut reconnaître que un certain nombre de ces dernières remontent à une période avant 1900 où la pratique de l'asepsie n'était pas ce qu'elle est devenue depuis.

Quant à la mortalité fœtale elle est de 8,5 pour les hébostéotomies, de 10 0/0 pour les symphysiotomies.

Que la section porte sur la symphyse ou sur le pubis, l'opération de faveur est l'intervention sous-cutanée, à la manière de Doderlein ou de Bumm pour l'hébostéotomie, ou pour la symphysiotomie à la manière de Franck, Zarate, Hernandez.

Il faut emprunter aux deux descriptions les plus récentes le manuel opératoire de ces interventions sous-cutanées.

D'après Le Lorier voici comment doit se pratiquer l'hébostéotomie sous-cutanée.

La section pubienne doit le plus possible s'écarter de la ligne médiane pour être aussi loin que possible de la vessie et de l'urèthre. La limité supérieure et externe est jalonnée par l'épine du pubis, au ras et en dehors de laquelle il faut se tenir.

La limite inférieure est donnée par la recherche du point de la branche ischio-pubienne qui est à trois centimètres du sommet de l'arcuatum ; en ce point finit le corps caverneux du clitoris, qu'il importe d'éviter. On se trouve bien de sectionner du côté opposé à celui où se trouve l'occiput, à moins que quelque particularités, varices par exemple, oblige à sectionner de l'autre côté.

L'aiguille de Gigli dont la courbure est calculée d'après la forme de la face postérieure de l'os est poussée de haut en bas, en lui frayant un passage par 2 ponctions au bistouri. Il est utile de surveiller le cheminement de l'aiguille au moyen d'un ou deux doigts introduits dans le vagin. Le passage du fil-scie n'offre aucune difficulté.

Le sciage du pubis dure 30 à 50 secondes, on doit veiller à ce que ce fil sorte perpendiculairement à la peau pour ne pas la déchiqueter. On réalise l'hémostase par un tamponnement vaginal et un tamponnement pré-pubien.

L'écartement se fait par l'abduction symétrique des cuisses, il ne doit pas dépasser 5 centimètres au niveau du bord supérieur du pubis. L'écartement obtenu doit être limité par la contre-pression des aides qui tiennent les cuisses.

Il faut autant que possible obtenir ensuite l'accouchement spontané.

Le Lorier conseille même d'accélérer l'accouchement, quand le bassin est ouvert, par des doses prudentes d'extrait hypophysaire (un huitième de lobe postérieur correspondant généralement à un quart de centimètre cube du produit). La plupart des opérateurs laissent toujours d'après Le Lorier, un petit drain dans l'orifice inférieur de la plaie pendant 48 heures. L'immobilisation n'a nul besoin d'être rigoureuse, et le plus souvent l'accouchée peut marcher dès le 15e jour.

La symphysiotomie sous-cutanée, a été l'objet des plus récentes simplifications, d'après les études de Zarate (Buenos-Ayres) et celles de Hernandez (Cuba).

La simplification proposée par Zarate d'opérer sur la symphyse avec un simple bistouri pointu est de chercher à détruire beaucoup plus les ligaments supérieurs de la symphyse que les ligaments inférieurs constitués par l'armature et les branches ischio-pubiennes du clitoris, d'opérer en haut, où il y a moins de danger à léser les vaisseaux ou la vessie, qu'en sectionnant la partie basse.

L'amélioration de la technique des pubiotomies, a remis en honneur une opération, que les indications parfois excessives de la césarienne avait tendu à laisser dans l'oubli.

Cette opération, par les résultats apportés au dernier congrès (oct. 1925) mérite de reprendre une place dans la thérapeutique obstétricale.

TABLE DES MATIÈRES

Chapitre III. — **ALLAITEMENT**

LIVRE DEUXIÈME

PATHOLOGIE OBSTÉTRICALE

PREMIÈRE PARTIE

PATHOLOGIE DE LA GROSSESSE

Chapitre premier. — **LES MALADIES GRAVIDIQUES LOCALES**

Chapitre II. — **GROSSESSE EXTRA-UTÉRINE**

DEUXIÈME PARTIE

L'ACCOUCHEMENT PATHOLOGIQUE OU DYSTOCIE

TROISIÈME PARTIE

POST PARTUM PATHOLOGIQUE

CHAPITRE PREMIER. — L'INFECTION PUERPÉRALE

LIVRE TROISIÈME

OPÉRATIONS

PREMIÈRE PARTIE

OPÉRATIONS D'EXTRACTION

DEUXIÈME PARTIE

LES EMBRYOTOMIES

CHAPITRE PREMIER. — **BASIOTRIPSIE, EMBRYOTOMIE
CÉPHALIQUE**

TROISIÈME PARTIE

L'ACCOUCHEMENT CHIRURGICAL

Chapitre premier. — AVORTEMENT ET ACCOUCHEMENT PROVOQUÉS

Chapitre II. — OPÉRATIONS CÉSARIENNES ET HYSTÉRECTOMIES

CHAPITRE III. — SYMPHYSÉOTOMIES ET PELVITOMIES

TABLE ALPHABÉTIQUE